D1675006

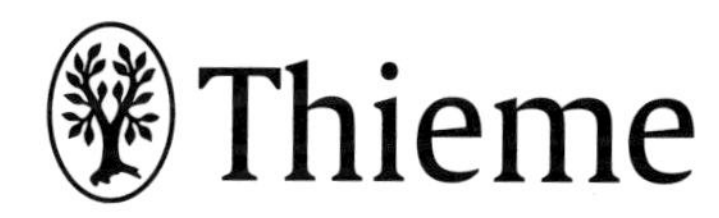
Thieme

Leitlinien der Stimmtherapie

Marianne Spiecker-Henke

Mit Beiträgen von

Manfred Hülse
Dagmar Tuschy-Nitsch

2., vollständig überarbeitete und erweiterte Auflage

128 Abbildungen

Georg Thieme Verlag
Stuttgart · New York

Anschriften

Spiecker-Henke, Marianne
Schulweg 4
28790 Schwanewede

Hülse, Manfred, Prof. Dr. med.
Universitätsklinikum Mannheim
HNO-Klinik
Theodor-Kutzer-Ufer 1–3
68167 Mannheim

Tuschy-Nitsch, Dagmar
Psychologische Logopädische Praxis
Corneliusstr. 12
80469 München

Impressum

Bibliografische Information
der Deutschen Nationalbibliothek

Die Deutsche Nationalbibliothek verzeichnet diese Publikation in der Deutschen Nationalbibliografie; detaillierte bibliografische Daten sind im Internet über http://dnb.d-nb.de abrufbar.

1. Auflage 1997

Rüdigerstraße 14
70469 Stuttgart
Deutschland
Telefon: +49/(0)711/8931-0
Unsere Homepage: www.thieme.de

Printed in Germany

Umschlaggestaltung: Thieme Verlagsgruppe
Umschlaggrafik: Martina Berge, Bad König
Redaktion: Uta Schödl, Baiern
Zeichnungen: Sieghild Pieper, Bremen, Regina Berndt, Worpswede
Satz: SOMMER media GmbH & Co. KG, Feuchtwangen
gesetzt aus Arbortext APP-Desktop 9.1 Unicode M180
Druck: Grafisches Centrum Cuno GmbH & Co. KG, Calbe

ISBN 978-3-13-103162-4 1 2 3 4 5 6

Auch erhältlich als E-Book:
eISBN (PDF) 978-3-13-174912-3
eISBN (ePub) 978-3-13-177432-3

Vorwort

Seit dem ersten Erscheinen meiner Leitlinien im Jahr 1997 haben sich Sichtweisen und Bewertungen geändert, die Forschung ist weit vorangeschritten. Mir wurde zunehmend bewusst, dass jegliches diagnostische und therapeutische Handeln auf der Basis eines biopsychosozialen Krankheitsmodells zu erfolgen hat, dass zudem eine tragfähige, vertrauensvolle Patient-Therapeut-Beziehung vorhanden sein muss, um innere Ressourcen freizusetzen und Veränderungen auf der Symptomebene zu erreichen.

In der Stimmtherapie sind fundierte anatomische, physiologische und konstitutionelle Kenntnisse unerlässlich, um die Dynamik funktioneller Zusammenhänge samt ihrer Wirkungsweise auf den Stimmapparat zu erkennen und zu verstehen. Sie nehmen daher, zusammen mit den sich daraus ableitenden Prinzipien der Therapie, entsprechenden Raum in diesem Buch ein.

Mehr als bisher üblich fließen in den hier aufgezeigten therapeutischen Ansatz entwicklungsgeschichtliche Aspekte der Stimme (Phylogenese) und die jedes einzelnen Individuums (Ontogenese) ein. Insgesamt ist eine veränderte Vorgehensweise in der Behandlung das unausweichliche Resultat. Dieser Wandel im Verständnis menschlicher Stimmphänomene hat mich motiviert, die Leitlinien konzeptionell zu überarbeiten. Da der Umfang dabei erheblich überschritten wurde, mussten Teilbereiche herausgenommen werden. So auch das Kapitel „Osteopathie und Stimme“, das an anderer Stelle zur Veröffentlichung kommen wird.

Die praktischen Anteile des Buches enthalten eine Vielzahl von Übungsabläufen. Sie können selbstverständlich nur eine Momentaufnahme sein, herausgelöst aus dem Gesamtprozess. Die Beschreibung des Vorgehens erfolgt daher sehr detailliert, häufig durch visuelle Darstellungen ergänzt.

Ich wünsche mir, dass die neuen Leitlinien für die Stimmtherapie mit Erwachsenen, denjenigen in der Therapie Tätigen Anregungen und die Sicht neuer Zusammenhänge für ihr therapeutisches Handeln geben möge. Aber auch denjenigen, die von der menschlichen Stimme und ihrem einzigartigen Ausdrucksvermögen fasziniert sind, wünsche ich neue Einsichten und Erkenntnisse für den Gebrauch ihrer eigenen Stimme.

Schwanewede, Oktober 2013

Marianne Spiecker-Henke

Danksagung

Dieses Buch widme ich in tiefer Dankbarkeit meinem Mann Dr. Jobst Spiecker. Immer hat er meine Leidenschaft für den Gesang und die Musik gefördert, er gab mir Freiraum und Inspiration für die Entfaltung meines Lebens. Diese Leitlinien hat er nicht mehr mittragen können. Seine hilfreichen Hinterfragungen und Anregungen, sein aufmerksames Zuhören haben mir gefehlt.

Dem Osteopathen Alfred Wolkenhauer gilt mein Dank für eine 15-jährige, spannende und freundschaftliche Zusammenarbeit in dem Bereich „Osteopathie und Stimme", deren Ergebnisse in zahlreichen Lehrveranstaltungen vermittelt worden sind. Sein plötzlicher Tod hat begonnene Projekte beendet, nicht aber seine Gedanken, die auch in diesen Leitlinien ihren Niederschlag finden.

Herzlich danken möchte ich der Diplom-Grafikerin Sieghild Pieper für ihre prägnanten und ästhetischen anatomischen Zeichnungen. Immer wieder ist sie mit bewundernswerter Geduld auf Veränderungswünsche eingegangen, hat wertvolle Anregungen gegeben.

Wesentlich zum Verständnis der Übungen sind die Darstellungen von Jaennette Luft. Ihr bin ich zu besonderem Dank verpflichtet, ebenso Leo Mosler, der an den Übungen „Schwingen" beteiligt gewesen ist. Marianne Menke und Iris Wolf danke ich für die gelungenen Fotografien.

Danken möchte ich Herrn Dr. Klaus Jarchow, der mir insbesondere in der Entstehungsphase des Buches wertvolle Anregungen gegeben und manche Textstelle geglättet hat, Herrn Martin Radke für die professionelle Betreuung der Computertexte. Ich danke sehr Tonka Angheloff für ihre kritischen Anmerkungen, insbesondere in der Endphase der Leitlinien, und für ihre wohltuende freundschaftliche Begleitung.

Dank gilt dem Thieme Verlag: Herrn Dr. Christian Urbanowicz, der auch diese „Leitlinien" wieder wohlwollend und effektiv gefördert hat, und Frau Sabine Schwab, die als Projektmanagerin in guter und angenehmer Zusammenarbeit diese Leitlinien betreut hat. In ihrer zugewandten Art ist sie auf meine Anliegen eingegangen, hat mögliche Wege vorgeschlagen und Hilfe angeboten. Frau Uta Schödl danke ich für die Durchsicht des Manuskriptes und Herrn Herbert Lindörfer als verantwortlichem Hersteller für die Fertigstellung dieses Buches.

Inhaltsverzeichnis

Einleitung

Die menschliche Stimme erzwingt sich ihren Weg in unser Innerstes; hier vernehmen wir sie. Will man sie richtig hören, muss man sie im Kopf und in der Brust vibrieren, in der Kehle nachklingen lassen, als ob sie für einen Augenblick die eigene wäre.
(Jacques Lusseyron)

Wie selbstverständlich ergreifen wir das Wort, hören und verstehen, was unser Gesprächspartner sagt, und antworten darauf. Die Stimme kennt keine Sprachbarrieren, ihre Botschaft ist unmittelbar.

Mit ihr verschaffen wir uns Gehör, durch sie geben wir uns zu erkennen, sie verrät unsere seelische Gestimmtheit. Die Stimme gestaltet mit ihrer Vielfalt an sprechmelodischen Möglichkeiten den atmosphärischen Raum zwischen 2 Menschen. Hier in der zwischenmenschlichen Beziehung liegt die eigentliche Seinsart des Ichs.

Erst wenn wir über unsere Stimme nicht mehr wie gewohnt verfügen, wenn sie versagt, nehmen wir sie wahr. Der veränderte Stimmklang irritiert uns, die sozialen Kontakte sind behindert. Erst jetzt fällt uns auf, dass nicht nur der eigene Beruf, bspw. als Lehrer, von der Stimme existenziell abhängt, sondern auch zahllose Leistungsfunktionen unserer Gesellschaft. Für Menschen mit hohen stimmlichen Anforderungen im Beruf ist die Stimme das zentrale Arbeitsmittel: ein nahezu universelles Instrument, das wir teils achtsam, teils rücksichtslos gebrauchen.

Das Instrument, auf dem der Mensch spielt, ist sein eigener Körper, durch den er hindurch klingt. Es kann gestimmt sein, sich aber auch schnell verstimmen. Damit sich sein klanglicher Reichtum entfalten kann, müssen wir seine optimale Funktionsweise erlernen, müssen wir den Körper zum eigenen Klanginstrument formen.

Jedes Miteinandersprechen in Partnerschaft und Beruf erfordert stimmliche Kommunikation. Solange der kommunikative Austausch positiv verläuft, schenken wir ihm keine Beachtung, denn die Selbstverständlichkeit verstellt uns den Blick auf ihre Zerbrechlichkeit.

Übermäßig lang anhaltender Stimmgebrauch mit Sprechanstrengung, permanentem Umgebungslärm und überhöhtem Stress sind im Kern bereits Risikofaktoren für eine Stimmerkrankung. Professionelle Sprecher und Sänger geraten in eine Ausnahmesituation, wenn sie die Qualität der geforderten Leistung nicht wie gewohnt erbringen können. Sie erleben existenzielle Ängste und ein sinkendes Selbstbewusstsein. Mit einer gebrochenen Stimmfunktion scheint auch die Persönlichkeit zerbrochen.

Studien weisen aus, dass 9,8 % der Bevölkerung von Stimmstörungen in ihrem Berufsalltag betroffen sind, die Tendenz ist steigend. Überall wachsen kommunikative Anforderungen und damit auch erhöhte Beanspruchungen an unseren Stimmapparat. Um eine gewisse Stimmleistung trotz Beeinträchtigung weiterhin aufrechtzuerhalten, werden von Betroffenen häufiger kompensatorische Strategien verwendet, da oft eine Reduzierung der Sprechhäufigkeit nicht möglich ist. Der Druck auf den Stimmapparat verstärkt sich mittelfristig, die Symptomatik chronifiziert sich.

Bei der Entstehung einer funktionellen Stimmerkrankung wirkt eine Vielzahl verursachender Faktoren wechselwirksam zusammen. Stimmerkrankungen haben biologische Grundlagen, sie sind aber nie nur biologisch initiiert, sondern betreffen sowohl die soziale Situation als auch die biografischen Bedingungen und die psychische Verfassung. Stimmerkrankungen können daher nur im Kontext des biopsychosozialen Krankheitsmodells erfolgreich diagnostiziert und behandelt werden.

Im Mittelpunkt der Therapie steht der stimmkranke Mensch als einzigartiges Individuum mit seiner individuell erlebten Stimmerkrankung und seiner unwiederholbaren Lebensgeschichte.

Basis des therapeutischen Vorgehens ist das Konzept einer interaktionalen und integrativen Stimmtherapie, das zur Behandlung von Erwachsenen entwickelt wurde.

Interaktion als tragendes Element der Therapie stellt heraus, dass jede Stimmerkrankung als Kommunikationsstörung anzusehen ist. Sie verweist auf die zentrale Bedeutung des dialogischen Geschehens zwischen Patient und Therapeut, auf die Entwicklung einer tragfähigen, vertrauensvollen Beziehung, die für eine erfolgreiche Therapie von zentraler Bedeutung ist.

Integration als effizienzsteigender Faktor der Therapie orientiert sich weniger an Einzelsymptomen, sondern an übergreifenden dynamischen Funktionszusammenhängen, um komplexe Systeme und ihr Verhalten angemessen zu verstehen. Daraus ergibt sich notwendigerweise ein multidimensionaler Therapieansatz, dessen Interventionen durch ein synergistisches Gesamtkonzept sinnvoll verknüpft sind.

Die therapeutische Praxis des KIIST fußt auf 3 Grundformen, die wechselwirksam ineinandergreifen: auf der Basis-Therapie, der störungsspezifischen Therapie, der interaktionalen Therapie. Diese wiederum gliedern sich in Teilbereiche, in denen jeweils Prinzipien der Behandlung und detaillierte Übungsabläufe aufgezeigt werden.

Ziel ist es, das erschütterte Grundvertrauen in die Verlässlichkeit der eigenen Stimme zurückzugewinnen. Die Funktionsfähigkeit ist so weit wiederherzustellen, dass diese auf der Basis eines individuell erreichbaren Optimums den stimmlichen Anforderungen zwischenmenschlicher Kommunikation sowie den wechselnden berufsspezifischen Belastungen gewachsen ist.

1 Der Klang der Welt – Natur und Magie

Musik ist die Stimme des Universums, ist die Harmonisierung aller Schwingungen, aus der die Materie besteht, und sie heilt uns und unser Universum. (Yehudi Menuhin)

In vielen mythischen Erzählungen rund um den Globus sind die Geräusche der Natur – Tierlaute, Wind, Donner, Wasser – die Stimmen der Götter, der Geister und der verstorbenen Ahnen. Eine magische Korrespondenz prägt jene Riten, mit denen Verbindung zur Geisterwelt aufgenommen werden soll: Lang anhaltendes Tanzen, rhythmische Körperbewegungen, vor allem aber monotone Laute versetzen Sänger und Tänzer in Trance und Ekstase. Der Ritus öffnet eine magische Pforte, die Götter betreten die Welt, der Mensch findet für seine Anliegen offene Ohren. Innerhalb solcher Rituale ist die Stimme das wichtigste Medium, der Schlüssel zur Geisterwelt.

▶ **Nachahmung von Naturgeräuschen.** Um den Göttern nahe zu sein, werden Geräusche und Töne der Natur nachgeahmt: der Klang von Regen und Sturm, die Laute der Tiere und der Gesang der Vögel. Der Laut bezeichnet kein symbolisches Abstraktum. Gegenstand und Deutung sind noch nicht auseinandergefallen: Wer wie ein Löwe brüllt, ist ein Löwe. Da die lautlichen Phänomene imitatorischen Charakter haben und auf die Bezugsebene einer gemeinsamen Naturerfahrung verweisen, versteht sie jedermann.

▶ **Die Stimme als Mittler zum Jenseits.** Im Laufe der menschlichen Entwicklung übernimmt eine spezialisierte Kaste aus Fachkräften, eine Priesterschaft, die Aufgabe, den Kontakt zum Jenseits zu halten. Schamanistische Beschwörer artikulieren rituelle Formeln und Gesänge, die das Tor zu anderen Ebenen öffnen. Sie sind Boten zwischen den Welten – so wie in gewisser Weise später der Arzt oder der Therapeut zwischen Bewusstem und Unbewusstem vermittelt.

▶ **Rituale als soziale Handlung.** Die magischen Rituale und Gesänge finden im Auftrag von Gruppen statt, sie sind daher stets auch eine soziale Handlung. Die Großfamilie, der Stamm, die Sippe oder Horde findet sich zu gemeinschaftlichem Erleben zusammen: In der Rhythmik der Körperbewegungen verschmilzt der Stamm zur Einheit. Die musikalische Verbundenheit, der gemeinsam erzeugte Schall, erzeugt auch ein kooperatives Wollen, formt aus den Individuen einen Kollektivkörper.

Singend und tanzend nimmt der Mensch den Kampf gegen Naturgewalten, gegen feindliche Stämme und Mächte auf. Den Glauben an die geheimnisvolle Wirkungsmacht des Singens und Trommelns nennen wir Magie. Die magische Wirkung der Gesänge sichert die Existenz. Als akustischer Schutzzauber sorgt sie für Wachstum, reiche Ernten und erfolgreiche Jagd. Das Nachahmen tierischer Laute lockt Totemtiere an, sodass sie erbeutet werden können.

Singen und Trommeln haben aber auch für den Einzelnen eine zentrale Funktion. Das Spüren der Luftschwingungen und die Resonanzen der Klänge, die den Körper des Singenden durchströmen, vermehren seine Bereitschaft, übersinnliche Wirkungen und Kräfte zu erleben.

▶ **Die heilende Kraft der Gesänge.** Magischen Gesängen schreiben die Menschen zudem medizinische Heilkräfte zu. Rituelle Gesangsformeln können Krankheiten austreiben, sie erhalten die Gesundheit und steigern das Wohlbefinden. Kommen diese Beschwörungen in sozialen Zeremonien zum Einsatz, können sie selbst Dämonen verjagen, die bösen, krankheitserregenden Geister. Der Schamane verwandelt sich hierbei oft in ein Rollenwunder, das in vielen Zungen zu sprechen vermag. Jede Veränderung der Stimmmodulation ist Träger einer anderen Kraft, jeder Krankheitsgeist hat seine eigenen Melodien.

Das gemeinsame Singen und Tanzen am Lager eines Kranken kann die Genesung fördern. Ausgeglichene, tragende Rhythmen, die monotone Art des Singsangs können beruhigend auf das vegetative Nervensystem einwirken, Puls- und Herzfrequenz stabilisieren sich. Dies wiederum mildert Angst- und Schmerzzustände. Der Kranke fühlt sich nicht isoliert, er bleibt ein Teil der Gemeinschaft und spürt Ruhe und Geborgenheit. Das psychophysische Wohlgefühl mobilisiert die eigenen Heilkräfte.

▶ **Relikte urzeitlicher Rituale.** Riten und Bräuche sind auch bei uns lebendig: Wenn bspw. zu Fastnacht die Menschen mit Masken wie entfesselt durch die Straßen tanzen, wenn der heilige Christophorus hinter Windschutzscheiben baumelt, wenn Raketen und Böller zu Silvester die Dämonen der Kälte und Finsternis austreiben sollen, wenn die bäuerliche Blaskapelle um die Feldflur zieht, um Gedeihen und Wachstum auf den Äckern zu erbitten. Wir klopfen auf Holz, um unseren Wünschen die Erfüllung zu sichern, wir singen, wenn wir in den dunklen Keller gehen, wir drücken Freunden zur Prüfung die Daumen, wir suchen geheime Kräfte in der Naturmagie, indem wir Edelsteine als Schutzamulett oder Talisman tragen.

Natürlich ist es leicht, sich mit einem aufgeklärt-rationalen Weltwissen über diese „primitiven" Restbestände magischen Denkens hinwegzusetzen. Trotzdem trägt jeder tief in sich den Restglauben an magische Zusammenhänge, die in schwierigen Situationen unterstützend wirken sollen.

▸ **Auf der Suche nach dem Ursprung.** Heute ruht unser Weltbild auf naturwissenschaftlichen Fundamenten: Die Technik, das Experiment, statistische Daten mit messbaren Ergebnissen haben die natürliche Intuition und Kreativität überdeckt. Die kognitive, faktengestützte Erkenntnis triumphiert über primitive Ansichten, die der Tradition und einem magischen Erfahrungswissen entstammen. Ein Bewusstsein für den archaischen und magischen Urgrund frühmenschlichen Lebensgefühls ist den meisten längst fremd geworden.

Das Gefühl des Ungenügens aber wächst. Immer mehr Menschen in westlichen Kulturen suchen den Weg zurück. Sie graben nach ihren Wurzeln und gewinnen dabei eine Ahnung vom Urklang am Anfang. Sie lassen sich ein auf Meditationen, sie erleben die Wirksamkeit rituell-monotoner Klänge, sie vertrauen auf endlose formelhafte Wiederholungen von Lautsilben (Mantras) oder auf das weltentrückte „Om" tibetischer Tempelmönche. Ihr Körper reagiert mit einer größeren psychophysischen Balance: Das Gleichgewicht kehrt zurück.

▸ **Wirkung durch Schall.** Insbesondere Ostasiaten, die nicht gerade in einer technologisch rückständigen Weltregion leben, vertrauen noch heute auf die Wirkung der Schalltherapie: So wurden und werden mittels Tönen und Tonarten bestimmte Krankheiten geheilt. Die chinesische Medizin nutzt das Singen bestimmter Silben als Heilmittel, um auf bestimmte Organe einzuwirken. Auch die europäische Antike kannte den Zusammenhang von Stimme und Körper. Stimmübungen galten dort als eine Art Medikament, um Krankheiten zu heilen, die Gesundheit zu wahren, Selbstheilungskräfte zu aktivieren und das Gleichgewicht zwischen Körper und Seele zu erhalten.

Heute gibt es Versuche, das Wissen früherer Kulturen bei psychosomatischen Erkrankungen oder in der Musiktherapie zu reaktivieren, um ähnliche Effekte zu erzielen. Es zeigt sich aber, dass eine einfache Übertragung der stimmlichen Heilkraft in unsere Zeit nur dann gelingt, wenn sich die Menschen ihrer Verbundenheit mit dem Ursprünglichen bewusst werden. Die Wiedererschließung solch transkultureller und anthropologischer Felder bietet dann eine Chance, die Stimme wie auch die Musik als heilende Kraft zu verstehen. Die Stimme bleibt der elementare Ausdruck des Menschen. Sie birgt eine große emotionale Kraft, die es zu nutzen gilt.

▸ **Archaische Melodieformen.** Fast alle Kulturen kennen eine enge Verknüpfung von Singen und Tanz. Restbestände haben sich bei uns in Rockkonzerten oder in den Chorgesängen der Fußballstadien erhalten. Es sind gemeinschaftsstiftende, trancefördernde Rituale, die über Atmung und Stimme für einige Stunden ein Kollektiv erschaffen und beschwören. Auch für die Jüngsten sind Kinderlieder ohne In-die-Hände-Klatschen, Auf-den-Boden-Stampfen, ohne das Nachahmen von Tieren und ihren Lauten, von Geräuschen der Natur wie des Windes oder des Regens kaum denkbar. Man denke bspw. an die rhythmischen Lautmalereien in dem Lied „Hoppe, hoppe, Reiter ..."

Ein unsichtbares Band verbindet uns über diese lautmalerischen Lieder mit frühen Gesellschaften. Auch das Ansingen von Tieren wie Schnecken oder Maikäfern beruht auf der alten Anschauung, dass Mensch und Tier wechselseitig ihre Sprache verstehen können, sofern man sich durch die richtigen, magisch wirksamen Melodien auszudrücken vermag: „Maikäfer flieg, dein Vater ist im Krieg ..."

Fast all diese Lieder erklingen in einem 5-stufigen halbtonlosen Tonsystem (Pentatonik), das eine verblüffend enge Verwandtschaft zu den Kultgesängen naturnaher Völker zeigt: „Fallende Terz und die Verbindung von Ganzton und kleiner Terz sind die herausragenden archaischen Melodieformen" [[97] S. 67]. Noch heute sind Relikte dieser Formen in der Liturgie enthalten, denn auch das Anrufen Gottes entstand aus den Tonfolgen magischer Beschwörungsrituale.

▸ **Popstars – Schamanen der Jetztzeit.** Eine moderne Ausdrucksform des Schamanismus ist der Starkult der Popmusik. Die Parallele ist nicht weit hergeholt: Bei einem Popkonzert versammelt sich die Fangemeinde analog wie der Stamm zum gemeinsamen Ritual um einen Schamanen. Der heißt allerdings jetzt nicht mehr „Der mit dem Wolf tanzt", sondern Robbie Williams, Marilyn Manson oder Bono. Aber auch außerhalb der Popkultur füllen „Die drei Tenöre" ganze Fußballstadien. Hier wie dort werden Feuerzeuge entzündet, magische Refrains gesungen, farbiger Rauch steigt auf. In einem Meer von Lichtern wird die moderne Musikmesse zelebriert, ob im klassischen oder im Rock-Pop-Bereich. Die Magie der Urzeit ist nicht verschwunden, sie sucht sich nur andere Gelegenheiten.

▸ **Die Magie des Singens.** Mit anderen Worten: Das Singen hat von seiner rituellen Kraft bis heute nichts verloren. Der Graben ist nicht sehr tief, der uns vom Schamanismus trennt und von dem, was aufgeklärte Zeitgenossen „Aberglauben" nennen würden. Maria Callas konnte „die Zeit aufheben", wie es der Musikkritiker Jürgen Kesting einmal formulierte. Große Stimmen mit unverwechselbaren Klangfarben wie Jussi Björling, Franco Corelli, Joan Sutherland oder Marilyn Horne entrücken ihr Publikum in unerhörte Seelenregionen. Die menschliche Stimme kann dem Empfinden unmittelbar Ausdruck verleihen. Ein charismatischer Sänger kann sein Publikum an die sonst unzugänglichen Gefühlsebenen gemeinschaftlichen Erlebens heranführen.

▸ **Messbare Wirkung.** Physiologisch lässt sich die Kraft, die das Singen auf den Menschen ausübt, auch messen. Das Singen ist in den basalen Schichten des Gehirns verankert und löst vegetative Reaktionen aus. So erzeugen harmonisch besonders ergreifende Passagen einen Wechsel unserer Körpertemperatur und der Pulstätigkeit. Der Atem kann stocken, Tränen steigen auf, oft reagieren wir auch mit Hautsensationen wie dem bekannten Gänsehautgefühl (Chill-Reaktionen). Stimmen gehen buchstäblich unter die Haut, sie versetzen Menschen in Erregung, erschüttern sie seelisch, bringen sie zum Weinen oder lassen sie lächeln. Der Klang der menschlichen Stimme berührt eine Grundschicht unseres innersten Wesens. Sie bringt das zu Gehör, was nicht in bloße Worte gefasst werden kann. Eine Melodie kann von uns Besitz ergreifen, sie beschwingt uns so, dass Körper und Seele in Resonanz treten.

Beim Singen benötigt der Mensch keine Symbole, keine Worte, um das erklingen zu lassen, was zutage treten soll. Er stimmt sein ganz persönliches Lied des Augenblicks an, das ihm helfen kann, Einsamkeit zu ertragen, Ängste zu mildern oder im Gefühl des Glücks die Energie des Lebens im Körper zu spüren.

▸ **Der Rausch des Sozialen.** Das Singen führt Menschen sozial zusammen, es ist eine gemeinschaftsbildende Kraft. Der Mensch als soziales Wesen ist ohne die anderen nicht lebensfähig. In Beziehung zu ihnen definiert er sich und seine Rolle. Die Verankerung in seiner Gemeinschaft, in seinem Netzwerk, ist für ihn ein existenzielles Bedürfnis. Das Singen in der Gruppe, in Vereinen oder Chören ist geprägt vom gemeinsamen Erleben des Zusammenklingens. Die Intensität des Gruppenklangs bewirkt eine Rückkopplung im körperlichen, sensorischen und klanglich-akustischen Bereich. Die Gruppe konstituiert sich über die Stimme als sozialer Ort, ein geschützter Platz, wo Gefühle kollektiv ausgelebt und im Miteinander emotionaler Urprozesse stimuliert werden können.

Auch rauschhafte Zustände bei Rockkonzerten und herausfordernde Rants und Chants der Fans im Fußballstadion erzeugen durch ihren rhythmisierten Massengesang ein gewaltiges Unisono der Gemeinschaft: eine Feier des Wir, in der die Ich-Persönlichkeit sich ungestraft auflösen darf. Das Bedürfnis, zeitweise der realen Welt der Vereinzelung zu entfliehen, in andere Sphären einzutauchen, erfüllt sich hier mithilfe von Atem und Stimme: Beide sind körpereigene Medien von enormer autosuggestiver und trancefördernder Wirksamkeit.

Wegen dieses sozialen Sogs, den die Stimme erzeugt, ist in allen Kulturen der Welt daheim. Das Singen ist eine universelle, präverbale Sprache: Den Klang der menschlichen Stimme verstehen wir unmittelbar auf der Ebene des Gefühls. Das Singen, die Stimme, überspringt alle Sprachbarrieren, fördert die Verständigung, kann Völker verbinden.

2 Die Phylogenese der Stimme

Man bewahrt immer die Merkmale seiner Ursprünge. (Ernest Reman)

▶ **Biokommunikation als Motor der Evolution.** Unser Stimmapparat wurde evolutionär nicht primär für die Verständigung entwickelt. Der Kehlkopf diente zunächst dazu, die Atmungsorgane vor eindringenden Fremdkörpern zu schützen.

Später erst entwickelte sich beim Menschen dieser Schutzmechanismus zusätzlich zu einem Kommunikationsinstrument – ein Vorgang, der, phylogenetisch auf die Entwicklung der Art bezogen, über Jahrmillionen andauerte, aber keineswegs einmalig ist. Viele andere Tierarten formten ihren biologischen Verschlussmechanismus zur „Stimmritze" fort, nur meist nicht zu jener kommunikativen Virtuosität, die der Mensch heute besitzt.

▶ **Ein Klanginstrument entwickelt sich.** Wir reden miteinander, wir lachen und singen, indem wir uns eines Instruments bedienen, das sich erst in Millionen von Jahren zu solcher Differenziertheit entwickelt hat. Vermutlich beginnend mit rhythmischen Lauten, primitiven Vokalisationen, mit der Imitation von Geräuschen und Tierstimmen, hat sich das steuernde und koordinierende System des Gehirns der Kontrolle des Stimmapparats so weit bemächtigt, dass es uns Sprache und Gesang ermöglicht. Verbunden war dies auch mit dem Übergang zum aufrechten Gang, der wiederum ein Absinken des Kehlkopfs bewirkte und somit die biologisch-funktionelle Voraussetzung für eine höhere Sprachlichkeit schuf. Die Voraussetzungen für Lautbildung und Sprache beruhen daher sowohl auf einer mechanischen als auch einer neuronalen Komponente.

▶ **Signale zeigen Wirkung.** Zunächst gilt es, sinnvoll eine Grenze zwischen Mensch und Tier zu ziehen. Gemeinsam ist beiden Gruppen die Biokommunikation, die Günter Tembrock definiert als „Form der Nachrichtenübertragung bei Tieren, die beim Menschen auch gegeben ist, wenn die Verständigung mit nichtsprachlichen Mitteln folgt" [[199] S. 11]. Die frühesten Formen einer differenzierteren Kommunikation entwickelten dabei naturgemäß jene Tiere, die koordiniert handeln müssen, um zu existieren, die also in sozialen Gruppen zusammenleben. Ob Bienentanz oder Auerhahnbalz: Bei allen Formen solcher Schwarmintelligenz geht es um eine präkognitive Signalübertragung. Sie kann konditioniertes Verhalten instinktiv auslösen, entweder zur Sicherung der eigenen Existenz, zur Abstimmung der Gruppe für eine erfolgreiche Jagd, beim kollektiven Fluchtverhalten, aber auch zur Klärung von Statusfragen in Fortpflanzungsritualen.

▶ **Die Natur als kommunikatives Spektakel.** Innerhalb der Biokommunikation ist die Lauterzeugung ein Instrument unter vielen. Die Botschaften können ebenso gut auf Geruch und Optik basieren. Unter diesem Blickwinkel erscheint die gesamte Natur als ein großes kommunikatives Spektakel: Tiere setzen Duftmarken, sie sträuben das Nackenfell, plustern die Schwanzfedern, trommeln sich auf die Brust, knurren drohend. Zur Kommunikation nutzen Tiere viele Merkmale und die unterschiedlichsten Körperteile. Auch der stimmerzeugende Apparat ist bei ihnen keineswegs allein in der Kehle zu suchen. Artgemäß nutzen sie unterschiedliche Möglichkeiten für die Kommunikation. Oft kombinieren sie akustische, chemische und optische Signale.

Grillen reiben ihre Flügel aneinander, Leuchtkäfer vertrauen auf Lichtsignale, Fledermäuse nutzen den Ultraschall und Elefanten erzeugen in ihren Schädelhöhlen tiefe Laute, mit denen sie weite Entfernungen zu ihren Artgenossen überbrücken. Für unseren beschränkten Hörsinn liegen diese grollenden, schnurrenden, brüllenden, quiekenden oder trompetenden Lautäußerungen unter- oder oberhalb unseres Hörbereichs, sodass wir sie nicht wahrnehmen.

Selbst Fische sind keineswegs stumm. Sie nutzen Lautsignale zur Partnersuche und zur Verteidigung ihres Reviers. Mit ihren Flossen schlagen sie dabei an die Muskeln der Schwimmblase, welche die Lautbildung steuern. Betörende Brummtöne sendet der nördliche Bootsmannfisch aus und lockt mit seinem sonoren Dröhnen erfolgreich paarungsbereite Weibchen an. Blauwale überbrücken mit ihrem Schnauben weite Strecken, Buckelwale kombinieren gesangsartige Melodien mit strophischem Aufbau und tonalen Wiederholungen, die andere Wale zur Imitation und Variation anregen. Das ganze Meer zeigt sich so als eine faszinierende Konzertbühne.

▶ **Emotionaler Ausdruck und Gemeinschaft.** Am Anfang aller Kommunikation stehen die Affektlaute, emotionale Stimmungsäußerungen, die aus Gefühl und Instinkt geboren sind. Das Brüllen als Signal der Aggressivität, das Schreien aus Angst und Schmerz, das Bellen und Jaulen der Hunde, um Aufmerksamkeit im Rudel zu erzeugen, das Brunftgeröhre der Hirschbullen: Alles sind Signale und Mitteilungen, die eine soziale und koordinierende Funktion haben. Dieses unwillkürliche „prosodische Repertoire" [97] tierischer Lautäußerungen, über das Tier und Mensch gemeinsam verfügen, ist genetisch verankert und wird von der rechten Gehirnhälfte, dem limbischen System, gesteuert.

▶ **Der Mensch in Sonderstellung.** Im Laufe der Entwicklungsgeschichte hat der Mensch gelernt, auch die linke Hälfte seines wachsenden Großhirns für Sprachaufgaben zu nutzen. Das symbolverarbeitende Reich der Vernunft fand hier seinen Platz. Eine einzigartige Differenzierung der Lautproduktion und Sprache war die Folge. Sein Sprachvermögen gibt dem Menschen die Möglichkeit, Gedankenketten zu entwickeln und diese, wie auch vergangene Erlebnisse und Erfahrungen, anderen mitzuteilen. Die Entwicklung einer willentlich und intentional gesteuerten Lautproduktion, die Fähigkeit zur symbolisch gestützten Sprache bezeichnet den Übergang von der biologischen zur kulturellen Geschichte beim Menschen. Er nimmt hier jene Sonderstellung ein, die ihn vom Tier unterscheidet. Jedem Laut, jeder Aussage kommt nun ein doppelter Aspekt zu: Der emotionale Ausdruck enthält immer auch eine kognitiv geleitete Information.

▶ **Der hoch gelegene Kehlkopf.** Der Kehlkopf war keineswegs von Anbeginn für eine differenzierte Lautproduktion vorgesehen. Bei den meisten auf dem Lande lebenden Wirbeltieren liegt der Kehlkopf relativ hoch im Hals (▶ Abb. 2.1a), auf Höhe der ersten 3 Halswirbel. Der Kehlkopf berührt fast das Gaumensegel, sodass ein freier Luftweg zwischen Nase und Lunge entsteht. Dadurch ist es möglich, dass die meisten Säugetiere gleichzeitig atmen, schlucken und riechen können. Die Nahrung gleitet an beiden Seiten des Kehlkopfs vorbei, ohne den Luftweg zu kreuzen.

Der schmale Raum, der zwischen Gaumensegel und Kehlkopf frei bleibt, ist für eine differenzierte Stimmentfaltung kaum geeignet. Die erzeugten Laute können nur geringfügig moduliert werden. Für die Tiere ist dies von untergeordneter Bedeutung, da das „nicht-verbale Lautrepertoire der Tiere in seiner Vielfalt praktisch ausschließlich auf unterschiedlicher Stimmlippenaktivität basiert" [[85] S. 117–137].

Beim menschlichen Säugling gleicht der Atemtrakt zu Beginn seines Lebens noch dem der Säugetiere: Auch bei ihm liegt der Kehlkopf hoch im Hals. Auf diese Weise kann das Kleinkind in der frühen Stillphase gleichzeitig atmen, saugen und schlucken. Etwa ab der 8. Woche beginnt der Kehlkopf, sich nach unten zu senken (Deszensus), wodurch sich gleichzeitig der Rachenraum vergrößert. Im Erwachsenenalter erreicht der Kehlkopf schließlich seine endgültige Position auf Höhe des 3.–6. Halswirbels.

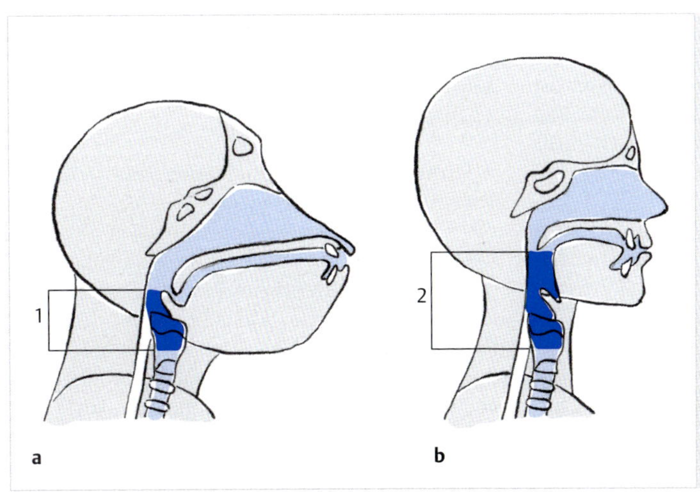

Abb. 2.1 Querschnitt des Vokaltrakts. (Grafik: Sieghild Pieper)
a Affe mit hochgestelltem Kehlkopf (1).
b Mensch mit abgesenktem Kehlkopf (2).

▸ **Der abgesenkte Kehlkopf.** Durch die Absenkung des Kehlkopfs (▸ Abb. 2.1b) vergrößerte sich der Rachenraum oberhalb der Stimmlippen. Dies war die entscheidende Voraussetzung für die Entfaltung des menschlichen Stimmreichtums. Im Zusammenspiel mit dem Funktionswandel der Stimmlippen, dem Mundraum und der Nasenhöhle, variiert durch die Muskulatur von Zunge, Wangen, Gaumensegel, Kiefer und Schlund, entwickelte sich unsere sprachlich-akustische Welt. Sie kann feinsten klanglichen Nuancierungen Ausdruck geben.

In dem vergrößerten Rachenraum kreuzen sich jetzt Luft- und Nahrungsweg oberhalb des Kehlkopfs. Um die Nahrung beim Schluckakt nicht in die Atemwege gelangen zu lassen, muss die Luftröhre sicher schließen. Zu diesem Zweck entwickelte sich evolutionär ein Skelett-Muskel-Gebilde, das aus dem Zungenbein und dem Kehlkopf mit seinen integrierten Stimmlippen bestand. Der Kehlkopf hat jetzt 2 wesentliche Aufgaben zu erfüllen: Er ist Schutzorgan für die unteren Atemwege und zugleich Tongenerator für die Stimmgebung.

▸ **Der abgesenkte Kehlkopf: kein rein menschliches Phänomen.** Neuere Untersuchungen weisen das Absinken des Kehlkopfs auch bei nonhumanen Primaten und bei anderen Säugetieren nach. Beispielsweise ziehen röhrende Rothirschbullen ihren Kehlkopf nahezu bis in den Brustraum herunter. Das markerschütternde Brüllen, das aus einem solch gewaltigen Resonanzraum entweicht, beeindruckt Rivalen in der Brunft, aber auch das Objekt der Begierde, das Rudel der Hirschkühe [42]. Letztere verlassen sich während der Paarung weitgehend auf ihr Gehör. Die Größe des Geweihs spielt bei der Partnerwahl kaum eine Rolle. Je gewaltiger der Brunftschrei, desto überzeugter ist auch die Hirschkuh von der Kraft, der Macht und von der Aussicht, konkurrenzfähigen Nachwuchs mit diesem Hirschbullen zu zeugen.

▸ **Kehlkopfstellung und Schädelbasis.** Ein weiterer Faktor nahm beim Menschen auf die Tiefstellung des Kehlkopfs Einfluss: die Schädelform. Ursächlich ist vor allem das Wachstum des menschlichen Gehirns. Anders als bei den Primaten brachte es eine Veränderung der Körperhaltung und dadurch eine Schwerpunktverschiebung des Schädels mit sich. Diese Veränderungen wirkten sich auf die Konfiguration der lautbildenden Strukturen aus. Sie verursachten Umbildungen in der inneren Geometrie aller Resonanzräume [105]. Die Neigung der Schädelbasislinie kann die Lage des Kehlkopfs beeinflussen. Ist sie flach, wie bei den heutigen Menschenaffen, liegt der Kehlkopf eher hoch im Hals, ist sie gewölbt wie beim Menschen, liegt der Kehlkopf tiefer im Schlund.

▸ **Differenzierte Gesichtsmuskulatur.** Nicht nur Rachenraum, Kehlkopf und Stimmlippen veränderten sich mit jedem Schritt auf der Evolutionsleiter: Unter unseren Vorfahren, den Primaten, entwickelte sich auch die Gesichtsmuskulatur immer nuancierter. Für die Sprachproduktion ist dies von fundamentaler Bedeutung.

Besonders die Muskeln um den Mundrand und jene, die in den Mundwinkeln entspringen, sind in komplexer Weise verflochten. Eine höchst differenzierte Mobilität der lautbildenden Muskulatur wird somit möglich. Die besondere Anatomie der Lippen und die Form des Mundes bewirken bspw., die Lippen fest zu schließen und durch Erhöhung des Innendrucks explosionsartig wieder zu öffnen. Diese Funktion ist die zentrale Voraussetzung für die Bildung der Explosivkonsonanten [p], [b]. Werden andererseits Strömungskonsonanten [f], [v], [ʃ] artikuliert oder Hinterzungenvokale [o:] und [u:], ist vorwiegend die Muskulatur der Mundwinkel beteiligt. Die Lippen müssen bei ihrer Bildung nach vorne gestülpt werden [105].

Die vielschichtige Beweglichkeit der Lippen, verbunden mit bestimmten Positionen der Zunge, stufen die Resonanzfrequenzen des Rachenraums immer differenzierter ab. Das Lautspektrum wächst kontinuierlich. Einzelne Frequenzen des im Kehlkopf erzeugten Primärtons verstärken sich abhängig von der Geometrie des Rachenraums, andere werden gefiltert. Es entstehen völlig neue Vokale, die durch spezifische Formanten gekennzeichnet sind.

▸ **Stimme vermittelt Dominanz.** Betrachten wir jene Arten und Spezies, die über das Merkmal eines tief gelegenen Kehlkopfs verfügen, lässt sich die Feststellung treffen: In der Regel sind dies Tierarten, die ein ausgeprägtes Revierverhalten kennzeichnet, die also über Sozialität und Herden- bzw. Rudelverhalten verfügen. Nach der „Body Size Hypothesis" schafft sich das Individuum einer solchen Art mithilfe des tief stehenden Kehlkopfs Respekt bei anderen. Wegen seiner sonoren Stimme erscheint es Freunden wie Feinden besonders groß und mächtig. Die Stimme entscheidet über den Rang im Rudel. Sie verhilft zu Dominanzvorteilen bei der Fortpflanzung und schreckt Feinde ab.

▶ **Stimme ermöglicht Selektionsvorteile.** Der abgesenkte Kehlkopf allein kann also die „Menschwerdung der Stimme" nicht erklären. Die sozialen Bedürfnisse wirken entscheidend. Dabei muss es sich keineswegs nur um eine Fähigkeit zur bloßen Machtdemonstration innerhalb einer Gruppe handeln. Andere Tiere zeigen ähnliche Entwicklungen. Auch bei ihnen vergrößern die Formanten das Lautrepertoire, u. a. bei bestimmten Singvogelarten. In jedem Fall bringt eine variantenreiche Stimme Selektionsvorteile mit sich: Individuelle Mitglieder einer Art, die über ein besonders abwechslungsreiches Repertoire an Lautäußerungen verfügen, binden bspw. Sexualpartner besonders dauerhaft an sich [43]. Immer aber formieren sich im Tierreich wie beim Menschen soziale Gruppen oftmals erst über ein höchst differenziertes und nuancenreiches Stimmsystem. Ohne Sichtkontakt lässt sich mit ihm die Zugehörigkeit sicherstellen und koordiniertes Verhalten steuern.

▶ **Der aufrechte Gang und die Neuronen.** Relevant für die Stimmbildung und die Entwicklung der Sprache sind aber nicht nur anatomisch-evolutionäre Veränderungen, die den peripheren Stimmapparat betreffen. Enorme Folgen hatte bspw. die Aufrichtung des menschlichen Körpers, die die Hände freisetzte für Waffen oder die soziale Fähigkeit des Handwerks. Das Wachstum des Gehirns, seine morphologische und funktionale Differenziertheit, zählt einerseits zur Phylogenese. Andererseits ermöglichte die Evolution des Gehirns ein elaboriertes Sozialverhalten und eine immer anspruchsvollere Kommunikation in der Gruppe: Aus der Phylogenese folgte die kulturelle Evolution des Menschen. Unterstützt wurde diese durch neuronale Steuerungsmechanismen der stimmgebenden Organe, die sich zunehmend ausdifferenzierten – und durch das Gehör, jenes Organ, das stets mit der Stimme korrespondiert.

▶ **Gehör finden.** Als die Tiere das Wasser verließen, änderten sich auch Hörapparat und Hörverhalten. Stimme und Ohr entwickelten sich parallel, vor allem, weil die Akustik als Medium der Übertragung evolutionär große Vorteile bot: Der Schall ist nicht an die wechselseitige Sichtbarkeit der Kommunikationspartner gebunden, er überbrückt mit seinen Botschaften problemlos beachtliche Entfernungen.

Entwicklungsgeschichtlich ist das Seitenlinienorgan der Fische der organische Urahn unseres Gehörs. Bei den Urwirbeltieren, die vor 500 Mio. Jahren im Wasser lebten, verwandelte sich dieses Proto-Organ erstmals in ein rudimentäres Innenohr. Die Aufteilung in ein sichtbares Außenohr, in ein Mittelohr und ein Innenohr entstand beim großen Landgang des Lebens. Im Laufe von Jahrmillionen lösten sich knöcherne Strukturen vom Kieferknochen, um akustische Fähigkeiten auszubauen. Über viele evolutionäre Stufen entwickelte sich das Hörorgan. Heute verfügen viele Arten über eine hochsensible Empfangseinrichtung, die mit einem filigranen System aus Gehörknöchelchen dem Schall nuancierte Botschaften entnehmen kann.

Hörsystem und Hörverhalten änderten sich im Verlauf der phylogenetischen Entwicklung immer gemäß der Lebensweise einer Art. Ohr, Geräusch und (Über-)Lebensraum bleiben stets rückgekoppelt. Viele Tierarten verfügen über „Hightech-Stereo-Empfangseinrichtungen" von höchster Qualität, die es ihnen erlauben, über weite Entfernungen hinweg und sehr richtungsgenau Schalleindrücke zu orten [76]. Da gibt es die langen Löffel des Hasen, der in einer deckungslos offenen Landschaft auf frühzeitige Fluchtreflexe angewiesen ist. Viele nachtaktive Tiere verfügen über besonders große Lauscher. Die Fledermäuse wären ohne ihr akustisches Radarsystem nicht überlebensfähig.

▶ **Gehör und Sprache in Kooperation.** Grundsätzlich gilt für das korrespondierende Stimm-Hör-System aller Menschen und Tiere: Informationen können nur dann einen Nachrichtenwert besitzen, wenn das Lebewesen in seiner Umwelt hinreichend sozialisiert und mit anderen Lebewesen verbunden ist. Erzeugte Signale werden nach ihrer Relevanz eingeordnet: Der Schrei des Falken lässt das Wildschwein unberührt, nicht aber die Feldmaus. Das Trommeln des Hasen meint für die Häsin etwas anderes als für den Habicht. Sehr wohl aber können Stimmsignale artübergreifend offene Ohren finden: Der warnende Schrei des Eichelhähers scheucht artfremde Vogelschwärme aus den Büschen und schreckt zugleich auch das Rehrudel auf.

Diese tierischen Reiz-Reaktions-Signale kennen noch kein symbolisches Als-ob. Der Schatten des Habichts ist real, die hormonelle Bereitschaft zur

Paarung, welche die Duftnote vermittelt, ist faktisch existent: Ein grundlegender Unterschied zur menschlichen Sprache, die mit Symbolen hantiert und eine Realität simuliert oder substituiert. Nur sie erlaubt geistiges Probehandeln, nur sie öffnet Räume für Möglichkeiten, für Diskussionen, für abgewogene Entscheidungen.

Auch der Mensch entwickelte seine sprachlich-rationalen Fähigkeiten nicht nur dank seines Gehirns unter Zuhilfenahme der Stimmwerkzeuge. Auch er ist über sein Gehör mit seiner Umwelt rückgekoppelt. Die Kooperation von Sprache und Hörsinn macht aus seiner Kommunikation ein artspezifisches, zusätzlich aber symbolisch gestütztes soziales Medium. Stimme und Gehör stehen in „Ko-Evolution“: Will ein Mensch bspw. Gefühlswerte der Sprache wie Panik, Trauer, Liebe, Mitleid deuten, muss sein Empfangssystem Ohr diese Gefühlswerte differenzieren und registrieren können. Die menschliche Sprache entwickelte sich daher nicht autonom, sondern immer in Korrespondenz mit dem akustisch-rezeptiven Apparat des Menschen.

► **Verankerung der Stimme in primären Funktionen.** Unser Stimmapparat entwickelte sich also aus Organen, die ursprünglich – und auch heute noch – für primäre Funktionen wie Atmung, Kauen und Schlucken zuständig sind. Unsere Stimme ist somit in sehr viel ursprünglicheren Primärfunktionen (Vitalfunktionen) verankert, als in der vergleichsweise modernen Funktion der Kommunikation. Immer ist es die Primärfunktion der Atmung, die uns die Energie für die Stimmfunktion liefert. Es ist der Verschlussmechanismus des Kehlkopfs, den wir sekundär auch als Tongenerator für die Stimmgebung nutzen. Auch der Rachen mit seiner Zunge und seinen Zähnen dient primär der Nahrungsaufnahme, dem Kauen und Schlucken. Sekundär erst schafft er zugleich den Raum für Lautbildung und Resonanzentfaltung.

Schrittweise hat die Evolution mit ihren anatomischen Folgen den Menschen in ein Sprachwesen verwandelt. Von der Natur ausgestattet mit einem großen Rachenraum, Stimmlippen und einer flexiblen Gesichts-, Mund- und Lippenmuskulatur, besitzt der Mensch perfekte bioakustische Voraussetzungen für einen variablen Stimmgebrauch und vor allem auch für die Entwicklung von Sprache. Die „Naturstimme“ des Menschen ist dabei ein evolutionäres Erbe. Er hat sie im Laufe der Entwicklung seiner Art wie auch in der lebensgeschichtlichen Ontogenese zu einer „Singstimme“ erweitert, um sich emotional vielseitiger auszudrücken. Selbst dort, wo die Stimme noch nicht zur Sprache wurde, ist sie immer schon von vorsprachlichen Ausdrucksformen durchdrungen. Mit ihnen können wir instinktiv Rückschlüsse auf innere Zustände wie auch auf emotionale Befindlichkeiten ziehen.

► **Vernetzung der Stimme in primären und sekundären Funktionen.** Entwicklungsgeschichtlich übernimmt die Stimme also eine Zweitaufgabe. Daran ist nichts Außergewöhnliches. Höhere Funktionen entwickeln sich in der Biologie immer aus funktionell und primär anders genutzten Systemen. Ein Gesetz, das sich durch die gesamte Evolution verfolgen lässt: „Dieses Prinzip findet sich auch in der morphologischen Struktur des menschlichen zentralen Nervensystems wieder, in dem neuere Hirnstrukturen auf entwicklungsgeschichtlich ältere aufbauen. Sie verlieren dadurch nicht ihre Funktion, sondern sind in diese integriert“ [[154] S. 13].

Generell wirkt dabei die niedrigere Funktionsebene dominant auf die höhere. Die primäre Ebene verfährt in ihren Funktionen eigenständig. Die sekundäre Ebene bedarf dagegen immer der primären Basis, um funktionsfähig zu sein. So löst unter evolutionären Gesichtspunkten nicht das Spätere das Frühere ab. Das Frühere bleibt das Fundament des Späteren. Dies zeigt ► Tab. 2.1, die primäre und stimmrelevante Sekundärfunktionen einander gegenüberstellt.

Tab. 2.1 Primäre und sekundäre Funktionen von Atmung, Kehlkopf und Rachenraum.

Funktionsbereich	Primäre Funktionen	Sekundäre Funktionen
	gesteuert durch das autonome vegetative Nervensystem	**gesteuert durch das zentrale Nervensystem**
Atmung	• lebenserhaltender Gasaustausch zwischen Sauerstoff und Kohlendioxid	• Antriebsenergie für die Stimmgebung • Bereitstellung und Feinregulierung des subglottischen Luftdrucks, für eine optimale situativ angepasste Stimmfunktion

Kehlkopf	• komplexes Verschlusssystem
	• Schutzfunktion für die unteren Luftwege beim Schluckakt:
	  ◦ reflektorische Schließfunktion der Stimmlippen beim plötzlichen Eindringen eines Fremdkörpers
	  ◦ feste Schließfunktion zur Steigerung des Innendrucks im Bauchraum beim Husten, Pressen oder Heben von schweren Gegenständen
	• Organ für die Atmung – Öffnen und Schließen der Stimmlippen
	• Ventil für Affekte und Emotionen, die den Hals zuschnüren oder ein Kloßgefühl spürbar werden lassen
		• Stimmgebung: Umwandlung von Strömungsenergie in akustische Energie (Primärklang)
		• Tonhöhe, Lautstärke, Dynamik, Dauer der Tongebung und Vibrato durch Schwingungsart der Stimmlippen

Rachenraum	• Kreuzung von Atem- und Nahrungsweg • Teil des Atem- und Verdauungstrakts • Aufnahme von Nahrung, ihre Zerkleinerung und Beförderung in die Speiseröhre • Funktion von Zähnen, Lippen, Zunge, Gaumensegel, Schlund und Kiefer als Saug-Kau-Schluck-Organ	• Als Vokaltrakt: Bildung des phonetischen Lautsystems • Als Resonator: Verstärkung bzw. Dämpfung des Primärklangs • differenzierte Modifikation der Vokal- und Klangfarbe (Timbre)

3 Die Ontogenese der Stimme

Menschwerdung ist, wenn Stimme da ist.
(Wolfgang Senf)

Der wissenschaftliche Sprachgebrauch unterscheidet zwischen der Phylogenese, der Entwicklung der Art, und der Ontogenese, der lebensgeschichtlichen Entwicklung jedes einzelnen Individuums. Beide Aspekte sind für die menschliche Stimmentwicklung essenziell: „Es wird angenommen, dass bestimmte ererbte elementare Verhaltensreaktionen, die während der Stammesentwicklung als Erfahrungsmodus gewonnen wurden, gewissermaßen als ein ‚Artgedächtnis' in subkortikalen Hirnstrukturen gespeichert sind. Schon das Neugeborene reagiert unbewusst nach bestimmten Verhaltensmustern, die phylogenetisch entstandene artspezifische Reaktionen sind" [[6] S. 72 f.]. Mit anderen Worten: Die Phylogenese spielt immer in die Ontogenese hinein, die individuelle Entwicklung verläuft innerhalb der Bahnen, die von der Artentwicklung über Jahrmillionen vorgezeichnet wurden.

▸ **Klangwelt im Mutterleib.** Bereits im 6. Schwangerschaftsmonat ist das Hörorgan voll ausgereift und funktionsfähig. Der Fötus reagiert auf akustische Reize, nimmt das rhythmische Schlagen des mütterlichen Herzens wahr, das Rauschen der Atmung, die Peristaltik des Darmes. Auch die Stimme der Mutter, ihre Klangfarbe mit den unverwechselbar melodisch-dynamischen Abläufen, wirkt auf das ungeborene Kind ein, mit allen emotionalen Beimischungen von Freude und Gelöstheit, von Erregung, Ärger, Anspannung oder Stress. Der Fötus unterscheidet auch Stimmen anderer Personen von denen, die ihm vertraut sind. Ein befreundeter Sänger erzählte mir, dass das Baby im Mutterleib seiner Frau lebhaft wurde, wenn er auf der Bühne sang, und ruhig, sobald andere Sänger zu hören waren.

▸ **Frühkindliche Vokalisation.** Die erste Lebensäußerung des Menschen nach der Geburt ist vokaler Natur. Der „Urschrei" des neuen Erdenbürgers steht am Beginn jeder menschlichen Existenz. Mechanistisch orientierte Wissenschaftler halten physiologische Erklärungen für hinreichend, um das Phänomen zu deuten: Der Urschrei soll die durch Schleim verschlossene Glottis öffnen, um Raum für den ersten Atemzug zu schaffen. Andere sehen darin einen reflexartigen Protest gegen die als unangenehm empfundene Temperaturänderung zwischen Mutterleib und neuer Umwelt. Philosophisch orientierte Denker wie Kant oder Michelet [117] deuten das Phänomen sozial. Sie insistieren, dass diese erste Vokaläußerung instinktiv immer auch einen emotionalen und kommunikativen Charakter habe: Das Neugeborene mache unüberhörbar mit seiner Stimme auf sich aufmerksam und verlange umgehend Zuwendung.

▸ **Vom Schrei zur Botschaft.** Ausgestattet mit allen Voraussetzungen für eine vorsprachliche Kommunikation, verfügt der Säugling bereits unmittelbar nach der Geburt über ein Repertoire von Signalen, mit denen er Bedürfnisse und emotionale Befindlichkeiten mitteilt.

Zu Beginn seines postnatalen Lebens nutzt der Säugling noch einen primatenähnlichen Rachenraum, der dem eines erwachsenen Schimpansen vergleichbar ist. Der Kehlkopf ragt in den oberen Rachenraum, der Kehldeckel berührt fast das Gaumensegel. Diese Hochstellung des Kehlkopfs ermöglicht dem Säugling, gleichzeitig zu atmen, zu saugen und zu schlucken. Für die Lautproduktion aber bedeutet dies, dass nur die Stimmlippen benutzt werden können, jedoch nicht die artikulierenden Organe im späteren Vokalraum.

Der typische Babyschrei in dieser Phase nutzt eine ebenso durchdringende wie monotone Grundfrequenz, die bei 400 Hertz liegt, den Kammerton a. Dies ist sein universelles Signal für Missempfindungen, Unmut, Hunger und Schmerz. Eine gewaltige, lang dauernde energetische Kraft bringt sich hier zu Gehör, in die der ganze Körper motorisch eingebunden ist. In Studien konnten Wermke et al. [221] zeigen, dass charakteristische bogenförmige Verläufe dieses durchdringende Schreien prägen, die eine konstante Tonhöhe in der Intensität modulieren.

Dieses Schreien in der Frühphase der Ontogenese bildet in der Folge unterschiedliche melodische und rhythmische Variationen aus. Es kann Kontakt verlangen, Alarm geben zur Sicherung des Überlebens, Spiellaute äußern, um das Verlangen nach Beschäftigung auszudrücken. All diese Laute erfüllen immer eine doppelte Funktion: Sie vermitteln emotionale Befindlichkeiten und sind zugleich ein sozialkommunikatives Signal, die Bezugsperson zu veranlassen, die Wünsche des Säuglings zu erfüllen. Klusen [97] hat nachgewiesen, dass die ersten kindlichen Lautstrukturen bereits kurz nach der Geburt 3 verschiedene Muster formen:

- Tonwiederholungen
- Produktion durch Pausen getrennter Töne, meist bestehend aus 2 oder 3 Tönen
- abwärts gerichtete Gleitmelodien

▸ **Archaische Lautfolgen.** Schreien, Weinen, Stöhnen und Glucksen sind keine Lautäußerungen, die erst erlernt werden müssen. Derartig elementare Laute sind in ihrer „akustischen Struktur im Wesentlichen angeboren. Ebenso wie die emotionale Intonation, die auch beim späteren Sprechen die verbale Komponente immer kontaminiert oder überlagert" [[87] S. 31]. Kulturvergleichende Untersuchungen zeigen, dass der stimmliche Ausdruck emotionaler Befindlichkeit überall in der Welt ähnlich ist [34]. Es ist möglich, den emotionalen Zustand eines Sprechers zu erfassen, ohne dessen Sprache zu verstehen. „Diese Ähnlichkeit im stimmlichen Ausdruck von Emotionen über Kulturen hinweg kann als Hinweis auf eine allen Menschen gemeinsame genetische Grundlage dieses Ausdrucksverhaltens angesehen werden" [[87] S. 31]. Reaktionen auf soziale Signale erfolgen in der Regel auch bei Erwachsenen unvermittelt und reflexartig. Auf das Lächeln eines Menschen reagieren wir unbewusst und spontan: Wir lächeln zurück.

▸ **Spielerisches Erproben der Stimme.** Bereits in den ersten Phasen seines Lebens beginnt das Kind mit dem pragmatischen und prozeduralen Erforschen der Stimmfunktion. So fängt es an, nach der 6.–8. Woche sein Repertoire von Grundlauten melodisch zu modulieren. Zugleich senkt sich in dieser Phase der Ontogenese der Kehlkopf langsam nach unten ab, was die stimmlichen Möglichkeiten erheblich erweitert. Parallel fängt das Kind an, seine Sprechwerkzeuge zu aktivieren. Die Kontrolle über die Atemmuskulatur, den Atemdruck, die Aktivierung der Stimmlippen und ein größerer Rachenraum wirken bei diesen neuen Möglichkeiten zur Lautformung zusammen. Differenzierte vokal- und konsonantenartige Laute ertönen. Diese immer noch vorsprachlichen Vokalisationen bezeichnet die Literatur als Gurrlaute, als Lallen oder als Babbeln (engl.: babbling).

Das Kind beginnt jetzt auch, Grundfrequenzen zu variieren. Die Präzision der Vokale nimmt zu, erste Verschlusslaute ertönen. Ausdauernd experimentiert es mit den neuen klanglichen Möglichkeiten. Es probiert sein stimmliches Potenzial auf kreative Weise und in unermüdlicher Funktionslust aus. Vielfältig sind jetzt die quietschenden, brummenden, kreischenden und flüsternden Töne. Resonanz und Lautbildungsfähigkeiten werden unter Zuhilfenahme auch anderer Bereiche ausgelotet. Blasende und blubbernde Töne ertönen, sobald die Finger mit den eigenen Lippen zu spielen beginnen oder in den Mund gesteckt werden und die Luft dabei prustend durch die geschlossenen Lippen ausgestoßen wird.

▸ **Frühkindliche Monologe.** Vom 4.–6. Monat nimmt der Variationsreichtum der Lautbildung weiter zu, während der Vokaltrakt sich immer mehr dem eines Erwachsenen angleicht. Jetzt erhält er die Form, die neuartige Klänge möglich macht, wie sie später zur Ausbildung der Sprachfunktion erforderlich sind. Das Kind fängt an, seine lautbildenden Organe zu entdecken: Verschluss- und vokalähnliche Laute werden gekoppelt, die Bildung von Verschlusslauten mit den Bewegungen von Lippen, Zungenspitze, Gaumensegel und hinterer Rachenwand koordiniert, die Position der Zunge variabel geändert.

In dieser ontogenetischen Entwicklungsphase beginnt die silbische Lautproduktion. Sie ist gekennzeichnet durch Tonwiederholungen und durch das Nachahmen eigener kleiner Melodien. Diese frühkindlichen Monologe, sog. Lallgesänge, sind in ihrem kreativen Potenzial nahezu unerschöpflich. Es sind Befindlichkeitsgesänge mit glissandoähnlichen Verläufen, verbunden mit geringer Lautstärke und einer weichen Tongebung. Sie finden vor allem dann statt, wenn das Kleinkind zufrieden und mit sich emotional im Einklang ist.

Penner und Fischer [132] haben nachgewiesen, dass bereits in dieser Phase prosodische (sprechmelodische) Prinzipien zu erkennen sind. Durchgängig zeigte sich, dass die überwiegende Anzahl der Lautäußerungen trochäischen Rhythmen gehorcht, mit der Betonung auf der ersten Silbe.

▸ **Im Spiel mit Bewegung, Rhythmus, Stimme.** Diese vokalreichen Lautäußerungen begleitet das Kind mit Bewegungen der Beine, Arme und mit mimischen Ausdrucksformen. Die Zusammenschaltung von Bewegung, Rhythmus und Stimme signalisiert eine eigenleiblich erfahrbare Funktionslust [19]. Das Kleinkind genießt sensomotorische Ausdruckserfahrungen. Resonanzhaft erlebt es die damit verbundenen Befindlichkeiten, Stimmungen und Gefühle.

Die spielerische Erprobung der stimmlichen Fähigkeiten wird ihm zu einem sinnlichen Vergnügen. Dies wiederum stimuliert die Lust an der auditiven Kontrolle über die hohen und tiefen Register, über Dauer, Intensität und Klangfarbe, wie auch über die Modulation und die Melodik der Lautäußerungen. Gleichzeitig wirken die ständigen Wiederholungen prägend auf das sensomotorische und emotionale Gedächtnis. Das Gehirn bildet korrespondierende Muster aus. An diesem Punkt setzt die kognitive Entwicklung ein: Das Kind beginnt, die Welt über seine sinnlichen Wahrnehmungsfähigkeiten und die motorischen Aktivitäten zu erfahren und zu erforschen.

▶ **Fördernde Interaktionen.** Ontogenetisch hat das Kind an dieser Stelle seiner Entwicklung das angeborene Verhaltensrepertoire eines Primaten überschritten. Die spezifisch humanontogenetische Entwicklung hat begonnen. Ich möchte nicht darauf eingehen, ob dieser spielerischen Erweiterung und Einübung des Stimmgebrauchs ein Plan, ein Programm oder eine innere Motivation zugrunde liegt. Unbestritten aber ist, dass dieses unaufhörliche Bemühen um die Entwicklung stimmlicher Möglichkeiten durch die Interaktion mit den Eltern gefördert wird. Gehirnforscher sehen in dieser Kommunikation sogar eine der fundamentalen Voraussetzungen für das, was wir später gewöhnlich Intelligenz nennen.

▶ **Entwicklung prosodischer Elemente.** Schon Neugeborene unterscheiden aufsteigende und absteigende Tonfolgen, sie reagieren auf sanfte Stimmen anders als auf ärgerliche oder ungeduldige. Auch kulturelle Eigenarten machen Säuglinge für rhythmische und melodische Elemente empfänglich. Festgebunden auf dem Rücken ihrer Mutter, erleben sie in einer bäuerlichen Kultur bspw. rhythmische Bewegungen bei der Feldarbeit, sie hören Arbeitslieder oder die Stimmen anderer Gruppenmitglieder. Schon der Säugling erlernt intuitiv prosodische Merkmale seiner Muttersprache.

Ab dem 5. Monat entwickeln Kinder die Fähigkeit, Silben verschiedener Betonungsmuster eigenständig voneinander zu unterscheiden und dazu rhythmisch zu klatschen. Sie wissen, dass sie bei einem Wort wie „Mama" 2-mal klatschen müssen, dass das Silbengewicht erst schwer und dann leicht ist. Sie unterscheiden also erstbetonte Trochäen und letztbetonte Jamben.

▶ **Kanonisches Lallen.** Vom 7.–12. Monat setzt eine neue Phase in der Lautbildung ein: Das „kanonische Lallen" beginnt. Charakteristisch ist, dass immer wieder dieselbe Silbe wiederholt wird („mamamamama") oder unterschiedliche Silben aneinandergehängt werden („badabadabada").

Das kanonische Lallen entwickelt sich zeitgleich mit einer Reihe anderer Reifungserscheinungen, bspw. mit dem Krabbeln und Greifen sowie mit neuartigen rhythmischen Fähigkeiten. Elementare Bewegungs-, Laut- und Wortspiele werden eingebettet in rudimentäre musikalische Formen. Oft wirken dabei mehrere Sinnesbereiche zusammen: Wiegende und schaukelnde Bewegungen stimulieren das Gleichgewichtsorgan, der Hörsinn unterstützt die Stimme, die Berührung fördert den Tastsinn, der Blickkontakt und die Mimik aktivieren den Sehsinn, die Emotionalität weckt die Spielfreude. Immer ist die affektive Beteiligung der Eltern für diese Entwicklung unerlässlich.

▶ **Melodien und Klatschspiele.** Der tiefere Sinn der kindlichen Wiegen- und Schaukellieder, der Finger- und Klatschspiele ist hier zu suchen. Das sinnliche Vergnügen, die Spiele immer wieder zu wiederholen, prägt die Wahrnehmung und formt die Muster des Gehirns. Derartige Interaktionen gestalten das motorische und emotionale Gedächtnis. Sie wecken das Selbstgefühl, die Freude am Erleben und Können.

Die musikalischen Formen gehen ontogenetisch der Sprache voran, weil rhythmische und melodische Fähigkeiten die Grundlage des Spracherwerbs sind. Um verstanden zu werden, um Kommunikation erfolgreich zu gestalten, muss jede Sprache rhythmisch strukturiert sein. Das Kind entdeckt und lernt dabei prosodische Regeln als Vorstufen des Spracherwerbs, nicht aus Gründen des l'art pour l'art: Es lernt die Unterschiede in der Betonung von lang und kurz, laut und leise, hoch und tief, abfallend und aufsteigend. Mit der Produktion rhythmisch strukturierter regulärer Silbenfolgen hat das Kleinkind eine wichtige Etappe seiner Entwicklung genommen. Es meistert jene sprachrhythmischen Einheiten, die spätere Bausteine für eine sinn- und vernunftorientierte Kommunikation mit anderen sind [128].

► **Wesentliche Grundlage der Stimmentwicklung.** Prosodische Einheiten stellen somit bei der Stimmentwicklung und beim Spracherwerb eine nicht zu unterschätzende Grundlage dar. Wissenschaftler gehen davon aus, dass ein Kind zunächst die grundlegende prosodische Einheit Silbe erlernt, um – darauf aufbauend – die rhythmischen Regeln der Muttersprache zu entdecken. Auf dieser Basis kann eine elaborierte Sprachverarbeitung erfasst werden [133]. Defizite bei den grundlegenden rhythmischen Fähigkeiten erhöhen das Risiko, dass Kinder Sprachentwicklungsstörungen oder Legasthenie entwickeln [91]. Untersuchungen von Oller et al. [124] belegen, dass das Ausbleiben kanonischer Lallwörter auf eine spätere Spracherwerbsstörung hinweist.

► **Frühe Eltern-Kind-Interaktionen.** Die ständige Interaktion mit den Eltern oder Bezugspersonen ist für die Stimm- und Sprachentwicklung des Kleinkinds essenziell. Bereits die pränatale Phase kann als ein interaktives Geschehen zwischen Mutter und Kind gesehen werden. Beide sind in ihren Körperfunktionen eng verbunden. Alle Veränderungen, ob mütterliche Freude oder Ärger, werden aufgrund der hormonell-chemischen Verbundenheit immer gemeinsam bewältigt.

Auch der Spracherwerb beginnt in der frühkindlichen Entwicklung im Rahmen einer sinnfreien Klangsprache, beim sozialen Wechselspiel zwischen Mutter und Kind. Leventhal [107] prägte für den dialogisch kommunikativen und emotionalen Charakter solcher Vokalisationen den Begriff der „emotionalen Schemata". Es werden ganzheitliche Empfindungen vermittelt, die Mutter-Kind-Beziehung gestaltet sich „als ein dyadisches System von aufeinander bezogenen Partnern, die sich in einem Prozess wechselseitiger Anpassungen einzeln und gemeinsam entwickeln" [[128] S. 31].

► **Intuitive Früherziehung.** Nach Chomsky lernen Kinder im sozialen Kontakt sprechen, wie es dem genetischen Programm aller Menschen entspricht. Die Mutter verwendet für ihre Kommunikation eine spezifische Sprechweise, die sog. Ammensprache. Sie ist gekennzeichnet durch typische prosodische Formen aus melodischen und rhythmischen Abläufen, durch übertriebene Betonungen, variable Lautstärken, eine langsame deutliche Aussprache, durch einfache grammatische Strukturen und ausgedehnte Pausen zwischen Lautfolgen oder Wörtern.

In der Regel benutzt die Mutter dabei eine deutlich angehobene Sprechstimme, sie spricht in aufsteigender und fallender Intonation. Damit weckt sie Aufmerksamkeit, ermuntert den Säugling zum Kontakt und zum stimmlichen Spiel. Muss er getröstet werden, fällt ihre Stimme in eine tiefe entspannte Tonlage mit abwärts gerichteten Gleitmelodien. Es ist die Musik der Worte, die Mutter und Kind kommunikativ verbindet. Je eher dieser frühe musikalische Dialog gelingt, umso eher wächst das Kind in die faszinierende Welt der Kommunikation hinein. Auf diese Weise lernt es, Gleiches und Wiederkehrendes zu erkennen und selbst zu reproduzieren. Gleichzeitig entsteht eine Rückkopplungsschleife: Die Mutter korrigiert und spiegelt die unfertigen Lautfolgen des Kindes, bis eine korrekte Aussprache erfolgt.

► **Eltern passen sich an.** Die stimmliche Interaktion zwischen den Eltern und ihrem Kind mit ihrer expliziten Sprache wäre aber erfolglos, würden sich die Eltern nicht ständig den entwicklungsbedingten Begrenzungen des Säuglings anpassen. Dieses unwillkürliche elterliche Verhalten ist ganz und gar Ausdruck einer biologischen Adaptation, die in charakteristischer Weise und intuitiv die elterliche Anpassungsleistung unbewusst steuert.

„Intuitive Früherziehung", so nennen Papousek und Papousek [129] diese Vorstufe des Spracherwerbs, während der das Kleinstkind sein frühes Lautrepertoire im pädagogischen Wechselspiel von nachahmenden Lautsequenzen erwirbt. Die Eltern knüpfen an die Äußerungen des Kindes an, ahmen diese nach, kommentieren und variieren sie, um das Kind in einen Bereich zu führen, wo es sich verständigt und verstanden werden kann. Intensiv nutzen die Eltern dabei Mimik und Blickkontakt, um dem Säugling Zuwendung zu geben und ihr Interesse an einem Dialog zu signalisieren.

Das Kind entwickelt ebenfalls Initiative, indem es die Äußerungen der Eltern unwillkürlich nachahmt. Es ist beherrscht von dem Willen, alle ihm zur Verfügung stehenden Mittel zu nutzen, um in einen Dialog einzutreten, um gehört und verstanden zu werden. Bereits in dieser frühen Phase können wir von einer kommunikativen Intentionalität des Kleinkinds sprechen.

► **Kommunizieren der Urgefühle.** In dieser Phase erlernt das Kind, die Urgefühle der Angst, Wut oder Liebe kommunikativ zu handhaben. Mit dem Gefühl korrespondiert immer auch eine Stimmlage, mit deren Hilfe es seine emotionale Befindlichkeit kommuniziert. Das Kind lernt, mit seiner Stimme absichtlich auf die Außenwelt einzuwirken. Umgekehrt lernt es auch, optische und akustische Umweltphänomene adäquat zu verarbeiten und sie mit gewonnenen Erfahrungen abzugleichen. Die resultierende Kommunikation ist dabei immer ein wechselseitiger Prozess, ein Geben und Nehmen. Nur wer der Außenwelt Einlass gewährt, kann auch aus sich herausgehen und auf sie eine Antwort finden.

Diese psychosozial entscheidende Innen-Außen-Differenzierung führt in der Folge zur Ich-Werdung des Menschen, „der immer nuancierter einsetzende Stimmgebrauch steht in einem engen Verhältnis zur Erfahrung des eigenen Körpers" [[181] S. 23]. Jetzt kann sich der Stimm-Sprach-Prozess immer differenzierter entfalten.

4 Stimme und Person

Die Stimme ist ein existentielles Phänomen, das jedes Wort zum Bekenntnis und jede Äußerung zur Kostprobe der Persönlichkeit werden lässt.
(Schulz v. Thun)

Der Klang der Stimme und unsere Sprechweise entscheiden oft mehr als der Inhalt des Gesagten, welche Persönlichkeit der andere in uns zu erblicken meint. Die Persönlichkeit ist also keine Eigenschaft, die wir uns zulegen. Sie ist vielmehr auch eine Zuschreibung, ein Konstrukt der Zuhörer. Der Mensch gibt sich keineswegs selbst eine Persönlichkeit, sie wird ihm von außen zugewiesen: eine soziale Kategorie, eine Festlegung, eine Einschätzung, die andere von uns entwickeln.

▸ **Stimme und soziale Rolle.** Jeder muss ständig, abhängig von der gesellschaftlichen Umgebung, unterschiedliche soziale Rollen erfüllen: in der Familie, im Beruf, im Freundeskreis. Der Mensch ist eine „Personenperson", die kommunikativ in vielen Sätteln reiten muss. Sofern er den Rollenerwartungen gerecht wird, ordnet sich seine Stimme diesen Anforderungen unter. Sie passt sich an die jeweiligen sozialen Gegebenheiten an und überzeugt situativ. Unsicherheiten im Auftritt, die oft auf Konflikte der Rollenerwartung zurückzuführen sind, lassen sich immer auch stimmlich identifizieren.

Merke
Unser Denken und Handeln, unsere Gefühle, Vorlieben und Einstellungen, alles, was wir täglich tun, was wir glauben und empfinden, übermitteln nicht nur unsere Worte, sondern insbesondere unsere Stimme. Sie erst erzeugt die innere Resonanz bei unseren Mitmenschen.

Mit der Stimme und durch sie übermittelt der Sprechende seine Emotionalität. Er schafft eine Korrespondenz der Gefühlslage, die den anderen in ähnlicher Weise ergreift, wie er selbst gestimmt und ergriffen ist. Die Stimme wirkt als lautliche Offenbarung unserer Innerlichkeit. Wir verschaffen uns nicht nur Gehör, wir geben uns auch zu erkennen.

▸ **Der Wirkung bewusst.** Latent ist uns diese Wirkung immer bewusst. Bevor wir zu sprechen beginnen, sei es bei einem Vortrag oder in einer besonderen zwischenmenschlichen Situation, prüfen wir unsere Stimme. Wir räuspern uns, um den Schleim zu entfernen, um sicher zu sein, dass der stimmliche Ausdruck des Ichs auch selbstbewusst klingt, nicht belegt oder gar kratzig.

Die Rückmeldungen der Umwelt auf unseren stimmlichen Ich-Ausdruck nehmen wir als gültig wahr. Wir übernehmen sie als Maßstab der Selbsteinschätzung und des Selbstgefühls. Ein Kind, dem früh vermittelt wurde, dass seine Stimme unschön brummt, dass es die Töne nicht trifft, kann u. U. lebenslang unter seiner Stimme leiden. Diese für ihn als nachteilig empfundene Stimme prägt dann sein Selbstbild, weil die Identität auch die Wirkung auf andere reflektiert. Nicht zu Unrecht, denn die Stimme ist ein zentraler Aspekt bei der sozialen Wirkung: Wir alle glauben, Menschen an ihrer Stimme erkennen zu können. Auf diesem Gebiet gibt es ausgeprägte Rollenklischees: Die heisere Stimme der Hexe, das flüsternd-schmeichelnde Organ des Heuchlers, der sonore Tonfall des Helden usw.

▸ **Die charakteristische Stimme.** Jeder Mensch hat eine biologische, habituelle, psychische wie auch soziokulturelle Entwicklung und Prägung erfahren, die er stimmlich vermittelt. Nicht nur sein Denken und Handeln, auch seine Stimme entwickelt sich während dieser Erfahrungen unverwechselbar, erhält einen persönlichen Klang. Der Betreffende mag sein Sprechen noch so sehr verstellen, er wird im Normalfall dennoch wiedererkennbar sein. Das menschliche Gehör differenziert hier sehr präzise: Ein Sprecher wird in tiefster Dunkelheit nur an seiner Stimme von anderen wiedererkannt. Nach Jahren noch genügt der Klang eines Wortes, um uns das Bild eines Menschen vor dem geistigen Auge erscheinen zu lassen.

Intuitiv entwickelt jeder Mensch ein feines Empfinden für die emotionalen Botschaften einer Stimme: Ängste formen ihren Klang, Freude überträgt sich auf den Flügeln des Schalls. Unsere Stimme ist ein soziales Instrument, mit dem sich Launen, Gefühle, Stimmungen anderen mitteilen. Unverstellt kann uns die Stimme nicht nur den Charakter und die Persönlichkeit eines Menschen offenbaren, sondern oft auch seine Pläne und Absichten. Die erfolgreiche Strategie eines Heuchlers beruht wesentlich darauf, dass er diese stimmlichen Konnotationen bewusst kontrollieren kann.

Unsere intuitive Fähigkeit, die persönliche Sprechweise zu deuten, trägt ein Janusgesicht: Wen die Natur mit einer hohen, schrillen oder nicht sonderlich durchsetzungsfähigen Stimme ausgestattet hat, der wird schwer Gehör finden und nur selten eine verantwortungsvolle Position erreichen. Von vornherein von der Natur der Stimme getäuscht, trauen wir einem solchen Menschen weniger zu als einem anderen, den die Natur mit einer sonoren, tiefen und tragfähigen Stimme begabt hat. Dies gilt insbesondere in der heutigen Mediengesellschaft mit ihren allgegenwärtigen Mikrofonen, wo der öffentliche Auftritt über Erfolg oder Misserfolg mitentscheidet.

► **Das akustische Abbild eines Menschen.** Welche Elemente aber sind es, die uns bei unserer Stimminterpretation leiten? Eine nahezu unüberschaubare Vielfalt von Faktoren spielt hier eine Rolle. Wir urteilen über andere Menschen, indem wir ihre Atmung, ihre Sprechmelodie, Artikulation, Lautstärke, die Klangfarbe, Tonhöhe, das Sprechtempo, die Akzentuierung, Phrasierung und die Pausengestaltung interpretieren. Sprechbegleitende Faktoren kommen hinzu: Gestik, Mimik, Körperhaltung, Bewegung, auch die Gesamtspannung. All dies formt das akustische Abbild eines Menschen und damit unser Urteil über ihn.

Voreingenommen setzen wir bestimmte Sprechmerkmale mit Persönlichkeitsmerkmalen in Verbindung. Eine leise, hohe und monotone Stimme etwa deuten wir als Anzeichen für Antriebsschwäche, mangelndes Durchsetzungsvermögen oder vermindertes Selbstwertgefühl. Wer Rhythmus und Prosodie in seinem Redefluss vermissen lässt, gilt uns als Langweiler. Nicht immer ist es einfach, bei der Deutung des Stimmklangs zwischen unveränderbaren individuellen Eigenschaften und situationsabhängigem Geschehen zu trennen. Zunächst gibt es die „Normalstimme" eines Redners mit ihren tiefen oder hohen Stimmlagen, ihrer Tragfähigkeit, ihrer kennzeichnenden Rauheit. Sie wiederum steht unter dem Einfluss der Situation und der Emotion. Plötzlich bricht sie vor innerer Bewegung oder vor Freude: Bei plötzlichem Alarm schnappt sie über in die hohen Lagen, bei feierlichen Anlässen vermittelt sie „im Predigtton" sonor und pausenreich.

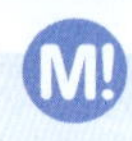

Merke

Es gilt analytisch immer, die „Normalstimme" mit ihrer individuellen Lautung, der Sprechstimmlage, Klangfarbe, dem Duktus und der Artikulation von den Einflüssen der jeweiligen sozialen Situation zu trennen.

► **Der Eigenton einer Person.** Die Normalstimme entspricht dabei dem Eigenton einer Person, unabhängig von äußeren Einflüssen. Ist dieser Normalzustand bekannt, schließen wir unwillkürlich aus den Abweichungen auf situationsbedingte, emotionale Zustände. Diese „konstitutionell begründete mittlere Sprechstimmlage" [[194] S. 50–124] liegt im unteren Drittel des individuellen Stimmumfangs. In diesem Frequenzbereich bewegt sich die Stimme melodisch auf und ab. Hier kann das Individuum seine Stimme besonders energiesparend und klangvoll verwenden. Diese Mühelosigkeit wiederum überträgt sich als eutonisiertes Sprechen auf den eigenen Körper ebenso wie auf den Zuhörer, der diese Stimmlage als besonders angenehm empfindet.

► **Die Biografie der Stimme.** Die persönliche Sprechweise hat eine Geschichte. Sie ist immer eine So-Gewordene, auf der Basis der jeweiligen Lebensgeschichte eines Sprechers, die sich damit auch in seiner Stimme widerspiegelt. So steuern bspw. habituelle Ängste oder introvertiertes Verhalten die Enge der Körperräume und den resultierenden Stimmklang. „Die Lebensgeschichte ist eine Kommunikationsbiografie", sagt Geißner [[63] S. 98], „alles in Gesprächen Erlebte, alles darin Erlittene, alles Erinnerte und alles Verdrängte, nichts von alledem ist ungeschehen zu machen."

Die Stimme vermittelt biografische Erfahrungen. Als „lauthafte Biographie" [68] vermittelt sie einerseits den befehlsgewohnten, durchsetzungsfähigen Kommandoton des pensionierten Trainers, der mühelos einen ganzen Sportplatz zusammenbrüllen konnte, andererseits den devoten, untergeordneten Tonfall des kleinen Angestellten, der nie zu einer verantwortlichen Stellung fand. Auch das rauchige Timbre der Barfrau vermittelt die persönliche Lebenserfahrung. In diesen biografisch-sozialen Grenzschichten spielt allerdings nicht nur der Stimmklang eine Rolle, auch die Wortwahl differiert. Die physiologische, die situative und die semantische Ebene sind oft unentwirrbar verflochten.

▸ **Die Sprechgestalt im akustischen Bild.** Ob wir es wollen oder nicht: Die Interpretation stimmlicher Äußerungen läuft unwillkürlich ab. Sie zeichnet uns aufgrund der integralen Sprechleistung eines Menschen eine erste subjektive Skizze unseres Gegenübers. Diese muss jedoch keinesfalls zutreffend sein. Unsere Lebenserfahrung entscheidet mit über die Güte unseres Urteils. Trotzdem ist diese Interpretation eine primäre soziale Fähigkeit, die auf Lernen und Prägung beruht. Wir formen uns von einem Menschen, von der ersten Begegnung an, ein akustisches Gesamtbild, gewissermaßen eine Sprechgestalt.

Dieses akustische Persönlichkeitsbild wird vom situativen Kontext beeinflusst. Wir erfinden uns in konkreten sozialen Situationen probeweise selbst, im Wechselspiel und im Dialog mit unseren Mitmenschen. Beide Seiten korrigieren und nuancieren dabei ständig das gewonnene Bild, um in ihrem Sprechhandeln auf die Situation angemessener reagieren zu können. Mit anderen Worten: Die erzeugte Sprechgestalt ist immer auch fluid und dynamisch. Sie ist das fortlaufende Resultat einer dialogischen Wechselbeziehung zwischen Sprechenden und Hörenden.

Unsere eigene Sprechgestalt ist keineswegs starr, sondern durchaus veränderlich. Wir können sozial anders erscheinen, indem wir die o. g. Faktoren systematisch trainieren und modifizieren. Wäre dies nicht möglich, wären wir im Korsett unseres angeborenen Stimmklangs gefangen. So gäbe es auch keine Stimmimitatoren, die oft Monate darauf verwenden, das Typische eines prominenten Politikers in ihr Repertoire zu überführen. Eine Stimme kann also innerhalb der physiologischen Möglichkeiten jeder Person ähnlich werden, in die sie sich verwandeln möchte.

▸ **Gestalten der Sprechgestalt.** Hat ein Sprecher seine Stimmfunktion im Griff, verrät sich sein emotionaler Zustand nicht so leicht wie derjenige des Untrainierten. Er überzeugt deshalb leichter, weil nicht nur rationale Argumente für ihn sprechen, sondern auch die Melodie des Wie, mit der er seine Anschauungen und Thesen vorzubringen weiß. Weitaus stärker aber noch wirken innere Ruhe, Ausgeglichenheit und Contenance. Diese färben auf einer ontogenetischen Ebene die Stimme so ein, wie es der „Natur" des Sprechers auch entspricht.

Stimme und Person stehen in einem interdependenten, nahezu unauflöslichen Zusammenhang auch mit einem moralisch konnotierten Bereich. Wir fühlen uns geradezu getäuscht und verraten, wenn eine Person mit gebrochener Stimme Trauer heuchelt, wenn sie – lache, Bajazzo – ihren Kummer tapfer überspielt.

Moralisch verlangen wir einerseits von einer Person, dass sie ihre Stimme niemals verstellen möge. Dies ist unser Wahrhaftigkeitsanspruch im sozialen Umgang miteinander. Andererseits ist jeder Mensch gezwungen, auch stimmlich verschiedene Rollen auszufüllen. Er spricht dann nicht mehr mit einer Stimme: Er verwendet unterschiedliche Stimmtechniken, die situativ angemessen sind, zeigt „kommunikative Kompetenz". Immer vermittelt uns der Blick auf Stimme und Person dieses Vexierbild, von dem wir mit Sicherheit nur wissen, dass es die Voraussetzung für Kommunikation darstellt, nicht aber, ob die Kommunikation situativ auch gelingt.

▸ **Das Rätsel der Authentizität.** Ein letztes Geheimnis umgibt dabei immer die persönliche Stimme: Das „Rätsel der Authentizität" kennzeichnet den Stimmklang des geborenen Charismatikers. Der begeisternde Sprecher, der Zustimmung nahezu mühelos findet, verfügt über eine Stimme, die Menschen bannen kann. Seine Stimme ist in ihrer Nuanciertheit durch keine Schulung zu erwerben oder zu imitieren. Der Charakter selbst hat sich in Klang verwandelt: innerste Überzeugungen, feste Wertvorstellungen, konkrete Visionen von der Zukunft, Kraft, Stärke, Optimismus, Glaube und Aufrichtigkeit. All dies sind Faktoren, die sich einerseits unmittelbar der Stimme mitteilen können, andererseits sind sie selbst aber keine genuinen Elemente der Stimme mehr. Ihr Ursprung liegt tiefer, in einem seelischen Bereich weit hinter den Stimmlippen.

▸ **Stimme im sozialen Rollenkonflikt.** Soziale Rollen üben großen Einfluss auf die Stimme eines Sprechers aus. Genau genommen, ist jeder Mensch eine „Personenperson". Er verkörpert in seinem Alltag verschiedene Funktionen, als Vater oder Mutter, als Ehemann oder Ehefrau, als Freund oder Freundin, als Vorgesetzter gegenüber den Untergebenen, auf Veranstaltungen als Experte oder Expertin. Jede dieser Rollen verlangt bestimmte Sprechweisen und besondere Formen der Stimmproduktion wie auch andere kommunikative Vorgehensweisen bei der Gesprächsführung und im Verhalten.

Die Etymologie des Wortes Person reflektiert bereits die Doppelbödigkeit der stimmlichen Individualität, dort wo sie sozial wird und unter die Menschen gerät: Der lateinische Wortstamm „personare“ weist auf jene Sprechöffnungen antiker Theatermasken hin, durch die der verborgene Schauspieler zum Publikum spricht. Eine individuelle Stimme, verborgen hinter einer sozialen Maske, so stellte sich das Konzept der Persönlichkeit damals dar. Die Stimme war es, die den Raum des Theaters mit ihrer individuellen und zugleich künstlerischen Präsenz zu füllen hatte. Die Maske, der Anschein also, bildete dagegen lediglich den Stand und den sozialen Rang eines Menschen ab.

In manchen Fällen kann ein Sprecher die falsche Maske dann nicht mehr ablegen, er agiert stimmlich unflexibel und sozial unangemessen „wie im falschen Film“. Ein Aspekt der Personenperson dominiert andere Möglichkeiten, er trägt die falsche Stimme an unpassende soziale Orte. Manager etwa, die es gewohnt sind, beruflich Entscheidungen zu treffen und alles von oben anzuordnen, können ihre Chef-Stimme selbst dann nicht mehr ablegen, wenn sie in die Familie zurückkehren. Konflikte sind vorprogrammiert. Lehrer stoßen auf Abwehr, wenn sie ihre belehrende „Schul-Stimme“ im Kreis von Freunden ertönen lassen.

▸ **Die multiple Person.** In jedem Fall aber sind die Rollen, die wir sprechend ausfüllen, zugleich jene Personen, die wir zeitweilig verkörpern. Es macht keinen Sinn, in einem Bereich hinter diesen sozialen Anforderungen, die wir ausfüllen und leben, nach einer mythischen eigentlichen Person zu suchen, die unerkannt hinter den Charaktermasken des alltäglichen Lebens in uns schlummert. Wir sind als Person das, was wir ausüben: Ein bloßes Set von sozialen Rollen. Dahinter erstreckt sich das weite Feld der Metaphysik und der Seelenlandschaften. Zugleich ist dieses Set von Masken unsere multiple Person, die jede Rolle auf eine unverwechselbare Art zu sprechen gelernt hat: „Ein Individuum [kann sich] zwar nur in der Rolle, der persona, mitteilen, aber in dieser Rolle äußert sich als Kern jedoch zugleich ein einzigartiges Individuum“ [[63] S. 82].

▸ **Stimmpotenzial und Rollenerwartungen.** Kommt es zu Rollenkonflikten, weil eine Person in einer Rolle nicht zu Hause ist, widerspricht zuerst die Stimme dieser Zumutung. Muss ein sanfter Mensch plötzlich Autorität zeigen, bspw. als Lehrer in einer Klassensituation, wird er versuchen, seine Stimme autoritär klingen zu lassen. Die Stimme versucht, den Rollenerwartungen gerecht zu werden. Sie wird lauter, nutzt mehr Körperspannung, müht sich in tieferen Frequenzen ab, versucht zu grollen oder gar zu donnern. Oft genug scheitert sie am eigenen Anspruch.

Merke

Viele Stimmprobleme haben in solchen Rollenkonflikten ihren Ursprung. Stimmpotenzial und Rollenerwartung verhalten sich dann diskrepant. Der sprechende Mensch ist stimmlich sozialen Situationen nicht mehr gewachsen, er ist nicht länger mit sich identisch. Als Person ist er nicht der, der dort spricht. Er hat sich in einen redenden Rollenkonflikt verwandelt, der außerhalb seiner Möglichkeiten kommuniziert.

▸ **Persönliche und situative Sprechart.** Winkler [223] nennt den individuellen stimmsprachlichen Ausdruck eine „physiognomische Sprechart“, wenn er biologisch in unseren körperlichen Voraussetzungen begründet ist und das Wesen des Menschen ausdrückt. Diese persönliche Sprechweise vermittelt nicht den rollentypischen Stimmklang, sondern eine ganz persönliche Art zu sprechen. An ihr können wir einen Menschen als ein- und denselben erkennen. Dieser stimmsprachliche Ausdruck wird pathognomisch, wenn er den augenblicklichen Zustand des Sprechers widerspiegelt. Er ist die jeweilige Sprechart, aus der wir vernehmen können, was den Sprecher in diesem Moment bewegt.

Wir hören, wie die Rede kurzatmig und zerstückelt wird, weil der Faden verloren ging, wie eine Erzählung von größeren Pausen unterbrochen ist, weil die Erinnerung aufgerufen wird, wie sie je nach emotionaler Beteiligung mit brüchiger Stimme oder ruhig in dynamischen Ausdrucksbögen erfolgt. Es sind die inneren Sensationen und die äußeren Situationen, die Verhalten und Stimme in ihrem Ausdrucksgeschehen pathognomisch verändern: Jedes Gefühl, jede muskuläre Spannung spiegelt sich auch im Stimmklang wider.

Dem Klangbild können wir immer zugleich physiognomische und pathognomische Anteile entnehmen. Individualspezifische und situationsabhängige Aussagen sind erkennbar. Die Kunst, Stimmprobleme zu vermeiden, bestände primär darin, die physiognomischen Möglichkeiten einer naturgegebenen Sprechweise des Menschen mit jenen pathognomischen sozialen Rollen zu versöhnen, die er biografisch erfüllen muss.

5 Die Stimme in der Kommunikation

5.1 Einleitung

Was gesagt wird, ist nicht immer wichtig, aber immer ist wichtig, wie etwas gesagt wird.
(Maxim Gorki)

„Die Bedeutung der Rede wird vom Hörer festgelegt, nicht vom Sprecher", sagt Heinz von Foerster [45]. Bei der Übermittlung solcher Bedeutungen kommt dann nicht nur dem Inhalt, sondern auch dem Klang der Stimme eine zentrale Rolle zu. Die Art und Weise, wie wir sprechen, vermittelt dem Hörer Hinweise, wie wir mit ihm in Beziehung stehen, wie wir emotional gestimmt sind. Das aber ist noch nicht alles: „Wir sprechen, um zu wirken", sagt Rubinstein, „wenn auch nicht unmittelbar auf das Verhalten, so doch auf das Denken und die Gefühle, auf das Bewusstsein des anderen Menschen" [[157] S. 514]. Alles Sprechen, und damit auch die Stimme, wäre somit auch intentional: Mithilfe der Stimme versuchen wir, Einstellungen bei Gesprächspartnern zu verändern, zu verstärken, zu modifizieren – und vieles mehr.

Wörter selbst sind dabei keine festgefügten Transporteure für den Inhalt oder die „Information". Eine vorgegebene lexikalische Bedeutung ist keineswegs für alle verbindlich. Das Wort wird vielmehr zum Anlass, interne Gehirnvorgänge und kognitive Muster beim Empfänger auszulösen, die nach dessen Ansicht der Wortbedeutung entsprechen. Verbale Kommunikation ist ein akustisches Hantieren mit Symbolen, die dies oder jenes beim Empfänger bewirken können, je nachdem, wie dieser wiederum seine Information intern organisiert oder strukturiert hat. Worten allein kann daher nicht das gelingen, was die stimmverbundene Kommunikation bewirken kann.

5.2 Sprechen, Hören, Verstehen

▶ **Sprechen – ein sozialer Akt.** Unser Sprechen ist zutiefst sozial, niemals ist es eine individuelle Aktivität. Auch im Selbstgespräch sprechen wir stets zu oder mit jemandem, den wir uns als ein Gegenüber vorstellen. Sprechen ist immer ein Dialog, ein wechselseitiges Gerichtetsein zwischen Sprechendem und Hörendem. Alles Sprechen ist grundsätzlich eine Gemeinschaftshandlung. Es ist die Grundform zwischenmenschlichen Geschehens überhaupt. Kommunikation kann sich dabei nur aus dem Hören anderer Gesprächspartner und dem Gehörtwerden von anderen entwickeln. Sprechen, Hören und Verstehen sind unauflöslich miteinander verknüpft.

Die Stimme ist Klanggrundlage der Sprache. Sie vermittelt das dialogische Geschehen innerhalb jenes atmosphärischen Bereichs, den Martin Buber „die Welt des Dazwischen" [18] nennt. Sie erzeugt sinnliche, emotional konnotierte Schwingungen zwischen Menschen, sie kann unwillkürlich empathisches Zuhören wie auch instinktive Ablehnung provozieren. Hier gestaltet sich die zwischenmenschliche Beziehung konkret, unter Einbezug von Inhalt, Atmosphäre, Umfeld und gewachsenen Sozialbeziehungen. Hier liegt die Seinsart des Ichs. Therapeutisch haben wir nach diesem atmosphärischen Zwischenbereich zu suchen, dort, wo das Wesen der Stimmung eines Menschen zu finden ist. Das Ausmaß einer Stimmstörung lässt sich also nur festlegen, durch das, was sich zwischen Menschen gestaltet und was sie miteinander verbindet.

▶ **Kommunikation als biografisches Geschehen.** Die Kriterien für das Gelingen oder Misslingen zwischenmenschlicher Kommunikation sind nicht nur in Wörtern und Sätzen enthalten. Über Erfolg und Misserfolg, über die Art der kommunikativen Beziehungen zwischen 2 Menschen entscheiden immer nichtsprachliche Phänomen mit:
- Gestik
- Mimik
- Körperhaltung
- Bewegung
- Intonation
- Sprechmelodie
- Dynamik
- Rhythmik
- Klangfarbe

All diese außersprachlichen Faktoren der Kommunikation gleichen wir mit unserer individuellen Erfahrung und mit der eigenen Kommunikationsbiografie ab – und bewerten das Gesagte dann dementsprechend.

Nicht nur hintergründig spielt diese individuelle Kommunikationsgeschichte eine große Rolle. Alles, was wir erlebt haben, bleibt neuronal verankert. In jedes Gespräch, unabhängig davon, ob wir die Sprecher- oder die Hörerrolle einnehmen, fließen Einschätzungen und Interpretationen ein, die gesteuert sind vom eigenen Selbstbild, von informativen Erfolgen oder von den Spuren kommunikativer Verletzungen. In letzterem Zusammenhang spricht Helmut Geißner von „Kommunikationsnarben" des Individuums [62].

▸ **Die Stimme als kommunikativer Türöffner.** Die Stimme wirkt weit unterhalb des kognitiven Informationsgehalts tiefgreifend auf jede Kommunikation ein, durch ihren Klang, die Dynamik oder den Rhythmus des Gesagten. Mithilfe der sprechmelodischen (prosodischen) Gestaltungsmittel koppelt sie einen semantischen Inhalt an emotionale Konnotationen. Diese wiederum bewirken das Urteil über Glaubhaftigkeit oder Authentizität eines Sprechers. Sie agieren gewissermaßen als kommunikativer Türöffner, der unseren Wortbedeutungen Einlass verschafft.

Das Miteinander-Sprechen ist keineswegs nur ein Gedankenaustausch. Es ist gleichzeitig auch ein Gefühlsaustausch. Daher ist alles Sprechen immer situativ gesteuert, erfolgt intentional in einer bestimmten Absicht, um unmittelbar das Verhalten, Denken und Gefühle des Angesprochenen zu beeinflussen. Zwangsläufig verlaufen Kommunikationsprozesse damit immer auf 2 Ebenen, die sich wechselwirksam beeinflussen:

- Die *sprachlich-semantische Inhaltsebene* präsentiert vor allem die argumentative Logik eines Textes. Im Vordergrund steht der semantisch konkrete Inhaltsaspekt. Es geht hier vor allem um die Weitergabe von Informationen. Die Hinweise darauf, wie diese Informationen bewertet und interpretiert werden sollen, entnehmen wir dem gelesenen oder gesprochenen Text. Natürlich gibt es auch auf dieser Ebene schon stilistische Hinweise darauf, wie ein Text verstanden werden will. Von der Ironie über den Sarkasmus bis hin zum Pathos kennen Schriftsteller eine Fülle von Möglichkeiten, ihre Intention auch ohne den Klang der Stimme eindeutig zu machen.
- Die *nichtsprachlich-empathische Beziehungsebene* liefert durch die unbewussten vieldeutigen Beimischungen nichtsprachlicher Elemente zusätzliche Hinweise darauf, wie ein kommunikativer Beitrag zu verstehen ist. Ihr Reich ist vor allem das der gesprochenen Rede. Hier sind es weniger die Worte selbst, die für erwünschte und unerwünschte Konnotationen sorgen. Es kommt darauf an, wie etwas gesagt wird, zu wem, in welcher Situation und mit welchen Mitteln. Bereits durch die Sprechmelodie, durch Mimik und Gestik gebe ich zu erkennen, in welcher Sozialbeziehung ich zu dem anderen stehe. Auf dieser Ebene registriert der Hörer alle Nebenbedeutungen höchst sensibel, „hier fühlt er sich als Person in bestimmter Weise behandelt oder misshandelt" [[176] S. 27]. Auf dieser Beziehungsebene erfolgen Fehlinterpretationen einer kommunikativen Handlung im Wesentlichen unbewusst. Keine Person ist sich ihres Missverstehens bewusst, niemand sieht von außen, wie er den Partner subjektiv interpretiert. Jeder sieht sein Verhalten aus einem eigenen Blickwinkel, als eine verständliche Reaktion auf das akzeptable oder unerhörte Verhalten des anderen. So verlieren alle Beteiligten den Blick dafür, dass sie beide einem gemeinsamen System angehören, das sich kommunikativ längst verselbstständigt hat.

▸ **Der Doppelcharakter der Stimme.** Die stimmliche Lautbildung und rhythmische Akzentuierung der Wörter, der Duktus einer Aussage, hat tiefgreifende Auswirkungen darauf, wie wir eine Äußerung interpretieren und bewerten. Um nur eine Möglichkeit der Stimmnuancierung bei der Kommunikation anzudeuten, genügt es, die Betonung im folgenden Satz von Wort zu Wort zu verschieben:

- „**Das** ist vielleicht ein Tag."
- „Das **ist** vielleicht ein Tag."
- „Das ist **vielleicht** ein Tag."
- „Das ist vielleicht ein **Tag.**"

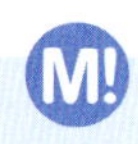

Merke

Unser kommunikatives System kennt auf der lexikalischen Ebene keine klaren Regeln zur eindeutigen Entschlüsselung von Informationen. Es gibt immer nur die Interpretationen auf der Hörerseite und damit auch die Gelegenheit zur Fehldeutung.

▸ **Der Stimmklang entscheidet.** „Die Stimme vermittelt das Ungesagte im Gesagten" [211]. Ihr Klang mit seinen emotionalen Konnotationen gibt uns entscheidende Hinweise für die Interpretation. Er macht uns erst zu einem sozial kompetenten Sprecher. Der Hörer hätte, wenn er solche Aussagen nicht stimmlich zu decodieren vermöchte, gewissermaßen die freie Auswahl bei der Interpretation. In der Vernachlässigung der Stimmbedeutung gegenüber der Wortbedeutung ist ein Grund zu sehen, weshalb so viele Unsicherheiten und Fehlinterpretationen gerade auch auf der Beziehungsebene auftreten können. Es kommt daher weniger darauf an, zu verstehen, was der andere gesagt hat, sondern vielmehr, wie er es gesagt hat und was er gemeint hat.

▶ **Vieles sagen ohne Worte.** Dieser intentionale Doppelcharakter der Stimme erklärt sich aus der phylogenetischen Entwicklung des Menschen und aus der Bedeutung vorsprachlicher bzw. nichtsprachlicher Kommunikationsformen aus der Tiernatur des Menschen. Wir vermischen reflexartige Gefühlslaute mit unserer Argumentation, die immer auch unseren inneren Zustand ausdrücken. Die Evolution der Sprache spielt hier hinein: eine expressive Ebene, die unsere inneren emotionalen Zustände ausdrückt, und eine signalisierende Ebene, die Reaktionen wie Aufmerksamkeit oder Flucht auslösen kann. Die phylogenetische Verankerung der Stimme reicht weit über die bloße Kommunikation von Menschen hinaus. Eine Vielzahl subtiler Signale steuert auch die Kommunikation zwischen einem Menschen und seinem Hund, seiner Katze, seinem Pferd. Neben der kortikal gesteuerten Sprache läuft gleichzeitig immer das ältere, gewissermaßen vorsprachliche Kommunikationssystem als intersubjektive Spur parallel.

Vor allem die emotionale Kommunikation als Prozess wechselseitiger Aktivierung hormonaler Hirnstrukturen basiert auf dieser phylogenetischen Grundlage. Wie Emotionen ausgedrückt werden und wie darauf reagiert wird, sagt immer auch etwas darüber aus, wie die Kommunikationspartner die Situation und ihre Beziehung zueinander einschätzen und bewerten.

▶ **Funktionelles Nachvollziehen.** Mithilfe unserer Worte und Sätze bauen wir tragfähige Beziehungs- und Begegnungsebenen auf. Ihre kommunikativen Muster müssen in einem Prozess ständiger Selbstvergewisserung bestätigt werden. Das Ergebnis nennen wir Wirklichkeit. Die kommunikative Kompetenz, die in diesem unaufhörlichen Austausch und Dialog heranwächst, ist eine große soziale und kulturelle Leistung, die vor allem unsere Stimme tagtäglich erbringt.

Niemals sind wir in diesem dialogischen Geschehen unbeteiligt. Auch scheinbar passives Verhalten kommentiert das Geschehen. Wie in einem Schattenspiel vollziehen wir immer das Sprechen unseres Gegenübers innerlich mit. Stimmliche Mitteilungen nehmen wir intuitiv auf. Unmittelbar körperlich reagieren wir durch eine Übertragung neuromuskulärer Vorgänge. Kommunikation ist sprachliches Nachvollziehen durch die innere Imitation der stimmlichen und artikulatorischen Muster des Sprechenden.

Hören wir bspw. einer heiseren, monotonen Stimme zu, beginnen wir unwillkürlich uns zu räuspern. Wir gähnen, wenn der andere gähnt. Diese Übertragung des Verhaltens vom Sprechenden auf den Hörenden nennen wir funktionelles Nachvollziehen. Immer werden durch das unbewusste Mitvollziehen von Bewegungsabläufen, etwa bei hypertonen Sprechabläufen, unphysiologische Muster auch auf den Hörer übertragen. Er spürt dies als irritierende Verspannungen im Halsbereich, er übernimmt und reproduziert die Spannungszustände des Sprechenden in die Muskulatur des eigenen Kehlkopfs und Rachenraums. Ein Sprecher mit einer klangvollen und selbstsicheren Stimme überträgt dagegen sein Wohlgefühl. Der Hörer ist im Nachvollziehen ganz entspannt im Hier und Jetzt gelandet. Ursächlich sind die Spiegelneuronen, die uns helfen, den anderen zu erkennen.

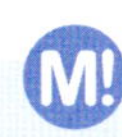

Merke

Wir erfahren etwas über andere, indem wir ähnliche Zustände des eigenen Körpers abrufen können. Wir interpretieren die Bewegungsabläufe des anderen, indem wir uns intentional eigenen, gleichartigen Körperzuständen zuwenden.

Je differenzierter die Wahrnehmung des eigenen Körpers ist, desto genauer können wir die Spiegelung einer anderen Person in uns erkennen und sie am eigenen Leib nachempfinden. Alle Empathie beruht zu einem großen Teil auf der Wirkungsweise von Spiegelneuronen und neuronaler Resonanz (s. Kap. Die Entdeckung des Anderen im Spiegel der Neuronen u. Kap. Die neuronale Resonanz).

5.3 Der falsche Klang

Die Welt enthält keine Information, die Welt ist, wie sie ist, Information wird in einem Organismus durch seine Interaktion mit der Welt erzeugt.
(Heinz von Foerster)

Die menschliche Kommunikation ist niemals eindeutig. Jede Äußerung durchläuft viele Kanäle. Die Laufrichtungen können sich ergänzen und verstärken. Allerdings können sie auch in Widerspruch zueinander geraten. Eine Nachricht wird vom Empfänger nur dann als kongruent akzeptiert, wenn die Signale aller Ebenen in die gleiche Richtung weisen, wenn sie in sich stimmig sind (Kohärenz-Prinzip). Dies ist ganz und gar nicht selbstverständlich.

▶ **Sprachlicher Selbstbetrug.** „Sie haben gerade dargelegt, dass Sie sich durch Ihre Stimmerkrankung in Ihrer beruflichen Tätigkeit beeinträchtigt und belastet fühlen", sagt der Therapeut. „Gibt es noch andere Bereiche Ihres beruflichen oder familiären Umfelds, die Sie eventuell verändern möchten, oder sind Sie mit Ihrer Situation im Großen und Ganzen zufrieden?" „Ja, doch, ich bin zufrieden, so weit ist alles in Ordnung", antwortet die Patientin zögernd mit etwas brüchiger Stimme, gesenktem Blick und gebeugter Haltung. Sprachlich-inhaltlich artikuliert sie Zufriedenheit. Gestik, Mimik und Tonfall vermitteln das Gegenteil, indem sie ausdrücken, dass vieles nicht in Ordnung ist. Die Patientin verhält sich gewissermaßen „widersprüchlich".

▶ **Dieselbe Nachricht hat viele Botschaften.** Tagtäglich erfährt jeder von uns die Uneindeutigkeit oder Widersprüchlichkeit zwischenmenschlicher Kommunikation. Ein und dieselbe Nachricht enthält viele mögliche Botschaften, auf die jeder Empfänger möglichst sozialkompetent zu reagieren hat. Gerade dies macht den Vorgang der Kommunikation „so kompliziert und störanfällig, aber auch so aufregend und spannend" [[176] S. 26]. Was dem Empfänger jedoch nur eingeschränkt lexikalisch vermittelt werden kann, sind jene zusätzlichen, oft emotionalen Bedeutungen, die der Sender mit seiner Botschaft verbindet: Freude, Trauer, Angst, Ironie etc. sind vorwiegend stimmlich codierte Botschaften. Die Stimme wird damit dort zu einem nahezu untrüglichen Seismografen, wo es um die Entschlüsselung hintergründiger Bedeutungsebenen geht.

Das, was gesagt wurde, ist oft nicht das, was gemeint ist. Diese doppelt kommunikative Fähigkeit der Stimme, sich auszudrücken, ist therapeutisch bedeutsam bei der Frage, wie der Patient mit einem Konflikt umgeht. Wagt er es nicht, offen über seine Probleme zu sprechen, wird er dieses dennoch auf anderen Ebenen tun: Entweder durch unterschiedliche oder widersprüchliche Aussagen oder durch ein inkongruentes Verhalten, das in den sprachbegleitenden Mitteilungsformen seinen Ausdruck findet. Derartige Kommunikationsverläufe sind immer ein Indiz für Problemsituationen. Sie geben richtungsweisende Ansatzpunkte für diagnostisches und therapeutisches Handeln.

▶ **Das Vier-Ohren-Modell.** Schultz v. Thun [176] geht davon aus, dass in der zwischenmenschlichen Kommunikation immer 4 Botschaften vermittelt würden: Sachinhalt, Selbstoffenbarung, Beziehung und Appell. Diese Sichtweise verdeutlicht er durch ein „Vier-Ohren-Modell" (▶ Abb. 5.1).

Abhängig davon, welches „Ohr" gerade empfangsbereit ist, wird jedes Gespräch auch anders verlaufen. In der Regel ist es dem Zuhörer gar nicht bewusst, dass er einige seiner „Ohren" abgeschaltet und somit die Weichen für die zwischen-

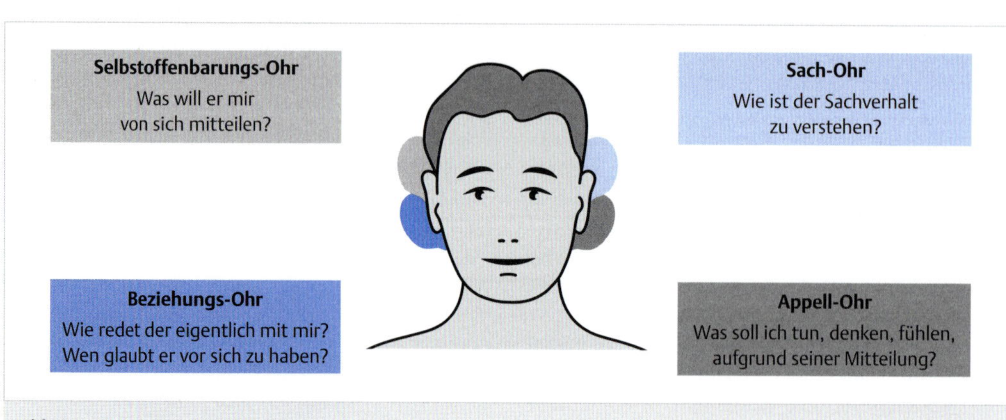

Abb. 5.1 Vierohriges Empfangen von Nachrichten nach Schulz von Thun [177].

menschlichen Folgen schon gestellt hat. Eine große Anforderung an den Therapeuten besteht daher darin, stets auf möglichst allen Kanälen (Ohren) empfangsbereit zu sein. Dies erfordert gewissermaßen ein diagnostisches und therapeutisches Multitasking.

Selbstverständlich sollte der Therapeut probehalber seine gefassten Annahmen auch ständig infrage stellen. Die Gefahr einer Fehlinterpretation liegt sonst nahe. Hört er nur oder überwiegend mit dem „Sach-Ohr", weil er auf den anderen „hörbehindert" ist, wird er vieles, was ihm der Patient als Selbstoffenbarung, Appell oder Beziehungsangebot mitteilt, gar nicht wahrnehmen. Deshalb wird er seinen Patienten in seiner Persönlichkeit und seinen Bedürfnissen nicht angemessen erfassen können.

▶ **Metakommunikation: Ausweg aus festgefahrenen Strukturen.** Gespräche unter Menschen sind ebenso alltäglich wie allgegenwärtig. Jedes Miteinander in Partnerschaft und Beruf erfordert stimmliche Kommunikation. Solange der kommunikative Austausch positiv verläuft, schenken wir dem Phänomen noch nicht einmal Beachtung. Die Selbstverständlichkeit unserer Kommunikation verstellt uns den Blick für ihre Zerbrechlichkeit. Erst dann, wenn Verständigung misslingt, wenn also unseren Wünschen die Erfüllung versagt bleibt, machen wir die Kommunikation selbst zum Thema.

Definition

Metakommunikation

Mit dem Begriff „Metakommunikation" bezeichnen wir eine der wichtigsten Fähigkeiten menschlicher Kommunikation überhaupt: das Kommunizieren über unsere Kommunikation.

Wir können darüber sprechen, wie wir miteinander umgehen, wie ein Satz in unseren Ohren klang, darüber, wie eine gesendete Nachricht gemeint gewesen sei, wie wir die empfangene Botschaft verstanden, weshalb wir darauf so und nicht anders reagiert haben.

▶ **Auf allen Kanälen schlüssige Botschaften.** Aus den Ausführungen zur kongruenten bzw. inkongruenten Kommunikation, zum Vier-Ohren-Modell und ihrer Wahrnehmung wird deutlich, dass eine Kommunikation nur dann in sich stimmig ist, wenn die zwischenmenschlichen Bedeutungen allen Beteiligten eindeutig erscheinen; wenn auf allen Ebenen, auf allen Kanälen und in jedes Ohr schlüssige Botschaften vermittelt wurden, die feststehende Annahmen nicht verletzen. Da eine solche Stimmigkeit aufgrund der prinzipiellen Mehrdeutigkeit nonverbaler Kommunikation immer fragil ist, können und müssen sich Partner oft bewusst verständigen, um Klarheit über ihre Beziehungen zu gewinnen: Sie metakommunizieren.

Metakommunikation ist ein Sprechen und Sichaussprechen über die wechselseitige Sprachbeziehung. Ihr Thema: Was spielt sich kommunikativ zwischen uns eigentlich ab? Die Umsetzung ist schwierig. Sie verlangt von allen Beteiligten viel Mut zu unbequemer Offenheit, sie drängt auf das Eingeständnis von Fehlern, Fehldeutungen und kostet dementsprechend große Selbstüberwindung: Mache ich mich am Ende lächerlich? Wird mich mein Gegenüber zurückweisen?

▶ **Klärung herbeiführen.** Trotzdem gibt es kaum eine Alternative zu dieser direkten Form der Krisenbewältigung. Eine Klärung der kommunikativen Verhältnisse muss herbeigeführt werden, um überhaupt neue therapeutische Wege zu beschreiten. So wäre eine versuchte Metakommunikation im Falle inkongruenter Kommunikation die Frage: „Wie hast du das gemeint?" Oder auch: „Ich höre dich das sagen, es klingt aber gar nicht so. Woran bin ich jetzt mit dir?"

Inhalts- und Beziehungsebene strukturieren also jede Interaktion auf einer ganz elementaren Ebene. Es gilt, beide Bereiche möglichst klar zu trennen und zu klären. Je konfliktreicher eine Beziehung ist, desto stärker rückt das Bemühen um eine Definition des kommunikativen Umgangs miteinander in den Vordergrund, während das jeweilige Thema an Beliebigkeit gewinnt und zugleich an Bedeutung verliert. Die Gesprächspartner können dann reden, worüber sie wollen: Der Beziehungskonflikt überschattet alle inhaltlichen Aspekte. Umgekehrt gilt: Je umfassender eine Beziehung auf der Ebene der Metakommunikation geklärt ist, desto mehr treten die Inhalte wieder in den Vordergrund.

6 Der Mensch und seine kranke Stimme

Nicht die Stimme ist betroffen, sondern der Stimmträger.
(Horst Gundermann)

Unser Stimmgebrauch erscheint uns derart selbstverständlich, dass wir nicht weiter darüber nachdenken. Erst dann, wenn die Stimme versagt, wenn mit ihr etwas nicht „stimmt“, wenn ihre selbstverständliche Verfügbarkeit nicht wie gewohnt gelingt, richten wir unsere Aufmerksamkeit auf sie. Wir spüren die Fremdheit unserer Stimme, die unsere Stimmung in der zwischenmenschlichen Atmosphäre vermittelt, unsere „musikalischen Seelenverhältnisse“, wie der Philosoph Novalis es ausdrückt.

Zwei herausragende Merkmale kennzeichnen Krankheiten der Stimme:

- Veränderung des Stimmklangs, die sich als Heiserkeit äußert, und/oder eingeschränkte stimmliche Leistungsfähigkeit
- Missempfindungen im Rachen und Kehlkopf, Schmerzen nach längerem Sprechen, Hustenreiz oder Räusperzwang etc.

▶ **Das subjektive Erleben.** Oft zeigen sich große Diskrepanzen zwischen der Art, wie Menschen ihre stimmlichen Beschwerden erleben, und den objektivierbaren Befunden. Wo bspw. der Arzt „nur“ eine Heiserkeit aufgrund einer Kehlkopfentzündung feststellt, reagiert der Patient oft ganzheitlich. Eine lokalisierbare und begrenzte Erkrankung seines Stimmorgans erlebt er dann als eine Erkrankung seiner gesamten Persönlichkeit. Inwieweit der Betroffene solche Veränderungen als schwerwiegend empfindet, wird auch von der Bedeutung abhängen, die die Stimme in seiner persönlichen und beruflichen Lebenswelt für ihn hat.

Ob der Betroffene sich mit beeinträchtigter Stimmfunktion krank oder gesund fühlt, hängt, solange es sich nicht um ein akutes oder infektiöses Geschehen handelt, auch von etlichen Faktoren ab, die nicht organisch zu verorten sind: Diese können in seinem Inneren liegen, in seiner Stimmung, in seinem Verhältnis zu seinen Mitmenschen, seiner Umwelt oder seiner Berufswelt.

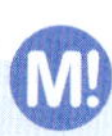

Merke

Krankheiten der Stimme sind in der Regel ein „multikausales und ganzheitliches Geschehen“.

▶ **Krankheit und Individualität.** Unsere Organe haben nicht nur eine anatomisch-physiologische Funktion, sie haben für uns immer auch einen symbolischen Wert: Sie sprechen und kommunizieren mit uns, wenn sie krank werden, weil wir sie als einen Teil unseres Selbst erleben. Jeder Mensch reagiert anders auf diese Ambivalenz der Bedeutungsebenen: Manchmal überwiegen somatische, dann wieder psychische Anteile, immer spielen auch soziale Aspekte mit hinein. Jeder Mensch erkrankt auf seine Art, jede Krankheit wirkt sich, subjektiv gesehen, ganzheitlich aus, selbst dort, wo das anatomische Krankheitsbild auch ganz objektiv beschrieben werden kann.

Wo die eine Patientin trotz ihrer plötzlich rau gewordenen Stimme selbstbewusst und offensiv in die Öffentlichkeit tritt, zieht sich die andere eher ins Private zurück. Ein Indiz, wie Menschen dabei ihre Krankheit erleben, bieten uns die Worte, die sie zur Beschreibung verwenden. Einige entwickeln einen eher antagonistischen, kämpferischen Blick, die Krankheit wird zum Gegner: Das Übel, sagen sie, hätte sie gepackt, ergriffen oder befallen. Andere entwickeln eine Verlustmetaphorik, sie reagieren mit Passivität. Ihre Stimme habe sie verlassen, der Wohlklang sei dahin. Sie resignieren angesichts eines Schicksals, das sie für unausweichlich halten.

▶ **Krankheit als Ausweg.** Es gibt viele Faktoren, die den stimmgebenden Apparat belasten können, bspw. ständige Überforderung, gehäufte Infekte am Arbeitsplatz, sei es im Kindergarten, im Callcenter oder in der Schule. Oft entwickelt sich die Stimmkrankheit zu einem Mittel, um aus belasteten Situationen in die Krankheit hineinzuflüchten.

Die Stimmkrise wird damit zu einer Methode der Verweigerung oder des Vermeidens. Wer heiser ist, wer nicht sprechen kann, der muss sich auch nicht kommunikativ mit Problemen auseinandersetzen.

Merke

Die Stimmerkrankung wirkt in solchen Fällen wie ein Aufschub. Sie bewirkt eine Frist, um Abstand von den Problemen zu gewinnen. Vorübergehend schafft die Stimmerkrankung einen Schutzraum, um möglicherweise auch Lösungen zu entwickeln und vorzubereiten.

▸ **Krise als Ursache.** Stimmstörungen, denen kein organischer Befund zugrunde liegt, entstehen vermehrt bei stimmlichen Überforderungen und in traumatischen Situationen. Nämlich immer dann, wenn gewohnte seelische Kompensationsmechanismen nicht länger ausreichen. Die Therapie einer Stimmerkrankung wird daher immer auch nach Lösungen suchen, die einen Weg aus einer ursächlich mentalen Krise eröffnen. Sie vermittelt neue Möglichkeiten, über die der Gesunde bisher nicht verfügte. Sie drängt auf verstärkte Zuwendung aus dem sozialen Umfeld. Sie bietet Hilfen an, die ganz konkrete Maßnahmen umfassen können, bspw. im Lehrberuf eine vorübergehende Reduzierung der Unterrichtsstunden.

Stimmerkrankungen sind in all diesen Fällen ein Indiz dafür, dass Konflikte verdrängt und in Körpersprache umgesetzt wurden. Gewissermaßen bringt der Körper als anatomisch verfasste Bühne einen unbewussten Konflikt zur Aufführung. Die Kehle als emotionales Ausdrucksorgan artikuliert öffentlich psychische Spannungen, die sich in einer Veränderung des Stimmklangs und der Intonationsabläufe manifestieren. Die Stimme wird zur Botschafterin unseres seelischen Befindens.

Merke

Ein solches Symptom wirkt wie ein Stoppschild für gewohnte Alltagsabläufe: Eine Grenze ist erreicht, es ist Zeit, mein Leben zu verändern, Zeit, die berufliche Überbelastung zu vermindern, Zeit, auf meinem Lebensweg innezuhalten.

▸ **Stimmkrise als Krise der Identität.** Stimmerkrankungen dürfen in ihren biografischen und sozialen Auswirkungen nie unterschätzt werden. Eine Stimmkrise kann die Identität eines Menschen tiefgreifend gefährden: Der Betreffende verändert sein Verhalten, er fühlt sich seelisch beeinträchtigt, seinen Mitmenschen erscheint er oft als eine andere Person. Eine Irritation durch die gewohnte Umwelt ist das Resultat: Vormals feste Lebensbezüge erweisen sich als zerbrechlich. Für viele Menschen kommt eine Stimmerkrankung einer Veränderung ihrer sozialen Lage gleich.

Es macht also wenig Sinn, nur an einem Symptom zu therapieren. Ist unsere Stimme chronisch erkrankt, ist immer auch unsere Identität gefährdet, ebenso unsere Beziehungen zu anderen. Doch auch unser Selbstbild ist gefährdet: Die veränderte Stimme „stimmt" nicht länger mit der gewachsenen tonalen Identität und dem Eigenklang überein. Die Stimme, die plötzlich so anders erklingt, ist nicht mehr die eigene, sie ist fremd geworden.

Wer stimmkrank ist, reagiert auch mental anders, das Selbstbewusstsein ist schwer beschädigt. Mit dem Versagen der Stimme ist nicht nur die Ausübung des Berufs gefährdet, schlimmer: Der gewohnte emotionale Ausdruck ist blockiert. Ein existenzieller Bereich des Lebens unterliegt damit nicht länger der Verfügungsgewalt seines Sprechers: Meine Stimme, auf die ich mich einst unbedingt verlassen konnte, hat mich im Stich gelassen!

▸ **Stimmerkrankung und Leidensdruck.** Diese Zusammenhänge werden viel zu selten thematisiert. Inmitten einer allgemeinen Unaufgeklärtheit wächst folgerichtig der Leidensdruck, gerade bei sensiblen Menschen und bei solchen, die auf ihre Stimme beruflich angewiesen sind. Vor allem Sänger, Schauspieler, Lehrer oder Menschen in anderen Sprechberufen zählen dazu. Mit einer gebrochenen Stimmfunktion scheint auch ihre Persönlichkeit zerbrochen, sie sind mit ihrer Identität nicht länger im Einklang. Eine kranke, plötzlich veränderte Stimmfunktion, die der Betroffene nicht als einen Teil von sich empfindet, erzeugt einen hohen Leidensdruck und führt oft dazu, dass er sich aus dem sozialen Feld zurückzieht.

▸ **Stimmerkrankung und sozialer Rückzug.** Hinzu kommt, dass jede Stimmerkrankung auch die Kommunikation der Menschen untereinander oft schwerwiegend beeinträchtigt. Wir müssen sprechen, wollen wir zugehörig bleiben. Der Verlust der Stimme bedeutet daher auch den Verlust des gewohnten Miteinanders: Freunde melden sich weniger oft, spontane Mitteilungen unterbleiben, Sprechsituationen werden vermieden.

▸ **Fehlendes Bewusstsein für Stimmerkrankungen.** Akzeptanz finden Stimmerkrankungen oft nur dann, wenn sie auch einen diagnostischen Namen tragen. Unspezifische Probleme der Stimme erkennt die Umwelt in der Regel nicht als solche an. Es sei denn, es handelt sich um eine organisch bedingte Stimmerkrankung, bspw. die Entfernung des Kehlkopfs infolge einer Krebserkrankung (Laryngektomie). Zwischen der Missachtung des Problems durch andere und der persönlichen Betroffenheit klafft oft ein Abgrund: „Von einer berufsbedrohenden Heiserkeit auf ein Kranksein des ganzen Menschen zu schließen, ist noch keineswegs selbstverständliches Gedankengut aller in der Sozialmedizin Tätigen" [[71] S. 287].

▸ **Stimmerkrankung und Beruf.** Unsere Stimme ist das universale Instrument des Sozialen. Doch wir achten sie nur selten gebührend. Oft gebrauchen wir sie rücksichtslos, obwohl sie doch das zentrale Arbeitsmittel für alle diejenigen ist, die in einem Sprechberuf tätig sind: für Manager, Medienschaffende, Pädagogen, Kulturträger etc.

Jeder übermäßige Stimmgebrauch ist im Kern ein Risikofaktor. Besonders dann, wenn Umgebungslärm hinzukommt, permanenter psychosozialer Stress in Berufsfeldern mit hoher Verantwortung und anhaltenden Kommunikationsanforderungen. Auch berufliche Durchsetzungskonflikte zählen dazu. All diese Faktoren können Stimmerkrankungen begünstigen. Derartige Situationen setzen nicht nur den Betreffenden körperlich, psychisch und geistig unter einen enormen Druck, sie strapazieren auch den Phonationsapparat als Teilfunktion dieser Anforderungen.

▸ **Stimme als Arbeitsmittel.** Besonders extreme und differenzierte Leistungen der Stimme erbringen jene Personen, die in künstlerischen Berufen tätig sind, Sänger, Schauspieler oder professionelle Sprecher. Bereits kleinste Abweichungen von der Norm können einen Sänger verunsichern und damit die geforderte Leistung infrage stellen. Das Risiko, an der Stimme zu erkranken, ist bei dieser Berufsgruppe besonders groß. Erkrankungen der Stimme lassen Sänger in eine Ausnahmesituation geraten. Existenzielle Ängste stellen sich ein, Depressionen entwickeln sich schleichend, verbunden mit einem sinkenden Selbstbewusstsein.

Aber auch im Alltag, fernab der Bühne, führen überhöhte stimmliche und kommunikative Belastungen zu Stimmerkrankungen. Die Kindergärtnerin muss sich permanent gegen hohen Umgebungslärm durchsetzen. Der Dozent in einem überfüllten Vorlesungsraum mit schlechter Raumakustik muss solche Hindernisse stimmlich kompensieren. Der Politiker versucht, lautstark mit höchster Anspannung seine Ansichten überzeugend darzubringen. Ganze Berufsgruppen arbeiten in Lärmbetrieben, in Callcentern, als militärische Ausbilder, als Trainer in Sportvereinen, in Berufen mit viel Publikumsverkehr, als Anwalt oder Pastor.

▸ **Kompensatorische Strategien.** All diese Personen benötigen eine gesunde und ausreichend belastbare Stimmfunktion, um ihren Beruf ausüben zu können. Ständig laufen sie Gefahr, ihre Stimme als Arbeitsmittel zu überlasten. Um weiterhin ihre sprechberufliche Tätigkeit ausüben zu können, auch dort, wo das einfachste Hilfsmittel – die Reduzierung der Sprechhäufigkeit – gar nicht möglich ist, entwickeln sich nur allzu leicht unphysiologische Strategien zur Kompensation. Diese erhalten die Stimmfunktion zwar aufrecht, führen aber immer tiefer in die Stimmerkrankung hinein. Die Stimme ermüdet immer schneller, die kompensatorischen Prozesse nehmen zu, der Leidensdruck wird chronisch. Oft kommt es zu organischen Veränderungen im Stimmlippenbereich, irgendwann zu völligem Versagen der Stimme. Der Betroffene kann seinen Beruf nicht länger ausüben. Krankschreibung ist die Folge sowie langwierige therapeutische Interventionen. An deren Ende steht dann häufig nicht die Rückkehr eines stimmgesunden Menschen in seinen alten Sprechberuf, sondern eine Neuorientierung im Leben, verbunden mit tiefgreifenden Änderungen der Lebensbiografie.

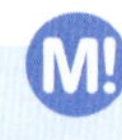

Merke

Das subjektive Erleben der Krankheit

Die Schwere eine Stimmerkrankung lässt sich mit dem objektiven Befund allein nicht bestimmen. Der individuelle Leidensdruck, die sozialen und beruflichen Beeinträchtigungen, die psychische Verfassung – viele Faktoren spielen mit hinein, von denen stellvertretend hier 4 genannt werden.

- *Bedrohtheit:* Eine Stimmerkrankung kann die gewohnten sozialen Lebensbezüge tiefgreifend verändern. Das Ausmaß ist abhängig von der Häufigkeit, von der Dauer und Schwere der Störung – und von der sozialen Toleranz im Umfeld des Patienten. Patienten, für die Ordnung, Kontrolle und Gleichmaß hohe Werte sind, reagieren besonders sensibel auf Stimmveränderungen, die sie oft als ein persönliches „Versagen“ interpretieren.

- *Identitätskrise:* Die heisere Stimme stimmt nicht mehr mit dem Selbstbild, dem Eigenklang überein, sie klingt nicht wie das gewohnte Ich, sie ist fremd. Dabei kann das gleiche objektive Krankheitsbild sensible Naturen bereits „aus der Bahn werfen“, wo robuste Naturen die Folgen einfach ignorieren oder „abschütteln“.
- *Sozialität:* Gerade gesellige Menschen leiden unter einer Stimmerkrankung oft sehr viel stärker als Einzelgänger. Die paradoxe Folge: Erfolgreiche Menschen, die mitten im Leben stehen, verspüren meist einen besonders hohen Leidensdruck, im Gegensatz bspw. zu den Eigenbrötlern.
- *Professionalität:* Wer mit seiner Stimme seinen Lebensunterhalt verdient, ist besonders gefährdet, u. a. Sänger, professionelle Sprecher, Lehrer oder Pastoren. Da hier ein hohes Bewusstsein für die Verwundbarkeit der Stimme existiert, reagieren diese Berufsgruppen oft besonders sensibel auf kleinste Veränderungen. Jede Bedrohung der Stimme gleicht einer existenziellen Gefahr.

7 Zum Krankheitsverständnis

7.1 Einleitung

Krankheiten befallen uns nicht aus heiterem Himmel, sondern entwickeln sich aus täglichen Sünden wider die Natur. (Hippokrates)

Ob sich ein Mensch krank oder gesund fühlt, hängt von zahlreichen Faktoren ab, die zum einen in seinem Inneren, in seiner Stimmung, in seiner Psyche zu suchen sind, zum anderen in seiner Mitwelt, seiner Umwelt oder seiner Berufswelt. In welcher Weise die Unterschiede von gesund und krank gewertet werden, wird immer von der individuellen Einschätzung des jeweiligen Menschen abhängen.

Wie kaum ein anderes Krankheitsbild berühren Stimmerkrankungen jeden Aspekt des Menschseins: nicht nur den physiologischen Bereich, sondern gleichermaßen den psychischen, den seelischen und den sozialen Bereich. Dies bedeutet, dass bei dieser Komplexität nicht biologische oder psychische Faktoren vorhanden sind, sondern immer sowohl biologische als auch psychische, eingebunden in ein Geflecht von vielfältigen Bezügen, Zusammenhängen und Wechselwirkungen.

Das neue Paradigma ist ein Paradigma der Beziehungen zwischen Organismen und ihrer Umwelt. Diese Beziehungen bestehen aus Signalen, die physikalische, chemische und elektrische Eigenschaften haben. Sie verknüpfen die Systeme miteinander wie Nachrichtennetze. Gesundheit wäre dann ein intaktes, Krankheit ein gestörtes Beziehungsgefüge.

Erkrankungen der Stimme können daher nur auf dieser Grundlage und in einem biologischen, psychischen und soziokulturellen Kontext erfasst, diagnostiziert und behandelt werden.

Es werden 2 wesentliche Krankheitsmodelle beschrieben:
- das biopsychosoziale Krankheitsmodell
- das psychoneuroimmunologische Modell

7.2 Das biopsychosoziale Krankheitsmodell: Leitlinie in Diagnostik und Therapie von Stimmerkrankungen

Das biopsychosoziale Modell wurde von Engel [35] und Weiner [216] aus Studien zur allgemeinen Systemtheorie und seiner Anwendung auf die Biologie entwickelt. Krankheit ist in diesem Modell als Kommunikationsstörung zwischen biologischen, psychischen und sozialen Vorgängen aufzufassen. Krankheit ist dabei nie als rein somatisch oder psychisch zu betrachten, sondern immer sowohl biologisch als auch psychisch oder sozial zu reflektieren. Damit wird die Trennung von Körper und Geist grundsätzlich infrage gestellt und die dualistische Betrachtungsweise durch eine ganzheitlich „systemisch-dialektische" [208] Perspektive ersetzt. Die Trias aus Körper, Seele und Geist wird gewissermaßen zu einem einzigen System reintegriert [216].

Das biopsychosoziale Modell stützt sich dabei weniger auf Verbindungen der einzelnen Bereiche, sondern stärker auf ihre Rückkopplung. Dadurch dominiert oder steuert nie ein System das andere, sie stehen vielmehr miteinander in einem Dialog. „Die verschiedenen Einzelsysteme sind kommunikativ eng verbunden und organisieren sich in rhythmischen Zeittakten und Rückkopplungsschleifen. Die Organisationssignale verändern die Eigenrhythmen der betroffenen Subsysteme in regulierender wie in dysregulierender Weise" [[187] S. 273]. Krankheit entsteht, wenn die physiologischen Rhythmen sich ändern, neue Rhythmen auftauchen oder alte verschwinden.

Merke

Das biopsychosoziale Krankheitsmodell hat sich als unverzichtbare Leitlinie für jegliches diagnostische und therapeutische Handeln in der Stimmtherapie erwiesen. Gleichzeitig ist dadurch ein Suchraster gegeben, um die vielfältigen Funktionszusammenhänge und ihre wechselseitigen Wirkungen aufzuspüren und zu erfassen.

7.2.1 Die biologische Ebene

Unter diesem Blickwinkel betrachten wir die Krankheit als physiologisch-medizinisches Ereignis. Im Mittelpunkt des Interesses steht das erkrankte Organ: „Das zugehörige Modell von Krankheit sieht den Körper als ein vernetztes, zelluläres, neuronales, endokrines System, dessen Gleichgewicht durch äußere oder innere Reize gestört werden kann, so dass vielfältige Dysregulationen erfolgen und Prozesse der Gegenregulation und Bewältigung in Gang gesetzt werden" [[158] S. 1].

Jede Therapie setzt hier an den biologischen Parametern an: Medikamente verändern bspw. die Körperchemie, störendes oder dysfunktionales Gewebe wird entfernt, Rehabilitationsmaßnahmen bauen defizitäre körperliche Funktionen wieder auf. Alles zielt auf die Funktionsfähigkeit des Organismus. Die Sichtweise des behandelnden Arztes ist physikalisch-mechanistisch geprägt. Die Prinzipien naturwissenschaftlicher Forschung und naturwissenschaftlicher Objektivierung werden hier in der Praxis umgesetzt.

7.2.2 Die psychische Ebene

Nicht Organe erkranken, sondern immer das gesamte biologische System, das wir den Menschen nennen, der psychisch unter seinem biologisch veränderten Zustand leidet. Seine soziale Funktionalität ist gestört, seine Umwelt erlebt ihn als Stimmkranken anders, als bisher gewohnt. Es gilt also, einen kranken Menschen in seiner Einzigartigkeit zu behandeln, der unter seiner kranken Stimme leidet, und nicht nur die Erkrankung der Stimme.

Seine Mitarbeit im Therapieprozess, die Eigenwahrnehmung für seine körperlichen Vorgänge, die Verantwortung, die er selbst für seine Stimmerkrankung übernehmen muss, und seine emotionale Gemütslage entscheiden über den Erfolg der Therapie wesentlich mit.

▸ **Integration in den Lebenszusammenhang.** Früher galten eigene Ansichten der Patienten als unerheblich, man maß ihrer subjektiven Perspektive kaum Bedeutung bei. Inzwischen haben ausgedehnte Forschungsarbeiten zur subjektiven Krankheitstheorie und zur individuellen Krankheitsbewältigung (Coping) gezeigt, wie entscheidend es ist, eine Krankheit nicht nur wissenschaftlich zu verstehen, sondern auch das Verständnis des Kranken zu begreifen. Der Arzt oder der Therapeut wird in dieser Situation zum Beobachter zweiter Ordnung im Sinne der Kybernetik: Er beobachtet nicht nur den Krankheitsverlauf, sondern er beobachtet auch, wie der Kranke seinen Krankheitsverlauf erlebt.

▸ **Individuelle Krankheitsbewältigung.** Therapeutische Konsequenzen hat diese Sichtweise vor allem da, wo es um die Bewältigung schwerwiegender postoperativer Stimmerkrankungen bzw. um chronische Verläufe geht. Jede Krankheit stellt eine erhebliche Bedrohung dar und es erfordert große psychische Kräfte, um das Kranksein sinnvoll in den eigenen Lebenszusammenhang zu integrieren: „Vom Gelingen oder Misslingen eines solchen Bewältigungsprozesses hängt nicht nur das subjektive Wohlbefinden oder Leiden des Patienten (Lebensqualität) ab, sondern sogar die Besserungsrate oder Überlebensquote" [[158] S. 5].

Diese psychische Ebene ist auch für das stimmtherapeutische Vorgehen entscheidend. Es geht um die Fähigkeit des Therapeuten, sich in Menschen einzufühlen, sie zu verstehen und so die Asymmetrie der Therapeut-Patient-Beziehung zu relativieren. Dann können mit dem Patienten Wege entwickelt werden, das Leben mit der Krankheit in den Alltag zu integrieren – wenn eine völlige Gesundung nicht möglich ist.

Merke

Faktoren auf der psychischen Ebene

Patienten sind Individuen. Für jede Therapie ist dies der primäre Zugang:

- Jeder Mensch hat eine eigene Biografie, die sein Selbstverständnis und sein Weltbild prägt.
- Jeder Mensch hat eigene Absichten und Ansichten; er erschafft sich ständig seine eigene Welt.
- Der Mensch kann sich selbst reflektieren und entwickelt ein Selbstbewusstsein.
- Der Mensch nimmt wahr, dass er von Gefühlen, Affekten und unbewussten Gedanken geleitet wird.
- Der Mensch erschließt sich die Welt durch einen eigenständigen Symbolgebrauch (bspw. Sprache oder Gesten), wozu er seine Mitmenschen braucht.
- Der Mensch gibt sich Sinn und Identität, indem er seine Geschichte, seine Zukunft und sein Selbst zu einem Ganzen integriert.

7.2.3 Die soziale Ebene

Jeder Mensch ist ein soziales Wesen, das ständig in Interaktion zu anderen steht und sich dabei intensiv mit seinen sozialen Beziehungen auseinandersetzt. Wer das Krankheitsgeschehen von der sozialen Ebene her betrachtet, gewinnt neue Einsichten, um die interaktiven bzw. kommunikativen Aspekte für die Therapie fruchtbar zu machen.

▸ **Bedeutung sozialer Erfahrungen.** Die soziale Erfahrung eines Menschen besteht aus bewusst oder unbewusst gespeicherten Interaktionen mit anderen Menschen. Jede Lebensgeschichte ist gewissermaßen eine Erzählung vom Ich und von den anderen – beginnend bei der frühen Erfahrung des Säuglings mit seiner ersten Beziehungsperson bis hinein ins hohe Lebensalter. Diese Erfahrungen prägen zugleich das körperlich-vegetative Gedächtnis. Die Körperhaltung drückt soziale Erfahrungen ebenso aus wie die Stimme, die Mimik und die Gestik. Selbst die Reaktionsmechanismen des Körpers sind durch Erfahrungen gesteuert. Das Auslösen und Reaktivieren solcher Mechanismen erfolgt dabei weitgehend unbewusst.

▸ **Bedeutung reaktivierter Erfahrungen.** Die erworbenen Muster alter Erfahrungen prägen zwangsläufig auch alle neuen Beziehungen. Waren diese frühen Erfahrungen, die einen Menschen formten, belastend und gar schmerzhaft, haben sie sich als Traumata und als innere Konflikte strukturell verfestigt. Sie können zwar vorübergehend überspielt oder verdrängt werden, aber ihr Potenzial liegt immer bereit. Kommt es zu einem ernsthaften Problem, wird dadurch ein solches Muster reaktiviert. Dann kann es sein, dass exakt der wunde Punkt getroffen wird: Der innere Konflikt bricht auf.

▸ **Symptombildung verborgener Konflikte.** Die Symptome sind kein Abbild des Konflikts, sie bringen ihn nur verformt zum Ausdruck. Die Psyche versucht, ein Gleichgewicht gewissermaßen auf Umwegen wiederherzustellen. Die resultierende Symptomatik kann daher auch als ein Selbstheilungsversuch gesehen werden. Diese Phänomene sind der Grund, warum das soziale Beziehungssystem einen solch prominenten Platz in der Stimmtherapie einnimmt. Jede Behandlung auf biopsychosozialer Grundlage versucht, die grundlegenden Beziehungskonflikte unter dem Deckmantel der Symptomatik aufzudecken und zu behandeln.

Es ist daher einsichtig, dass ein hochgradig psychosensibles Organ wie der menschliche Stimmapparat von der Symptombildung verborgener Konfliktstrukturen stärker betroffen sein kann als andere. Gerade und vor allem die Stimmtherapie muss daher die Möglichkeit in ihre Überlegungen einbeziehen, dass dysphone Symptome psychosomatisch im sozialen Bereich fundiert sein können. Wesentlich ist es auch, dass die Patient-Therapeut-Beziehung als Teil des psychosozialen Beziehungssystems einen wesentlichen Einfluss auf den Behandlungsprozess hat.

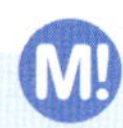

Merke

Psychosomatische Axiome

- Jedes körperliche Symptom zeigt über sich selbst hinaus. Es symbolisiert etwas. Oft weist es auf unbewusste und unausgesprochene Sozialkonflikte hin.
- Körperliche Symptome sind entweder die Folge oder aber die Ursache seelischer Konflikte. Zwischen der psychischen und der körperlichen Ebene existiert ein Parallelismus.
- Körperliche Symptome können dort auftreten, wo eine Person unfähig ist, ihre Konflikte psychisch adäquat zu verarbeiten.
- Psychische Symptome können die Folge körperlicher Erkrankungen sein. Die Art der Krankheitsverarbeitung (Abwehr bzw. Coping) gibt Hinweise auf die Laufrichtung der Kausalität.

7.2.4 Die kulturelle Ebene

Menschen leben nicht nur in Zweierbeziehungen oder in familiären Kleingruppen. Sie sind in größere soziale Systeme integriert, die vor allem kulturell und ökonomisch geprägt sind. Um Zugehörigkeit zu gewinnen, verinnerlicht der Einzelne die Überzeugungen, Normen und Werte seiner Gemeinschaft, bis sie zu seinen eigenen werden. Die Mythen und großen Erzählungen – die Historie also – vermitteln ihm eine kulturelle Tradition und zugleich mit ihr auch akzeptierte Konfliktlösungsstrategien, zusammen mit den anerkannten Regeln eines angemessenen emotionalen Ausdrucks.

▸ **Kulturelle Prägung von Krankheit.** Der Gruppendruck, den die Kultur auf das Individuum ausübt, kann pathologische Auswirkungen haben. Die Krankheit, ihre Symptome wie auch die Ansichten über sie wären dann kulturell geprägt. Krankheiten wie Aids, Schizophrenie oder auch Burn-out tragen immer ganz spezielle kulturelle Stigmata, sie sind gesellschaftlich codiert. Die medizinische

Anthropologie, die Kulturen in dieser Hinsicht vergleicht, bietet eine Fülle von Anschauungsmaterial.

Auch die Medizin selbst ist kulturell beeinflusst, man denke an den Unterschied zwischen chinesischer und europäischer Medizin. Ebenso können bestimmte Krankheitsbilder nur auf dem Boden der eigenen Kultur Relevanz gewinnen. Kulturen bringen dann bestimmte Krankheiten hervor, wie auch im stimmlichen Bereich. Denn die Stimme und das Ideal, das sie umgibt, ist letztlich kulturell geprägt.

▸ **Reflexion des kulturellen Hintergrunds.** Für den Therapeuten bedeutet der Blick durch das Okular des gesellschaftlich-kulturellen Periskops, dass er seine eigenen Wertüberzeugungen und Einstellungen ständig kritisch reflektiert und die des Patienten im Hinblick auf dessen kulturellen Hintergrund möglichst vorurteilsfrei wahrnimmt. So kann eine Hyperphonation, ein habituelles Zu-laut-Sprechen, jede pathologische Relevanz verlieren, wenn der Patient bspw. aus einer afrikanischen Kultur mit einem öffentlichkeitsorientierten Gemeinschaftsleben stammt, wo jene Lautstärke, die uns Europäern übertrieben scheint, als ein Zeichen von Höflichkeit und guter Sitte gilt. Kulturelle Werte sind folglich immer relativ, gültig nur in Bezug auf die eigene Kultur.

7.3 Das psychoneuroimmunologische Modell

Die Vorstellungen Weiners zum Verständnis von Gesundheit und Krankheit werden aus dem Bereich der molekularen Medizin weitgehend durch die Psychoneuroimmunologie (PNI) gestützt. Unter „Psycho“ werden die Wechselwirkungen zwischen Erleben und Verhalten des Menschen verstanden. „Neuro“ steht für das Nervensystem und „Immunologie“ für das Abwehrsystem des Körpers.

Das noch junge Forschungsgebiet untersucht die Wechselwirkungen zwischen dem Immunsystems mit dem Nervensystem und dem endokrinen System. Erweitert wird diese komplexe Einheit durch die übergeordneten Begriffe „Umwelt“, „Erleben“ und „Verhalten“. Zur gegenseitigen Information und Beeinflussung benutzt der Körper biochemische Botenstoffe, die über ein komplexes Netzwerk vermittelt werden.

Aufgrund psychoneuroimmunologischer Studien [134], [160] kann als gesichert gelten, dass psychische Belastungen, Überforderungssyndrome oder der Verlust eines vertrauten Menschen die Anfälligkeit von Infektionen der oberen Luftwege erhöhen, die dann nur allzu leicht als Eintrittspforte für Krankheitserreger fungieren. Kugler [102] belegte, dass dabei besonders die niedrige Sekretion von Immunglobulin A sowie die vermehrte Ausschüttung des Neurostresshormons (Cortisol), das als Immunsuppressivum bei chronischem Stress wirkt, als ein Indikator für Anfälligkeiten der oberen Luftwege gelten können.

Damit ergibt sich aus einem ganz anderen Bereich eine Disposition für rezidivierende Infekte mit einer Neigung zu Heiserkeit. Ohne entsprechende Bewältigungsstrategien der Grundsituation bzw. des Stressfaktors kann eine Therapie der Infektanfälligkeit und der kompensatorischen Fehlanpassungen der Stimmgebung nicht erfolgreich sein.

Für die stimmtherapeutische Praxis bedeutet es, dass bei einem diesbezüglichen Verdacht spezifische anamnestische Fragestellungen notwendig sind. Zu klären ist, wann, wie oft und durch welche Ereignisse besondere Stresssituationen ausgelöst wurden bzw. werden, die mit einer Neigung zu Infekten und Heiserkeit einhergehen.

In mehreren Studien, die den Zusammenhang zwischen psychischer Entspannung und Sekretion von Immunglobulin A im Speichel untersuchten, zeigten sich signifikant positive Effekte [101], sodass sich aus diesen Erkenntnissen entsprechende therapeutische Interventionen ableiten lassen.

Anhand eigener Konzepte, die eine psychophysische Entlastungstherapie beinhalten, Klangmeditationen, Aktivierung der Körperenergie und Bewältigungsstrategien der Grundsituation bzw. des auslösenden Stressfaktors, konnte die rezidivierende Infektanfälligkeit der oberen Luftwege vermindert werden.

8 Der Patient und sein Therapeut

D. Tuschy-Nitsch, M. Spiecker-Henke

8.1 Einleitung

Alles, was uns begegnet, lässt Spuren zurück.
(Johann Wolfgang v. Goethe)

Von Anfang an begegnen sich Patient und Therapeut auf einer bewussten wie auch auf einer unbewussten Verhaltens- und Erkenntnisebene. Beide Ebenen prägen und bestimmen die Reaktionen und Verhaltensmuster der Interaktionspartner. Jede Stimmtherapie beginnt mit einer Begegnung zweier Menschen. Der Patient trifft auf seinen Therapeuten: Eine stimmtherapeutische Urszene, die am Anfang jedes diagnostisch-therapeutischen Prozesses steht.

Was ist das für ein Mensch, der jetzt in meine Praxis getreten ist? Was erwartet er von mir? Welche Bedürfnisse hat er? Warum ist seine Sprechstimme so hektisch und rau? Was mag diese Beeinträchtigung seiner Stimme für ihn bedeuten? Schon mit unseren ersten Botschaften geben wir Hinweise, wie wir uns selbst sehen, was wir fühlen, was wir wünschen, aber auch wie wir den anderen wahrnehmen und ihn einschätzen.

Aus der Forschung zur sozialen Urteilsbildung [65], [79], [153] wissen wir, dass bei der ersten Begegnung sehr viel mehr geschieht, als offensichtlich ist. In Sekundenschnelle können sich 2 Menschen verständigen. Oft entscheiden Kleinigkeiten über grundlegende Reaktionen wie Antipathie oder Sympathie. Wie klingt die Stimme meines Gegenübers, an wen erinnert er mich, spricht er laut oder leise, welche Bewegungen, welche Motorik und welche Gesten begleiten das Gespräch, wirkt er verkrampft oder gelöst, schaut er mich an, scheint er befangen? Lauter winzige Einzelheiten, die der Therapeut bei der ersten Begegnung registriert und speichert, prägen die Situation, selbst wenn keiner von beiden sich dessen bewusst ist.

In einem ganz unmittelbaren intersubjektiven Sinn wirkt hier die Psyche mit ihren Gefühlen, Wünschen, Phantasien, Sehnsüchten oder Hoffnungen auf den anderen ein und umgekehrt. Schon beim ersten Kontakt zeigt sich die tiefgreifende Bedeutung des Beziehungsaspekts sozialer Interaktion und zwischenmenschlicher Begegnung.

8.2 Der Erstkontakt

Oft beginnt die Patient-Therapeut-Beziehung schon am Telefon: Wie verläuft diese Absprache? Ist es schwierig, sich auf einen Zeitpunkt zu einigen? Ist ein Therapieplatz frei oder wandert der Patient zunächst auf die Warteliste? Meldet sich der Patient zum vereinbarten Zeitpunkt wieder? Manche Patienten schildern ihre Behandlungsbedürftigkeit sehr nachhaltig – etwa so, dass ihr Beruf akut gefährdet erscheint, in der Hoffnung, dass der Therapeut sich gezwungen fühlt, sie möglichst schnell zu behandeln. Andere schmeicheln dem Therapeuten: „Sie wurden mir von meinem Arzt wärmstens empfohlen." Beides kann Therapeuten beeindrucken. Sie fühlen sich dann verpflichtet, einen der begehrten Behandlungsplätze freizuräumen.

Vorab lässt sich nur schwer einschätzen, welche der zahllosen Details für den weiteren Verlauf der Behandlung entscheidend werden. Wichtig ist es dennoch, sie festzuhalten, da sie die beginnende Therapie wesentlich mitprägen können. Dies soll das folgende Beispiel verdeutlichen.

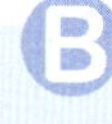

Fallbeispiel

„Sie sind mir empfohlen worden."
Frau F., 70 Jahre, kommt ohne Voranmeldung in die Praxis. Sie möchte unbedingt hier behandelt werden, da ihr dieser Therapeut von ihrem Arzt sehr empfohlen wurde. Zufälligerweise hat der Therapeut einen Platz frei, den er normalerweise mit einem Patienten von der Warteliste besetzen würde. Er wird von der Patientin überrumpelt und fühlt sich gleichzeitig von ihrem Charme geschmeichelt, sodass er sie sofort behandelt. Später gesteht die Patientin dem Therapeuten: „Ich wusste, dass es klappen würde, denn wenn ich so motiviert bin und auf Sie zugehe, müssen Sie mich einfach nehmen."

Selbst Vergesslichkeit eignet sich, um sich besonders nachdrücklich in Erinnerung zu bringen.

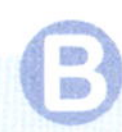

Fallbeispiel

„Ich bin am Boden zerstört!“

Der Patient, Herr P., vergisst den ersten Termin. Er merkt es erst am nächsten Tag und ist am Boden zerstört, dass ausgerechnet ihm dies passieren muss. Er ruft an und fragt, ob er unter solchen Umständen dennoch kommen dürfe. Die Therapeutin hatte sich zunächst über den Patienten geärgert, weil er nicht gekommen war und sich auch nicht abgemeldet hatte. Als er sich jedoch am nächsten Tag entschuldigt, spürt sie, dass Herr P. seinen Termin aus Angst vor der ungewissen Situation „vergessen“, d. h. verdrängt hat. Sie vereinbaren einen neuen Termin. Angst und Unsicherheit verlieren sich in der Folge schnell.

In diesem Fall hätte die Therapeutin auch mit Gekränktheit auf die scheinbar zum Ausdruck gebrachte Unhöflichkeit reagieren dürfen, was beide in eine kommunikative Spirale geführt hätte. Diese Momente wiederholen sich im Laufe der Therapie zumeist, sodass ein Erkennen solcher Muster schon in der Anfangsphase sehr wichtig ist.

8.2.1 Der Patient eines Kollegen

Gelegentlich wird ein Therapeut den Patienten eines Kollegen übernehmen, da dessen Behandlung bei diesem stagniert. Fast unausweichlich fühlt sich der neue Therapeut angespornt; er legt einen besonderen Ehrgeiz an den Tag. Dies kann erfrischend und positiv sein, birgt allerdings auch die Gefahr in sich, durch Übereifer zu schaden, wie es das folgende Beispiel zeigt.

Fallbeispiel

„Mir kann sowieso niemand helfen!“

Herr F. wird von einem Kollegen zur Weiterbehandlung geschickt. Er ist dem neuen Therapeuten gegenüber äußerst skeptisch und negativ eingestellt. Der Therapeut gibt sich auch deshalb besonders viel Mühe und entwickelt möglichst viele Übungen. Die Situation wird schnell grotesk. Der Therapeut bringt sich selbst in Bedrängnis: Er bietet alles auf, um es dem Patienten recht zu machen und ihm zu helfen. Der Patient aber sperrt sich begreiflicherweise gegen diesen Übereifer.

Der Therapeut fühlt sich zunehmend hilflos und kann dies endlich dem Patienten auch vermitteln. Jetzt erst können beide Seiten die Lage klären. Der Patient kann sogar zugeben, dass er den Abbruch der ersten Therapie als persönliches Versagen erlebte: „Mir kann man sowieso nicht helfen, mich versteht eh keiner.“ So habe er die Situation empfunden, ähnliche Gefühle seien ihm bereits aus seiner Kindheit bekannt. Dass beide Seiten ihre Gefühle zueinander jetzt ansprechen können, lässt eine positive Situation entstehen: Der Weg für eine „neue“ Therapie ist frei.

Mit den hier bereits anklingenden Phänomenen der Übertragung und Gegenübertragung in der Therapie werden wir uns in den kommenden Abschnitten noch beschäftigen. Festzuhalten bleibt: Wenn es in einer Stimmtherapie nicht vorangeht, ist zunächst zu eruieren, ob ungeklärte Beziehungs- oder Gefühlssituationen vorliegen. Für den weiteren Therapieverlauf und -erfolg ist es unumgänglich, diese herauszufinden, zu klären oder aber auszuschließen. Auch die Umgebung löst oft schon Erwartungen und (Vor-)Urteile aus, die eine Therapie prägen können.

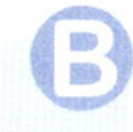

Fallbeispiel

„Alles wirkt so harmonisch hier!“

Eine Patientin kommt eine halbe Stunde früher als vereinbart. Sie entschuldigt sich wortreich: Sie sei besorgt gewesen, nicht rechtzeitig einzutreffen. Sie muss sich zunächst im Wartezimmer gedulden, da der Therapeut noch in einer Behandlung ist. Der Warteraum liegt isoliert, aus dem Behandlungsraum dringen keine Geräusche. In Ruhe lässt die Patientin den Raum auf sich wirken: die Ausstattung, die Bilder an der Wand, die Art der Zeitungen, die Farbe der Wände. All dies sind Reize, die in ihr Gefühle auslösen. Sie zieht daraus Rückschlüsse auf den Therapeuten. Auch ohne persönliches Aufeinandertreffen hat die erste Begegnung zwischen Therapeut und Patientin damit bereits stattgefunden.

Der Therapeut indessen fühlt sich durch das Zu-früh-Kommen der Patientin bedrängt und in Zugzwang gebracht. Er kommentiert dies mit den Worten: „Wir hatten doch 11 Uhr vereinbart.“ Formal eine sachliche Äußerung, die aber auch als Kritik wirken kann. Unter Umständen beginnen beide dadurch die Therapie unter ungünstigen Voraussetzungen.

8.2.2 Soziale Vorurteile

Das Äußere, beim Patienten wie auch beim Therapeuten, löst auf der bewussten wie auf der unbewussten Ebene ebenfalls Gefühlsreaktionen und Vorurteile aus. Erinnerungen, Vergleiche mit familiären Situationen werden wach, an Kindheit und Jugend, an Beziehungen. Die sozialen Klischees rasten ein. Von der Persönlichkeit des Therapeuten hängt es ab, ob er von diesem Ursprung seiner Gefühle in der eigenen Geschichte abstrahieren kann. Erst dann ist er in der Lage, seine emotionale Reaktion zu korrigieren, damit sie die Behandlungssituation nicht stört. Die Erfahrung zeigt immer wieder, dass die meisten Komplikationen späterer Behandlungsphasen, bis hin zum Behandlungsabbruch, bereits in der ersten Begegnung begonnen haben.

8.3 Das Erstgespräch

Versuche, genau zu sprechen, und du bist gezwungen, bildlich zu sprechen. (Gilbert Murray)

Es ist wesentlich, dass sich der Therapeut für die erste Sitzung, in der orientierend die Vorgeschichte und Anamnese erhoben werden, genügend Zeit nimmt. Der Patient muss in jedem Moment merken, dass sich der Therapeut ausschließlich ihm und seinem Problem widmet. Von Anfang an gilt es daher, dem Patienten zu signalisieren: „Ich habe mir Zeit für Sie genommen, ich bin ganz für Sie da."

Den spezifischen Umgangston, der später für die Kommunikation typisch werden wird, proben beide schon bei dieser ersten Begegnung. Im günstigen Fall schaffen sie bereits jetzt die Grundlagen für ein zukünftiges Vertrauensverhältnis. Dabei hat es der Therapeut zumindest teilweise in der Hand, sich empathisch fragend so einzufühlen, dass sich der Patient mehr und mehr öffnet. Darüber hinaus spürt er, dass der Therapeut auf den Kern seiner Krankheit zielt und sich kompetent damit befasst. Im anderen Fall kann der Therapeut sich aber auch unbewusst negativ verhalten, sodass der Patient immer verkrampfter und verschlossener wird. Dann wird es dem Patienten kaum gelingen, ein Vertrauensverhältnis zu entwickeln.

8.3.1 Intuitives Erfassen des Patienten

Bei ihrer ersten Begegnung reagieren 2 Individuen aufeinander. Der Patient offenbart oft seine Ängstlichkeit, Unsicherheit und Beklommenheit vor allem durch symbolisch-körpersprachliche Äußerungen: Er vermeidet den Blickkontakt, seine Stimme ist belegt, seine Sprechweise hektisch. Der Therapeut wiederum ist hellhörig auf diese Zeichen ausgerichtet, auf die körpersprachlichen Gesten, Stimmungen und Befindlichkeiten des Patienten. All das, was er jetzt erfährt, gibt ihm später Indizien an die Hand, um die individuelle Wirklichkeit des Patienten zu erschließen. Durch das ebenso intuitive wie blitzschnelle Erfassen des anderen – von Balint als „Flash" bezeichnet [8], findet der Therapeut im richtigen Moment das rechte Wort, handelt er stets so, wie es dem anderen gut tut.

Auch Rogers ist davon überzeugt, dass nichts frustrierender ist, „als wenn wir uns einbilden, einen Menschen von außerhalb seines eigenen Wahrnehmungsfeldes durch Bewertungen verändern und lenken zu können, die ausschließlich in unserem eigenen Feld verankert sind" (zit. n. [[74] S. 116]).

8.3.2 Gemeinsame Wirklichkeit

Im therapeutischen Prozess kommt es daher darauf an, dass möglichst früh eine gemeinsame Bezugsebene geschaffen wird, eine gemeinsame Wirklichkeit. Sie bildet die Grundlage für das Gefühl des Patienten, vom Therapeuten angenommen und verstanden zu werden. Dann entsteht jenes Vertrauen, das bisher verschlossene Problemkreise einem gemeinsamen Wir-Bewusstsein öffnet und Lösungswege aufzeigt. Erst die Einigung auf eine gemeinsame Wirklichkeit ermöglicht wirksame therapeutische Ansätze.

8.3.3 Entwicklung von Vertrauen

Das Gelingen jeder therapeutischen Beziehung hängt von einer Atmosphäre des Vertrauens und der Offenheit ab, die so früh wie möglich beginnen muss. Ohne ein Grundvertrauen, ohne das Gefühl des Patienten, ernst genommen und verstanden zu werden, lässt sich eine heilende Beziehung nicht herstellen. Natürlich sind alle Therapeut-Patient-Situationen anfangs asymmetrisch: Ein Helfender steht einem Hilfesuchenden gegenüber. Zunächst fällt dem Therapeuten daher die Hauptrolle zu: Mit seinem Feingefühl und seiner Überzeugungskraft weist er den Patienten auf mögliche Wege hin.

Martin Buber betont, wie wichtig es hierbei sei, „die Einzigartigkeit des anderen Menschen zu erkennen, wenn wir zu einem Dialog kommen wollen“, zitiert von M. Friedmann [[48] S. 124]. In der Therapie gibt es deshalb kein Schema F. Nur auf einer zugleich individuellen und intersubjektiven Grundlage entwickelt sich jenes fundamentale Vertrauen zwischen Patient und Therapeut, das für den Erfolg einer Behandlung unverzichtbar ist. Dies gilt besonders dann, wenn persönliche Probleme in den physischen Krankheitsprozess hineinspielen. Hierzu ist ein schützender und stützender Entwicklungsraum zu schaffen, der es dem Patienten erleichtert, sich auf den Prozess der Therapie einzulassen und positiv an der Heilung seiner Stimmerkrankung mitzuarbeiten.

8.3.4 Nähe und Distanz

Jede Beziehung entwickelt sich zunächst aus der Distanz. Im Behandlungsraum ist es bedeutsam, die persönliche Distanzzone eines Patienten zu erkennen und zu respektieren. Jedes Überschreiten des persönlichen Distanzbereichs kann einen Patienten so sehr irritieren, dass zufriedenstellende Möglichkeiten für ein Gespräch kaum noch gegeben sind. Vor allem introvertierte Menschen und solche, die fremden Kulturkreisen angehören, benötigen oft den Schutz eines größeren räumlichen Abstands zum Therapeuten, um sich von Anfang an sicher und wohl zu fühlen.

Oft sind es die unterschätzten Details, etwa die Wahl des Sitzplatzes. Auf die Frage, welchen Platz ein Patient einnehmen möchte, ist häufig als Antwort zu hören: „Das ist mir egal, wo soll ich mich denn hinsetzen?“ Die Mehrzahl der Patienten sind es offensichtlich gewöhnt, dass ihnen ein Platz zugewiesen wird. Sollte sich die eigenständige Wahl jedoch als Überforderung herausstellen, wird natürlich ein Sitzplatz angeboten. Erst danach wählt der Therapeut seinen Platz, wobei er einfühlsam erfassen wird, welche die richtige Distanz für diesen Patienten ist.

Praxistipp

Man kann diese Frage der sozialen Ordnung auch bewusst ansprechen und ausprobieren, welche Konstellation der Patient als angenehm empfindet. Damit wird bereits in der ersten Begegnung ein Signal gesetzt, dass es ganz entscheidend auf seine aktive Haltung und Mitarbeit ankommt.

Bei aller Einfühlung in die Situation des Patienten muss der Therapeut auch kommunikativ stets die notwendige professionelle Distanz wahren. Verliert er seinen emotionalen Abstand, ist er nicht mehr der ständige Beobachter seiner selbst und trübt seine kritische Urteilskraft. Immer wieder wird er daher sein eigenes Erleben reflektieren, die Intensität seiner therapeutischen Beziehung prüfen, um den notwendigen Überblick für sein therapeutisches Handeln zu bewahren.

8.3.5 Intimdistanz

Üblicherweise gilt als Intimdistanz in Mitteleuropa ein Wirkungskreis von einem ½ Meter, für den Bereich der Interaktion ein ½–1½ Meter, für den gesellschaftlichen Freiraum 1½–2 Meter. Jenseits von 4 Metern beginnt der öffentliche Bereich. Die Entfernungen variieren von Kultur zu Kultur. Dieses Umfeld des anderen zu respektieren und zu wahren, ist sozial höchst bedeutsam. Nur wenn die Behandlungssituation, insbesondere bei Körperübungen, Nähe erfordert, unterschreiten wir diese kritische Distanz. Dies erfordert viel Sensibilität, gegenseitiges Vertrauen und auch ein Zulassenkönnen.

8.4 Die gemeinsame Sprachebene

Wir sprechen nicht von vielen möglichen Alternativen zu einer einzigen wirklichen Welt, sondern von einer Vielheit wirklicher Welten. (Nelson Goodman: Weisen der Welterzeugung)

Miteinander zu sprechen, ist für Menschen so selbstverständlich wie das Atmen und Laufen, aber doch so störanfällig, so kompliziert, voller Möglichkeiten für Missverständnisse. Um sich zu verstehen, genügt es keineswegs, sich klar und deutlich auszudrücken. Auch die Muttersprachlichkeit ist nicht das Problem: Beide Seiten können Deutsch sprechen und trotzdem aneinander vorbeireden. Nicht nur Politiker sind gemeint, wenn es heißt: „Wir hören euch reden, streiten, diskutieren, lange Sätze kunstvoll aneinanderreihen und mit Fremdwörtern garnieren – aber wir verstehen eure Sprache nicht. Sie kommt bei uns nicht an" [[216] S. 18].

Wer miteinander sprechen will, muss einen gemeinsamen Horizont entwickeln, sich auf die sprichwörtliche „gemeinsame Gesprächsebene" begeben. Vernachlässigt der Therapeut diese kommunikative Notwendigkeit, ist ein Scheitern des Therapieprozesses vorprogrammiert. Die Verständlichkeit und das Vermeiden von Fachbegriffen sind dabei nur Randaspekte. Der Therapeut muss sich in einem Rückkopplungsprozess ständig vergewissern, ob der Patient alles auch so auffasst, wie er es gemeint hat. Beide müssen im Dialog eine gemeinsame Wirklichkeit erzeugen, die wiederum sprachlich konstituiert ist.

8.4.1 Erzeugen sprachlicher Kongruenz

Wir alle sind Individuen, geprägt durch unsere Gene und unser bisheriges Leben. Unterschiedliche Persönlichkeitsstrukturen, unterschiedliche soziale Biografien, unterschiedliche Wissensvoraussetzungen – all diese Faktoren führen in der Folge dazu, dass ein und derselbe sprachliche Inhalt verschiedene Assoziationen und Reaktionen auslösen kann. Der Therapeut macht dem Patienten deshalb nur Informationsangebote. Die Informationsweise selbst ist eine kreative Leistung des Patienten, die dieser auf der Basis seiner ureigenen mentalen und sprachlichen Voraussetzungen vornimmt.

Alle Gesprächsinhalte werden grundsätzlich zunächst subjektiv bewertet. Immer sind sie „kontaminiert" durch die Interessen und Erwartungen des Hörers, durch seine Fähigkeit zur Informationsverarbeitung und durch seinen momentanen emotionalen Zustand. Nadoleczny weist beispielhaft auf sprachliche Verständigungsprobleme zwischen Sängern und Ärzten hin: „Die Phantasie der Künstler lässt diese unter Umständen auch Worte wählen und eine Sprache sprechen, die ihnen zwar liegt, aber denen gegenüber die Wissenschaft manchmal verständnislos dasteht" (zit. n. [[47] S. 44]). Hierzu beispielhaft die Schilderung von Beschwerden einer Sängerin:

„Seit geraumer Zeit wird es immer schwieriger, den Ton in die Maske zu bringen. Ich spüre kaum Vibrationen am Schädeldach und habe das Gefühl, als ob der Ton irgendwo im Kopf stecken bleibt, irgendwo muss ein Stau sein. Ich bin völlig irritiert, meine gewohnte Empfindung verloren zu haben, und außerdem singe ich jetzt häufig zu tief."

Ein Arzt, der die „Wirklichkeit" eines Künstlers nicht kennt, die sich sprachlich in einer derartigen Maximaldistanz zur medizinischen Terminologie bewegt, kann dieser Schilderung nur wenige Hinweise auf das eigentliche Problem entnehmen.

8.4.2 Sprach- und Ausdrucksregeln

Glücklicherweise gibt es grundlegende Sprach- und Ausdrucksregeln, die den Kontakt mit dem Patienten harmonisieren und eine gemeinsame Sprachebene etablieren ([4], [141], [144] u. a.). Demnach verfügt ein sprachlich versierter Therapeut vor allem über folgende Fähigkeiten: Er variiert die Strukturen seiner Kommunikation flexibel und personenzentriert, er nutzt seine sensorische Erfahrung, um den geeigneten Ausdruck zu wählen, und er kann – dank seiner Erfahrung – einschätzen, welcher Sprachstil welcher Situation angemessen ist.

Einen solchen Abgleich des Sprachstils mit den sprachlichen Erwartungen des Partners nennt Giles „Kongruenz" [64]. Giles wertet diese Fähigkeit zugleich als untrügliches Zeichen für eine gelungene soziale Integration. In seinen Untersuchungen zu syntaktischen und paralinguistischen Merkmalen der Gesprächsführung bezeichnet er Kongruenz als einen fortschreitenden Abbau linguistischer Differenzen wechselseitiger Informationsweisen. Das Maß an Kongruenz erhöht sich immer dann, wenn möglichst viele Parameter innerhalb eines Anpassungsprozesses ausgeglichen werden. Natürlich entscheidet vor allem der Therapeut, welche Ebenen er angleichen will und welche er bewusst ausnimmt, um Distanz zu wahren.

Ein gelungener sprachlicher Anpassungsprozess ist für jede erfolgreiche Kommunikation und für jedes Verstehen unverzichtbar. Kommunikation gelingt umso leichter, je stärker der Therapeut seine empathischen Fähigkeiten entwickelt hat, mit deren Hilfe er sich in seinen Patienten einfühlen kann.

8.4.3 Kommunikative Rückkopplung

Hat der Therapeut eine gemeinsame Sprachebene gestaltet, muss er sich durch eine kommunikative Rückkopplung davon überzeugen, dass der Patient den Dialog auch richtig deutet. Hierzu fügt der Therapeut eine Feedback-Schleife ein und befragt den Patienten vorsichtig danach, wie ihn dieser verstanden hat. Auf diese Weise lässt sich das Verstandene verbalisieren und prüfen. Die Rückkopplung fördert 2 entscheidende Faktoren: Einerseits überprüft sie die wechselseitige Wahrnehmung und potenziert so die Genauigkeit diagnostisch-therapeutischer Prozesse. Andererseits stärkt dieses Vorgehen beim Patienten das Gefühl, vom Therapeuten verstanden, ernst genommen und akzeptiert zu werden.

8.4.4 Kooperativer Patient und kooperativer Therapeut

Schon in der ersten Sitzung stellt sich zumeist heraus, ob der Patient bereit und in der Lage ist, an seiner Heilung mitzuarbeiten. In vielen Fällen hofft er nur, dass der Therapeut an ihm etwas ändert, was die Stimme beeinflusst und bessert. Es empfiehlt sich, solche Patienten zu bitten, zunächst ihren Eindruck von der eigenen Stimme zu schildern, sie dann aber auch zu fragen, ob sie mit ihr einverstanden sind oder welche Stimme sie gerne hätten bzw. welches Behandlungsergebnis sie sich wünschen. Diese Äußerungen sollten entweder protokolliert oder aufgezeichnet werden, damit der Therapeut sie am Ende der Behandlung aufgreifen und mit dem erzielten Resultat vergleichen kann.

B

Fallbeispiel

„Das ist nicht meine Stimme!“

Ein pubertierender Junge ist im Stimmbruch. Er verbirgt seine männlich sonore Stimme vor seiner Umwelt und spricht stets mit heller Fistelstimme. Nur wenn er allein ist, beschäftigt er sich mit seiner neuen Stimme. Der Therapeut setzt gezielte Übungen ein, um den Sprecher naturgemäß tiefer zu stimmen. Als es ihm endlich gelingt, ist nur er darüber erfreut, der Junge ist eher bedrückt, denn das ist nicht „seine Stimme“, die da erklingt: Er will diese ungewohnt tiefe Stimme zunächst nicht haben. Er hegt die Hoffnung, dass der Therapeut ihm eine neue Stimme entwickeln könne, die ganz anders klingt. Wunsch und Wirklichkeit klaffen weit auseinander, eine Situation, die viel Gesprächsstoff birgt.

Eine andere Patientin beschreibt ihre Stimme hingegen wie folgt: „Meine Stimme ist kleiner als ich selbst, unklar, verschwommen, unsauber, eng, da bleibt etwas stecken. Mein Wunsch wäre, dass sie klar und deutlich wird, voller und runder, so wie sie mir wirklich entspricht.“ Dieser Wunsch beschreibt ein realistisches stimmtherapeutisches Ziel, das gleich in der ersten Sitzung im Protokoll festgehalten werden sollte.

Umgekehrt muss aber auch der Therapeut mit dem Patienten kooperieren und auf ihn eingehen. Die Fähigkeit zum fallweisen Perspektivwechsel ist für den Therapeuten von zentraler Bedeutung. Er muss den Blickwinkel seines Interaktionspartners einnehmen können. Ein aufrichtiges und vorurteilsloses Eingehen, ein empathisches Zuhören und Heraushören, das präzisierende Verdeutlichen, der unterstützende Zuspruch, aber auch das Abwarten, besonders während längerer Gesprächspausen. Dies alles sind Fähigkeiten, die ohne ein Hineinversetzen in den Patienten nicht möglich wären.

Der Patient fühlt dieses Bemühen. Er spürt, dass der Therapeut sein Problem zu erfassen versucht, dass er sich ihm mit innerer Beteiligung zuwendet, um so mithilfe professioneller Kompetenz seine Stimmerkrankung zu verstehen. Idealerweise gewinnt er während dieser dialogischen Interaktion den Eindruck, der Therapeut spreche ihm aus der Seele.

Der Therapeut selbst wird dadurch zur „Arznei“. Diesen Zusammenhang spricht Michael Balint in einer seiner meistzitierten Äußerungen an: „Die am häufigsten in der medizinischen Praxis verschriebene Arznei ist der Arzt selbst“ [[8] S. 133]. Ausdrücklich bezieht er sich auf eine große Zahl von Krankheiten, bei denen entweder physische Störungen nicht lokalisierbar sind oder nur eine sekundäre Rolle spielen. In solchen Fällen, fordert er, müsse die „krankheitszentrierte“ durch eine „patientenzentrierte Medizin“ ersetzt werden. Denn auch die konkrete Beziehung zwischen Therapeut und Patient könne wie ein Heilmittel wirken.

8.4.5 Vereinbarungen für die Zusammenarbeit

Auf dem Weg zu einer erfolgversprechenden Stimmtherapie müssen am Schluss des Erstgesprächs klare Prioritäten stehen. Der Patient ist dabei grundsätzlich mit der Frage zu konfrontieren: „Können Sie sich eine Zusammenarbeit mit mir vorstellen?" Ist diese Antwort positiv, sollte der Therapeut die nächsten Sitzungen als Probesitzungen vorschlagen, um für beide Beteiligten die Situation offen zu halten.

Merke

In der Anfangsphase ist es wichtig, sich immer wieder neu entscheiden zu dürfen, ob man die Behandlung weiterführen will. Nur so kann man sich eindeutig von Verpflichtungsgefühlen und Zwängen befreien. Ein Abbruch ist kein Versagen. Er ist eine souveräne Entscheidung, der daher auch als etwas Folgerichtiges dargestellt werden soll.

8.5 Fortschritte und Rückschläge – die Interaktion zwischen Therapeut und Patient

In Menschen wie in der Sprache ist alles Beziehung. (Antoine de Comte Rivarol)

Oft führen gezielt und regelmäßig eingesetzte Übungen rasch zu Teilerfolgen in der Stimmtherapie. Erreicht die Therapie jedoch die persönlichen Wurzeln einer Erkrankung nicht, bleibt das Verhältnis zwischen Patient und Therapeut ungeklärt: Es kommt zu Rückschlägen. Das folgende Beispiel verdeutlicht, wie wechselvoll eine Stimmbehandlung verlaufen kann.

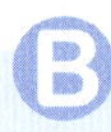

Fallbeispiel

„Ich spreche nie über mich."

Ausgangslage

Frau C., 43 Jahre, ist nach einer Überweisung von einem Hals-Nasen-Ohren-Arzt (HNO-Arzt) mit einer auffällig heiseren und diplophonen Stimme in die Praxis gekommen. Die Diagnose lautet: gemischte funktionelle Dysphonie in einem Sprechberuf. Frau C. ist von Beruf Lehrerin und seit 20 Jahren stimmlich sehr beansprucht. „Meine Stimme klang schon als Kind immer rostig", berichtet sie. Sie erinnert sich an häufige Ermahnungen, bspw.: „Schrei nicht so laut!" Der Wunsch nach einer schönen Stimme, wie sie die Mutter und Schwester haben, war stets vorhanden. Ihre Stimme ist nie belastbar gewesen, wenngleich bisher keine besonderen Schwierigkeiten eingetreten waren. Probleme gab es erst in jüngerer Zeit.

Frau C. erwähnt zusätzliche Beschwerden wie Kopfschmerzen, Kloßgefühl im Hals sowie Verspannungen im ganzen Körper. Belastungszustände oder unbekannte Situationen haben zu einem „Krallengefühl" in der Kehle geführt. Auf Befragen, wie sie selbst ihre Stimme erlebe, antwortet sie: „Ich empfinde meine Stimme als unangenehm und hässlich. Für andere muss es eine Zumutung sein, mir zuzuhören." Sie betrachte dies als eine persönliche Schwäche. Ihr Wunsch sei es, dass sie durch die Behandlung ihre Stimme als angenehm spüre.

Im Laufe der Therapie beginnt sie erstmals, Zusammenhänge zwischen psychischen Gegebenheiten und ihrer Stimmstörung zu erahnen, die ihr im Laufe der Therapie immer deutlicher werden.

Therapieverlauf

Die Behandlung beginnt, ohne dass innere Konflikte thematisiert werden. Sehr schnell erzielen Entspannungsübungen hörbare Veränderungen. Die Stimme gewinnt an Klarheit und Fülle, wohl auch eine Folge ihres wesentlich lockereren Gesamtzustands.

Die Verbesserung ist jedoch nicht von Dauer. Ganz offensichtlich setzt die gelockerte körperliche Verfassung auch Ängste frei. Nach 10 Sitzungen erzählt Frau C. von inneren Spannungen. Sie betont, dass sie sich nicht so offen zeigen möchte und etwas Abstand vorzöge: „Es soll keiner wissen, was mit mir los ist." Dabei ist Frau C. eine redegewandte Person. Sie kann interessant und ausführlich über viele Themen sprechen, nur eben nicht über sich: „Ich rede über alles mit den Leuten, nur nicht über mich." Bis zu diesem Zeitpunkt zweifelte sie stets, ob es überhaupt richtig sei, die Behandlung weiterzuführen. Doch inzwischen sei sie sich dessen sicher, weil, wie sie sagt, der Therapeut ihr das Gefühl der Gleichwertigkeit gegeben habe und sie ihm deshalb vertrauen könne.

Bald ist die Therapie für sie ein wichtiger Bestandteil ihres Lebens geworden. Ein- bis zweimal je Woche hat sie eine Stunde für sich, in der sie und ihre

Stimme allein im Mittelpunkt stehen. Ansonsten sei sie ständig nur für andere da. Ihre Stimme klingt in der Übungssituation schon bald resonanzreich und wohlklingend. Es ist jedoch schwierig, dieses Klangbild auch in die Alltagssituation zu übertragen. Sich selbst wohlklingend darzustellen, scheint „gegen ihre Natur“ zu sein, obwohl der Wunsch nach diesem Ideal vorhanden ist.

(Teil-)Lösung

Der Therapeut unternimmt verschiedene Versuche, die seelischen Ursachen ihrer Stimmerkrankung aufzuspüren, die Patientin wehrt jedoch ab. Ihr sei es wichtig, die Behandlung auf Stimmübungen zu begrenzen.

Hiermit ist jener schwierige Punkt erreicht, an dem sich die Frage stellt, wie die Behandlung weiterzuführen ist. Zumal es der Patientin nicht gelingt, ihre neue, wohlklingende Stimme ins Alltagsleben zu übertragen. Zwar erfuhr sie subjektiv Erleichterung bei der Stimmgebung, sie kann diese Funktion auch schon häufiger anwenden. Trotzdem bricht die Patientin – offenbar aufgrund unbewusster Widerstände – die Behandlung ab, ehe ein befriedigender und dauerhafter Erfolg erzielt werden kann.

In solchen Fällen ist es kaum sinnvoll, den Betreffenden zu einer Fortsetzung der Behandlung zu motivieren. Der Abbruch würde meist nur hinausgezögert. Besser ist, der Patient geht, wobei er die Möglichkeit hat, später die Behandlung wieder aufzunehmen. Wichtig ist der Vorschlag, eine ärztliche Kontrolluntersuchung vorzunehmen, wie sie in bestimmten Abständen ohnehin erforderlich wäre. Im angeführten Fall hielt der Arzt zwar eine Verlängerung für notwendig, die Patientin aber nahm dieses Angebot nicht an.

8.5.1 Therapeutisches Ideal versus Patientenideal

Auch für den Therapeuten gibt es in dieser Situation Gefahren. So könnte er versucht sein, sein eigenes Stimmideal dem Patienten aufzudrängen, um ihn zur Weiterbehandlung zu überreden. Doch damit würde er ihn überfordern. Zu Recht könnte ein Patient argumentieren: „Ich bin mit dem bisherigen Erfolg eigentlich zufrieden, bezweifle aber, ob Sie es sind.“ Der Therapeut darf sein Erfolgsideal nicht mit dem des Patienten gleichsetzen. Es gilt, ausschließlich die Ziele und Wünsche des Patienten zu verfolgen, wie sie zu Anfang der Behandlung notiert wurden. Die Ziele des Therapeuten sind demgegenüber zweitrangig.

Zur Unterstützung der Behandlung empfiehlt es sich von Anfang an, Sitzungen analog oder digital aufzuzeichnen. So können Übungen wiederholt oder mit dem Patienten nochmals erlebt werden. Das Hören der eigenen Stimme wird oft als unangenehm empfunden, gerade im Vergleich zur Stimme des Therapeuten. Im Verlauf zeigen sich aber auch die positiven Entwicklungen. Der Fortschritt erweist sich dann als Chance und Ermutigung. Ob ein Patient die Übungen zu Hause wiederholen sollte, hängt nicht zuletzt davon ab, wie viel Zeit er aufbringen kann. Dies sollte eingangs immer geklärt werden.

Fallbeispiel

„Das sind für mich Gleichgewichtsübungen.“

Frau C. nutzt bspw. die häuslichen Stimmübungen in folgender Weise: „Wenn ich zu Hause außer mir gerate und mich mit meinen Kindern streite, setze ich mich allein in mein Zimmer und bringe mich mit den Übungen wieder in mein seelisches Gleichgewicht. Das wirkt sich sofort auch wieder positiv auf meine Stimme aus.“

Hierzu ein Gegenbeispiel:

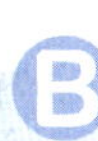

Fallbeispiel

„Ich fühle mich völlig überfordert.“

In diesem Fall ist das häusliche Üben dagegen kontraindiziert: Frau J., 52 Jahre, eine sehr bemühte Frau mit einer schweren und langjährigen hyperfunktionellen Stimmerkrankung, fühlt sich nach 3 Behandlungen überfordert, zu Hause zu üben. Ihre Symptome wie Druck im Hals u. Ä. werden immer schlimmer. Sie tendiert dazu, die Behandlung ganz abzubrechen. Ein Kollege von ihr hatte kürzlich eine logopädische Behandlung abgebrochen. Dies bestärkt sie in ihrem Gefühl, dass diese Therapie viel zu schwer für sie sei. Dennoch fasst sie sich ein Herz und spricht mit dem Therapeuten über ihre Nöte. Dieser verändert daraufhin sein Konzept. Die Stimmübungen werden in definierten Schritten während der Behandlungszeiten so gefestigt, dass es gelingt, kleine Teilbereiche immer häufiger in Sprechsituationen des Alltags zu integrieren. Dieses Vorgehen zeigt überraschend beachtliche Erfolge.

8.5.2 Therapeutische Grundhaltungen

Die zuletzt genannten Beispiele zeigen, wie unsinnig es ist, aus bloßer Methodentreue an einem starren Konzept festzuhalten. Wer sich ganzheitlich orientiert, stellt nicht das Verfahren, sondern den Menschen an die erste Stelle des Behandlungsplans. Führungsimpulse und Anstöße zur Modifikation der Behandlung sollten durch den Patienten selbst erfolgen. Dies ist keinesfalls mit einem konzeptionslosen Laisser-faire-Stil gleichzusetzen.

Rogers deutet die therapeutische Beziehung in Analogie zu sozialen Alltagsbeziehungen, wobei er festhält, dass „die therapeutische Beziehung nur einen Fall zwischenmenschlicher Beziehungen darstellt, und dass die gleiche Gesetzmäßigkeit alle sozialen Beziehungen regelt" [[149] S. 50]. Auf der Grundlage alltäglich-zwischenmenschlicher Beziehungen sei es die Aufgabe des Therapeuten, zu seinen Patienten eine „heilende Beziehung" herzustellen: „Wenn ich diese bestimmte Art von Beziehung herstellen kann, dann wird der andere die Fähigkeit in sich selbst entdecken, sie zu seiner Entfaltung zu nutzen, und Veränderung und persönliche Entwicklung findet statt" [[148] S. 47].

Die psychologische Therapieforschung hat, unabhängig von den jeweiligen Therapieschulen, immer wieder nachgewiesen, dass einige Therapeutenvariablen für einen günstigen oder ungünstigen Therapieverlauf besonders entscheidend sind. Im Kern schält sich ein immer gleiches Muster heraus, das den 3 Grundhaltungen eines Therapeuten entspricht: Echtheit, Empathie und Akzeptanz.

▸ **Echtheit.** Nahezu gleichbedeutend mit Echtheit werden auch „Wahrhaftigkeit" und „Authentizität" in der therapeutischen Begrifflichkeit verwendet. Sie weisen auf ein glaubwürdiges Verhalten dem Patienten gegenüber hin, bei dem sich der Patient als der zeigt, der er wirklich ist. Dieses Verhalten kommt besonders im gemeinsamen Dialog zum Ausdruck: Was der Therapeut äußert, muss zunächst mit jenen Gefühlen im Einklang sein, die er durch Mimik, Gestik, Stimmklang und Körperhaltung übermittelt. Widersprechen sich die kommunikativen Ebenen, passen sie nicht zusammen, ist seine Glaubwürdigkeit erschüttert.

▸ **Empathie.** Empathie bezeichnet die Fähigkeit des Therapeuten, sich in seinen Patienten einzufühlen: „Man sieht nur mit dem Herzen gut. Das Wesentliche ist für die Augen unsichtbar" [[159] S. 52]. Ohne innere Wachheit und Anteilnahme, ohne Intuition und kontinuierliche Reflexion der eigenen Wahrnehmung ist es nicht möglich, den Patienten zu verstehen. Nur so kann nachvollzogen werden, was dieser in einer konkreten Therapiesituation benötigt. Das Sich-vertraut-Machen, so wie es bei Saint-Exupéry der Fuchs vom kleinen Prinzen fordert, macht erst aus einem Therapeuten den mitfühlenden Wegbegleiter, der auch die leisen Signale unausgesprochener Bedürfnisse wahrnehmen kann.

Die Forderung der Empathie steht zunächst in einem scheinbaren Widerspruch zur professionellen Distanz, die hier bereits gefordert wurde. Richtig verstanden, basiert Empathie vor allem auf der Fähigkeit des Therapeuten, einfühlend zu verstehen, und nicht darin, im anderen aufzugehen. Es gilt, eigene Ansichten oder Wertvorstellungen zurückzustellen, um die Kategorien des anderen gewissermaßen probehandelnd anzuwenden. Gelingt dem Therapeuten diese Form einer werthaften Selbstaufgabe, kann er dem Patienten als Spiegel dienen. Er verzerrt die reflektierte Wahrnehmung nicht durch eigene Werturteile, er kann vielmehr dem Patienten helfen, sich selbst besser zu verstehen.

▸ **Akzeptanz.** Die Fähigkeit des Therapeuten, dem Patienten mit Wertschätzung zu begegnen, ist eine weitere Grundlage für den Erfolg jeder Therapie. Akzeptanz wird für den Patienten dann erfahrbar, wenn er sich als einzigartiges Individuum respektiert sieht: unabhängig von seinen Gefühlen, von seinem Weltbild und von seinen Werten, die er über Herkunft, Verhalten, Bildung, Intelligenz oder Ideologien hegt. Erkennt der Patient, dass er auf diese Weise als Persönlichkeit und Individuum respektiert und geschätzt wird, stärkt dies sein Selbstbewusstsein und seine Selbstachtung. Dies wiederum ist eine wesentliche kotherapeutische Voraussetzung für den Heilerfolg.

8.5.3 Grundhaltungen sind keine Methoden

Die 3 therapeutischen Grundhaltungen – Echtheit, Empathie und Akzeptanz – dürfen nicht mit stimmtherapeutischen Methoden verwechselt werden. Es handelt sich um notwendige Einstellungen dem Patienten gegenüber. Der Stimmtherapeut setzt sie ein, um ein Beziehungsklima zu erzeugen, das von Vertrauen geprägt ist. In einer „gut klimatisierten" Therapiesituation fällt es dem stimmkranken Menschen leichter, die Methoden der Stimmtherapie anzuwenden und einzusetzen.

Eine auf Echtheit, Empathie und Akzeptanz beruhende Therapieatmosphäre ist zudem der Schlüssel zum Verdrängten: Verborgene emotionale Konflikte brechen auf, sie „betreten die Bühne" und beginnen zu sprechen. Der Patient hat das Gefühl, sich dem Therapeuten anvertrauen zu dürfen, ihm alles erzählen zu können.

In einem solchen Klima führt ein kürzerer Weg zu einer sinnvollen und befreienden Aufarbeitung von Bereichen, die die Stimmerkrankung ausgelöst haben oder weiter aufrechterhalten. Leichter lassen sich so bisherige Hemmschwellen zu einer weiterführenden psychologischen oder psychiatrischen Therapie überwinden.

8.6 Krisenreaktion: Lebenssituation und Stimmerkrankung

Krise ist ein produktiver Zustand. Man muss ihr nur den Beigeschmack der Katastrophe nehmen.
(Max Frisch)

Die medizinische Anamnese steht am Anfang jeder Therapie: Welche körperlichen Ursachen – auch Teilursachen – spielen eine Rolle? Gibt es bspw. Veränderungen der Stimm- und Atemorgane, organische Störungen im HNO- oder im hirnphysiologischen Bereich? Was empfiehlt der Facharzt, der hierzu konsultiert wurde?

Im zweiten Schritt stellt sich die zentrale Frage nach dem lebensgeschichtlichen und situativen Hintergrund der Stimmerkrankung: Welche Veränderungen in der inneren oder äußeren Lebenssituation des Patienten gingen der Erkrankung voraus? Der Verlust einer wichtigen Person löst häufig die Symptomatik aus, wobei es durchaus schon genügen kann, dass der Patient den Verlust unbewusst nur befürchtet. Diese diffusen und uneingestandenen Hintergründe psychosomatischer Probleme und Krisen sind komplex und oft schwer zu eruieren.

8.6.1 Krankheit als Rückzugsraum

Im Zusammenspiel körperlicher und seelischer Ursachen zeigt sich die Ganzheit des Menschen in ihrer Vielfalt. Eine Stimmerkrankung, die zunächst nur organisch bedingt schien, wird im Verlauf der Therapie immer mehr psychisch überformt. Inzwischen aber hat das scheinbar organisch bedingte Symptom längst eine stützende Funktion gewonnen. Der Patient braucht es, weil er aus der organischen Symptomatik unbewusst einen sog. sekundären Krankheitsgewinn bezieht. Nimmt ein Patient bspw. seine Lebenssituation als ausweglos wahr, gewährt ihm sein organisches Symptom einen Schutz- und Rückzugsraum, weil die Umwelt an ihn als Kranken geringere Ansprüche stellt. Dies ist nur eins von vielen Beispielen, die allesamt unterschiedlich gelagert sein können.

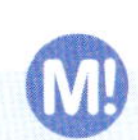

Merke

Hinter jedem Symptom steht auch eine Absicht, die ihr Ziel erreichen möchte. Das Symptom wird nur dann verschwinden, wenn etwas Besseres an seine Stelle tritt. Veränderungen sind dann möglich, wenn sie sich an die innere Ökologie und Ökonomie des patienteneigenen psychischen Systems anpassen.

8.6.2 Psychotherapeutische Unterstützung

Es ist klar, dass es sich bei solchen inneren Zielsetzungen um weitgehend unbewusste Vorgänge handelt. Völlig verfehlt wäre es, sie dem Patienten aufzuzählen oder ihm einen Vorwurf daraus zu konstruieren. Der Betreffende würde mit vehementer Abwehr reagieren, weil er sich zu Recht als angeblicher Simulant in seiner Würde gekränkt fühlte. Andererseits wäre bei tief in der Psyche verwurzelten Verstimmungen eine stimmtherapeutische Symptombehandlung oft aussichtslos. In solchen Fällen muss der Stimmtherapeut immer auch an die Möglichkeit denken, einen Psychotherapeuten oder einen Psychiater hinzuzuziehen. Vor allem dann, wenn eine existenzgefährdende exogene Depression nicht auszuschließen ist.

Wie überall in der Medizin gilt auch in der Stimmtherapie: Psychische Faktoren sind mehr und mehr zu berücksichtigen, wenn eine körperliche Krankheit chronisch zu werden droht. Steht die Stimmerkrankung in einem offensichtlichen und direkten Zusammenhang mit einer seelischen Krise, fällt es dem Patienten meist besonders schwer, dies zu akzeptieren. In der Regel ist ihm ein körperlicher Befund lieber als ein psychischer: Seelisch zu erkranken, trägt immer noch das Stigma persönlicher Schuld und individuellen Versagens. Darum ist große Vorsicht und Behutsamkeit geboten, damit sich der Patient nicht noch tiefer in seine unbewussten Mechanismen verstrickt.

Die meisten Menschen sehen ihre Stimme losgelöst von ihrer Persönlichkeit und von ihren Lebensproblemen. Es fällt ihnen schwer, die Stimme auch als Ausdruck ihres inneren Zustands zu erkennen. In extremen Fällen kann eine Stimmbehandlung sogar unmöglich sein. Dann nämlich, wenn die Dominanz der psychischen Problematik so groß und unauflösbar ist, dass jede stimmtherapeutische Intervention nur noch ein Herumdoktern an Symptomen wäre, die eine ganz andere Genese haben.

Fallbeispiel

„Da blieb mir das Wort im Halse stecken."
Frau H., 58 Jahre, klagt seit 3 Monaten über einen „rauen, wunden Hals". Kurz zuvor hat sie zum ersten Mal in ihrer langjährigen Ehe „die Stimme gegen ihren Mann erhoben". Der Vorfall stand im Zusammenhang mit ihrem Sohn, der sie lauthals beleidigte. Sie hatte ihm Geld geliehen und um Rückgabe gebeten, woraufhin der Sohn sie unflätig und auf übelste Weise beschimpfte. Ihr Sohn kopierte damit im Grunde nur das Verhalten des Vaters, denn ihr Ehemann hatte die Nichtachtung der Mutter dem Sohn Tag für Tag vorgelebt. Früher war es ihr Vater gewesen, der sie geschlagen und gedemütigt hatte. Sie lebte also längst ein Muster, eine Rolle im familiären System vor. Dass jetzt ihr geliebter Sohn, dem sie alles gegeben hatte, sich in eben dieser Weise widersetzte, traf sie im Kern, in ihrer Seele.

Als „Sprachrohr der Seele" war natürlich ihre Stimme als Erstes betroffen, verbunden mit einer tiefen Depression und absoluter Arbeitsunfähigkeit. Zum ersten Male in ihrem Leben hatte sie versucht, sich zu wehren. Doch der Versuch blieb ihr buchstäblich „im Halse stecken". Zu einer begleitenden Stimmbehandlung konnte es bedauerlicherweise nicht mehr kommen: Andere körperliche Symptome wurden so vorherrschend, dass sich Frau H. einer fachärztlichen Behandlung unterziehen musste.

▶ **Im Schutz der Symptome.** Der Fall von Frau H. bestätigt die Erfahrung, dass die Symptomatik für den Patienten einen Schutzwall bilden kann. Die Krankheit ist das kleinere Übel im Vergleich zu dem, was hinter den Symptomen stecken mag oder was der Patient dahinter befürchtet. Solange er sich nicht von seinem Therapeuten verstanden und in jeder Beziehung bei ihm aufgehoben fühlt, wird er es nicht riskieren, sich zu öffnen. Er wird seine habituelle Abwehrhaltung nicht aufgeben.

Wo jedoch diese Vertrauensbasis geschaffen werden kann, sind verblüffende Resultate möglich. Im folgenden Beispiel gelangt eine Patientin durch begleitende Gespräche mit ihrem Therapeuten zu einem umfassenden Verständnis der auslösenden Situation. Auch für die Stimmübungsbehandlung bringt dies die entscheidende Wende.

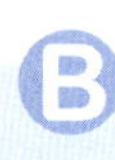

Fallbeispiel

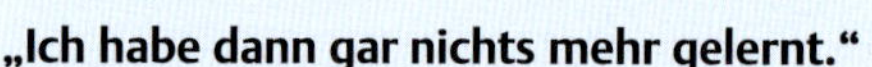

„Ich habe dann gar nichts mehr gelernt."

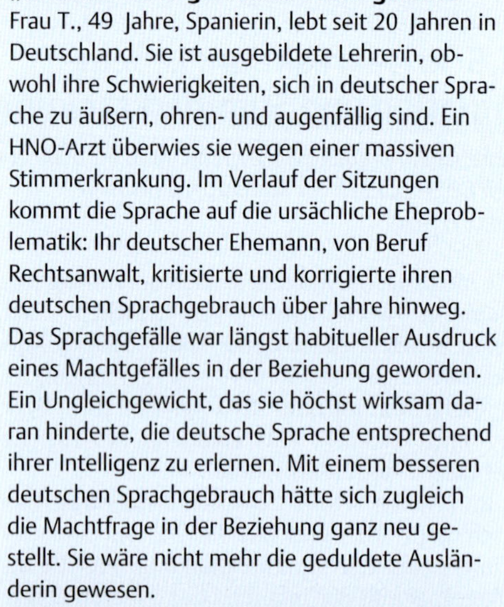

Frau T., 49 Jahre, Spanierin, lebt seit 20 Jahren in Deutschland. Sie ist ausgebildete Lehrerin, obwohl ihre Schwierigkeiten, sich in deutscher Sprache zu äußern, ohren- und augenfällig sind. Ein HNO-Arzt überwies sie wegen einer massiven Stimmerkrankung. Im Verlauf der Sitzungen kommt die Sprache auf die ursächliche Eheproblematik: Ihr deutscher Ehemann, von Beruf Rechtsanwalt, kritisierte und korrigierte ihren deutschen Sprachgebrauch über Jahre hinweg. Das Sprachgefälle war längst habitueller Ausdruck eines Machtgefälles in der Beziehung geworden. Ein Ungleichgewicht, das sie höchst wirksam daran hinderte, die deutsche Sprache entsprechend ihrer Intelligenz zu erlernen. Mit einem besseren deutschen Sprachgebrauch hätte sich zugleich die Machtfrage in der Beziehung ganz neu gestellt. Sie wäre nicht mehr die geduldete Ausländerin gewesen.

Die ganze verborgene Not kommt jetzt zum Vorschein. Frau T. erfasst, dass der Druck im Hals mit ihren jahrelang unterdrückten Gefühlen zu tun hat. Was sie zuvor nur dumpf spürte, wird ihr nun bewusst: In unglaublicher Art und Weise hat ihr Ehemann sie über Jahre hinweg gekränkt und gedemütigt. Das Erkennen dieses Zusammenhangs übt eine befreiende Wirkung aus, die folgende Katharsis führt zu einer emotionellen und sprechökonomischen Entlastung. Die Patientin nutzt das Potenzial der angebotenen Stimm- und Atemübungen, sodass die Behandlung einen positiven Verlauf nimmt. Die Ehe dagegen nicht.

Im Fall von Frau T. führten über Jahre anhaltende psychische Belastungen schließlich zu einer Stimmerkrankung. Mit anderen Worten: Der körperlichen lief hier eine psychische Symptomatik voraus. Der umgekehrte Fall kann bspw. bei eindeutig physisch verursachter Stimmlippenlähmung vorliegen. Der plötzliche Verlust der Stimme ist ein Schock und kann eine schwerwiegende seelische Krise mit Ängsten und Depressionen auslösen. Die Lähmung einer Stimmlippe zieht überdies Atemstörungen nach sich, die wiederum Angstgefühle auslösen, sodass sich die psychische und körperliche Symptomatik wechselseitig aufschaukeln.

B

Fallbeispiel

„Ich musste immer nur die Zähne zusammenbeißen."

Ausgangslage

Frau B., 40 Jahre, begibt sich nach einer Strumaresektion, einer Schilddrüsenoperation, wegen einseitiger Stimmlippenlähmung in stimmtherapeutische Behandlung. Die Stimme ist kraftlos, sie klingt hoch und verhaucht. Die Tätigkeit von Frau B. als Telefonistin kann sie nicht länger ausüben. Seit Wochen ist sie nun schon krankgeschrieben. Sie leidet unter der Angst, ihren Arbeitsplatz zu verlieren. Einen erlernten Beruf, in den sie ausweichen könnte, hat sie nicht. Bei Behandlungsbeginn befindet sie sich in einem äußerst kritischen psychischen Zustand.

Die biografische Anamnese erbringt folgenden Befund: Als Kind wurde die Patientin oft geschlagen, vor allem, um ihren Gehorsam zu erzwingen. Frau B. hat dadurch gelernt, die Zähne zusammenzubeißen. Dies zeigt auch ihr Erscheinungsbild. Insbesondere die Gesichtsmuskulatur im Artikulationsbereich ist extrem gespannt. Auch im Schlaf tritt keine Lockerung ein, Frau B. leidet unter nächtlichem Zähneknirschen. Wegen organischer Veränderungen im Zahn- und im Kieferbereich benötigt sie seit Jahren zahnärztliche Behandlung.

Therapieverlauf

Mit fast schon innerer Logik versucht Frau B. in der Stimmtherapie krampfhaft, ihr fehlendes Organ mit Gewalt und Willen zurückzuerobern. Dies bewirkt aber zwangsläufig das Gegenteil. Wie eingemauert erscheint ihre Gefühlswelt in das Korsett ihrer Knochen und Muskeln. Die Behandlung legt daher das Hauptgewicht auf Entspannungsübungen des ganzen Körpers. Hierbei geht der Therapeut behutsam vor, um dieser Einzelkämpferin mit ihrer „starren Haltung" nicht zu nahe zu kommen. Der direkte Körperkontakt ist erst nach einiger Zeit möglich. „Anfangs wäre ich aus der Haut gefahren, wenn Sie mich angefasst hätten", so beschrieb Frau B. rückblickend ihre Verfassung.

Nach Anfangserfolgen stagniert die Behandlung. Die Patientin ist mehrfach nahe daran, die Übungen abzubrechen. Ihre Hoffnungslosigkeit äußert sich in einer unzufriedenen und mürrischen Haltung, die auch dem Therapeuten mehr und mehr zu schaffen macht. Die Hürde, einer negativen und depressiven Einstellung eine hoffnungsvolle und positiv bejahende entgegenzusetzen, wird zunehmend höher. Dem Therapeuten droht „Ansteckung" durch Frau B.

Resultat

Solche wechselseitigen Gefühlsreaktionen sind ganz normal. Sie müssen nicht von Nachteil sein, sofern sie bewusst erlebt und verarbeitet werden. Die Gefahr besteht vielmehr darin, dass sie auch wie ein schleichendes Gift wirken können. Im vorliegenden Fall gelingt es dem Therapeuten, die bedrohliche Gefühlslage mit der Patientin zu analysieren und sie zum Weiterarbeiten zu ermuntern. Nach mühevoller Arbeit ist die Patientin heute stimmlich wieder voll einsatzfähig, sie ist in ihren Beruf zurückgekehrt: „Ich habe bei Ihnen viel gelernt, nicht nur stimmlich, sondern fürs ganze Leben." Mit diesen Worten verabschiedete sie sich aus der Therapie.

Das Beispiel von Frau B. zeigt eindrucksvoll, dass selbst bei einem zunächst rein organischen Befund der psychische bzw. psychosoziale Hintergrund in jedem Fall einbezogen werden muss. Dies kann so weit gehen, dass eine Stimmbehandlung zu einem bestimmten Zeitpunkt völlig unangebracht ist, wie es uns abschließend der folgende Fall zeigt.

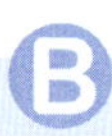

Fallbeispiel

„Meine Stimme will ebenso wenig wie ich in die Schule."

Frau K., Lehrerin, hat eine Überweisung ihres Arztes. Sie äußert jedoch offen ihren Zwiespalt vor der Aufnahme der Behandlung, die einfach nicht in ihrem Interesse liege: „Einerseits will ich meine Stimme natürlich in den Griff bekommen, damit nicht jeder gleich merkt, wie schlecht es mir geht. Andererseits aber wäre ich am liebsten stockheiser, damit ich nicht mehr in die Schule gehen muss."

Frau K. träumt von einem künstlerischen Beruf. Sie hat bereits eine Umschulung beantragt und wartet nur noch auf das Ergebnis ihres psychologischen Tests. Woran sie im Moment keinerlei Interesse hat, ist eine Besserung ihrer Stimmlage, da sie unbedingt aus dem Lehrerberuf ausscheiden will. Die Behandlung endet daher sofort und im beiderseitigen Einvernehmen – mit dem Ziel, sie dann wieder aufzunehmen, wenn für die Patientin der richtige Zeitpunkt gekommen ist.

8.7 Übertragung und Abwehr: Autorität und Sympathie

Nichts war mir mein Leben lang so unsympathisch wie ein preußischer General. (Konrad Adenauer)

8.7.1 Das unausweichliche Symptom der Übertragung

Wenn Patient und Therapeut aufeinandertreffen, beobachten wir eine Fülle von sozialen Reaktionen, die nur z. T. bewusst ablaufen. Weit gefasst, lassen sich all diese Aspekte, die jetzt im Mittelpunkt stehen sollen, unter dem Begriff der Übertragung (Projektion, Widerstand) subsumieren. In allen Werken großer Psychotherapeuten seit Freud kommt diesem Konzept eine elementare Bedeutung zu. Für die „kleine Psychotherapie" dagegen, wie sie Stimmtherapeuten bestenfalls betreiben, ist die Situation zwar qualitativ oft ähnlich, doch in aller Regel bei Weitem nicht so beziehungsintensiv. Wir verwenden den Begriff der Übertragung in pragmatischer Absicht an dieser Stelle nur, um neuralgische Punkte jeder Stimmtherapie zu beschreiben. Für die vertiefte theoretische Auseinandersetzung mit diesem Begriff sei auf eine umfangreiche psychotherapeutische Literatur verwiesen (einführend: [137], [201]).

Ein Patient, der den Stimmtherapeuten aufsucht, äußert im Allgemeinen den Wunsch, seine Stimme wiederzuerlangen. Bewusst stören ihn vor allem die beruflichen Beeinträchtigungen. Seltener äußert er den ganz persönlichen Wunsch, über eine wohlklingende und tragfähige Stimme zu verfügen. Fast alle Patienten gehen davon aus, dass es genüge, sich einige Male behandeln zu lassen. Ihnen fehlt oft jedes Bewusstsein, wie sehr der Erfolg einer Stimmbehandlung von der aktiven und engagierten Mitarbeit des Patienten abhängt. Zudem steckt der Patient im Griff der Autoritäten. Er ist ein „vom Arzt Geschickter". Erst der Stimmtherapeut klärt ihn darüber auf, dass die Zeit der Passivität vorüber ist, dass es jetzt vor allem um aktive Mitarbeit geht.

8.7.2 Mündigwerden des Patienten

Auf der bewussten Kommunikationsebene leuchtet diese Aufklärung dem Patienten sicherlich auch ein, unbewusst aber erwartet er etwas anderes: Er kommt in die Praxis, weil er sich einer Behandlung unterziehen möchte, im Sinn einer Abgabe seiner Eigenverantwortung an eine medizinisch-therapeutische Autorität – nach dem Motto: „Sie wissen schon, was gut für mich ist." Dem Therapeuten gegenüber möchte sich der Patient wie ein braves Kind verhalten. Er gibt Verantwortung ab und hält sich plötzlich für „unmündig". An den Therapeuten möchte er alle Verantwortung delegieren. Diese Erwartungshaltung ist zu Beginn einer Behandlung ein besonders häufig anzutreffendes Phänomen: Der Patient überträgt die gefühlsmäßige Einstellung, die er einst zu den Eltern hegte, auf den Therapeuten.

Für den Therapeuten wiederum ist diese bereitwillige Übertragung eine Versuchung und eine Falle, weil sie der Eitelkeit schmeichelt und das Selbstgefühl erhöht. Ginge er völlig auf das „ohnmächtige Kind" im Patienten ein, könnte er kurzfristig sogar eine auf suggestivem Wege entstandene Besserung erzielen. Ein anhaltender Erfolg aber wäre unter den Bedingungen der Unmündigkeit kaum möglich.

8.7.3 Erwartungshaltung

Diese passive Erwartungshaltung ist häufig auch in dieser Form anzutreffen: „Sie behandeln mich stets so gut, ich fühle mich hinterher wie neugeboren." Auf den ersten Blick hat das natürlich etwas Positives. Es gibt in jeder Stimmtherapie sicherlich Zeiten, in denen der Therapeut den Patienten tatsächlich „behandeln" muss, wo die kurzfristige Regression zum notwendigen Bestandteil einer Therapie wird. Dies darf jedoch niemals ein Dauerzustand werden. Der Patient soll sich seine Stimme durch eigene Arbeit selbst erwerben, sonst kommt er aus seiner passiven Rolle nie heraus. Er bliebe das unmündige Kind. Im Gegenzug würde der Therapeut als der „große Heiler" immer mächtiger.

Die schmeichelnde Erwartungshaltung des Patienten kann auch in eine ausgesprochene Anspruchs- und Forderungshaltung umschlagen. Dadurch gerät der Therapeut nun selbst, in unbewusster Paradoxie, in die Rolle eines überforderten Kindes. Versteht er diesen Vorgang nicht ausreichend, weist er den Patienten zurecht und wirft ihm vor, dass die Behandlung nicht wunschgemäß verlaufe. In beiden Fällen ist die kommunikative Situation asymmetrisch. Der Therapeut stellt sich über den Patienten, einmal in positiver Weise als „Heiler und Retter", einmal in negativer als besserwissender „Oberlehrer und strenger Vater".

8.7.4 Übertragung und Gegenübertragung

Deutlich ist, wie schnell ungewollte Übertragungs-Gegenübertragungs-Situationen entstehen können. Wer sich aber der eigenen Gefühle und Antriebe bewusst bleibt, kann derartige Fallen vermeiden. Letztlich liegt auch für den Therapeuten eine Chance darin, sich seiner Einsicht zu stellen, um so in der eigenen Entwicklung voranzukommen. Das folgende Beispiel schildert eine aggressive Erwartungshaltung des Patienten, die später in ein angepasstes und „braves" Verhalten umschlägt.

B

Fallbeispiel

„Machen Sie doch endlich etwas, was hilft!"

Herr T. kommt forschen Schritts in den Behandlungsraum und sagt: „So, nun tun Sie mal Ihr Bestes, damit meine Stimme schnell wieder in Ordnung kommt." Als ob er von einem defekten Ersatzteil spricht, als ob er sagen will: „Was kann ich dafür, dass meine Stimme so ist." Er selbst will mit der Sache nichts zu tun haben und überspielt die Situation im Generalston. Begreiflicherweise zögert der Therapeut, die Behandlung zu übernehmen. Denn eine solche Haltung des Patienten droht am Horizont schon mit zu erwartenden Vorwürfen und Konsequenzen: „Wehe, wenn die Therapie nicht richtig läuft, dann sind Sie schuld." Was nicht gerade auf eine gemeinsame Arbeit hindeutet.

Der Therapeut spürt diese Gefahr und spricht daher das Problem im ersten Moment schon offen an: „Ich bin mir gar nicht sicher, ob meine Behandlungsweise Ihren Erwartungen entspricht." Herr T. lässt erstaunlicherweise diese Aussage im Raum stehen. Seine Antwort zeigt erste Spuren von Selbstreflexion: „Ja, ja, Sie haben Recht, es wäre leichter für mich, wenn Sie mir einen Hammer in die Hand geben und ich irgendwo draufschlagen soll. Und dennoch möchte ich von Ihnen behandelt werden." Die forsche Tonart ist also nur aufgesetzt, die Passivität der Erwartung aber bleibt.

Nach kurzer Zeit ist die forsche Haltung in eine kindlich ergebene Haltung umgeschlagen. Herr T. ist zu allem bereit, was ihm vorgeschlagen wird. Der Patient erfährt im Laufe der Behandlung einige Erleichterungen durch die Stimmübungen. Dem Therapeuten gelingt es jedoch nicht, die Passivität des Patienten zu durchbrechen, ihn zu aktiver Mitarbeit zu motivieren. Stur steht die Erwartung im Raum: „Ich möchte von Ihnen behandelt werden." Natürlich wurde mit Herrn T. über die Bedeutung seiner eigenen aktiven Rolle gesprochen, er aber lehnt sich zurück, genießt die Behandlungen und ist auch mit dem geringeren Erfolg zufrieden.

Der Therapeut gewinnt derweil das Gefühl, die Behandlung könne in dieser Art endlos weiterlaufen. Er schlägt daher vor, sie an einem gegebenen Punkt zu beenden. Das Erworbene gilt damit als vorläufig erreichtes Therapieziel, Herr T. ist mit dem Vorschlag einverstanden. Beide einigen sich darauf, die Behandlung, falls notwendig, später wieder aufzunehmen.

Es hat sich bewährt, Behandlungen notfalls auf diese Art zu begrenzen, um damit die Aktivität des Patienten zu fördern. Gegebenenfalls können beide später wieder den Weg für eine sinnvolle Behandlung freimachen.

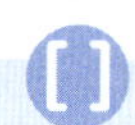

Definition

Übertragung

Von Übertragung sprechen wir, wenn ein Patient erlernte Gefühlseinstellungen, die einst den Bezugspersonen seiner frühen Kindheit galten, unbewusst auf den Therapeuten anwendet. Der Patient sieht und erlebt im Therapeuten dann Vater, Mutter oder andere Bezugspersonen, auf die er mit entsprechenden, aus der Kindheit stammenden Verhaltensmustern reagiert. Dies kann das Muster eines braven, passiven Kindes oder das eines oppositionellen Kindes sein, das andere notfalls bis zur Weißglut zu provozieren weiß. Zu solchen Übertragungsreaktionen kommt es umso eher, je stärker sich der Therapeut – ob offen oder versteckt – autoritär verhält. Weil seine Autorität wie ein Trigger, wie ein Auslöser für frühkindliche Verhaltensmuster wirkt.

8.7.5 Übertragungssituationen

Die Reaktion des Patienten ist in einem solchen Fall gleichsam Dichtung und Wahrheit zugleich: Dichtung deshalb, weil die echten Gefühle auf die fingierte Situation einer Primärfamilie reagieren, und Wahrheit, weil der Therapeut sich meist tatsächlich, so wie einst die Eltern, autoritär verhalten hat.

Je mehr hin- und herprojiziert wird – und zwar von beiden Seiten –, desto weniger kann eine offene, kongruent kommunizierbare und entwicklungsfähige Beziehung zwischen Patient und Therapeut heranwachsen. Wichtig ist daher die ständige Auseinandersetzung, Rückführung und Analyse aller kommunikativen Konflikte auf die Existenz solcher Übertragungsphänomene.

8.7.6 Positive und negative Übertragung

Üblich ist die Rede von positiver und negativer Übertragung, obwohl beide Phänomene zu unerwünschten Resultaten führen. Eine positive Übertragung kann sich bspw. in Bewunderung für den Therapeuten ausdrücken, mit der Konsequenz überhöhter Erwartungen, indem Heilung und Erlösung von ihm erhofft werden. Erfüllen sich diese Erwartungen nicht, kehren sich die vormals positiven Gefühle in negative um. Sie äußern sich in Ablehnung, Enttäuschung und Abwehr, je nach den erlernten Verhaltensmustern in der Primärfamilie. In diesem Fall sprechen Psychologen von einer negativen Übertragung.

8.7.7 Patientenseitige Übertragungsphänomene

Auch hinter der skeptischen Grundhaltung eines Patienten kann eine negative Übertragung versteckt sein. Dann nämlich, wenn dieser sich von der ersten Minute an keinerlei Behandlungserfolg verspricht. Sein mangelndes Vertrauen zu den Mitmenschen, wie er es in der Primärfamilie erlernt hat, drückt sich in frühkindlich-analoger Weise gegenüber dem Therapeuten aus.

Eine negative Übertragung besteht oft auch in der Entdeckung von Ähnlichkeiten. Der Patient sieht beim Therapeuten dann Eigenschaften, die er in sich selbst, oft unbewusst, spürt, ahnt oder bekämpft. Solche Aspekte seiner Person, die er sich selbst nicht zugesteht, muss er auch beim Therapeuten ablehnen.

Wie aber soll der Therapeut auf eine solch negative Übertragung reagieren? Vielleicht überträgt auch er etwas, wenn er sich dadurch gekränkt fühlt, dass der Patient ihn und seine Therapie infrage stellt. Könnten es nicht tief sitzende Selbstzweifel aus seiner Kindheit sein, die der Patient bei ihm aktiviert hat und die er sich bewusst machen sollte?

8.8 Die Gegenübertragung des Therapeuten

Wer den Ton in Dur angibt, dem wird in Dur geantwortet. (Johann Gottfried Herder)

8.8.1 Der nicht neutrale Therapeut

Die positiven oder negativen Gefühle, mit denen der Therapeut auf den Patienten reagiert, nennen Psychologen Gegenübertragung. In der Fachliteratur wird dieser Begriff in unterschiedlicher Weise verwendet: Ursprünglich hießen so nur jene Gefühlsreaktionen, die der Therapeut als Resultat seiner eigenen Kindheitsgeschichte auf den Patienten übertrug. Später erweiterte sich der Begriff: Die meisten Autoren bezeichnen inzwischen alle Gefühlsreaktionen des Therapeuten in Hinsicht auf den Patienten als Gegenübertragung. Der Mechanismus ist recht einfach: Wenn der Patient seine kindlich-hilfsbedürftige Seite an den Therapeuten heranträgt, könnte das bei diesem einen fürsorglichen Impuls auslösen. Dies heißt allerdings nicht, dass der Therapeut diesem Impuls zur Gegenübertragung auch nachgeben sollte.

8.8.2 Gibt es berechtigte Gegenübertragung?

Heute hat der Begriff der Gegenübertragung eine weitere Modifikation erfahren: Nach einer liberalen Auffassung in der Therapie gilt die Existenz gefühlsmäßiger Reaktionen des Therapeuten prinzipiell als angemessen, ja sogar als unvermeidlich. Diese Annahme einer berechtigten Gegenübertragung sollten wir in einigen Punkten kritisch betrachten. Einerseits besteht die Gefahr, dass sich der Therapeut dem gemeinsamen Geschehen und seiner Rolle entzieht, er ist der Therapie gegenüber abgehoben. Zudem bleiben Last und Schuld immer patientenseitig. Alle Äußerungen des Therapeuten sind stets eine kommunikativ unvermeidliche Gegenübertragung, gewissermaßen bloße Reflexe auf ein Patientenhandeln. Außer Selbsthilfe ist für den Patienten in dieser Konstellation keine Hilfe möglich. Der Therapeut setzt sich unweigerlich ins Recht.

8.8.3 Die Problematik hoher Anforderungen

Einem Patienten gegenüber, der sehr hohe Ansprüche an sich und den Therapeuten stellt, reagiert ein Therapeut fast zwangsläufig mit Ungeduld. Würden wir dies als berechtigte Reaktion auffassen, wäre dem Patienten überhaupt nicht geholfen. Die Problematik hoher Anforderungen löst sich durch Ungeduld keineswegs auf, sie wird verstärkt. Eine Lösung ist möglich, wenn der Therapeut hinter dem hohen Anspruch die Not des Patienten erkennt. Die Konsequenz dieser Erkenntnis aus Sicht des Therapeuten: Er versucht, nicht mit Ungeduld zu reagieren, sondern mit Verständnis. Anstatt gereizt, reagiert er eher dämpfend. Sollte er bereits mit unangemessener Ungeduld reagiert haben, wird er dieses Fehlverhalten zugeben und zurücknehmen. So bringt er den Patienten in eine Lage, in der dieser sich mit seiner eigenen Haltung auseinandersetzen kann, anstatt über die Reizbarkeit des Therapeuten nachzudenken.

Nimmt ein Patient die Gegenübertragungen des Therapeuten wahr, spricht er sie an – etwa die Ungeduld –, muss ein souveräner Therapeut darüber offen, ehrlich und kongruent kommunizieren können. Er muss in der Lage sein, kommunikative Verfehlungen einzugestehen. Gerade in solchen Situationen ist die Aufrichtigkeit des Therapeuten von entscheidender Wichtigkeit. Gegebenenfalls muss er sogar von sich aus Gegenübertragungsgefühle ansprechen.

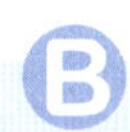

Fallbeispiel

„Sie sind ja schlimmer als meine Mutter!"
Frau X. äußert in einer Behandlungsstunde, der Therapeut lasse sie eine Ungeduld spüren, die sie an ihre Mutter erinnere. Nämlich immer dann, wenn diese von ihr etwas gewollt habe. Folglich sei sie beim Üben blockiert. Der Therapeut muss in diesem Fall einräumen, dass ihr Gefühl berechtigt sei, weil er in der letzten Stunde tatsächlich unter Stress gelitten und aufs Tempo gedrückt habe. Damit ist für die Patientin die Situation geklärt. Sie kann sich wieder auf sich konzentrieren und die eigenen, hohen Anforderungen spüren.

Oft aber sind Patienten nicht in der Lage, Gegenübertragungen wahrzunehmen, geschweige denn, ihren Wahrnehmungen zu trauen und diese zu äußern. Umso wichtiger ist es, dass der Therapeut selbst sich immer wieder bemüht, seine Gefühle bewusst zu artikulieren und die Situation therapeutisch aufzulösen.

8.8.4 Abgabe eines Behandlungsauftrags

Empfindet der Therapeut einen Patienten als schwierig und problematisch, ist Vorsicht geboten. Solche Patienten sollten den Therapeuten auch nach der Therapiestunde noch beschäftigen. Aus der Distanz heraus, mit einem gewissen emotionalen Abstand, lässt sich leichter ermitteln, was die Schwierigkeiten verursacht hat. Versäumt der Therapeut dies und klärt er die Situation nicht rechtzeitig ab, wird er im nächsten Behandlungsabschnitt die Erfahrung machen, dass sich solche Probleme nicht von selbst lösen. Vielmehr können sie sich in der Regel zu echten Störfaktoren aufschaukeln. Lässt sich eine anhaltende negative Gegenübertragung nicht abstellen, sollte sich der

Therapeut entschließen, den Patienten an einen Kollegen zu geben.

8.8.5 Gefahren positiver Gegenübertragung

Riemann [146] spricht bei gelungenen therapeutischen Interventionen von einer adäquaten Gegenübertragung: Er zielt damit auf echte Anteilnahme des Therapeuten, auf menschliche Zuwendung und auf wirkliche Besorgnis, auf notwendige Reaktionen, damit der Patient sich verstanden, ermutigt und gehalten fühlt. Solch eine positive Gegenübertragung ist sicher eine günstige Voraussetzung in jeder Therapie. Auch hier gibt es aber einen Pferdefuß: Wird die Gegenübertragung zu positiv, sodass der Therapeut seinen sympathischen Patienten braucht und ihn bewundert, haben sich Abhängigkeiten ausgebildet. Der Patient kann sich aufgrund dieser Bewunderung nur noch schwer aus der therapeutischen Fessel lösen.

Es lässt sich erahnen, welche Folgen Übertragungsphänomene in einer Therapie haben können, wenn sie unbewusst und unreflektiert bleiben. Am Beispiel von Frau F., die eines Tages ungeduldig in die Praxis stürmt, zeigt sich exemplarisch das Wechselspiel der gegenseitigen Übertragungsreaktionen.

Fallbeispiel

Teil 1: „Erzählen Sie mir doch nichts!“

Frau F. kommt wegen Druckgefühlen im Hals, verbunden mit Atem- und Schluckbeschwerden, starken Halsschmerzen, erschwerter Artikulation und angeschwollener Nasenschleimhaut in die Praxis. Muss sie länger sprechen, neigt sie zu heftiger Nervosität. Präziseren Fragen nach ihrer Kindheit weicht sie aus. Sie räumt lediglich ein, dass sie damals große Ablehnung erfahren habe und sich deshalb allein durchs Leben schlage.

Für den Therapeuten ist es trotz aller Erfahrung nicht leicht, diese bestimmende Person gewähren zu lassen und sie doch zu führen. In ihrem Leben hat Frau F. schon viel versucht, wie Yoga, Eutonie, Atemtherapie. Sie meint daher, selbst zu wissen, wie an ihren Fall heranzugehen sei. Entspannungsübungen im Liegen, wie sie zumeist am Anfang einer Therapie stehen, lehnt sie kategorisch ab, da sie diese in der Eutonie als negativ erfahren habe. Es ist schwer, dieser Patientin überhaupt Übungen anzubieten, die sie akzeptiert. Beim zweiten Treffen schon bringt sie einen Stapel von Büchern über ihre Vorbehandlungen mit, um zu dokumentieren, wie erfahren sie ist.

Der Therapeut gerät zunehmend in ein Dilemma. Die anfängliche Sympathie ist längst gewichen. Er fühlt sich von der Patientin immer öfter bevormundet. Die Gefahr wächst, als Gegenreaktion in einen Machtkampf zu geraten, wo er selbstverständlich unbedingt die Oberhand behalten will.

Es liegt in der Natur jeder Therapiesituation, dass der Therapeut die Spielregeln festsetzen muss. Es ist aber unnötig, sich autoritärer Verhaltensmuster zu bedienen. Selbstreflexion und die Fähigkeit, sich über die eigene Situation zu stellen, sind erfolgversprechendere Wege. Der Therapeut muss lernen, sich selbst bei der Therapie zu betrachten, Beobachter zweiter Ordnung im Sinne Heinz von Foersters zu sein.

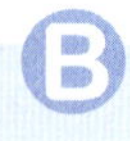

Fallbeispiel

Teil 2: „Lassen Sie mal – ich mach’ das schon.“

Im eben geschilderten Fall gelingt es dem Therapeuten durch genaue Reflektion der eigenen Gefühle, die Situation positiv zu lösen. Die Art und Weise, wie die Patientin mit ihm spricht, enthält Anklänge an die eigene Kindheit – nervtötende Belehrungen durch die eigene Mutter etc., die bei ihm zu konditionierten emotionalen Gegenreaktionen führen. Dank dieser Einsicht in die eigenen Mechanismen ist er in der Lage, die Patientin anders einzuschätzen und ihren überstarken Wunsch nach Anerkennung wahrzunehmen. Der Impuls, die Machtfrage zu stellen, bei der die Patientin unbedingt die Oberhand behalten muss, ist jetzt nicht mehr existent. Es entsteht eine Situation, wo keiner bestimmt, sondern beide sich einigen.

Eine Phase produktiver Zusammenarbeit schließt sich an. Denn auch die Patientin kann sich nun, zumindest bis zu einem bestimmten Grad, dem Therapeuten anvertrauen und eine Art Arbeitsbündnis [66] schließen. Trotzdem fällt es ihr nach wie vor schwer, sich innerlich fallen zu lassen und Gefühle zu zeigen, weil sie einfach alles mit dem Verstand steuern muss. Einerseits leidet sie unter diesem starren Korsett, andererseits hat es eine für sie notwendige Schutzfunktion.

Auffallend schnell will die Patientin den Abstand zwischen den Sitzungen vergrößern. Sie begründet dies damit, jetzt mehr Zeit zu benötigen, da sie die Übungen erst dauerhaft ausprobieren müsse. Ganz offensichtlich handelt es sich um Abwehr. Es ist wichtig, ihr diese Autonomie einzuräumen und ihr den Freiraum zu lassen.

Nach wenigen Wochen kehrt die Patientin von selbst zurück. Sie zeigt stolz, wie sie die neuen Übungen mit früher erworbenen verbinden kann. Nach 10 Stunden bereits ist die Behandlung beendet. Ein paar Wochen darauf kommt sie wieder in die Praxis – erneut ohne Voranmeldung –, um ihrem Therapeuten mitzuteilen, wie gut ihr die Behandlung getan hat und dass sie täglich weiterübe. Ab und zu würde sie aber gern noch „zur Auffrischung" kommen.

Bezeichnend im Fall von Frau F. ist jene erste Begegnung, wo der Therapeut ganz nebenbei erfuhr, dass die Patientin alle bisherigen Behandlungsformen nur kurz ausprobierte und dann in eigener Regie weiterführte. Dieses Muster einer hochautonomen Persönlichkeit wird sicherlich eine innere Entsprechung zu ihren früheren Lebenserfahrungen haben. Eine therapeutische Situation hat in solchen Fällen enge Grenzen. Frau F. gewann aber wichtige Hinweise und Impulse, sodass in ihrem Fall auch durch eine nur 10-stündige Behandlung eine bleibende Besserung erzielt werden konnte. Das Muster von Übertragung und Gegenübertragung hat in ihrem Fall zu einer erfolgreichen Therapie geführt, die gewissermaßen entgegen den Regeln verlief.

Übertragungs- und Gegenübertragungsphänomene sind von solch zentraler Bedeutung, dass ein Therapeut sich vor jeder Stunde fragen sollte: „Wie bin ich gestimmt, wenn der Patient kommt?", „Ist es für mich eine Pflichterfüllung, habe ich Angst oder freue ich mich auf den Patienten?" Gelegentlich kommt es sogar vor, dass ein Patient im Therapeuten so viel Antipathie auslöst, dass ein Therapieversuch sinnlos ist. Dann ist es besser, den Patienten zu einem Kollegen zu schicken, weil dieses „Gift" der Antipathie, das zwangsläufig aus einer negativen Gegenübertragung fließen würde, jeden Erfolg der Behandlung abtöten würde. Ein Therapeut darf gar nicht den Ehrgeiz haben, mit allen Patienten arbeiten zu können.

Eine viel subtilere Art der Gegenübertragung kann sich einstellen, wenn der Therapeut auf theoretische Modelle fixiert ist. Der Patient darf dann nicht er selbst sein, sondern sein Fall muss zur Methode passen. Sind die Symptome nicht vorhanden, die zur Vorstellung des Therapeuten passen, werden sie mühsam „aufgedeckt". Denn er muss entsprechend der Theorie reagieren. Der Eigenart des Patienten aber wird die Therapie auf keinen Fall gerecht. Es gilt sogar die Regel: Je souveräner sich ein Therapeut von einseitigen Theorien lösen kann, desto flexibler und erfolgreicher wird er die Behandlung führen können. Nicht jede Übung ist für jeden Patienten angemessen. Ein guter Handwerker verfügt nicht nur über ein Werkzeug, sondern über einen Werkzeugkasten. Eine noch größere Methodenvielfalt ist erforderlich, wo es um den Menschen in seiner ganzen Komplexität geht.

8.9 Die Persönlichkeit des Therapeuten

Ein Mensch, dessen Herz offen ist, fühlt mit, was die Menschen fühlen, mit denen er zu tun hat.
(Sati Nidiaye, Das Tao des Herzens)

Auch die Individualität des Therapeuten spielt eine große Rolle. Jeder Therapeut hat aufgrund seiner Persönlichkeit ganz spezifische Gegenübertragungsprobleme. Ein ehrgeiziger Therapeut möchte im Allgemeinen rasch Erfolge beim Patienten sehen, was er wiederum als Bestätigung seiner Person betrachtet und als Indiz für die Richtigkeit seiner Therapie. Ein „guter" Patient, der in diesem Sinne vorankommt, stabilisiert sein Selbstwertgefühl nach dem Motto: „Ein gut geratenes Kind ist der Stolz seiner Eltern."

8.9.1 Falscher therapeutischer Ehrgeiz

Freud wies bereits darauf hin, dass therapeutischer Ehrgeiz den Erfolg einer Behandlung hochgradig gefährden kann. Besonders dann, wenn es sich um Patienten handelt, die bei einem anderen Kollegen die Therapie abgebrochen haben. Der Therapeut übernimmt dann die Behandlung und übernimmt sich in der Regel dabei: Denn wo Krampf herrscht, bleibt der erhoffte Erfolg immer aus. Beide, Patient und Therapeut, reagieren dann auf ihre Weise: Der Patient erhebt oft offen den Vorwurf, dass die ganze Behandlung nichts tauge, im Übrigen sei er ja auch kein guter Patient, der Kollege habe das schon festgestellt, außerdem könne er die Therapie nicht begreifen. Der Therapeut wiederum zeigt dem Patienten offen oder versteckt seine Enttäuschung, dass dieser für die angebotene Therapie nicht geeignet sei oder einfach nicht genug übe.

8.9.2 Metakommunikation

Zwischen Patient und Therapeut geht es oft um solche wechselseitigen Schuldzuweisungen. Gibt das „Kind" – ob Therapeut oder Patient – seine Schuld zu, zeigt sich auch die Mutter großmütig. Wenn in Analogie dazu der Patient die Schuld auf sich nimmt, weil er bspw. zu wenig geübt hat, ist der Therapeut großmütig und verzeiht ebenfalls. Diese verhaltensbezogenen Mechanismen beeinträchtigen oder verhindern eine Entwicklung in der Stimmtherapie genauso wie in der Erziehung, Partnerschaft oder in der Arbeitswelt. Mit der nötigen Behutsamkeit angesprochen, lassen sich solche Komplikationen immer metakommunikativ verarbeiten und damit auch beheben: indem also Therapeut und Patient darüber sprechen, wie sie miteinander sprechen.

Konkurriert aber ein Patient mit dem Therapeuten über die Deutungshoheit, kann das Wechselspiel aus Übertragung und Gegenübertragung zu einem Match ohne Ende werden. Dies ist besonders dann der Fall, wenn der Therapeut nicht genug innere Größe besitzt, aus der Kampflogik auszusteigen (s. Kap. 5.3, (S. 37)).

B

Fallbeispiel

„Entscheiden Sie sich!"
Frau N. kommt wegen Stimmschwierigkeiten in die Praxis. Sie kennt sich auf dem Gebiet der Atmung bereits perfekt aus, da sie in einem verwandten Beruf tätig ist. Sie beherrscht sozusagen in Theorie und Praxis alles und hat dennoch stimmliche Probleme. Für Patientin und Therapeut eine diffizile Situation. Schon bei den einfachsten Atemübungen gibt es Konflikte und Meinungsverschiedenheiten. Hinzu kommt, dass der Therapeut zu jenem Zeitpunkt überarbeitet ist und sich außerstande sieht, sich mit elementaren Dingen auseinanderzusetzen. Er stellt die Frage in den Raum, ob es nicht besser sei, die Behandlung bei einem Kollegen fortzusetzen, mit dem sicherlich ein besseres Einvernehmen bezüglich der theoretischen Grundlagen möglich sei. Daraufhin lenkt die Patientin ein und bittet um eine Fortführung.

Das klare Entweder-oder hat die Konfrontation beendet, eine Behandlung ist möglich. Zudem kann sich der Therapeut jetzt auf jede Stunde innerlich einstellen, ohne sich in den Sog eines Konkurrenzkampfs zu stürzen. Innerhalb einer Behandlung gibt es gelegentlich derart grundlegende Komplikationen, die sich nur durch eine große Offenheit und eine klare Aussprache lösen lassen.

Die hier diskutierten Fälle aus der stimmtherapeutischen Praxis zeigen beispielhaft, dass jede erfolgreiche Behandlung von Stimmerkrankungen, die auf Kommunikationsstörungen beruhen, letztlich davon abhängen wird, ob es gelingt, eine tragfähige und vertrauensvolle Beziehung zwischen Therapeut und Patient zu entwickeln. Zur Vertiefung sei noch einmal auf die grundlegende Bedeutung der kommunikativen und intersubjektiven Ebene verwiesen.

8.10 Berührungsängste in der Therapie – ein unterschätztes Problem

Man ist nur glücklich durch das, was man fühlt. (Sully Prudhomme)

Die Körperarbeit ist in der Stimmtherapie von großer Bedeutung. Daher widmen wir ihr ein eigenes Kapitel (s. Kap. 17). An dieser Stelle soll auf eine gewisse Problematik aufmerksam gemacht werden, die durch die unmittelbare „Kontakt-Nähe" von Patient und Therapeut entstehen kann.

Haltung und Bewegung sind Grundvoraussetzungen jeder Stimmarbeit. Die Skelettmuskulatur und die Atem- und Sprechmuskulatur dürfen sich nicht gegenseitig hemmen. Sie sollen als Team rhythmisch zusammenspielen. Das innere Loslassen, das dazu erforderlich ist, kann durch vielfältige Kontaktübungen am Boden, auf dem Stuhl oder an der Wand erlernt werden. Das Anfassen durch den Therapeuten, sei es durch Anlehnen, sei es durch das Halten mit den Händen oder als Widerstand, um in einem umschriebenen Bereich aktiv zu werden, ist hilfreich. Es bewirkt in der Regel positive Gefühle beim Patienten, sodass es diesem leichter fällt, sich zu lösen. Es entstehen aber u. U. auch schmerzliche Empfindungen durch Erinnerungen oder dadurch, dass der Patient möglicherweise eine solch intensive Nähe nicht oder seit Langem nicht erlebt hat.

Solche Probleme werden oft unterschätzt. Es empfiehlt sich daher, sich zu vergewissern, ob der Patient die Körperarbeit mit der darin liegenden Intimität psychisch auch verkraften kann.

Vorsicht

Es ist absolut notwendig, den Patienten jedes Mal um sein Einverständnis zu bitten, wenn er bei Körperübungen angefasst werden soll.

8.10.1 Die Wünsche des Patienten erspüren

Eine weitere Grundsatzfrage betrifft die Position, in der ein Patient in einer konkreten Situation arbeiten möchte – sitzend, stehend oder liegend. Häufig kommt zunächst die Antwort: „Das ist mir egal, Sie wissen schon, was richtig ist." Die Nachfrage „Spüren Sie doch mal genau in sich hinein, was Ihr Körper wirklich möchte" hat dann meist eine klare Antwort zur Folge, etwa: „Also, liegen möchte ich heute nicht." Wir gewöhnen den Patienten auf diese Weise allmählich daran, dass er mehr auf sich und sein Gefühl achtet, weniger darauf, was andere möchten.

Bei der Körperarbeit, wie schon bei der Arbeit an der Stimme, sollte sich der Therapeut über die eigene seelische Verfassung im Klaren sein. Im direkten Kontakt überträgt sich jede Missstimmung und Verspannung unweigerlich auf den Patienten. Oder sie beeinträchtigt den Therapeuten, mit der nötigen Behutsamkeit auf ihn einzugehen. Das einzig Konstante ist bekanntlich der Wandel. In jeder Therapiestunde ist ein Mensch anders gestimmt, dies gilt natürlich auch für den Therapeuten. Fühlt er sich im Augenblick in der Lage, den Patienten mit der nötigen Sensibilität anzufassen oder ist er selbst zu angespannt? Hier sollte er ehrlich zu sich sein – und eine solche Übung im Zweifelsfall lieber vertagen.

8.10.2 Der Patiententypus

Bei allen diagnostischen und therapeutischen Interventionen müssen ferner die jeweilige vegetative Ausgangslage, der Konstitutions- und Reaktionstyp des Patienten und seine Grundeinstellung berücksichtigt werden. Handelt es sich um einen eher verschlossenen Menschen mit intensivem Innenleben, um eine introvertierte Persönlichkeit, oder ist es ein nach außen gewandter, aufgeschlossener und extrovertierter Mensch? In der Praxis lassen sich Patienten selten dem einen oder dem anderen Persönlichkeitstypen klar zuordnen. In der Realität finden sich fließende Übergänge. Der Therapeut sollte aber wissen, welchem dieser Bereiche der Patient näher steht, damit er auf dessen Reaktionsweisen mit den adäquaten spannungslösenden oder spannungssteigernden Übungen eingehen kann (s. Kap. Verbesserte Eigenwahrnehmung, (S. 135)).

8.10.3 Körperkontakt und Machtfaktoren

Besondere Gefahren liegen vor, wenn der Therapeut selbst ein mangelndes Selbstwertgefühl hat. Damit wächst die Versuchung, im Windschatten der Behandlung narzisstischen Profit zu ziehen. Der Therapeut wird selbst das Zentrum der Therapie. Er läuft Gefahr, sich als großer Heiler zu inszenieren, indem er behandelt, statt den Patienten zur Selbsthilfe zu führen. Gewinnt beim Therapeuten die Rolle des Retters entscheidenden Einfluss, ist die Gefahr des Sichbemächtigens überaus groß. Jedes Anfassen kann dann beim Patienten erhebliche Angstgefühle auslösen, die oft auf abergläubisch-magische Wurzeln zurückgehen. In solchen Situationen brechen alte Wunden auf, verborgene Traumata mit seelischen Verletzungen werden akut, die Schmerzen und unangenehme Erinnerungen auslösen können.

Sorgfältig muss auch die Frage überlegt sein, wo man einen Patienten anfassen soll und darf. Das Berühren der Rückenpartien ist im Allgemeinen weniger problematisch als das der vorderen Körperregionen. Die Vorderseite gilt als der empfindlichere und verletzlichere Teil, von erotischen Konnotationen ganz zu schweigen. Tiere fangen an zu beißen, wenn man sie dort anpackt, oder sie geben ihrem Wohlgefühl Ausdruck, wenn sie an Bauch oder Brustkorb gestreichelt werden.

Trotz dieser möglichen Komplikationen stellt die Körperarbeit im Rahmen der Stimmtherapie einen wichtigen, oft sogar unverzichtbaren Teil der Behandlung dar. Die Grundlagen, Indikationen und Möglichkeiten körperorientierter Verfahren in der Stimmtherapie werden später ausführlich vorgestellt. (s. Kap. 17).

8.11 Anforderungen und Voraussetzungen in der Stimmtherapie

Sieh nur zu, dass du nicht schadest, wenn du anderen zu helfen wünschst. (Ovid)

Gerade ein ganzheitlich orientierter Stimmtherapeut muss eine Reihe von Voraussetzungen erfüllen, wenn er seiner Rolle als „Kommunikationstherapeut" gerecht werden will [108].

Die Einbindung in ein formelles Arbeitsbündnis schützt den Therapeuten natürlich nicht vor seinem eigenen Unbewussten, vor jenen seelischen Vorgängen in seiner Persönlichkeit also, die eine Therapie oft tiefgreifender beeinflussen als die stimmtherapeutischen Übungen. Je besser er seine eigenen Stärken und Schwächen kennt, je ehrlicher er als Therapeut zu sich selbst ist, desto sicherer ist er im täglichen Auf und Ab seiner Praxis vor Einbrüchen gefeit. Der „Selbsterfahrene" sieht auch leichter die Individualität des anderen, er kann den Patienten klarer wahrnehmen, ihn achten und seine Unterschiede respektieren und annehmen.

Praxistipp

Der Vorschlag, sich im Rahmen seiner Ausbildung einer Psychotherapie und einer Stimmanalyse zu unterziehen, sollte jeden angehenden Stimmtherapeuten zumindest zum Nachdenken anregen, nicht wenige sehen dies als eine Grundlage für die angestrebte Tätigkeit an.

8.11.1 Persönlichkeit als Heilmittel

Aus Beobachtungen und empirischen Untersuchungen zu Therapieverläufen wissen wir, dass oft nicht nur die angewandte Methode wirksam ist, sondern dass zumindest gleichrangig auch die Persönlichkeit des Therapeuten wirkt, und – damit zusammenhängend – die intersubjektive Qualität der therapeutischen Beziehung. Jeder Therapeut muss daher immer wieder neu seine eigene Arbeitsweise ausdifferenzieren und entwickeln, über praktische Erfahrung wachsende Einsicht gewinnen und die eigenen Grenzen immer exakter bestimmen. Am Anfang dieses Weges steht die Fähigkeit, dem Patienten zuzuhören und sich auf ihn einzustellen. Am besten holen wir jeden Patienten „dort ab, wo er sich befindet", um ihn dann während seiner Entwicklung zu begleiten.

8.11.2 Potenziale entdecken und entwickeln

Meistens geht es gar nicht darum, dem Patienten etwas „Falsches" wegzunehmen und ihm dafür etwas „Richtiges" beizubringen, wie es Konditionierungsansätze sehen, sondern darum, vorhandene, schlummernde Potenziale zu fördern und zu entwickeln. Bei einer ganzheitlich an der Gesamtpersönlichkeit des Patienten orientierten Stimmtherapie kommt also etwas hinzu, sie versucht, selbstheilende Kräfte im Patienten zu aktivieren. Der Patient soll aus einer eher passiven wieder in eine aktive, eigenständige Stellung gelangen, die es ihm ermöglicht, souverän mit seinem Körper umzugehen. Der Therapeut aber muss diese Prozesse aus eigener Erfahrung kennen, um zu sehen, wie sie sich beim anderen anbahnen.

8.11.3 Die innere Instanz

Wahrscheinlich trägt jeder von uns eine Instanz in sich, die sich als innerer Führer und Heiler bezeichnen lässt. Diese Instanz ist der eigentliche Adressat einer Stimmtherapie, an sie muss man appellieren, um die Autonomie und Selbstständigkeit des Patienten zu fördern und eine Weiterführung der Therapie bis zum erfolgreichen Abschluss zu ermöglichen. Besondere Anforderungen an den Therapeuten stellen sich immer dann, wenn er sich eigener Unzulänglichkeiten bewusst wird. Besonders Berufsanfänger laufen dann Gefahr, in Selbstzweifeln zu ersticken. Gefühle von Schuld und Versagen aus der Kindheit werden gelegentlich aktualisiert, Erinnerungen an ängstigende und bedrohliche Situationen des Abgelehnt- oder Ausgesetztseins. Diese Angstbesetztheit erschwert einen realistischen und angemessenen inneren Dialog über die Fehlerquellen, aus dem man auf solch nüchterne Art am meisten lernen würde.

Das Thema der hilflosen Helfer wurde von Schmidbauer ausführlich popularisiert: Ohnmacht und Macht liegen in der Therapie dicht beieinander, sie sind die sprichwörtlichen 2 Seiten derselben Medaille. Ein fordernder und aggressiver Patient kann im Therapeuten Ohnmachtsgefühle auslösen, mit der Folge, dass er wie ein angepasstes Kind reagiert und dem Querulanten alles recht machen will, indem er das ganze Arsenal aufbietet, das er an Methoden beherrscht. Durch Übereifer aus einer Schwächeposition heraus vergisst er aber seine therapeutischen Ziele. Der Erfolg bleibt für den Patienten aus, was den Teufelskreis erst richtig rotieren lässt. Wird diese Schwäche in ihrer Systematik nicht reflektiert und erkannt, besteht die Gefahr einer forcierten Selbstbehauptung dem Patienten gegenüber.

8.11.4 Der übermächtige Therapeut

Vice versa gibt es ebenfalls verhängnisvolle Mechanismen in der therapeutischen Beziehung. Ein mächtiger Helfer braucht einen ohnmächtigen Patienten, der keinesfalls aktiv werden darf und somit auch nie fähig sein wird, die Stimme zu erheben. Die Übermacht des Therapeuten bewirkt dann – wie dies Guggenbühl-Craig in „Macht als Gefahr beim Helfer" [66] beschrieben hat – eine Schwächung des Patienten. Seine Schwäche ist typischerweise ein Ausdruck des mangelnden Wissens und fehlender Erfahrung beim Therapeuten. Auch aus diesen Gründen ist eine Psychotherapie während der Ausbildung eines Stimmtherapeuten sinnvoll.

8.11.5 Der schöpferische Therapeut

Einen schöpferischen Therapeuten hingegen zeichnen Kraft und Vitalität aus. Er lässt den Patienten frei, er glaubt an seine Entwicklung, er fördert seine Selbstständigkeit und er freut sich selbst dann, wenn der Patient andere Wege beschreitet, als der Therapeut vorschlug oder für sinnvoll hielt. Der starke und schöpferische Therapeut will gewissermaßen mehr Seinesgleichen. In abgeschwächter Form sollte auch für den Stimmtherapeuten die Prämisse gelten, zunächst beim Patienten zu schauen, dort etwas in Bewegung zu setzen und den Heiler im Patienten selbst zu sehen.

8.11.6 Selbstanalyse

Übertragungs- und Gegenübertragungsphänomene lassen sich nie ganz ausschalten. Man kann sie sich aber bewusst machen und sie in Grenzen halten. Erst danach ist es möglich, die Entwicklung des Patienten in den Mittelpunkt der Therapie zu stellen. In der ständigen Auseinandersetzung mit der eigenen Geschichte lernt der Therapeut zunehmend, die Komplikationen der therapeutischen Beziehung aufzufangen und zu beheben.

Merke

Um sein seelisches Gleichgewicht zu erlangen, ist es sowohl für den unerfahrenen wie den erfahrenen Stimmtherapeuten unerlässlich, unbewusste und unreflektierte Prozesse bei sich zu erkennen und zu lernen, damit produktiv umzugehen.

Auf diese Weise bleibt der Therapeut ein lernender und forschender Helfer, niemals wird aus ihm ein schlechter Therapeut, der meint, schon alles zu wissen. Immer wieder gibt es neue Aspekte im therapeutischen Geschehen, auch die eigene Persönlichkeit ist ein unerschöpflicher Quell der Erkenntnis. Je länger und genauer man sich selbst kennt, umso leichter ist es möglich, den anderen im Vergleich zum eigenen Selbst zu verstehen und ihm gerecht zu werden. Schon droht die Gefahr, den anderen zu sehr durch die eigene Brille zu sehen. Vor jeder Diagnose steht daher immer auch die Selbsterkenntnis und das kritische, reflexive Wahrnehmen der eigenen Person.

8.11.7 Selbsterfahrungsgruppen für Therapeuten

Für das Verhältnis von Arbeit und Regeneration lassen sich keine allgemeinverbindlichen Regeln aufstellen, da jede Behandlungsform von der eigenen Geschichte geprägt ist. Jeder Therapeut muss seine eigene Gangart finden, in der er am sinnvollsten arbeiten kann. Genauso individuell muss die eigene Fortbildung organisiert sein. Um sich aber ständig dem lebendigen Austausch mit sich und seiner Geschichte zu stellen, bieten Selbsterfahrungsgruppen und Supervisionen oft wertvolle Hilfen und Unterstützung.

Ein eigentlich selbstverständlicher Punkt wird leider oft vernachlässigt:

Merke

Jeder Stimmtherapeut sollte regelmäßig vom Subjekt zum Objekt seiner eigenen Methoden werden, er sollte also seine Stimme unter Anleitung schulen und trainieren. Denn die eigene stimmliche Entwicklung zu erleben, zu erfahren, wie sich psychische Vorgänge im stimmlichen Bereich ausdrücken, muss auch nach der Ausbildung ein fester Bestandteil im beruflichen Leben des Stimmtherapeuten bleiben.

Man kann solche Übungen durchaus mit der klassischen Lehranalyse des werdenden Psychotherapeuten vergleichen: Ein Therapeut kann nicht vom Patienten stimmliche Leistungen erwarten, die er an sich selbst nie erfahren hat. Nur so scheint es uns letzten Endes möglich, an eine Stimmtherapie ganzheitlich heranzugehen und ein umfassendes Problembewusstsein auch beim Patienten zu wecken.

9 KIIST – das Konzept einer Interaktionalen und Integrativen Stimmtherapie

9.1 Einleitung

Wir würden unser Wissen nicht für Stückwerk halten, wenn wir nicht den Begriff des Ganzen hätten. (Johann Wolfgang v. Goethe)

Das Konzept einer Interaktionalen und Integrativen Stimmtherapie (KIIST) wird von der Überzeugung getragen, dass jeder Mensch ein einzigartiges Individuum ist mit einer unwiederholbaren Lebensgeschichte. Seine Subjektivität, die in der Stimme aufklingt, kann erst durch die Verflochtenheit leiblicher, sozialer, zeitlicher und umweltorientierter Bezüge begriffen werden. In der Vielschichtigkeit seines persönlichen Erscheinungsbilds steht der Mensch mit seiner individuell erlebten Stimmerkrankung im Mittelpunkt des therapeutischen Geschehens.

Das KIIST entstand auf den Grundlagen der integrativen Medizin und der Psychosomatik. KIIST verfolgt den systemorientierten Ansatz, der das Phänomen in ihrer Ganzheit, ihren Teilen und ihrem Kontext untersucht und versteht.

9.2 Der Begriff „interaktional“

Der Begriff „interaktional“ im Namen des KIIST zielt auf den Dialog, auf das Miteinandersprechen als unabdingbare Voraussetzung einer Stimmtherapie. Nur im dialogischen Geschehen kann sich eine tragfähige und vertrauensvolle Beziehung zwischen Patient und Therapeut entwickeln, ohne die eine Therapie nicht erfolgreich verlaufen kann.

Der Begriff „interaktional“ verweist zugleich auf die Tatsache, dass jede Stimmerkrankung auch als Kommunikationsstörung anzusehen ist, die mehr oder minder deutlich in Veränderungen auf der Begegnungs- und Beziehungsebene zum Ausdruck kommt. Die kommunikative Kompetenz und die positive intersubjektive Haltung des Therapeuten tragen dazu bei, dass sich ein dialogisches Geschehen entfalten kann. Oft muss beim Patienten auch erst die Fähigkeit zum Dialog entwickelt werden.

Von den 3 Faktoren des biopsychosozialen Modells deckt Interaktionalität 2 Ebenen ab: den psychischen und den sozialen Bereich. Häufig zeigen sich pathologische Interaktionen, sei es im beruflichen oder familiären Umfeld des Patienten, als deren Folge Veränderungen der Stimmfunktion auftreten können. Aber auch innerhalb des therapeutischen Prozesses können misslingende Interaktionen zwischen Patient und Therapeut die Therapie erheblich behindern.

9.3 Der Begriff „integrativ“

Der Begriff „integrativ“ im Namen des KIIST hat eine 3-fache Funktion. Er weist hin auf

- die integrative Medizin als theoretisches Basislager,
- das systemtheoretische Verständnis, das die verschiedenen körperlichen Subsysteme des Menschen integriert und wechselseitig aufeinander bezieht,
- die Vielfalt methodischer Ansätze. Die integrativen Prinzipien des Zusammenschauens des Diagnostikprozesses mit dem Zusammenwirken im Therapieprozess führen dazu, dass verschiedene Verfahren sich miteinander als „integrative Praxis“ zu einem situativ verfahrenden therapeutischen System verschränken, das flexibel auf wechselnde Anforderungen reagieren kann.

Die therapeutische Konsequenz ist, dass sich alle Interventionen unausweichlich auf Funktionszusammenhänge beziehen: Eine Einflussnahme auf einen Faktor verändert auch die Parameter der anderen. Es ist ähnlich wie in einem Spinnennetz: Zupfen wir an einem Faden, ist das ganze Netz tangiert. Jede Änderung in einem Teilsystem ändert auch die anderen Systeme. So bewirken Maßnahmen, die auf die Physis des Patienten ausgerichtet sind, immer auch psychische Veränderungen und umgekehrt.

► **Der multidimensionale therapeutische Ansatz.** Diese Sichtweise erfordert im stimmtherapeutischen Prozess eine Denkweise, die sich nicht primär an Einzelproblemen orientiert, sondern an übergreifenden, dynamischen Strukturen ausrichtet, um komplexe Systeme und ihr Verhalten angemessen zu verstehen. Eine integrativ ausgerichtete Stimmtherapie verlangt eine Neuordnung des therapeutischen Selbstverständnisses, indem es die Zusammenhänge und Beziehungen betont statt einzelner Teilbereiche und Teilprozesse. Sie integriert diese in ein übergeordnetes Ganzes, um Erfolge bei der Therapie systemisch verstandener Stimmprobleme zu erzielen. Daraus ergibt sich notwendigerweise ein multidimensionaler therapeutischer Ansatz, dessen Interventionen durch ein synergistisches Gesamtkonzept sinnvoll verknüpft sind.

▸ **Die richtige Wahl der Methode.** Die Frage nach der effektivsten Methode, in der mechanistisch-reduktionistischen Medizin oft gestellt, erübrigt sich somit beim KIIST: Im Therapieprozess des KIIST haben viele Methoden ihren Platz, keine von ihnen wirkt immer oder bei jedem Patienten gleich gut.

> **Merke** M!
>
> Es geht im KIIST weniger um die Methode der Wahl als um die richtige Wahl der Methoden vor dem Hintergrund eines ganzheitlichen Menschenbildes, das in der integrativen Medizin seinen Ursprung hat.

Das KIIST steht in Anerkennung auf den Schultern vieler Vorgänger, um auf diese Weise neue Perspektiven, Einsichten und Handlungsmöglichkeiten zu gewinnen. Es ist eine methodenplurale Methode der Stimmtherapie.

9.4 Therapieziele des KIIST

Ziel des KIIST ist, unangemessene kompensatorische Funktions- und Verhaltensmuster durch angepasste und physiologisch sinnvollere zu ersetzen. Das erschütterte Grundvertrauen in die Verlässlichkeit der eigenen Stimme ist zurückzugewinnen. Dazu ist die Funktionsfähigkeit so weit wiederherzustellen, dass diese auf der Basis eines individuell erreichbaren Optimums den stimmlichen Anforderungen des zwischenmenschlichen Alltags wie auch den wechselnden berufsspezifischen Belastungen gewachsen ist.

Bei organisch bedingten Residualzuständen wie bei postoperativen Verläufen oder chronifizierten Funktionen ist eine realistische Einschätzung der möglichen Leistungsfähigkeit der Stimmfunktion besonders wichtig. Gegebenenfalls ist der Patient psychisch zu begleiten, bis er in der Lage ist, seine veränderte Stimme zu akzeptieren und in sein Selbstbild zu integrieren.

Ein universelles Therapieziel heißt daher „subjektiver Fortschritt“. Der Patient muss spüren und erfahren, dass er auf dem Weg der Besserung ist – wie relativ auch immer dieser Fortschritt sein mag. Diese Erfahrung gibt ihm Zutrauen und Zuversicht in den Therapieverlauf. Sie bewirkt zusätzliche Motivation, den Weg mit dem Therapeuten gemeinsam weiterzugehen.

9.5 Therapeutische Grenzen

Bisweilen bleibt die eigentliche Ursache einer Stimmerkrankung der Einsicht lange verborgen. So lange, bis der Patient im stimmtherapeutischen Prozess zu der Erkenntnis gelangt, dass seine Erkrankung ein Indikator sei, ein Ausdruck einer Problematik, die auf persönlichen oder zwischenmenschlichen Krisenkonstellationen beruht. Wenn sich die Parameter derart grundlegend verändern, wechselt auch die Gesamtschau des Problems. Der Schwerpunkt der Behandlung kann sich dann von der Therapie der Stimme hin zur Therapie eines psychologischen Ausnahmezustandes verlagern. In solchen Situationen darf nicht gezögert werden, Fachleute anderer Disziplinen – bspw. der Psychotherapie – im Einverständnis mit dem Patienten hinzuzuziehen.

▸ **Interdisziplinarität im KIIST.** Je nach der zugrunde liegenden Symptomatik, dem Therapieverständnis des Therapeuten und des Menschenbildes in seiner soziokulturellen Welt, bestehen wechselhafte Beziehungen zwischen den Disziplinen, die die Stimme umgeben bzw. in sie involviert sind. Richten wir bspw. unsere Aufmerksamkeit auf die Rolle der Stimme im Interaktionsprozess, sind Bereiche der Sprach- und Sprechwissenschaften integriert, der Phonetik als Zweig der Kommunikationswissenschaften, der Rhetorik mit den Teilbereichen Stimmwirkung und Psychologie sowie anthropologische Aspekte. Aus den Wechselbeziehungen verschiedener Fachbereiche entstehen oft weiterführende Erkenntnisse für die Diagnostik und das therapeutische Handeln. Um diese anwendungsbezogen nutzen zu können, muss der Stimmtherapeut Grundkenntnisse in diesen Bereichen haben, damit er sie sinnvoll in sein Gesamtkonzept einordnen kann.

9.6 Der Therapeut im KIIST

Dem Therapeuten erscheint jede Stimme als ein individuelles Wunder, jede einzelne Stimme hat ihr Potenzial. Es gilt daher, die Stimme nicht im Hinblick auf ein Ideal zu formen, sondern Unterschiede zu achten. Schließlich kann eine raue Stimme eines Soulsängers die Seele ebenso berühren wie der Belcanto eines weltberühmten Tenors. Natürlich unterscheiden sich beide Stimmen in ihren technischen Möglichkeiten, nicht aber in ihrer emotionalen Kompetenz. Und letztlich liegt alle Schönheit im Ohr des Zuhörers. Hier – im Entdecken und Entfalten stimmlicher Ressourcen – liegt das eigentliche Arbeitsfeld des Stimmtherapeuten.

Dieser nähert sich seiner Aufgabe achtungsvoll – wie ein Edelsteinschleifer dem Diamanten. Er betrachtet das Problem von allen Seiten, entdeckt dabei immer neue Facetten und erzeugt dann mit einem umfangreichen therapeutischen Instrumentarium ein Maximum an Strahlkraft, indem er das natürliche Potenzial seines Juwels erschließt.

▸ **Kernkompetenzen des Therapeuten: Intuition, Einfühlung und Erfahrung.** Das therapeutische Vorgehen nach dem KIIST erfordert vom Stimmtherapeuten weit mehr Intuition, Einfühlung und Erfahrung als das Vorgehen eines festgelegten Übungsplans. Oft ist die Intuition der Schlüssel, wenn man in komplexen Systemen wesentliche Änderungen erreichen will. Dieser „intuitiv rationale Sinn lässt uns dann erkennen, wann wir uns einem kritischen Systemaspekt annähern. Manchmal kann man das wirklich fühlen, man weiß dann einfach, dass man sich einem wichtigen ‚Hebelpunkt' nähert" (Senge, zit. n. [[15] S. 274]).

Bei allen intuitiven Vorgängen muss sich der Therapeut mit wacher Sensibilität seiner strategischen Ziele bewusst bleiben. Immer unter der Prämisse: Was braucht dieser Patient in diesem Augenblick, um seinem Ziel näher zu kommen, was nützt und hilft ihm in dieser konkreten Situation?

▸ **Wie ein Segler: mal kreuzend gegen den Wind – mal mit dem Wind.** Der Therapeut leitet nicht nach einem starren Plan, sondern lässt sich zielorientiert auf ein dynamisches Geschehen ein. Auch ein Segler weiß nicht, woher der Wind im nächsten Moment wehen wird, obwohl ihm immer klar ist, wohin er segeln will. Mal wird er kreuzen, mal die Segel reffen, dann wieder den Spinnaker setzen. In jedem Fall handelt er situativ angemessen, wie auch ein Stimmtherapeut. In diesem Prozess bleibt der Patient ständig eingebunden, da der Therapeut auf dessen Mitsuchen und Spüren angewiesen ist. Zugleich erhält der Patient den notwendigen Freiraum, Eigenressourcen und Selbstheilungskräfte wirken zu lassen, vor allem aber auch seine Motivation und seine eigenen Bedürfnisse im Therapieprozess.

Das Prinzip der fortschreitenden schrittweisen Erfolge im KIIST gleicht dabei, um im Bild zu bleiben, dem Durchführen erfolgreicher Segelmanöver, die immer auch von den Möglichkeiten des Bootes abhängen. Die Stimmtherapie knüpft dabei analog an die Möglichkeiten des Patienten an. Bei einer heiseren Stimme gilt es zunächst, jenen Tonbereich herauszufinden, der noch am leichtesten und am klangvollsten zu reproduzieren ist. Oder es wird die Entwicklung einer verschütteten Fähigkeit angestrebt, die auf das individuelle Stimmgeschehen wiederum Einfluss nimmt.

▸ **Ohne Rezeptbuch.** Für angehende Stimmtherapeuten mag dieses Verfahren zunächst nicht immer einfach sein, weil es kein „Rezeptbuch" gibt. Diagnostische, interpretatorische und auch intuitive Fähigkeiten treten an die Stelle von Durchführungsvorschriften. Als „Therapiemanager" beobachtet und koordiniert der Stimmtherapeut den Heilungsprozess, der sich in ständigem Fluss befindet.

9.7 Die therapeutische Praxis im KIIST – Leitlinien

Im therapeutischen Prozess müssen bestimmte Leitlinien sichergestellt werden. Diese werden nachfolgend zusammengefasst:

▸ **Eigenverantwortlich.** Jeder Mensch lebt in einer nur ihm selbst zugänglichen individuellen Wirklichkeit. Die Einsicht, dass die individuelle Wirklichkeit eines Menschen Voraussetzung für seine Fähigkeiten zum Handeln ist, besagt, dass der Patient selbst für sich Verantwortung übernimmt. Er ist so zu fördern, dass er eigenverantwortlich auf dem begonnenen Weg fortschreiten, die eigene Kontrollfähigkeit der Stimmfunktion vervollkommnen kann, um stimmschonend seinen sprecherischen Anforderungen im beruflichen und privaten Bereich gerecht zu werden.

▶ **Ganzheitlich.** Nicht allein der Kehlkopf, die Heiserkeit oder das Stimmversagen stehen im Mittelpunkt, sondern immer der stimmkranke Mensch als ganzheitliches Leib-Seele-Geist-Subjekt in seinem sozialen Umfeld, den es mitsamt seiner „Fehlfunktion" zu respektieren gilt.

▶ **Biopsychosozial.** Der stimmkranke Patient wird in seinem biografischen Kontext, in seinem sozialen Umfeld und als psychisch-seelische Identität gesehen, die aus dieser Wechselwirkung resultiert.

▶ **Prozessual.** Stimmdiagnostik und Therapie verlaufen in einem offenen, interdisziplinären und methodentoleranten Prozess, der nicht determiniert ist. Oft geben erst die positiven oder negativen Ergebnisse eines Therapieschritts Hinweise auf die Ursache der Erkrankung. Die Modifikation des Vorgehens gehört daher zwingend zum Vorgehen des KIIST.

▶ **Empathisch.** Unausweichlich entsteht eine therapeutische Beziehung. Positiv ist sie, wenn sich eine Vertrauensbasis bildet. Der Therapeut muss sich in den Patienten einfühlen. Ohne Empathie, ohne innere Aufmerksamkeit und Anteilnahme, ohne Zuhören-, Heraushören- und Abwartenkönnen, ohne Intuition und kontinuierliche Reflexion der eigenen Wahrnehmung kann kein Therapeut seinen Patienten adäquat verstehen und erkennen, was er in einer ganz konkreten Situation benötigt.

▶ **Beratend.** Der Therapeut ist ein Begleiter des Patienten. Er leitet diesen auf dem Weg durch die Behandlung und gibt ihm Hilfe und Ermutigung. Nach Balint [8] ist er selbst ein wichtiges Therapeutikum im Behandlungsprozess.

▶ **Bewusst.** Das Bewusstsein für habituelle Abläufe und die damit verbundenen Gefühle muss im Patienten multisensorisch geweckt werden. Eine Wahrnehmungsschulung erfolgt auf der kinästhetischen, taktilen und auditiven Ebene.

▶ **Ausdrucksvoll.** Das KIIST setzt am muskulären System an und fördert das emotionale Ausdrucksverhalten. Der Ausgleich muskulärer Überspannung, in Kombination mit einer verbesserten Körperhaltung, bewirkt keineswegs nur eine physiologische Tonusregulierung in den Muskelgruppen, die an Atmung, Stimmgebung und Lautbildung beteiligt sind. Es kommt darüber hinaus auch zu entlastenden Effekten im vegetativen und emotionalen Bereich.

▶ **Reflexiv.** Therapieerfolge im motorischen, mentalen und stimmlichen Bereich können nur dann dauerhaft sein, wenn sich auch das Selbstbild des Patienten, seine eingefahrenen Verhaltensformen und fixierten Überzeugungssysteme gewandelt haben. Dies gilt auch für die erwünschten Veränderungen des Stimmklangs. Der Patient wird dann die Person sein, die er „erklingen" lässt.

▶ **Motivierend.** Im KIIST hat die Aktivierung bisher ungenutzter Fähigkeiten und Potenziale einen besonderen Stellenwert. So wächst das Vertrauen in die eigene Leistung, das Selbstwertgefühl steigt, Selbstheilungskräfte werden in Gang gebracht und die Eigenverantwortlichkeit gestärkt. Eine positive Entwicklung der Persönlichkeit hat immer auch einen positiven Einfluss auf die Stimme.

▶ **Dialogisch.** Der Kommunikation zwischen Therapeut und Patient kommt eine besondere Rolle zu: Nur eine konsequente, in sich stimmige Kommunikation ermöglicht eine tragfähige Patient-Therapeut-Beziehung. Ihre Einübung in der Therapie und die Übertragung auf die Kommunikation im privaten und beruflichen Bereich ist bereits ein Teil des Heilungsprozesses. Vom Therapeuten sind also sowohl die Kommunikationsstrukturen im familiären und beruflichen Umfeld des Patienten als auch die zwischen ihm und dem Patienten zu analysieren.

▶ **Symptomorientiert.** Das KIIST setzt auf ein umfassendes System strukturierter Übungsmaßnahmen. Mithilfe eines großen methodischen Repertoires lassen sich nach neurophysiologischen und sensomotorischen Gesichtspunkten fehlerhafte Muster löschen und – nach einem begrenzten Zeitraum der Überwachung – neue Muster in vollständige Automatisierung überführen.

▶ **Ressourcenorientiert.** Das KIIST holt den Patienten dort ab, wo er steht. Es geht von den vorhandenen Fähigkeiten und Möglichkeiten aus, die es aufzudecken, zu entwickeln und zu aktivieren gilt, um die Selbstregulation beim Patienten wiederherzustellen.

9.8 Die zentralen Bereiche der Therapie

Es ist nicht genug zu wissen, man muss es auch anwenden, es ist nicht genug zu wollen, man muss es auch tun. (Johann Wolfgang v. Goethe)

Es fußen 3 Grundformen der Behandlung auf den Leitlinien des KIIST
- Die Basis-Therapie
- Die störungsspezifische Therapie
- Die interaktionale Therapie

Inwieweit und in welcher Form Teilbereiche der Basis-Therapie mit denen der störungsspezifischen und interaktionalen Therapie integriert werden, hängt vom Befund und von der konkreten Therapiesituation ab.

9.8.1 Basis-Therapie

Fassen wir die Stimme als Produkt einer evolutionären Entwicklung auf, die sich in jedem Individuum ontogenetisch wiederholt, gewinnen wir jenen Blick, der uns auf die einzelnen Stufen dieser Entwicklung als Ansatz zu therapeutischen Interventionen hinführt. Denn es gibt immer noch einen genetischen Ablaufplan bei der Stimmentwicklung, dessen einzelne Schritte sich beim kindlichen Erwerb der Vokalisation deutlich beobachten lassen (s. Kap. 3 Ontogenese der Stimme).

Das Band früher Völker

Es bilden die Elemente den therapeutischen Ansatz, die ich das „unsichtbare Band früher Völker" nennen möchte. Es sind jene Fähigkeiten zu rhythmisch verwurzelten Lebensäußerungen, die wir als phylogenetisches Erbe in uns tragen. Sie beruhen auf Bewegungen, dem Schwingen, dem Pendeln, dem Schaukeln, dem Sich-Wiegen und dem Tanz. Sie sind mit stimmlichen Improvisationen und Ausdruckselementen verbunden, die in der vorsprachlichen Phase der Kindheit verwurzelt sind: Schreien, Lachen, Weinen, Schnalzen, Blubbern, Prusten, Seufzen, Gähnen, Brummen sind auf das unbewusste Reich des Limbischen zurückgezogen, ebenso wie magische Formeln, kindliche Lallgesänge und rhythmische Reime. „Diese Lautäußerungen stehen uns näher als die artikulierte Sprache", sagt Marius Schneider 1955 [164], sie entstehen spontan, sie sind genetisch in uns verankert und als archaische und vorsprachliche Erfahrungen in uns gespeichert.

Urzeitliches in Stimme und Musik

Die Elemente der Tongebung bei den Urvölkern sind auch Elemente der Tongebung in der avantgardistischen Vokalmusik. Semantische Sprache und ihre Verstehbarkeit mit Hilfe des Intellekts werden ersetzt durch Lautsprache und deren Verstehbarkeit über das Gefühl. So weist Ligeti auf Urzeitliches hin, wenn er sagt, dass es in neuester Musik „geheime Fäden" zur Tradition gebe. „Je mehr diese Phase überblickbar wurde, umso deutlicher offenbarten sich die Zusammenhänge mit der Vergangenheit" [[17], S.125). Sie spiegeln sich wieder in melodisch rhythmischen Konfigurationen, dem Ineinanderfließen von Klangfarben und Geräuschen, wenn etwa die Zunge gegen die Oberlippe trillert, der Mund schmatzt, die Stimme resonanzreich brummt oder summt.

In der Basis-Therapie des KIIST gilt es, diese Urfunktionalität zu reaktivieren, die als vitale Kraft in uns verankert ist. Sie kann als Baustein und elementare Ausdrucksgestaltung für die Therapie der Stimme nutzbar gemacht werden.

Aus diesem Grund ist der Rekurs auf das Ursprüngliche und Vorgegebene ein theoretisch fundierter Einstieg in die Stimmtherapie, der in den Basiselementen des KIIST wurzelt.

9.8.2 Störungsspezifische Therapie

Bei allen pathologischen Veränderungen in der Glottisebene sind störungsspezifische Maßnahmen unabdingbar, z. B. nach postoperativen Zuständen, Stimmlippenparesen, Phonationsverdickungen, unphysiologischem Einschwingungsverhalten der Stimmlippen, bei Stimmeinsätzen und dyskoordinierten Bewegungsabläufen.

Im Gegensatz zu dem primär unbewussten (impliziten) Lernen von Funktionen der Basis-Therapie stehen hier bewusste (explizite) Wahrnehmungen und Lernvorgänge im Vordergrund, die ganz konkrete Handlungsanweisungen und ein spezielles Vorgehen erfordern.

Notwendig ist eine konzentrierte Aufmerksamkeit, ein afferent-efferentes Rückkopplungssystem, das alle muskulären Aktivitäten ständig im Sinne eines Regelkreises überwacht, mit den Sollwerten vergleicht, und, wenn nötig, diese entsprechend korrigiert. Stimmfunktion und Lautbildung verlaufen unter einer audiophonatorischen Kontrolle gemeinsam mit einer kinästhetisch-reflektorischen Phonationskontrolle.

Dieser zentralnervös gesteuerte Vorgang der Stimmfunktion kann jedoch durch die biologisch ältere, autonom ablaufende Vitalfunktion empfindlich irritiert werden. Allein durch phylogenetisch alte Schutzfunktionen und Muskeln, die am Schluckakt und gleichzeitig an der Stimmbildung beteiligt sind, entsteht Schlundenge und dadurch ein eingeengter Resonanzraum. Aber auch der unbewusste limbische Einfluss des Emotionalen und Transkognitiven kann die Stimmfunktion und Lautbildung tiefgreifend stören, z. B. dann, wenn Angst die Kehle zuschnürt.

Es ist daher notwendig, dass jede Korrektur der sekundären Leistung der Stimmfunktion und Lautbildung sich reibungslos im Rahmen der Primärfunktion bewegt und im Zusammenwirken aller Faktoren eine harmonische Gesamtfunktion bildet.

9.8.3 Interaktionale Therapie

Die erlernten sprecherischen Grundfunktionen werden in aktuelle Sprechhandlungen integriert. In ihnen wird die Stimme korrigiert, in ihnen muss sie sich bewähren. Von Bedeutung ist das Stimmverhalten im Bereich der persönlichen Ausdrucksdynamik zwischen Sprechendem und Hörendem, die intentionale Einstellung zum Partner, wie die wechselnden situativen Gegebenheiten und Anforderungen. Erst im prozesshaften Geschehen der Interaktion und den Herausforderungen des Alltags, lässt sich eine leistungsstarke Stimme entwickeln, die künftigen beruflichen und privaten Herausforderungen gewachsen sein wird.

9.9 Die Teilbereiche der Therapie im Therapiekreis Stimme

Der Therapiekreis Stimme (Abb. 9.1) zeigt die therapeutischen Teilbereiche, die unter 9.9.1–9.9.3 differenziert werden.

9.9.1 Basis-Therapie

► **Wahrnehmungszentrierte Maßnahmen**

- Schulung der taktil-kinästhetischen und auditiven Eigenwahrnehmung, der auditiven und visuellen Fremdwahrnehmung

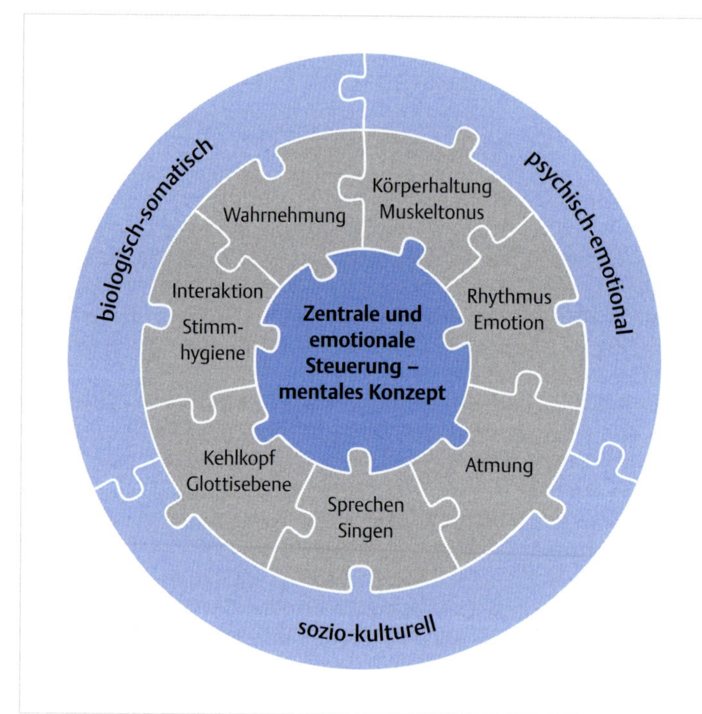

Abb. 9.1 Der Therapiekreis Stimme.

- Bewusstwerden von psycho-physischen Wechselwirkungen zwischen Haltung, Bewegung, Atmung, Stimmgebung, Lautbildung, Resonanz

▶ Körperzentrierte Maßnahmen
- Entwicklung eines leistungsfähigen Klanginstruments
- Ausgleich muskulärer Dysbalancen, Förderung situativ adäquater Arbeitsspannungen
- Aufgerichtete Körperhaltung mit ausbalancierter Kopfhaltung und flexibler Aufhängung des Kehlkopfs

▶ Rhythmus- und emotionszentrierte Maßnahmen
- rhythmisch-dynamische Klang-Improvisationen
- Lösen verfestigter Strukturen. Verdrängte Gefühle und die in ihr gefangene Stimme geraten in Fluss.
- selbstregulierende Prozesse aktivieren Lautkraft und prosodische Elemente der Sprache

▶ Atmungszentrierte Maßnahmen
- Dreiphasiger Atemrhythmus im ausgewogenen kosto-abdominalen Ablauf
- Kräftigung der Einatmungsmuskulatur
- Aufrechterhaltung einer flexiblen Einatmungstendenz während der Phonation
- Verlängerung der Phonationsphase
- Erreichen einer phonatorischen Atembalance
- Abspann-Prinzip mit reflektorischer Atemergänzung

▶ Sprech-und singzentrierte Maßnahmen
- Einregulierung der mittleren Sprechstimmlage
- Entwicklung von Stimmdynamik, Stimmumfang, Resonanz, Lautkraft, Tragfähigkeit und Belastbarkeit der Stimme. Ausgleichen der Vokalreihe, der Registerübergänge und des Vibratos
- Prägung des mentalen Konzepts und der präphonatorischen Einstellungsmechnismen

9.9.2 Störungsspezifische Therapie

- Verminderung erhöhter subglottischer Druckverhältnisse
- Balance zwischen Überdruck im Atemapparat und Unterdruck im Kehlkopf
- einatmungsgesteuerter Glottisschluss; Komprimierung der Phonationsluft
- Kräftigung der medialen Kompression
- Aktivierung der Randkantenfunktion
- Optimierung symmetrischer Schwingungen der Stimmlippen
- physiologische Einschwingungsvorgänge der Stimmlippen
- Entwicklung taktil-kinästhetischer Wahrnehmungsfähigkeiten
- Regelung von Lautstärke und Tonhöhe
- Erlernen, Muskelgruppen zu dissoziieren

9.9.3 Interaktionale Therapie

- Therapeutische Gespräche
- Kommunikationsgerechte, intentionale Sprechsituationen im Sprecher-Hörer-Bezug
- Sensibilisierung für kongruentes und inkongruentes Kommunikationsverhalten
- Vorbereitung auf kommunikative Anforderungen in psychischen, inhalts- und wirkungsbezogenen Situationen
- Lernen mit Interaktionsbarrieren am Arbeitsplatz und in der Familie umzugehen

▶ Stimmhygienische Maßnahmen
- Lernen, die eigenen stimmlichen Kapazitäten adäquat einzusetzen
- Bewusstheit für stimmschonendes und eigenverantwortliches Verhalten

10 Einstieg in die Therapie

10.1 Einleitung

Probleme kann man nicht mit der gleichen Denkweise lösen, durch die sie entstanden sind.
(Albert Einstein)

Der Patient hält den wichtigsten Schlüssel zu einer erfolgreichen Stimmtherapie selbst in der Hand. Von seiner Motivation, von seiner Bereitschaft, sich auf die Therapie einzulassen, hängen Erfolg und Misserfolg einer Behandlung vorwiegend ab. Damit diese Motivation und das Vertrauen in die Behandlung eintreten können, bedarf es einer ausführlichen Beratung, einer verständlichen Darlegung des therapeutischen Konzepts einschließlich der Erfolgschancen. Je klarer und realistischer dem Patienten seine Ausgangslage und das Maß an möglichen Hilfen vermittelt wird, desto eher wird er an seinem Heilungsprozess mitwirken können.

10.2 Zu Beginn der Therapie

10.2.1 Annäherung in der Erstbegegnung

Patienten, die eine logopädische Praxis aufsuchen, wissen in der Regel wenig von der Therapie, die sie erwartet, und fühlen sich daher oft befangen. Für eine erfolgreiche Suche nach Lösungswegen ist neben der fachlichen Kompetenz des Therapeuten das Herstellen einer Atmosphäre wichtig, in der sich der Patient angenommen und verstanden fühlt. Einleitende Fragen wie „Haben Sie gut hierher gefunden?" oder „Gab es keine Probleme unten vor der letzten Baustelle an der Ampel?" lösen die Befangenheit, in der sich der Patient wie auch der Therapeut in den ersten Minuten der Begegnung befindet.

10.2.2 Erwartungen des Patienten

Wesentlich ist es, Bedürfnisse des Patienten und Hoffnungen, die er in die Therapie setzt, möglichst genau zu erkennen und zu verstehen: „Was möchten Sie erreichen? Was ist Ihnen besonders wichtig?" Der Therapeut lässt sich dabei vom Patienten seine Beschwerden und seine persönliche Situation möglichst ausführlich schildern, ohne seine Körpersprache außer Acht zu lassen. Er „spiegelt" kommunikativ die Aussagen des Patienten verbal und nonverbal wider und äußert kontinuierlich Empathie und Mitgefühl. Können die Erwartungen des Patienten nicht erfüllt werden, ist es notwendig, ihm realistische Alternativen aufzuzeigen, die ihm gleichzeitig Hoffnung auf Besserung seines jetzigen Zustands geben.

10.2.3 Therapeutische Möglichkeiten und Grenzen

Anhand von Anschauungsmaterial wird aufgezeigt, wie Atmung, Stimmgebung und Lautbildung funktionieren, wie sie miteinander verkoppelt sind und wie sie sich gegenseitig beeinflussen. Ebenso werden die Zusammenhänge zwischen Stimmfunktion und Persönlichkeit verdeutlicht, zwischen seelischen Befindlichkeiten oder psychosozialen Einflüssen. Auf diese Weise erhält der Patient gleichzeitig eine tragfähige Wissensbasis, die es ihm ermöglicht, selbst Entscheidungen zu treffen und aktiv am Therapieprozess teilzunehmen.

Zunächst stehen die ursächlichen Faktoren im Vordergrund: Gemeinsam mit dem Patienten wird nach möglichen Verknüpfungen der Stimmerkrankung mit somatischen, psychischen und sozialen Faktoren gesucht.

Merke

Die ursächlichen Faktoren sind oft hochgradig miteinander verflochten, sodass die Regel gilt: Je besser der Patient sein Problem ganzheitlich erfasst, desto erfolgreicher wird auch die Therapie sein.

Es gilt daher, bereits in dieser Anfangsphase das Bewusstsein des Patienten für derartige Verflechtungen zu wecken. Denn erst aus einer neuen Perspektive können physische und psychische Vorgänge erfasst werden, die zuvor nicht zugänglich waren. Mit der „Selbstaufklärung" des Patienten wächst auch seine Motivation, er gewinnt den Glauben an eine erfolgreiche Therapie.

So waren der jungen Lehrerin (s. Fallbeispiel (S. 80)) die Zusammenhänge zwischen ihrer chronifizierten hyperfunktionellen Stimmerkrankung und den steigenden beruflichen Anforderungen, die ihr Leistungsvermögen permanent überzogen, nicht bewusst. Erst als sie lernte, ihre Gesamtsituation auch aus einem anderen Blickwinkel zu betrachten, erkannte sie, wie sehr sie sich ständig unter Druck gebracht hat und kaum Raum für sich hatte.

Auf einer solchen Grundlage verschieben sich dann die Gewichte der Beratung, weg von primären Behandlungsprinzipien der Stimme hin in Richtung auf die Gestaltung des individuellen Umfelds. Hierbei kommt es darauf an, diese Bereiche so weit aufzudecken, dass alle relevanten Faktoren erkennbar sind, die eine Stimmstörung auslösen bzw. aufrechterhalten können.

10.2.4 Erfolge und Rückschläge

Macht der Therapeut gleich zu Beginn deutlich, dass es im Behandlungsverlauf auch Schwierigkeiten und Rückschläge geben kann, baut er späteren Enttäuschungen oder depressiven Verstimmungen vor. Beispielsweise kann sich eine einseitige Stimmlippenlähmung höchst wechselhaft präsentieren: Während der Phase der Kompensation, in der die gesunde Stimmlippe mit der gelähmten Seite in Kontakt zu bringen ist, kann die Stimme an einem Tag klangdicht und laut klingen, am darauffolgendem Tag überlüftet und leise. Ebenso schwankt dann die Stimmungslage des Patienten zwischen Euphorie und Niedergeschlagenheit.

Wurde aber von vornherein deutlich gemacht, dass es sich um eine zwar unangenehme, aber normale Zwischenphase handelt, fasst der Patient diese Schwierigkeiten als Zeichen eines regelrechten Verlaufs auf. Und – vice versa – wurden seine Erwartungen von vornherein heruntergeschraubt, ist jeder unerwartete Erfolg umso motivierender.

Durch diese „Vorschau" kann der Patient den Therapieprozess „antizipieren", er stellt sich auf die Situation vorab ein. Er entwickelt so eine Frustrationstoleranz für mögliche Komplikationen und fortschrittsarme Zeiten, die später während der Therapie auftreten können. Denn erfahrungsgemäß kommt es besonders nach einem ersten vielversprechenden Therapiebeginn oft zur Stagnation oder Rückschlägen. Die anfängliche Motivation kann dann leicht in Depression umschlagen, wenn die Bewältigung solcher Ereignisse nicht bereits in der „Vorschau" vorweggenommen worden wäre.

10.2.5 Prognostische Einschätzungen und Zielvereinbarungen

Der Therapeut muss – ggf. in enger Zusammenarbeit mit dem behandelnden Phoniater bzw. HNO-Arzt – über eine prognostische Ausrichtung verfügen. Nur dann wird er den Erwartungen des Patienten kompetent begegnen können. Handelt es sich um unerfüllbare Erwartungen, ist es notwendig, dem Patienten zu einer realistischeren Einsicht zu verhelfen, ohne ihm die Hoffnung auf Besserung zu nehmen. Eine solche „realistische Basis" ist eine notwendige Voraussetzung für positive Entwicklungen.

Erscheint hingegen die Situation ohne Aussicht auf Besserung, ist es wichtig, Ressourcen, neue Stärken oder Kraftquellen aufzuzeigen, die oft vom Patienten selbst nicht wahrgenommen werden.

Die Ziele der Therapie sollten möglichst konkret und situationsbezogen formuliert werden, sie müssen sich auf Fakten und Erfahrungswerte stützen, Perspektiven eröffnen und positive Möglichkeiten einer Veränderung aufweisen.

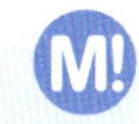

Merke

Es ist bereits in diesem frühen Stadium sinnvoll, sich mit dem Patienten auf Nah- und Fernziele zu einigen. Besonders zu Beginn einer Therapie ist es wichtig, ein konkretes Ziel vor Augen zu haben, das kurzfristig erreichbar ist. Dies setzt Motivation und Ressourcen frei und die Zuversicht auf weitere Fortschritte.

Konkrete Zielformulierungen erleichtern darüber hinaus das Auffinden von Lösungswegen, sodass konkrete Lösungsschritte aufgezeigt, besprochen und geplant werden können.

Aus dem Wissen der Therapieziele des Patienten – auch wenn diese ggf. modifiziert werden müssen – erkennt der Therapeut im Verlauf der Behandlung, welche Phase der Patient in seinem eigenen Selbstverständnis erreicht hat und welche Folgeschritte als Nächstes angegangen werden sollten.

Am Schluss der Vorgespräche ist es notwendig, die gewonnenen Erkenntnisse und die möglichen Wege der Lösungsfindung noch einmal zusammenzufassen: Die verabredeten Behandlungsstrategien, die Stationen, die es nacheinander zu erreichen gilt, die erfassten Problemlagen und das Ziel, das sich beide gemeinsam gesteckt haben.

10.2.6 Organisation der Behandlung

Fragen, die die Organisation einer Behandlung betreffen, sind ein wesentlicher Teil des Vorgesprächs: An welchen Tagen und zu welchen Zeiten könnte eine Therapie stattfinden? Wie lange dauert sie jeweils? Welche Kosten können entstehen? Wie viel Eigeninitiative ist erforderlich? Notwendig ist auch ein früher Verweis auf die Schweigepflicht, an die der Therapeut gebunden ist.

10.2.7 Einzel-, Gruppen- oder Intervallbehandlung?

Üblicherweise beginnt eine Stimmtherapie mit Einzelbehandlungen, dem individuellen Prozessgeschehen zwischen Therapeut und Patient. Die Gruppe stellt später noch einmal ganz neue Anforderungen an den Patienten: Die Wahrnehmung der Stimmleistung wird dann nicht nur vom Therapeuten, sondern von den anderen Teilnehmern gespiegelt. Der Patient muss lernen, zwischen Selbst- und Fremdeinschätzung zu unterscheiden, auch Kritik annehmen zu können u.v.m. Daher ist es in der Regel sinnvoll, eine Stimmtherapie zunächst mit Einzelbehandlungen zu beginnen, auch um Vertrauen aufzubauen. Hier ist die Möglichkeit gegeben, differenzierter auf die Persönlichkeit des Patienten und seine psychosozialen Bedingungen einzugehen, neue Ablaufmuster anzubahnen, bevor er lernt, sich im situativen Gruppengeschehen zu behaupten.

Oft ist eine Therapie in Intervallen günstig. Eine Pause trennt dann 2 Intensivphasen, wobei der Patient auch in der „behandlungsfreien Zeit" jederzeit mit dem Therapeuten Kontakt aufnehmen kann. Er gewinnt so Zutrauen zu sich selbst, er erfährt, dass er auch allein einen Therapieschritt meistern kann, andererseits hat er immer das tragende Gefühl, weiterhin begleitet zu sein.

10.2.8 Häufigkeit der Behandlung

Zu Beginn sollten die Behandlungen mehrmals wöchentlich erfolgen, da zu diesem Zeitpunkt fehlerhafte Funktionsmuster nicht nur erkannt, sondern auch gelöscht und durch physiologischere Abläufe ersetzt werden müssen. Eine Reduzierung der Behandlungsdichte kann erst dann erfolgen, wenn der Patient in der Lage ist, mit seinem Übungsrepertoire sicher umzugehen, sich in seiner stimmlichen Situation angemessen zu verhalten und erste Teilbereiche seiner veränderten Stimmfunktion in die Alltagssituation zu übertragen.

Entscheidend wird bei diesen Überlegungen aber immer die Art und Schwere der Erkrankung sein, der Leidensdruck des Patienten, seine Motivation und seine Möglichkeiten, die therapeutischen Angebote umzusetzen.

Die Häufigkeit der Behandlung hängt allerdings nicht nur von therapeutischen Notwendigkeiten ab, es gibt immer auch „Rahmenbedingungen": bspw. der Anfahrtsweg, die Verkehrsverbindungen, die beruflichen und familiären Verpflichtungen, insbesondere dann, wenn Kleinkinder versorgt werden müssen. Aber auch die Stressanfälligkeit des Patienten müssen wir beachten: Unter Umständen überfordert ihn eine zusätzliche Belastung durch eine intensive Stimmbehandlung.

10.3 Am Ende der Therapie

10.3.1 Beendigung der Stimmtherapie

Eine Stimmtherapie wird sinnvollerweise dann beendet, wenn
- der Patient seine Stimme belastungsfähig in seinem privaten und beruflichen Umfeld einsetzen kann,
- es ihm möglich ist, sich angemessen in stimmintensiven Situationen zu verhalten,
- er sich psychisch in der Lage fühlt, mit seiner Grunderkrankung und der neuen Stimmfunktion sein Leben wieder positiv in die Hand zu nehmen (bspw. bei Kehlkopflosigkeit).

10.3.2 Nachsorgende Maßnahmen

Besonders bei Patienten, die in Stimmberufen tätig sind, sollte die Stimmfunktion und ihr kommunikatives Verhalten auch nach dem Ende der Therapie überwacht und begleitet werden. Dies ist sozusagen die „Probe aufs Exempel", wodurch wir erkennen, ob das individuell erarbeitete Stimmkonzept den unterschiedlichen Anforderungen des Berufsalltags genügt oder ob Korrekturen vorgenommen werden müssen. Gleichzeitig lassen sich auf diese Weise mögliche Rückfälle präventiv erkennen und auffangen.

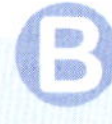

Fallbeispiel

„Acht- bis zehnmal täglich!"

Ausgangslage
Frau Jutta H., eine im Beruf engagierte Lehrerin, wird zur Stimmtherapie überwiesen. Sie ist zugleich Mutter zweier Kinder, von denen das 6-jährige an Bronchitis leidet, während das 4-jährige eine ständige orthopädische Behandlung benötigt. Ihr Ehemann arbeitet im Schichtdienst.

Therapieverlauf

Bei Frau H. kommt es zum seelischen Zusammenbruch, als der Stimmtherapeut ihr eröffnet: „Wenn Sie nicht gemäß der ärztlichen Verordnung 3-mal wöchentlich zur Behandlung kommen und mindestens acht- bis zehnmal 5 Minuten täglich üben, hat eine Therapie keinerlei Aussicht auf Erfolg. Außerdem sind Sie so verspannt, dass eine zusätzliche physiotherapeutische Behandlung notwendig ist." Die Patientin, die zuvor schon größte Schwierigkeiten hatte, mit ihrer chronisch heiseren Stimme Unterricht und Familie zu vereinen, sieht durch die weitgehende Kompromisslosigkeit des Therapeuten keinerlei Möglichkeit einer Hilfe für sich. Es kommt zu einem akuten Stimmversagen und zum Abbruch der Therapie.

Lösung

Der behandelnde HNO-Arzt, an den sie sich jetzt wendet, bescheinigt ihr eine Arbeitsunfähigkeit und motiviert sie zu einem nochmaligen Therapieversuch bei einem anderen Therapeuten. Unter Berücksichtigung ihrer besonderen Situation wurden die therapeutischen Elemente so gewählt, dass sie in kleinen Schritten im Alltag ausprobiert und angewendet werden konnten. Stimmübungen in Verbindung mit Bewegungen und Bällen, die bspw. so lange rollen, wie die Stimme tönt, waren so angelegt, dass Frau H. ihre Kinder mit einbeziehen konnte.

Durch die Herausnahme aus dem Beruf fühlte sich die Patientin vor allen Dingen psychisch entlastet, sodass jetzt auch störungsspezifische Maßnahmen eingeleitet werden konnten. Frau H. nahm nach langem Zögern den Vorschlag einer Eltern-Kind-Kur an. Dort bestand auch die Möglichkeit, die begonnene Stimmtherapie weiterzuführen.

10.4 Formalien einer Therapie

10.4.1 Die Krankschreibung

Die Krankschreibung bei einer Stimmstörung erfolgt durch den behandelnden Arzt. Die Schwere der Symptomatik und die spezielle Stimmbelastung im Beruf fließen als Faktoren in eine solche Entscheidung ein. Insbesondere postoperative und organisch bedingte Krankheitsformen haben in der Regel eine Arbeitsunfähigkeit zur Folge, deren Dauer sich an der Wiederherstellung der Stimmfunktion bemisst.

Bei Patienten, die an einer länger bestehenden Stimmerkrankung leiden und in einem Sprechberuf tätig sind, hat sich eine initiale Krankschreibung von ca. 14 Tagen als heilsam erwiesen. Sie sorgt dafür, dass sich das psychophysische System entspannen kann. Gleichzeitig gewinnt der Patient Abstand vom Berufsalltag – und natürlich Zeit, sich auf die Therapie einzustellen. Pathologische Stimmmuster lassen sich nur schwer verändern, wenn der Beruf täglich die volle stimmliche Leistung fordert. Rückfälle in die bisher gewohnten Stimmmuster sind dann unvermeidbar. In einer Karenzzeit aber kann eine gezielte Arbeit an der Stimmgebung realitätsgerechte neue Lösungen vorbereiten und habituell einspielen.

10.4.2 Der Alltag als Übungsfeld

Zwischen den einzelnen Behandlungen erprobt der Patient die Übungsabläufe, die er anfangs täglich mehrmals, aber nur für wenige Minuten, durchführen sollte. Später verlängern sich diese Übungszeiten. Es ist das Bemühen, so früh wie möglich kleine Therapieelemente in die Alltagssituation zu übertragen:

- Reduzierung der Lautstärke
- Vermeidung harter Stimmeinsätze
- Verkürzen von Satzeinheiten mit entsprechender Pausengestaltung
- Beachten einer geräuscharmen Einatmung
- Anwendung des Abspannprinzips mit reflektorischer Atemergänzung

10.4.3 Die Rückkehr in den Beruf

Eine eventuelle Verlängerung der Krankschreibung muss mit dem behandelnden Phoniater oder dem HNO-Arzt auf der Basis des aktuellen ärztlichen Befunds und der erreichten Therapieergebnisse abgesprochen werden. Erfolgt der Wiedereinstieg in den Beruf, gibt es verschiedene anerkannte Modelle, den Sprechberuf zunächst nur stundenweise wieder aufzunehmen. Ein solches kooperatives Vorgehen in Abstimmung mit dem Arbeitgeber bietet gute Chancen, Therapieergebnisse frühzeitig in den Lebensalltag umzusetzen und die stimmliche Belastbarkeit schrittweise zu steigern.

11 Erkrankungen der Stimme

11.1 Begriffsklärung

Das Wesentliche der Krankheit ist nicht der Übergang von einer Ordnung zur anderen, sondern die Preisgabe der Identität des Subjekts des Kranken. (Victor v. Weizsäcker)

Für alle Abweichungen von der physiologischen Stimmfunktion und ihren akustischen Parametern hat sich „Dysphonie" als übergeordneter Begriff etabliert, der gleichbedeutend mit „Stimmstörung" und „Stimmerkrankung" gebraucht wird.

Wird der Begriff „Stimmstörung" benutzt, handelt es sich um eine Abweichung von der Norm, durch die die Regelhaftigkeit bestimmter Bereiche und ihre normale Effizienz in unterschiedlichem Ausmaß betroffen ist.

M!

Merke

Normalität ist kein feststehender Begriff für bestimmte Funktionen. Es soll ausgedrückt werden, dass ein Organismus „normal" ist, wenn er physiologisch arbeitet. Dabei sind verschiedene Grade von Normalität zu berücksichtigen und Funktionen mit unterschiedlicher Effizienz. Diese können sich noch im Rahmen der Norm bewegen, sodass die Übergänge ins Pathologische oft fließend sind.

Eine Funktionsstörung manifestiert sich als Erkrankung, wenn der Patient subjektiv unter dem vorhandenen Funktionsverlust leidet und sein körperlich-seelisches Gleichgewicht aus der Balance geraten ist. Kranksein bedeutet für den Stimmpatienten, dass die kommunikative Komponente, der Ausdruck seiner Befindlichkeiten, seine sozialen und beruflichen Lebensbereiche wesentlich von seinem bisherigen Wohlgefühl abweichen.

Für den Therapeuten leiten sich daraus entsprechende Handlungen und Vorgehensweisen ab, in deren Mittelpunkt die Entwicklung einer tragfähigen Patient-Therapeut-Beziehung steht, mit dem Ziel, das für den jeweiligen Patienten therapeutische Optimum der Stimmfunktion zu erreichen. Es wird im Folgenden durchgängig von Stimmerkrankungen gesprochen, zumal jede Störung das latente Potenzial zu einer Erkrankung besitzt.

► **Terminologie.** Stimmerkrankungen können von einem banalen Infekt, einer gestörten Funktion der Stimmgebung, von einer organischen Veränderung, einer Lähmung der Stimmlippen nach Schilddrüsenoperation oder einer lebensbedrohlichen Krebserkrankung verursacht sein.

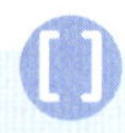

Definition

Es ist üblich, zwischen funktionellen und organischen Stimmerkrankungen zu differenzieren:

- *Funktionelle* Stimmerkrankungen liegen vor, wenn keine morphologisch fassbaren Veränderungen an den stimmgebenden Strukturen erkennbar sind.
- *Organische* Stimmerkrankungen bestehen, wenn morphologische Veränderungen im Bereich der stimmgebenden Strukturen vorhanden sind.
- *Sekundär-organische* Stimmveränderungen sind organische Veränderungen, die sich aufgrund einer funktionellen Stimmerkrankung entwickelt haben.
- *Sekundär-funktionelle* Stimmveränderungen sind funktionelle Stimmveränderungen, die sich aufgrund einer organischen Stimmerkrankung entwickelt haben.

Wendler und Seidner weisen jedoch darauf hin, dass eine solche Unterscheidung in organisch und funktionell nur dann sinnvoll ist, wenn die primäre Erscheinung des Krankheitsbilds gekennzeichnet werden soll.

Häufiger erweist es sich, dass ein primär funktioneller Prozess sekundär organische Veränderungen bewirkt. Durch langen pathologischen Gebrauch der Stimme können sich Stimmlippenödeme, Phonationsverdickungen oder Kontaktgranulome entwickeln. Umgekehrt sind organische Veränderungen in der Regel mit funktionellen Beeinträchtigungen verbunden, die nach Behebung der Verursachung nicht unbedingt automatisch abklingen. „Zwischen ‚funktionell' und ‚organisch' bestehen also keine exklusiven, sondern vielmehr komplementäre Beziehungen. Strukturen und Funktionen bilden eine dialektische Einheit" [[220], S. 140]

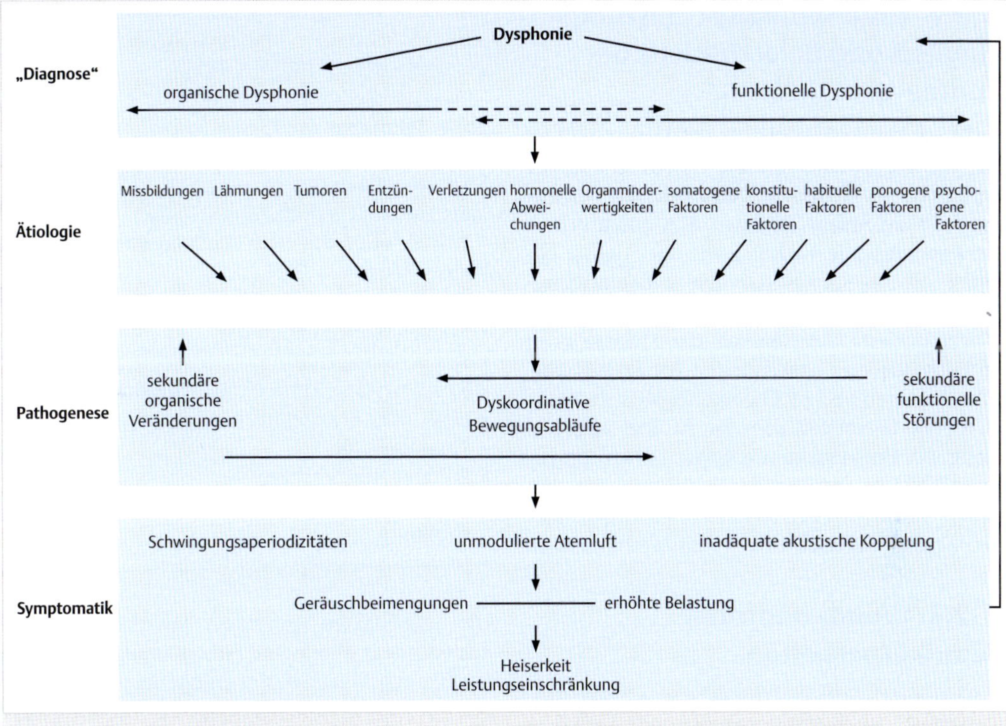

Abb. 11.1 Ätiologie, Pathologie und Symptomatik von Stimmstörungen modifiziert nach [49], [165].

11.2 Hauptsymptome von Stimmerkrankungen

Das Erscheinungsbild einer Stimmerkrankung ist gekennzeichnet durch

- pathologische Klangveränderungen der Stimme im Sinne von Heiserkeit – sie gelten als auditives Leitsymptom einer Stimmerkrankung – und/oder
- Einschränkungen der stimmlichen Belastbarkeit mit schneller Ermüdbarkeit und Sprechanstrengung und/oder
- Missempfindungen wie lokales Wund- und Fremdkörpergefühl im Hals-Kehlkopf-Bereich (laryngeale Parästhesien, Globusgefühl).

11.2.1 Pathologische Klangveränderungen

„Heiserkeit" wird als Oberbegriff für alle pathologischen Veränderungen des Stimmklangs verwendet, dem mehr oder weniger stark ausgeprägte Geräuschanteile beigemischt sind.

Treten unregelmäßige Schwingungsabläufe der Stimmlippen auf, werden sie auditiv als „Rauigkeit" hörbar. Können die Stimmlippen nur unzureichend oder gar nicht geschlossen werden, entweicht die Luft während der Phonation unmoduliert, sodass die Stimme „behaucht" klingt. Oft ist damit eine vermehrte Sprechanstrengung, eine schnelle Ermüdung und/oder Schmerzen im Halsbereich verbunden. Jede Heiserkeit, die länger als 2 bis höchstens 3 Wochen dauert, muss von einem Phoniater oder HNO-Arzt diagnostisch abgeklärt werden.

Neben Klangveränderungen der Stimme sind Parameter betroffen, die sich auf das stimmliche Ausdrucksvermögen auswirken:

- physiologisches Einschwingen der Stimmlippen
- mittlere Sprechstimmlage
- prosodische Ausdruckselemente
- Tonhöhenumfang
- Lautstärke

„Eine scharfe Grenze zwischen normalem und pathologischem Stimmklang lässt sich kaum ziehen, weil die Variabilität des ‚normalen' Stimmklangs außerordentlich groß ist [...] und sich soziale, kulturelle und auch ästhetische Einflüsse auf die Stimmerzeugung, wie auch auf die Wahrnehmung auswirken" [[220] S. 140].

11.2.2 Eingeschränkte Leistungsfähigkeit und Belastbarkeit der Stimme

Häufig wird eine eingeschränkte Belastbarkeit und Leistungsfähigkeit der Stimme schwerwiegender empfunden als Heiserkeit. Neben dieser Symptomatik, die oft Anlass ist, einen Arzt aufzusuchen, sind besonders die Tragfähigkeit der Stimme betroffen, die Lautstärkevariabilität und die Klangqualität.

Die reduzierte Belastbarkeit der Stimme kann von individuellen Gegebenheiten wie konstitutionellen Faktoren und psychoemotionalen Konfliktsituationen beeinflusst sein. Sie ist aber auch abhängig von Umweltfaktoren, bspw. hohem Umgebungslärm, lang andauernder Stimmintensität, besonders bei schlechter Sprechtechnik, ungünstiger Raumakustik und nachteiligen Klimaverhältnissen.

11.2.3 Wund- und/oder Fremdkörpergefühl

Das Symptom, einen Kloß im Hals zu haben („Globusgefühl") , beschreiben Patienten üblicherweise als „Schluckstörung" mit unangenehmen Begleiterscheinungen wie Reizempfindungen im Kehlkopf, Fremdkörpergefühl, Brennen, Kratzen, Wundgefühl, Räusperzwang, Trockenheitsgefühl oder Schmerzen mit unterschiedlich lokalisierter Ausstrahlung.

Diese werden oft als Beginn einer bösartigen Erkrankung gedeutet. Subjektiv erleben Betroffene diese Erscheinungen häufig als so bedrohlich, dass sie im Vordergrund aller Beschwerden stehen. Im Unterschied zu einer diagnostizierten Schluckstörung tritt die Symptomatik des Globusgefühls typischerweise nicht während des Essens auf.

Kittel weist darauf hin, dass das „Globusgefühl viel zu häufig als Verlegenheitsdiagnose gestellt wird. Da es nur ein Symptom bei verschiedenen Krankheitszuständen unterschiedlicher Genese sein kann, sollte eine Ausschlussdiagnose gegebenenfalls auch mittels interdisziplinärer Zusammenarbeit erfolgen. In jedem Fall empfiehlt es sich, zunächst eine differenzierte laryngologische Funktionsdiagnostik durchzuführen, zumal häufig zumindest diskrete, leicht übersehbare, aber kausal nicht zu unterschätzende Minimalbefunde vorliegen" [[93] S. 18].

Wendler geht einen Schritt weiter und sieht die Möglichkeit einer Tumorerkrankung: „Jedes Globusgefühl ist so lange als Hinweiszeichen für eine Tumorerkrankung anzusehen, bis alle morphologischen Ursachen differentialdiagnostisch ausgeschlossen sind" [[220] S. 141].

Auszuschließen ist auch, ob eine gastroösophageale Refluxkrankheit, eine Funktionsstörung der oberen Halswirbelsäule (HWS) oder aber psychische Komponenten in einem Kausalzusammenhang zur Stimmerkrankung stehen.

Missempfindungen im Kehlkopf-Rachen-Bereich können sein:
- Fremdkörpergefühl
- Kratzen oder Wundgefühl
- Trockenheitsgefühl
- Räusperzwang, Hüsteln oder Hustenreiz
- Kloß- oder Engegefühl, häufig verbunden mit Karzinophobie
- Brennen und Stechen
- Schmerzen mit unterschiedlich lokalisierter Ausstrahlung
- Leerschlucken (Zwangsschlucken)

Die aufgeführten Symptome bewirken in unterschiedlichem Maße eine Einschränkung der Kommunikationsfähigkeit, des emotionalen Ausdrucks, der sozialen Beziehungen und der Ausübung der beruflichen Tätigkeit (s. Kap. 6).

Je nach individueller Ausprägung der Stimmerkrankung können die aufgezeigten Faktoren gleichzeitig vorhanden sein. Es kann aber auch nur eine starke Heiserkeit dominieren, ohne dass die Leistungsfähigkeit und Belastbarkeit der Stimme vermindert ist. Dann wiederum können ausgeprägte Missempfindungen subjektiv belastend wirken, ohne dass der Stimmklang verändert ist.

11.3 Funktionelle Stimmerkrankungen

Funktionelle Störungen der Stimme sind zu interpretieren als unphysiologische Arbeitsweise einzelner Funktionssysteme des Phonationsapparats aufgrund fehlerhafter Steuer- und Regelvorgänge. Die daraus resultierenden Regulationsabweichungen äußern sich entweder in gesteigerten oder verminderten muskulären Spannungen und/oder in zeitlichen Dyskoordinationen oder Bewegungs- und Schwingungsabläufen im stimmgebenden Apparat. Dabei bleibt offen, „welche Regulationsstörungen ursächlich wirken, weil sich die zugrunde liegenden pathologischen Vorgänge in der Praxis nur schwer oder nicht fassen lassen. Die große Variationsbreite des normalen Bereichs und die

Wechselhaftigkeit der klinischen Befunde stehen einer einheitlichen Gesamtdarstellung vor allem aus ätiologischer Sicht entgegen" [[220] S. 140].

11.3.1 Ursachen

Bei der Entstehung funktioneller Stimmerkrankungen gibt es keinen linearen Zusammenhang von Ursache und Wirkung. Vielmehr sind die „spezifischen Ursachen ersetzt durch komplexe Ereignissequenzen, die in einer permanenten Wechselwirkung miteinander stehen. Die bloße Ursache ist bedeutungslos geworden und dient nur noch als Bezeichnung für den Punkt in der Kette der Ereignissequenzen, an dem man am leichtesten eingreifen kann" [[92] S. 56].

Man kann also sagen, dass Ursache, Entstehung und Aufrechterhaltung einer funktionellen Stimmerkrankung stets in 3 Bereichen wurzeln, die sich wechselseitig beeinflussen: dem biologisch-somatischen, dem psychischen und dem soziokulturellen Kontext.

▸ **Multifaktorielle Genese.** Es besteht Übereinstimmung darüber, bei der Entstehung funktioneller Stimmerkrankungen von einer multifaktoriellen Genese auszugehen, von einem vielschichtigen Bedingungsgefüge, einem Geflecht von Korrelationen morphologischer, konstitutioneller, funktioneller, habitueller, vegetativer, biochemischer, hormoneller und psychosozialer Art.

▸ **Zusammenwirken primärer und sekundärer Funktionen.** Die Stimme ist im Wesentlichen eine sekundäre Funktion der beteiligten Organe. Primär sind diese jedoch für lebenswichtige reflektorische Mechanismen verantwortlich, bspw. Schutz der Atemwege, Atmung und Schlucken. Primäre und sekundäre Funktionen beeinflussen sich gegenseitig und können Stimmstörungen begünstigen (s. Kap. 2).

Im Gegensatz zu den primären Funktionen sind die komplexen Bewegungsmuster des Sprechens nicht angeboren, sie müssen erst erlernt werden. Sie unterliegen anderen nervalen Steuerungsmechanismen und Bewegungskoordinationen als denen, wie sie zum Schutz der Atemwege benötigt werden. Sie müssen sich für die Stimmgebung und Lautbildung immer wieder neu zu differenzierten und komplexen Abläufen zusammenschließen und den Schwierigkeiten entgegenwirken, die sich aus den primär verschließenden und spannungsaufbauenden Kräften ergeben.

Diese Kräfte sind oft Auslöser für erhöhte Spannungen im Kehlkopf- und Rachenraum. Enge im Rachen behindert die Klang- und Resonanzentfaltung, sie erhöht reflektorisch den Tonus im Kehlkopf und ist an der Auslösung und Aufrechterhaltung von Missempfindungen beteiligt.

Das Zusammenspiel dieser Bereiche, die Wechselhaftigkeit der laryngologischen Befunde, situativ dominierende Faktoren und die oft schnellen Veränderungen im psychosozialen Bereich mit ihren steigenden kommunikativen Anforderungen wirken einer Eingrenzung der Ursachen von Stimmerkrankungen entgegen.

Merke

Biologische, psychische und soziokulturelle Faktoren einer Stimmerkrankung

Biologisch-somatisch
- konstitutionelle, habituelle und morphologische Faktoren
- konstitutionelle Erschöpfung
- gestörte auditive, neuromuskuläre Rückkoppelungen
- neurovegetative Steuerungsstörungen
- eingeschränkte Wahrnehmungsverarbeitung
- muskuläre Dysbalancen
- funktionelle Defizite der oberen HWS
- unzureichendes mentales Stimmkonzept

Psychisch
- neurotische Persönlichkeit
- depressive Neigung
- Versagensängste und -erlebnisse
- Verdrängen von Gefühlen und Konflikten
- Überbewertung von körperlichen Symptomen
- inadäquate Bewältigungsstrategien
- gestörte Selbstkonzepte
- verminderte Identifikation mit der eigenen Stimme

Soziokulturell
- Stimmmissbrauch
- Störlärm und Noxen
- extreme Überlastung im Sprechberuf
- psychosozialer Stress
- traumatische Lebensereignisse
- fehlende soziale Netzwerke
- Diskrepanz zwischen stimmlichen Anforderungen und Leistungsvermögen
- gestörtes kommunikatives Verhalten

Um die Vielfalt der sich gegenseitig beeinflussenden Einzelfaktoren, die eine funktionelle Stimmerkrankung verursachen können, zu strukturieren, schlagen Wendler et al. [220] 5 Hauptfaktoren als Basis für eine spätere Differenzierung vor:

- konstitutionelle Faktoren
- habituelle Faktoren
- ponogene Faktoren
- psychische Faktoren
- symptomatische Faktoren

Diese Hauptfaktoren sind m. E. um psychosoziale Faktoren zu erweitern.

Konstitutionelle Faktoren und angeborene Anomalien im Kehlkopf

► **Konstitutionelle Faktoren**

- *Durch Konstitution bedingte lokale Merkmale:* bspw. Größe und Form des Kehlkopfs, Masse der Kehlkopfmuskulatur, Schleimhauttyp. Allgemeine Merkmale: Körpergröße und -typ, Herz-Kreislauf-Stabilität, neurovegetative Erregbarkeit, psychische Struktur und Belastbarkeit.
- *Konstitutionell bedingte Leistungsminderung:* Häufig zeigt sich die Symptomatik erst im vollen Ausmaß unter stimmlichen Anforderungen, die dann Krankheitswert erhalten können. Die konstitutionell beeinträchtigten Stimmen haben einen reduzierten Stimmumfang, sind resonanzarm und zeigen eine geringe Dynamik im Sprechablauf.
- *Psychovegetatives Syndrom:* Auf dieser Ebene liegen Einflussfaktoren, die mit einem psychovegetativen Syndrom zusammenhängen, mit mehr neurasthenischen oder mehr vasomotorischen konstitutionellen Labilitäten.

► **Angeborene Anomalien im Kehlkopf.** Anlagebedingte Minderwertigkeiten der stimmgebenden Organe und Anomalien verursachen z. T. erhebliche stimmliche Beeinträchtigungen, bspw.:

- Eine *Segelbildung* zwischen den Stimmlippen (Diaphragma laryngis) hat eine Einschränkung der Schwingungsfähigkeit der Stimmlippen, verminderte Steigerungsfähigkeit, erhöhte individuelle Sprechstimmlage durch Verkürzung der Schwingungsamplituden zur Folge. Der Stimmklang ist rau bis heiser.
- Beim *Sulcus glottidis* handelt es sich um eine meist angeborene Längsfurchenbildung entlang des freien Randes der Stimmlippen mit mangelhafter Schlussfunktion. Je nach Ausprägung des Sulcus bestehen unterschiedlich starke Heiserkeitsgrade, überwiegend seit der Kindheit.
- *Hypoplasien* der Stimmlippenmuskulatur und des Kehlkopfs verursachen eine gering belastbare Kehlkopffunktion. Die mittlere Sprechstimmlage ist in der Regel erhöht.
- *Anomalien der Epiglottis* können tüten-, rinnen- oder omegaförmig sein. Dadurch wird die Abstrahlung des Schalls behindert, die Stimme ist resonanzarm, ihre Dynamik reduziert.

Habituelle Faktoren

Hierzu zählen durch Gewohnheit erworbene Schädigungen der Stimme, bspw. durch gewohnheitsmäßiges Hüsteln, harte Stimmeinsätze, überlautes Sprechen im Lärm mit Anstieg der mittleren Sprechstimmlage, gepresste Stimmgebung und unbewusstes Übernehmen ungünstiger Stimmvorbilder, aber auch durch mangelhaftes kinästhetisches Kontrollvermögen der Stimmfunktion bei Schwerhörigkeit, durch Minderung neuromuskulärer Koordinationsvorgänge im Stimmlippenbereich.

Ponogene Faktoren

Im Vordergrund steht intensives und lang andauerndes Sprechen (ponogen), oft unter Stressbedingungen mit übergroßem psychosomatischem Kraftaufwand und unökonomischem überlautem Stimmgebrauch, häufig in schlechter Raumakustik. Findet das Sprechen im Störlärm statt, muss die Lautkraft extrem gesteigert werden, bspw. beim Sport- oder Musikunterricht. Unbewusst werden die subglottischen Druckverhältnisse erhöht, sodass die mittlere Sprechstimmlage nach oben verschoben wird. Die Sprechleistung erfolgt dann mit Anteilen einer hyperfunktionellen Symptomatik.

► **Ursachen.** Im beruflichen Arbeitsfeld besteht häufig ein Missverhältnis zwischen der geforderten Sprechleistung und den individuellen stimmlichen Möglichkeiten. Hinzu kommen schlechte Stimmgewohnheiten, sprechintensive Hobbys und ungünstige Lebensgewohnheiten. Je höher die berufliche Belastung ist, die kommunikativen Anforderungen und der Leistungsdruck – oder negative Einstellungen zum Beruf –, desto mehr steigt das Risiko zu sekundär-organischen Veränderungen an den Stimmlippen (bspw. Phonationsverdickungen, Hyperämien) und zur Entwicklung einer Berufsstimmstörung (Berufsdysphonie).

▸ **Symptome.** Muskuläre Dysbalancen betreffen alle an der Stimmgebung beteiligten Systeme: Körperhaltung, Atmung, Stimmgebung, Lautbildung, Resonanz und Sprechablauf. Dadurch kommt es im Bereich der Stimmlippen zu Tonusdifferenzen, irregulären Schwingungsabläufen, verbunden mit entsprechenden akustischen Auffälligkeiten.

Wesentlich für die Entstehung einer hyperfunktionellen Symptomatik ist die Rachenenge (pharyngeale Enge) mit dem nach hinten (dorsal) verlagerten Zungenkörper. Der erhöhte muskuläre Tonus überträgt seine Spannungen auf den Kehlkopf und den supraglottischen Raum, der eng gestellt wird. Durch die Rachenenge wird die resonatorische Klangentfaltung im Vokaltrakt behindert, die primär dämpfend wirkt. Es ergeben sich reflektorisch unökonomische Schwingungsabläufe der Stimmlippen, die kompensatorisch vermehrte Kraft bedingen. Durch den erhöhten Muskeltonus im pharyngealen Bereich können eine Reihe von Missempfindungen ausgelöst und verstärkt werden. Räusperzwang, Trockenheitsgefühl, Druck und Kratzen im Kehlkopf und Rachen vermitteln ein unangenehmes und belastendes Organgefühl.

Die Stimme ermüdet vorschnell, nach 2–3 Unterrichtsstunden, im Umgebungslärm bereits nach einer sehr kurzen Zeit, oft nach wenigen Minuten. Sie klingt rau, knarrend, angestrengt oder verhaucht, je nachdem, ob eine hyperfunktionelle oder hypofunktionelle Symptomatik vorherrschend ist.

▸ **Berufsdysphonie.** Besonders schwerwiegend sind Stimmerkrankungen bei Personen in sprechintensiven Berufen mit ausdauernder, hoher Stimmbelastung, bspw. bei Lehrern, Kindergärtnerinnen, professionellen Sprechern oder Sängern. Es ist in der Regel die Summe und Koordination mehrerer Faktoren, die zu einer extremen Stimmbelastung führen: überhöhte Sprechdauer und Lautstärke, dauerhaftes Sprechen im Störlärm von mehr als 85 Dezibel, schädigende Noxen, die am Arbeitsplatz inhaliert werden, unzureichende Sprechtechnik, psychosomatische Spannungszustände sowie konstitutionell bedingte individuell unterschiedliche Leistungsfähigkeit und Belastbarkeit des Stimmorgans.

Arndt [5] beschreibt folgende ursächliche und disponierende Faktoren bei der Berufsdysphonie:

- exogene Faktoren
  - hohe Stimmbelastung (Unterrichtsdauer, Klassen- oder Gruppengröße, Raumakustik, Störlärmpegel)
  - körperliche und psychische Belastung durch den Beruf
- endogene Faktoren
  - geringe stimmliche Leistungsfähigkeit (Konstitution, Alter, Krankheit)
  - mangelhafte Stimmtechnik und -hygiene
  - mangelhafte Artikulation (Vokale und Konsonanten)
  - hormonelle Umstellung
  - seelische Probleme

Psychische Faktoren

Die Stimmung eines Menschen, seine Befindlichkeit, seine emotionalen Ausdruckformen wie Lachen Weinen, Schreien steuern in variabler Weise die Atmung, die Art, wie die Stimme einsetzt, die Dynamik des Sprechens, die sprechmelodischen Abläufe wie die der Artikulation. Dieses normale Verhalten kann zu unphysiologischen Abläufen führen. Ausgelöst wird diese Verhaltensweise durch belastende Lebensereignisse und Stresssituationen, durch psychische Fehlsteuerungen, Dysregulationen im vegetativen Nervensystem mit reaktiven Irritationen im Hormonhaushalt. Die Verhaltensweise wiederum beeinflusst regelkreisartig die psychische Stimmungslage.

Welche Reize oder Ereignisse speziell eine Bedrohung darstellen, hängt von der Persönlichkeit des Einzelnen ab und seinen individuellen Möglichkeiten, mit traumatisierenden Erlebnissen umzugehen. Häufig besteht das Verhalten darin, die Emotionen zu unterdrücken. Dadurch kommt es zu chronifizierenden Muskelspannungen, für die Reich [142] den Begriff „Muskelpanzer" prägte. Bevorzugt sind die Körperregionen Nacken, Hals, Brustkorb und Bauch, in denen unbewusst der Emotionsdruck unter Kontrolle gehalten wird (s. Kap. 17.5). Für den Stimmapparat bedeutet es eine erhebliche Einschränkung an funktioneller Flexibilität. Diese wird noch verstärkt, wenn die Verdrängung von negativen Erlebnissen mit Vermeidungsverhalten und Rückzug der Kommunikation verbunden ist. Der Betroffene empfindet seine Kehle „wie zugeschürt", die im sich verengenden Stimmklang hörbar wird.

Symptomatische Faktoren

Organische Veränderungen des Stimmapparats – bspw. nach Phonationsverdickungen, entzündlichen, allergischen Prozessen, mikrochirurgischen

Zuständen im Stimmlippenbereich – bieten die Grundlage für die Entstehung von Stimmerkrankungen, die in der Regel mit einer hyperfunktionellen Symptomatik verbunden sind.

Symptomatische Faktoren verändern die Stimmfunktion durch Erkrankungen, die außerhalb des Stimmapparats liegen. Dies können bspw. schwere Allgemeinerkrankungen des internistischen Bereichs sein, des Bronchial- und Lungensystems, des neurologischen und orthopädischen Formenkreises, wie auch postoperative Zustände bspw. im Bauchraum. Sie bilden die Basis einer Stimmerkrankung mit hypofunktioneller Symptomatik. Bei ihr stehen Schlussinsuffizienzen der Stimmlippen im Vordergrund, meistens auf der Basis einer hypotonen gesamtkörperlichen Muskulatur.

Pyschosoziale Faktoren

Ungünstige Berufs- und Arbeitsplatzbedingungen, (erhöhter Umgebungslärm, Staub, ätzende Dämpfe oder Genussmittel), Stress durch Konkurrenzkampf, Unzufriedenheit mit der beruflichen Tätigkeit, stimmliche Überforderung bis zum Stimmmissbrauch sowie zusätzliche psychophysische Belastungen in der Familie können die Auslösung einer Stimmerkrankung mit begünstigen.

Weiterhin bereiten wirtschaftliche Belastungen (bspw. Arbeitslosigkeit), einschneidende Lebensereignisse wie Partnerkrisen oder der Verlust eines vertrauten Menschen den Boden für die Entwicklung von Stimmerkrankungen. Sprechängste führen zum Rückzug aus der kommunikativen und sozialen Interaktion. Auch aus dem Bereich der Zeitlichkeit kommen langfristige Einwirkungen zum Tragen wie schwere Einbrüche in den Lebensplan oder Ruhestandsprobleme, die durch Veränderungen des Stimmklangs deutlich werden (s. Kap. 7.2.2).

11.3.2 Funktionelle Stimmerkrankung mit hyperfunktioneller Symptomatik

Im Zentrum steht ein „Zuviel" an muskulärer Spannung. Dieses Zuviel steuert während der Stimmgebung die subglottischen Druckverhältnisse, die einen entsprechenden Widerstand der Stimmlippen bedingen, d. h. hoher subglottischer Druck, hohe Spannung der Stimmlippen.

► **Symptome**

- Aufgrund überhöhter subglottischer Druckverhältnisse klingt die Stimme rau, gepresst, oft knarrend mit harten Stimmeinsätzen. Vorübergehend kann es zum Abbrechen der Stimme kommen. Die mittlere Sprechstimmlage ist je nach situativem Kontext erhöht, die Dynamik der Stimme hochgradig eingeschränkt, die Tonhaltedauer verkürzt. Während der Schlussfunktion sind die Stimmlippen fest aneinandergepresst.
- Liegt eine Transversusschwäche vor, schließen die Stimmlippen im hinteren Drittel nicht. Es imponiert ein dreieckförmiger Glottisspalt. Typisch ist der „hyperfunktionell pathologische Schleim. Er ist weiß, fadenziehend und ist lokalisiert an der Grenze des vorderen und mittleren Drittels der Stimmlippenlänge" [184].
- Die Artikulation ist nach pharyngeal (rachenwärts) verlagert. Das artikulatorische Lippen-Kiefer-Spiel ist stark reduziert. Häufig besteht eine besondere Festigkeit in den Kiefergelenken. Der Sprechablauf erfolgt unter Anstrengung, oft mit Stauung der oberflächlichen Halsvenen. Der Kehlkopf befindet sich meist in Hochstellung.
- Missempfindungen: Es bestehen das Organgefühl einer Enge im Halsbereich, Kloßgefühle und Räusperzwang. Bei Stimmermüdung kommt es zu einem Kitzelgefühl im Kehlkopf mit oft lang andauerndem Hustenreiz, der besonders schädigend wirkt.

► **Ursachen.** Typisch ist eine überspannte Körperhaltung und hypertone Muskulatur, besonders von Schultergürtel, Hals und Kiefer, im gesamten Artikulationsbereich sowie von allen an der Stimmgebung beteiligten Systemen. Kommt es unter Belastung zu vermehrter muskulärer Spannung und Verschlechterung der Stimme, muss als Ursache auch an eine funktionelle Störung der Kopfgelenke gedacht werden – insbesondere wenn die muskuläre Aufhängung des Kehlkopfs betroffen ist, der Rachenraum verengt und die Stimme nach pharyngeal verlagert ist.

Enge im Rachenraum behindert die Klanganregung, sie wirkt wie ein Schalldämpfer. Die Rachenenge erhöht die Spannung im Stimmlippenbereich, verengt die supraglottischen Resonanzräume, löst Missempfindungen und Fremdkörpergefühle im Rachenraum aus.

Laryngologisch zeigt sich häufig eine Arbeitshyperämie (Rötung) der Stimmlippen, die nicht mit entzündlichen Prozessen zu verwechseln ist.

Die Schwingungsbilder sind unregelmäßig, die Amplituden der Stimmlippen und die Randkantenverschiebungen klein. Sie vergrößern sich beim Lauterwerden der Stimme nur sehr geringfügig, dann oft in Verbindung mit seitendifferenten Schwingungsabläufen.

Ursachen, die für die Entstehung einer Berufsdysphonie relevant sind, können auch bei diesem Krankheitsbild zugrunde gelegt werden.

▶ **Therapiehinweis.** Grundsätzlich gilt:

Merke

Dauert eine Heiserkeit länger als 2 Wochen, ist durch einen Phoniater oder HNO-Arzt die Ursache für die Heiserkeit abzuklären. Neben funktionellen Störungen können immer auch organische Veränderungen an den Stimmlippen vorhanden sein.

Wesentliche Vorgehensweisen sind:

- Sensibilisierungen für körperliche Spannungsverhältnisse, Massage zur muskulären Lockerung, tonusregulierende und rhythmisch-dynamische Maßnahmen, oft in Verbindung mit manualtherapeutischen Behandlungen
- Einregulierung der physiologischen Zwerchfell-Flanken-Atmung (costo-abdominale Atmung)
- Hörübungen zur Differenzierung von Klängen und unterschiedlichen Lautheitsgraden
- Einpendeln der Stimme in die mittlere Sprechstimmlage: Die erhöhte Stimmlippenspannung wird vermindert, die subglottischen Druckverhältnisse werden den situativen phonatorischen Erfordernissen angepasst.
- Abspannprinzip mit Spannungslösung aller an der Phonation beteiligten Muskeln, sodass reflektorisch Luft für den neuen Sprechvorgang ergänzt wird (s. Kap. 19.6.5 (S. 251)).
- sprechmelodische (prosodische) Gestaltungsmittel zur Unterstützung des Wechsels von Spannung und Lösung im Sprechablauf
- Sensibilisierung für das Schwingungsverhalten der Stimmlippen, die Bildung physiologischer Stimmeinsätze, anfangs mit dunklen Vokalen im unteren Drittel des Stimmumfangs. Besonders mit sehr luftigen [u:]-Vokalen gelingt es, die verkürzten Schwingungen der Stimmlippen im Vollstimmbereich zu vergrößern und eine flexible und gleichmäßige Abrollbewegung der Randkanten zu erreichen.

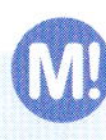

Merke

Sind Personen in einem Sprechberuf tätig, ist es notwendig, sie während der akuten Phase der Stimmerkrankung für mindestens 2 Wochen aus der beruflichen Sprechbelastung herauszunehmen.

In Alltagssituationen ist eine entspannte Konversationsstimme zu benutzen, kein Flüstern. Die Stimmtherapie sollte intensiv, möglichst täglich stattfinden. Wesentlich sind, eine gute Stimm- und Sprechtechnik zu erarbeiten mit physiologischen Stimmeinsätzen, und eine mittlere Sprechstimmlage im individuellen Bereich. Die überhöhte Lautstärke ist zu reduzieren, stattdessen ist der Stimme mehr Resonanz und Tragfähigkeit zu verleihen. Dann wird sich der „Stimmträger“ ohne schädigende Stimmgewohnheiten in sprechbelastenden Situationen physiologisch und angepasst verhalten können.

11.3.3 Besondere Formen der Stimmerkrankung mit hyperfunktioneller Symptomatik

Taschenfaltenstimme

Eine extreme Form der hyperfunktionellen Symptomatik ist die Aktivierung der Taschenfaltenstimme während der Phonation. Die Taschenfalten (Plicae vestibulares), auch „falsche Stimmlippen“ genannt, verlaufen parallel oberhalb der Stimmlippen (Plicae vocales). Sie sind normalerweise an der Phonation nicht beteiligt.

Sind jedoch hyperfunktionelle Impulse bei forcierter Stimmgebung übermäßig stark vorhanden, werden die Taschenfalten vorgewölbt und durch die Phonationsluft zum Schwingen angeregt. Man spricht dann von einer *unerwünschten* Taschenfaltenstimme. Die Stimme klingt gepresst, rau, knarrend und liegt unterhalb der individuellen Sprechstimmlage.

Können die Stimmlippen infolge organischer Ursachen (entzündliche Prozesse, Stimmlippeninsuffizienz, Stimmlippenlähmungen) keinen ausreichenden Glottisschluss gewährleisten, werden häufig kompensatorisch die Taschenfalten mit aktiviert. Oft bleiben ihre fest eingeschliffenen Muster auch weiterhin in Funktion, obwohl die Stimmlippen wieder voll funktionsfähig sind.

Sind die Stimmlippen, bspw. nach Teilresektion des Kehlkopfs, nicht mehr in der Lage, die Stimmfunktion zu gewährleisten, kann mit der erhaltenen Stimmlippe und der Gegenseite der Taschenfalte eine Ersatzglottis gebildet werden. Dieser Phonationsmechanismus wird als *erwünschte* Taschenfaltenstimme in der Therapie angebildet.

▶ **Therapiehinweis.** Gewisse Schwierigkeiten bestehen bei der Therapie der unerwünschte Taschenfaltenstimme darin, dass 2 entgegengesetzte Maßnahmen harmonisch vereinigt werden müssen: Die innere Kehlkopfmuskulatur ist zu kräftigen, um eine physiologische Stimmlippenschlussfunktion zu erreichen. Gleichzeitig müssen die Taschenfalten entspannt werden, damit sie künftig bei der Phonation nicht aktiv werden. Die Anbahnung der erwünschten Taschenfalte gelingt gut mit rhythmischen Dynamikimpulsen (s. auch Therapiehinweis zur Stimmerkrankung mit hyperfunktioneller Symptomatik, Kap. 11.3.2).

Hyperfunktionelle psychogene Aphonie

Leitsymptom ist die Tonlosigkeit der Stimme oder eine gespannte Flüsterstimme mit einzelnen stimmhaften Einschüben bei normalem Kehlkopfbefund. Ätiologisch wird von einer Konversionsneurose ausgegangen. Meistens entsteht dieses Störungsbild plötzlich durch emotionale Stresssituationen. Reflektorische Stimmleistungen wie Lachen, Husten und Räuspern sind weitgehend erhalten. Bei Ausschaltung der auditiven Kontrolle mittels Vertäubung normalisiert sich die Stimmfunktion oft weitgehend, da die akustische Rückkopplung fehlt. Der Patient hört seine eigene Stimme nicht mehr. Ein negatives Resultat der Vertäubung „schließt allerdings eine psychogene Dys- oder Aphonie nicht aus, weil gerade bei länger bestehender Störung diese nicht nur über das Gehör, sondern auch über kinästhetische Empfindungen unbewusst aufrechterhalten wird" [[5] S. 292].

▶ **Therapiehinweis.** Mit der Therapie ist möglichst umgehend zu beginnen, um kompensatorische Stimmmuster nicht manifest werden zu lassen. Bereits in der ersten Behandlung sollte mindestens die Stimmfunktion in Ansätzen in Gang kommen. Häufig lässt sich die Stimme über die größtenteils erhaltenen reflektorischen Leistungen des stimmhaften Räusperns und Hustens in Gang bringen, sodass hier ein Ansatz für die Reaktivierung der Stimmfunktion gegeben ist. Es ist notwendig, die Therapie in der Phase der funktionellen Instabilität täglich durchzuführen, damit einem Rückfall in eine erneute Aphonie rechtzeitig entgegengewirkt wird. In Abhängigkeit von der auslösenden Situation haben therapeutische Gespräche eine besondere Bedeutung. Bisweilen wird zusätzlich eine psychologische Mitbehandlung einzuleiten sein.

Spasmodische Dysphonie

Sie wird auch als laryngeale Dystonie bezeichnet und als neurologische Erkrankung dem Formenkreis der Dystonien zugeordnet. Die Dystonie ist eine motorische Bewegungsstörung, die gekennzeichnet ist durch unwillkürliche und länger anhaltende Muskelverkrampfungen. Sie kommt im Erwachsenenalter isoliert vor und kann einen schleichenden Beginn haben.

▶ **Symptome.** Typische Symptome sind muskuläre Spasmen, besonders in der Atem-, Kehlkopf- und Rachenmuskulatur. Das Sprechen klingt äußerst mühsam, gequält, stoßweise, mit extrem gepressten Stimmeinsätzen. Häufig bricht die Stimme ab mit ächzenden Lauten. Die Unterbrechungen im Sprechablauf erinnern an ein starkes tonisches Stottern. Bei längerem Sprechen werden die Pausen zwischen den einzelnen Wörtern immer größer, die Gesamtspannung stärker, sodass es schließlich zum völligen Stimmverlust kommt.

▶ **Ursachen.** Die Ursachen dieser schweren Stimmerkrankung mit einem oft qualvollen Leidensweg sind nicht eindeutig geklärt. Vermutungen weisen darauf hin, dass es sich um eine supranukleäre kraniale Dystonie handelt, bei der auch genetische Komponenten wirksam sein können. Psychische Störungen als Begleitsymptom werden nicht ausgeschlossen.

▶ **Therapiehinweis.** Alleinige stimmtherapeutische Interventionen sind wenig wirksam. Rhythmisch-dynamische Bewegungsphonationen und rhythmisiertes Singen können eine gewisse Erleichterung im Sprechablauf bewirken. Je nach Ausgangslage kann gleichzeitig eine psychotherapeutische Behandlung sinnvoll sein.

Am besten haben sich bisher Injektionen mit Botulinumtoxin bewährt. Sie bewirken, dass die krankhaft überaktiven Muskeln ruhig gestellt werden, indem sie weniger auf fehlgesteuerte Nervenimpulse reagieren. Es resultiert dann eine weitgehende Symptomfreiheit, die 3–6 Monate anhalten kann. Nach Abklingen der Wirkung ist die Botulinum-Therapie zu wiederholen. Besteht weiterhin eine hyperfunktionelle Symptomatik, ist eine Stimmtherapie erforderlich.

11.3.4 Funktionelle Stimmerkrankung mit hypofunktioneller Symptomatik

▸ **Symptome.** Typisch ist eine schlaffe Körperhaltung und Muskulatur. Infolge der Schlussinsuffizienz der Stimmlippen klingt die Stimme leise, behaucht und matt. Der Klang ist resonanzarm, kaum tragfähig, die stimmliche Dynamik nicht steigerungsfähig, die Artikulation nach pharyngeal verlagert. Die Stimme ermüdet schnell, oft schon unter geringer Sprechbelastung.

Es herrscht Hochatmung vor, die Atemexkursionen sind vermindert, dem dreiphasigen Atemablauf fehlt in der Regel das Ausschwingen in die Lösungsphase. Es werden häufig kompensatorische Mechanismen aktiviert, wie sie auch bei der Stimmerkrankung mit hyperfunktioneller Symptomatik zu beobachten sind. Dies bedeutet, dass die hypofunktionelle Symptomatik sekundär in eine hyperfunktionelle übergehen kann.

Besteht eine konstitutionelle Hypofunktion ohne stimmliche Anforderung oder Überforderung, empfinden Patienten kaum eine Beeinträchtigung ihrer Stimme. Die Stimme klingt resonanzarm, ist wenig tragfähig und kaum in der Lage, ihre Lautkraft zu steigern. Stimmliche Beeinträchtigungen treten erst in Erscheinung, wenn die Stimme durch vermehrtes Sprechen belastet wird. Sie ermüdet dann besonders schnell. Es kommt teilweise zu aphonischen Schüben.

▸ **Therapiehinweis.** Im Mittelpunkt stehen spannungsteigernde Maßnahmen zur Aktivierung des gesamtkörperlichen Tonus und der Körperhaltung (s. Kap. 18.7). Rhythmisch-akzentuierte Bewegungsimpulse steigern die Lautkraft und übertragen den Spannungsimpuls auch auf die Kehlkopfmuskulatur. Dadurch kann die Schlussfunktion leichter angebahnt werden. Tonisierend wirken Glissandofolgen, beginnend vom hohen Frequenzbereich nach unten, unter Beibehaltung der Spannung. Ventiltönchen vermitteln ein kinästhetisches Empfinden für Spannungsverhältnisse in der Glottisebene, insbesondere für einen physiologischen Stimmeinsatz. Von Bedeutung ist die Sensibilisierung für die präphonatorische Einstellung auf ein Phonationsziel. In dieser Phase befinden sich alle an der Stimmgebung beteiligten Systeme in einem initialen Bereitschaftszustand mit intentionaler Ausrichtung.

11.3.5 Stimmerkrankungen mit gemischter Symptomatik

Die Symptome von hyperfunktionellen und hypofunktionellen Anteilen einer Stimmerkrankung können auch gleichzeitig bestehen.

Eine Stimmerkrankung mit hyperfunktioneller Symptomatik kann dekompensieren, wenn die Stimmlippenmuskulatur dem extremen subglottischen Druck nicht mehr standhalten kann. Es kommt sekundär zu einer Schwäche der Transversus- und Vokalismuskulatur, sodass eine vollständige Schlussfunktion der Stimmlippen nicht möglich ist. Gleichzeitig bleibt jedoch die primär aktivierte hyperfunktionelle Symptomatik in Tendenzen weiterhin bestehen.

Ebenso kann eine Stimmerkrankung mit hypofunktioneller Symptomatik sekundär hyperfunktionelle Anteile aktivieren, um die verminderte stimmliche Leistung zu kompensieren. In der Regel wird jedoch die primäre Symptomatik immer als Basis der Beinträchtigungen vorhanden sein.

▸ **Therapiehinweis.** Siehe Therapiehinweise bei Stimmerkrankungen mit hyperfunktioneller (Kap. 11.3.2) und hypofunktioneller Symptomatik (Kap. 11.3.4).

11.3.6 Stimmerkrankungen der Sing- und Sängerstimme

Die Stimmerkrankung der Sing- oder Sängerstimme bezeichnet man als Dysodie. Sie ist eine Sonderform der funktionellen Stimmerkrankung, bei der die stimmgebenden Strukturen primär keine organischen Veränderungen zeigen.

▸ **Symptome.** Im Mittelpunkt stehen Veränderungen des Stimmklangs, verminderte Leistungsfähigkeit und schnelle Stimmermüdung. In der Regel wird versucht, stimmliche Leistungsminderungen durch eine hyperfunktionelle Symptomatik zu kompensieren. Insbesondere finden sich folgende Störungen:

- Das elastische Einschwingen der Stimme im Piano ist erschwert, ebenso flexible weiche Stimmeinsätze und die Funktion des Pianosingens.
- Die Luftsäule kann nicht ausreichend komprimiert werden, sodass die Klangkonzentration ungenügend ist.
- Das kontinuierliche An- und Abschwellen des Tons und der Übergang von einem Register in das andere sind erschwert.
- Um hohe Töne zu erreichen, wird gesteigerter Kraftaufwand mit erhöhten subglottischen Druckverhältnissen benutzt. Die Überspannung in der Höhe korrespondiert mit Erschlaffung in der Tiefe und verminderter Durchschlagkraft der Stimme. Das Vibrato verliert an Elastizität.
- Im tiefen Frequenzbereich klingt die Stimme oft brustig bis roh.
- Die Stimme kann ihre gewohnte Sicherheit der Intonation nicht mehr aufrechterhalten. Sie ist entweder zu tief (detoniert) oder zu hoch (distoniert).
- Aufgrund von Überspannung ist der Rachen-Kehlraum eingeengt. Die Obertonstruktur des Stimmklangs und die Resonanzgestaltung können sich nicht entwickeln. Die Stimme klingt flach mit geringen energetischen Anteilen im Stimmklang.

▶ **Ursachen**

- ungünstige Arbeitsplatzbedingungen – wie auf Bühnen – mit Staub, Trockenheit, Zugluft, stimmbelastende Effekte wie Nebel oder künstliche Dämpfe
- täglicher Leistungsdruck, allgemeine Existenzängste
- Ermüdung: Hierbei ist zu klären, wann sie einsetzt, unter welchen Bedingungen, bei welcher Partie, nach welchen zeitlichen Abständen sich die Stimme wieder erholt.
- Es wird zu früh im schweren Fach gesungen, dem stimmlich und psychisch die Grundlage fehlt.
- ständige Übergänge zwischen Singen und Sprechen, die einer guten physiologischen Grundfunktion entbehren (bspw. klassische Operette)
- Hinaufnehmen der Bruststimme über die normale Übergangsgrenze
- Schlechte Gesangstechnik und damit Stimmüberforderung: In der Regel werden zu große subglottische Druckverhältnisse benutzt, besonders bei dramatischer Ausdrucksgestaltung. Die Stimme wird von unten „gepuscht".
- Da Singen und Sprechen in den gleichen Mechanismen wurzeln, können sich Fehlfunktionen vom Singen auf die Sprechstimme übertragen. Häufiger ist es aber, dass Fehlfunktionen der Sprechstimme die Singstimme ungünstig beeinflussen.

▶ **Therapiehinweis.** Bereits ein ungewohntes Gefühl im Kehlkopfbereich, ein schwereres Ansprechen der Stimme, eine andere Stimmqualität verunsichern den Sänger aufs Höchste.

Dies bedeutet, dass jede noch so kleinste Irritation ernst zu nehmen ist und die Probleme schnell und sicher zu erfassen sind. Herausforderungen der Bühne und das Repertoire des Sängers müssen dem Therapeuten vertraut sein. Singt der Sänger während der Therapie weiter, ist subtil abzuwägen, wie viel verändert werden kann, wie viel gelassen werden muss.

Wesentlich ist, Umfeld und Symptomatik richtig einzuschätzen. Signalisieren sie bspw. ein „Stopp, die Grenze ist erreicht", dann ist es eine heilsame Entlastung, den Sänger für 2–3 Tage aus der Stresssituation herauszunehmen und Rituale für ein körperlich-seelisches Wohlgefühl in einer meditativen Wachheit zu vermitteln.

Leitlinie des Vorgehens ist die Sensibilisierung der Propriozeption, die sensorische Rückmeldung während der motorischen Aktivitäten und das Wahrnehmen des gleichzeitigen Klangeindrucks: Wie klingt der Ton, wie fühlt er sich an?

Spezielle Vorgehensweisen sind:

- tonusregulierende Maßnahmen (s. Kap. 17.2)
- Erreichen einer elastischen inspiratorische Spannung im unteren Brustkorbbereich (Querspannung, s. Kap. 16.7.4, S. (S. 183)) während der Phonation
- Anpassung subglottischer Druckverhältnisse entsprechend den situativen Erfordernissen
- Aktivierung der Randkantenfunktion im unteren Drittel des Stimmumfangs mit luftigen [u:]-Vokalen, um eine flexible, gleichmäßige Schleimhautmobilität der Stimmlippen zu erreichen
- präphonatorische intentionale Einstellung vor der akustischen Aktion
- Sensibilisierung für den Vorgang der elastischen Rückstellkräfte der Stimmlippen (Bernoulli-Effekt); erspüren, wie sich durch den Effekt des Ansaugens die Stimmlippen einander nähern, bis die Stimmritze geschlossen ist
- Komprimierung der Luftsäule, die eine effektive Umsetzung in akustische Klangenergie bedingt

- Entkoppeln von benachbarten Funktionen, d. h. die Fähigkeit, nur die Muskeln zu aktivieren, die für eine bestimmte Funktion notwendig sind, und angrenzende Muskelgruppen nicht mit einzubeziehen, so ist beispielsweise die Lautbildung von der Stimmfunktion zu entkoppeln.
- Ableiten (Glissando) mit dunklen Vokalen: von mittlerer Tonhöhe ohne Druck mit geringer Lautstärke in tiefe Frequenzbereiche und wieder zurück nach oben zum Ausgangspunkt. Es werden gleichzeitig die Randkanten, die Vollstimmfunktion und die Registerübergänge aktiviert.
- physiologische Stimmeinsätze, bei denen Stimmlippenspannung und suglottischer Anblasedruck so ausbalanciert sind, dass sie präzise mit entsprechender Adduktion einsetzen
- Schwelltonvermögen: Beginn mit feinem Einschwingungen der Randkanten, allmählich unter Zunahme der Vollstimmfunktion den Ton bis in seine größte Intensität steigern, um von dort ins Piano zurückzugehen
- Lösung von muskulären Spannungen, die den Rachenraum einengen
- flexible Toniserung der Rachenmuskulatur zur Optimierung der Resonanzverhältnisse
- Kräftigung der inneren Kehlkopfmuskulatur
- vom Sprechen zur Singstimme oder von der Singstimme zur Sprechstimme; Vokalisen und das Lied als „Stimmbildner“ nutzen

11.4 Sekundär-organische Stimmerkrankungen

Ein schädigender Gebrauch der Stimme über einen langen Zeitraum kann sekundär zu organischen Veränderungen der Stimmlippen führen. Es kann dann bspw. zu einer Belastungshyperämie kommen, zu Phonationsverdickungen an den Stimmlippen oder zu Stimmlippenödemen. Andererseits haben organische Veränderungen immer auch funktionelle Beeinträchtigungen der Stimme zur Folge. „Zwischen funktionellen und organischen Stimmerkrankungen bestehen also keine exklusiven, sondern vielmehr komplementäre Beziehungen. Strukturen und Funktionen bilden eine dialektische Einheit“ [[220] S. 140].

Im Folgenden werden nur die Krankheitsbilder vorgestellt, die in der stimmtherapeutischen Praxis gehäuft vorkommen.

11.4.1 Überlastungshyperämie

Eine Hyperämie (übermäßige Durchblutung) entwickelt sich durch lang andauernde fehlerhafte Stimmgebung, heftige Hustenattacken oder durch ständiges Räuspern. Die Rötung der Stimmlippe betrifft entweder nur den frei schwingenden Rand (Chorditis marginalis) oder die gesamte Schleimhaut der Stimmlippe. Hyperämie der Schleimhaut ist nicht immer leicht von einer Kehlkopfentzündung abzugrenzen. Es ist daher eine sorgfältige anamnestische Erhebung mit einer Suche nach auslösenden Faktoren notwendig. Bei Sängern und Schauspielern kann es nach langen und akzentreichen Partien zu akut organischen Veränderungen im Sinne einer Arbeitshyperämie kommen, die sich jedoch nach Ruhe wieder zurückbildet.

Phonationsverdickungen

Synonym werden die Bezeichnungen Stimmlippenknötchen, Schreiknötchen (im Kindesalter) oder Sängerknötchen verwendet. Es handelt sich um gutartige stecknadelkopfgroße oder kegelförmige Verdickungen, auf deren Oberfläche sich weißer fadenziehender Schleim sammelt. Die Phonationsverdickungen befinden sich symmetrisch doppelseitig am freien Rand der Stimmlippen an der Grenze zwischen vorderem und mittlerem Drittel. Sie führen zu einer Störung des Schwingungsablaufs der Schleimhaut der Stimmlippen und verhindern einen vollständigen Stimmlippenschluss, sodass während der Schlussphase die sog. Sanduhrglottis entsteht (▶ Abb. 11.2a, ▶ Abb. 11.2b). Es werden weiche von harten Phonationsverdickungen unterschieden:

- *Weiche Phonationsverdickungen:* Es handelt sich vorwiegend um ödematöse Verdickungen, die im Schwingungsbild verschieblich sind. Sie können bereits nach einer verhältnismäßig kurzen Belastung auftreten, besonders dann, wenn eine konstitutionell bedingte Schleimhaut zugrunde liegt. Häufig sind sie so geringfügig, dass sie in der Inspirationsphase nicht sichtbar sind, jedoch in der Schlussphase der Stimmlippen. Erfolgt eine anschließende Stimmruhe, bilden sich die ödematösen Veränderungen oft spontan zurück. Wird jedoch die stimmliche Belastung weiterhin aufrechterhalten, nimmt die ödematöse Verdickung zu. Es entwickelt sich dann vermehrt ein bindegewebiger Umbau, der zur Entstehung von harten Phonationsverdickungen (Knötchen) führt.

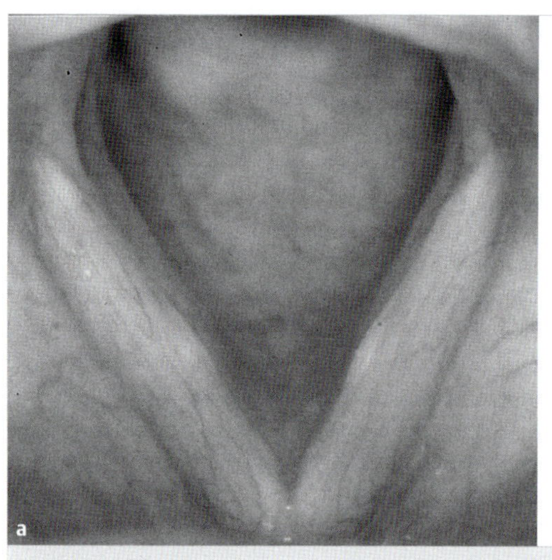

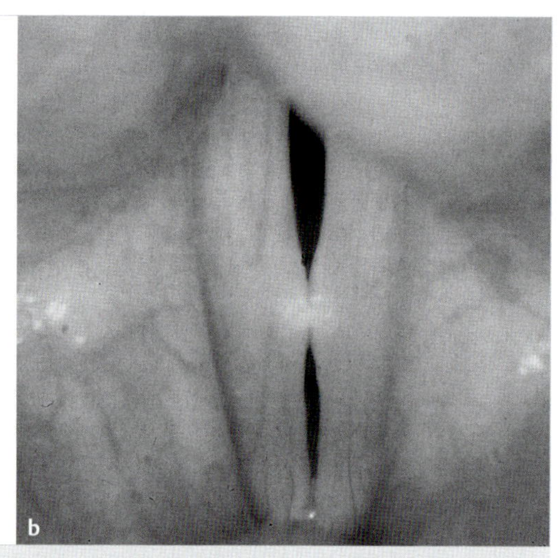

Abb. 11.2 Phonationsverdickungen. (Quelle: Wendler J, Seidner W, Eysholdt U. Lehrbuch der Phoniatrie und Pädaudiologie. 4. Aufl. Stuttgart: Thieme; 2005)
a Respiration.
b Phonation.

- *Harte Phonationsverdickungen:* Harte Knötchen sind im Schwingungsablauf nicht verschieblich. Sie haften fest als tiefgreifende fibromatöse Veränderungen am Stimmlippenrand. Gehäuft treten sie bei Personen mit Sprechberufen auf, die täglich eine lang andauernde Stimmleistung vollbringen müssen, oft mit mangelhafter Sprechtechnik oder im lautstarken Umgebungslärm.

▸ **Symptome.** Da die Stimmlippen nur im Bereich der Phonationsverdickungen in Kontakt kommen, entsteht die sog. Sanduhrglottis. Dies bedeutet, dass im vorderen und hinteren Drittel der Stimmlippen während der Phonation ein Spalt bleibt (▸ Abb. 11.2b).

Die vor und hinter der Phonationsverdickung herausströmende Luft lässt die Stimme überlüftet, bisweilen diplophon klingen. Wird versucht, durch subglottischen Druck die Stimmlippen zum Schluss zu bringen, klingt sie rau und heiser, die Stimmeinsätze sind hart.

Bei Sängern zeigt das funktionelle Bild ein erschwertes Ansprechen der Stimme im Piano mit Einschränkungen der gewohnten Höhe, die nur mit einem gewissen Kraftaufwand zu erreichen ist.

▸ **Ursachen.** Es besteht eine hyperfunktionelle Symptomatik infolge chronischer stimmlicher Überbelastung, habituell lauter Stimme, Sprechen im Lärm wie auch schlechter Stimmtechnik. Liegen gleichzeitig entzündliche Prozesse oder allergische Komponenten vor, entwickeln sich Phonationsverdickungen deutlich schneller. Zugrunde liegt oft eine extrovertierte laute Persönlichkeit.

▸ **Therapiehinweis.** Es zeichnen sich 2 Vorgehensweisen ab:
- Stimmtherapie mit konservativen Maßnahmen
- Stimmtherapie mit phonochirurgischen Maßnahmen

Zu den *konservativen Maßnahmen* gehören Stimmruhe, Herausnahme aus der Sprechsituation. Während dieser Zeit erfolgt eine intensive Stimmtherapie. Im Zentrum stehen:
- tonusregulierende Maßnahmen des Körpers, der Haltung und Bewegung (Funktionelle Entspannung, Kap. 17.7.2/Alexander-Technik, Kap. 17.7.3)
- Aktivierung einer flexiblen Randkantenfunktion mit luftigen Reibelauten, die wie eine Massage auf die Schleimhaut wirken
- Sensibilisierung für Einschwingungsvorgänge der Stimmlippen und dem Phonationsereignis gemäß angepasste subglottische Druckverhältnisse
- Einregulierung der Zwerchfell-Flanken-Atmung, in Verbindung mit einer reflektorischen Atemergänzung während des Sprechablaufs (s. Kap. 19.6)
- Entwicklung einer situationsgerechten Arbeitsspannung

- Wesentlich können verhaltenstherapeutische Maßnahmen sein, um eigenverantwortlich besser mit der eigen Stimme umgehen zu können.

Phonochirurgische Maßnahmen: Es wird die Sandwich-Therapie benutzt, die sich in präoperativ, chirurgisch und postoperativ unterteilt:

- *Präoperative Stimmtherapie:* Minderung von Fehlfunktionen, um postoperativ eine verbesserte Ausgangslage zu erhalten. Erklären der therapeutischen Maßnahmen nach der Operation. Vorbereiten von Funktionsabläufen, mit denen die Therapie postoperativ eingeleitet wird. Der Patient weiß dann, was auf ihn zukommt, sodass er sich positiv in die Behandlung einbringen kann.
- *Chirurgisch:* Abtragung der Verdickungen
- *Postoperative Stimmtherapie:* Stimmruhe etwa 10–12 Tage, anschließend übungstherapeutische Maßnahmen, wie sie bei der konservativen Behandlung gegeben sind.

Schreiknötchen im Kindesalter

Im Kindesalter werden Verdickungen an den Stimmlippen als Schreiknötchen beschrieben. Sie sind bilateral-symmetrisch in der Mitte der Stimmlippen lokalisiert und haben eine breitbasige kolbenartige Auflagefläche.

▸ **Symptome.** Bei der Phonation verhindern die kolbenartigen Verdickungen der Schreiknötchen den Glottisschluss. Die Stimme klingt tief und rau, sodass diese Knaben oft als „Brummer" bezeichnet werden. Es besteht eine Hochatmung, die Sprechstimme erfolgt mit großer Kraftanstrengung, bei der sich die oberflächlichen Halsvenen stauen. Nach forciertem stimmlichem Gebrauch, bspw. auf dem Fußballfeld, klingt die Stimme kratzig, gepresst oder kann auch völlig versagen. Eine Stimmruhe bringt nur eine geringfügige Besserung.

▸ **Ursachen.** Auslösende Faktoren sind:

- anhaltendes, unkontrolliertes Sprechverhalten im überlauten Umgebungslärm
- Stimmmissbrauch auf dem Spielplatz
- aggressives, extrovertiertes Verhalten, um sich gegen andere durchzusetzen
- falsche Sprechvorbilder
- häufige Infekte der oberen Luftwege sind oft auch die Grundlage für die Entwicklung einer hyperfunktionellen Symptomatik.

▸ **Therapiehinweis.** Je nach individuellen Erfordernissen kommen primär alle stimmtherapeutischen Interventionen zum Tragen, wie sie bei Stimmerkrankungen mit hyperfunktioneller Symptomatik verwendet werden. Es soll erreicht werden, dass sich die Schreiknötchen nicht verhärten, d. h. fibrosieren, sodass die Dehnung der Stimmlippe in der Wachstumsphase nicht behindert wird. Durch Längung der Stimmlippen werden auch die Schreiknötchen „weggedehnt".

Wichtig ist die Entwicklung von stimmschonenden Maßnahmen in verschiedenen Alltagssituationen und die Beratung der Eltern bzw. Bezugspersonen, um positiv auf stimmschonendes Sprechverhalten einzuwirken. Bisweilen sind zur Unterstützung verhaltenstherapeutische Maßnahmen notwendig.

Vorsicht

Phonochirurgische Maßnahmen sind vor der Pubertät kontraindiziert.

11.4.2 Organische Stimmerkrankungen

Stimmlippenpolypen, Ödeme und Zysten

Stimmlippenpolypen

Sie imponieren als umschriebene feste Hyperplasien der Schleimhaut. Typische Lokalisation der Polypen ist der freie Rand der Stimmlippen im vorderen mittleren Drittel ihrer Länge. Meistens sind sie einseitig, nur selten doppelseitig (▸ Abb. 11.3a, ▸ Abb. 11.3b).

▸ **Symptome.** Je nach Lokalisation und Größe des Polypen verändert sich der Grad der Heiserkeit. Handelt es sich um einen gestielten Polypen an der unteren Fläche des Stimmlippenrandes, kann die Stimme weitgehend unauffällig klingen. Schwingt er jedoch in die Glottis hinein, kommt es zu uneinheitlichen stimmlichen Veränderungen, die häufig mit einer Diplophonie verbunden sind.

▸ **Ursachen.** Polypen entstehen oft erst auf dem Boden einer akuten oder chronischen Kehlkopfentzündung infolge einer vorgeschädigten Schleim-

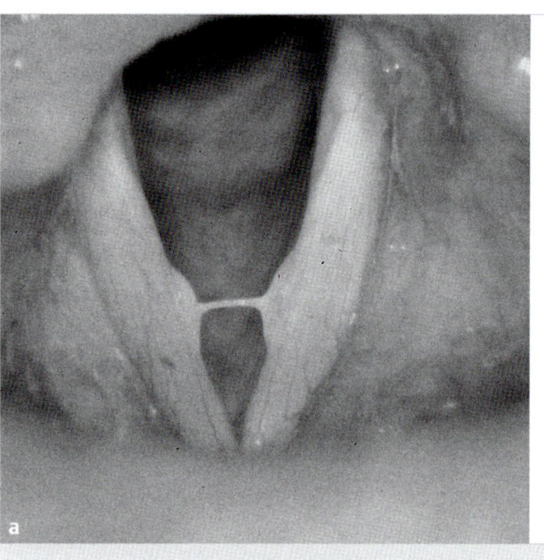
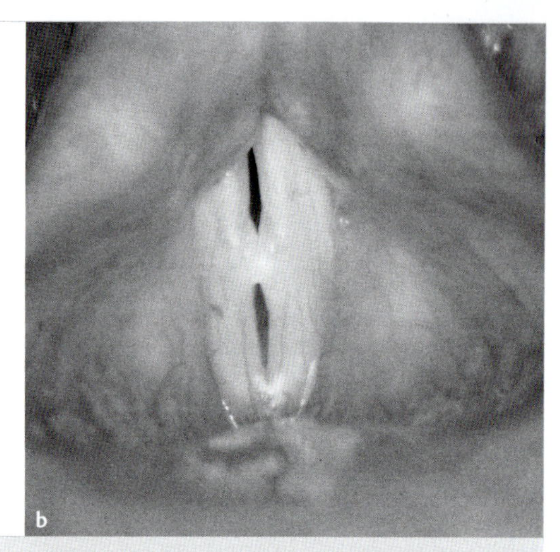

Abb. 11.3 Doppelseitige Stimmpolypen. (Quelle: Wendler J, Seidner W, Eysholdt U. Lehrbuch der Phoniatrie und Pädaudiologie. 4. Aufl. Stuttgart: Thieme; 2005)
a Respiration.
b Phonation.

haut. Immer sind jedoch auch funktionell-mechanische Überlastungen der Stimmlippen im Spiel, die sowohl für die Genese wie auch für die sekundär bedingten Veränderungen eine Rolle spielen.

▸ **Therapiehinweis.** Ein Polyp bildet sich unter einer Stimmtherapie kaum zurück, sodass phonochirurgische Maßnahmen angezeigt sind. Günstig ist eine Sandwich-Therapie:

- *Präoperative Stimmtherapie:* Tonusregulierung, Einwirken auf bestehende hyperfunktionelle Symptome, dreiphasiger Atemrhythmus im Rahmen einer physiologischen Zwerchfell-Flanken-Atmung, Sensibilisierung für Einschwingungsvorgänge der Stimmlippen
- *Chirurgisch:* Abtragung des Gewebes
- *Postoperative Stimmtherapie:* 1 Woche Stimmruhe, Stimmtherapie der hyperfunktionellen Symptomatik, die oft auch nach Entfernung des Polypen weiter besteht, Einregulierung und Stabilisierung der Stimmfunktion, Entwicklung einer physiologischen Leistungskraft

Ödeme

Sie stellen eine relativ häufige Veränderung dar. Das durchscheinende hyperplastische lappige Gebilde umfasst die Stimmlippenoberfläche und ragt mit ihren Rändern bis in die Glottis hinein. Die Stimmlippen kommen zum Schluss nur in ihrer hyperplastischen Schleimhautverdickung und nicht mit den Stimmlippen.

▸ **Symptome.** Die Stimme klingt meistens rau bis heiser mit tiefer, unter dem Normbereich liegender Sprechstimmlage, die mit einer verminderten Schwingungsfähigkeit der vermehrten Gewebsmasse zusammenhängt.

▸ **Ursachen.** Ätiologisch entstehen Ödeme fast immer durch chronische Reizzustände oder allergische Prozesse.

▸ **Therapiehinweis.** Tonusregulierung und flexible massageartige Abrollbewegungen des ödematösen Gewebes mit luftigen Reibelauten. Phonochirurgische Maßnahmen sind nur bedingt angezeigt. Abzuwägen bezüglich einer Indikation ist zwischen Ausdehnung und Lokalisation des Ödems, aber auch, wie sehr die Stimme zum persönlichen Lebensausdruck gehört und wie sie beruflich eingesetzt werden muss.

Stimmlippenzysten

Zysten sind runde bis ovale, glattwandige, leicht vorgewölbte Veränderungen der Schleimhautdrüsen (▸ Abb. 11.4a, ▸ Abb. 11.4b). Sie haben eine dünne, fast durchsichtige Wand, durch die teilweise eine wässrige Flüssigkeit durchschimmert. Zys-

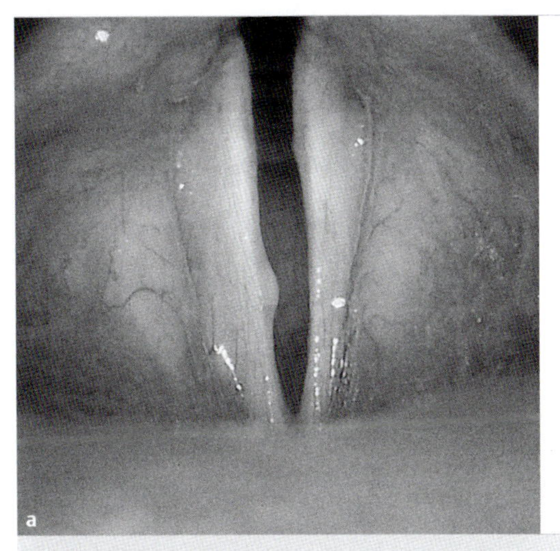
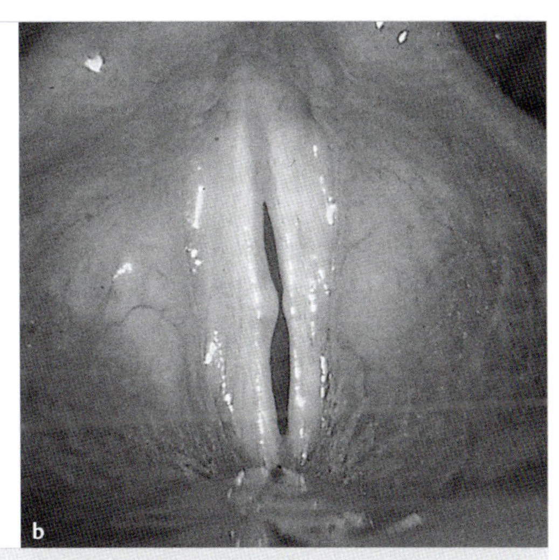

Abb. 11.4 Stimmzyste. (Quelle: Wendler J, Seidner W, Eysholdt U. Lehrbuch der Phoniatrie und Pädaudiologie. 4. Aufl. Stuttgart: Thieme; 2005)
a Respiration.
b Phonation.

ten treten einseitig auf, vorwiegend am freien Stimmlippenrand oder unterhalb der Stimmlippe (subglottisch). Die der Zyste gegenüberliegende Stimmlippe kann als Folge des Gegendrucks verdickt sein.

► **Symptome.** Meistens liegt ein Verschluss des Drüsenausführungsgangs vor. Dieser führt zu einer Retension des Drüsensekrets und damit zu einem zunehmenden Sekretstau (Retensionszyste). Je nachdem, ob der Abfluss des Sekrets mehr oder weniger vorhanden ist, verändert sich die Schlussfunktion der Stimmlippen und damit der Stimmklang. Ohne kompensatorische Mechanismen, die eine Schlussfunktion in Gang setzen, klingt die Stimme teilweise überlüftet und resonanzarm. Häufig tritt als Begleitsymptom eine hyperfunktionelle Symptomatik als Folge der organischen Veränderung auf. Zu ihr gehört auch der Versuch, mit erhöhtem Kraftaufwand die Stimmlippen zum Schließen zu bringen (sekundäre hyperfunktionelle Stimmerkrankung).

► **Therapiehinweis.** Es gibt eine ausschließlich phonochirurgische Indikation. Dabei ist die vollständige Herausnahme der Zyste die sicherste Methode, um Rezidive zu vermeiden.

Meistens ist eine postoperative Stimmtherapie nicht notwendig. Sie ist jedoch angezeigt bei professionellen Sprechern und Sängern, um nach den vorangegangenen Irritationen der Stimmfunktion und den psychischen Belastungen wieder ein funktionelles Sicherheitsgefühl der Stimme zu erlangen: „Ich kann mich auf meine Stimme verlassen."

Kontaktveränderungen

Pachydermien

Pachydermien sind im Bereich der Aryknorpel an den Processus vocales lokalisiert. Sie haben meistens die Form von schalenförmigen Wülsten. Histologisch handelt es sich um Epithelverdickungen mit Verhornung der obersten Epithelschicht. Je nach Größe verhindern sie einen Stimmlippenschluss.

Kontaktgranulom

Das Kontaktgranulom befindet sich meistens beidseitig im Bereich der Aryknorpel an den Processus vocales (Pars intercartilaginea). Es handelt sich um einen flachen Epitheldefekt, der bis in die Tiefe eindringen kann.

► **Symptome.** Geklagt wird über Fremdkörpergefühl, über Räusperzwang und/oder stechende Schmerzen im Halsbereich. Da der schwingende Teil der Stimmlippen in der Regel nicht betroffen ist, wird eine Beeinträchtigung der Stimmfunktion meistens im Anfangsstadium wenig registriert, sondern erst dann, wenn die Schlussfunktion mangelhaft ist und die Stimme akustische Veränderungen aufweist.

▸ **Ursachen.** Auslösende Faktoren sind nicht klar definiert. Es werden chronische Kehlkopfentzündungen mit gleichzeitigem Stimmmissbrauch angenommen, Druckbelastungen der Stellknorpelfortsätze durch harte Stimmeinsätze sowie eine hyperfunktionelle Symptomatik.

Darüber hinaus werden schleimhautschädigende Faktoren einer Refluxösophagitis mit einer Refluxlaryngitis gehäuft diskutiert, wie auch Nikotineinwirkungen, psychosomatische Ursachen und traumatisierende Einbrüche in den Lebensbereich.

▸ **Therapiehinweis.** Medikamente zur Neutralisierung der Magensäure und ihrer Hemmung stehen oft im Vordergrund, ebenso diätische Maßnahmen und die Vermeidung von säurehaltigen Stoffen, besonders abends. Empfohlen wird eine erhöhte Lagerung des Oberkörpers beim Schlafen, um zu vermeiden, dass Säure während der Nacht in den Kehlkopf gelangt.

Die Stimmtherapie zur Auflösung einer bestehenden hyperfunktionellen Symptomatik ist angezeigt. Chirurgischen Maßnahmen gegenüber besteht Zurückhaltung, es sei denn, die Notwendigkeit ist infolge der Größe der Veränderung gegeben, die mit Atembehinderung verbunden ist.

11.4.3 Akute Kehlkopfentzündung

Eine akute Kehlkopfentzündung (Laryngitis) ist eine Veränderung der Kehlkopfschleimhaut: Die Stimmlippen sind gerötet und verdickt, die Schwingungsfähigkeit eingeschränkt. In der Regel besteht gleichzeitig ein grippaler Infekt der oberen Luftwege. Die Stimme ist unterschiedlich stark heiser bis tonlos (aphonisch).

▸ **Symptome und Ursachen.** Infolge einer entzündlichen Verdickung der Stimmlippen ist die Sprechstimmlage in tiefere Frequenzen verschoben, die Tonhaltedauer ist verkürzt. Häufig wird ein Fremdkörper-, Trockenheits- und/oder Wundgefühl empfunden. Ständiges Räuspern, um vorhandene Schleimansammlungen zwischen den Stimmlippen zu entfernen, reizen die Stimmlippen vermehrt. Um die verdickten Stimmlippen zum Schwingen anzuregen, werden oft erhöhte subglottische Druckverhältnisse angewendet.

Angehörige von Sprechberufen sind besonders disponiert, da diese oft vor Ausheilen der akuten Kehlkopfentzündung ihre Berufstätigkeit mit hoher Stimmbelastung wieder aufnehmen. Trotz Abklingen des organischen Befunds bleibt oft eine funktionelle Störung mit hyperfunktioneller Symptomatik und ihren subjektiven wie objektiven Komponenten weiter bestehen.

▸ **Therapiehinweis.** Stimmruhe in der akuten Phase. Wenn gesprochen wird, dann mit entspannter Konversationsstimme und nicht im Flüsterton. Besonders Personen in Sprechberufen sind je nach Verlauf für 1–2 Wochen aus der Stimmbelastung herauszunehmen. Eine begleitende HNO-ärztliche Behandlung ist notwendig, um zu verhindern, dass die akute Form in eine chronische übergeht.

Eine Stimmtherapie ist dann angezeigt, wenn trotz Abklingen des Infekts dyskoordinierte Bewegungsmuster innerhalb des Phonationsapparats weiterhin erhalten bleiben. Damit soll einer Chronifizierung der pathologischen Stimmmuster entgegengewirkt werden.

11.4.4 Chronische Kehlkopfentzündung

Chronische Kehlkopfentzündungen basieren auf einer Schädigung der Schleimhaut infolge chronischer Erkrankungen der oberen Luftwege, Allergien, Einwirkungen exogener Noxen (wie ätzende Dämpfe, Gase, Staub) oder erhöhter Lärmbelastung am Arbeitsplatz. Chronische Kehlkopfentzündungen können ein Nährboden sein für leukoplakische Veränderungen der Stimmlippen.

▸ **Symptome.** Die Stimme klingt rau bis sehr heiser, die mittlere Sprechstimmlage ist zu tief. Klingt die Stimme behaucht, ist dies ein Hinweis auf eine Schlussinsuffizienz der Stimmlippen. Die subglottischen Druckverhältnisse sind teilweise erheblich erhöht, sodass sich eine hyperfunktionelle Symptomatik mit Sprechanstrengung entwickelt.

▸ **Ursachen.** Oft besteht die Symptomatik seit mehreren Jahren mit eingeschliffenen Funktionsmustern, häufig auf der Basis einer konstitutionellen Schleimhautschwäche und eines vermehrten Nikotinkonsums. Sie kann auch auf der Basis einer Refluxerkrankung unterhalten werden.

Die Stimmlippen sind trocken und verdickt, teilweise gerötet, was auf eine Überlastungshyperämie hinweisen kann. Ihre Schwingungsamplituden sind unregelmäßig und verkürzt, die Verschieblichkeit der Randkanten aufgehoben, die Tonhaltedauer erheblich verkürzt. Kann ein Stimmlippenschluss nicht erreicht werden, treten kompensatorisch die Taschenfalten in Funktion, um die Stimmfunktion zu verbessern.

▸ **Therapiehinweis.** Stimmtherapeutische Maßnahmen sind in ihrem Ergebnis oft unbefriedigend, allein aufgrund der oft vorhandenen konstitutionellen Schleimhautschwäche und der über einen langen Zeitraum eingeschliffenen Funktionsmuster.

Im Hinblick auf mögliche morphologische Veränderungen sollten für diese Patienten neben ärztlicher Behandlung und Kontrollen in bestimmten Abständen auch stimmtherapeutische Blockbehandlungen stattfinden. Diese dienen dazu, eine sich evtl. weiter aufpfropfende hyperfunktionelle Symptomatik im Rahmen stimmhygienischer Maßnahmen rechtzeitig aufzufangen: durch Beratungen für stimmliches Verhalten, besonders in belastenden Sprechsituationen, durch Anregungen für Maßnahmen, den trockenen und zähen Schleim zu verflüssigen, sowie durch Einwirkung auf den Patienten, Nikotin oder anderen Noxen zu meiden.

11.4.5 Gutartige Kehlkopftumoren – Kehlkopfpapillome

Es werden gutartige und bösartige Kehlkopftumoren unterschieden. Es wird beurteilt, in welcher Weise Lokalisation, Ausdehnung und Einwucherungstendenzen in Nachbargewebe zu Erkrankungen der Stimme führen. Das frühzeitige Auftreten von Stimmbeeinträchtigungen begünstigt eine rechtzeitige Erkennung und somit entsprechende Therapiemöglichkeiten.

▸ **Papillome im Kindesalter.** Bei den juvenilen Papillomen wird ein Virus aus der Papova-Gruppe als Verursacher angenommen. Es bilden sich fleckenförmige bis rasenartige, blumenkohlähnliche Wucherungen auf der Kehlkopfschleimhaut. Da sie zu häufigen Rezidiven neigen, sind entsprechend oft operative Maßnahmen notwendig. Das Problem ist, dass dadurch das Stimmband und der Stimmlippenmuskel geschädigt werden, sodass es zu morphologischen Veränderungen kommt. Die Stimme klingt hochgradig heiser, was bis zur Stimmlosigkeit reichen kann. Teilweise besteht auch Atemnot.

▸ **Papillome im Erwachsenenalter.** Sie sind mehr vereinzelt vorhanden, rezidivieren oft und können einen hohen Grad an maligner Entartung haben (20 % nach [122]). Postoperativ sind stimmtherapeutische Maßnahmen erforderlich, um die operativ geschädigten Gewebe so weit wie möglich zu reaktivieren.

11.4.6 Bösartige Kehlkopftumoren

Nach Wendler sind 99 % der Kehlkopfmalignome Plattenepithelkarzinome unterschiedlichen Reifegrads [220]. Vorstufen der bösartigen Tumorbildungen sind Pachydermien, Leukoplakien sowie Keratosen und Aklanthosen. Liegen die Veränderungen im Bereich der Stimmlippen, machen sich diese frühzeitig akustisch bemerkbar. Mehr als ⅔ der Kehlkopfkarzinome befinden sich an den Stimmlippen. Das Wachstum kann mehr oberflächlich oder mehr in die Tiefe gehend sein. Postoperativ ist von Bedeutung, dass möglichst viel schwingungsfähiges Gewebe und eine weitgehend ausreichende Schlussfunktion der Stimmlippen erhalten wird.

▸ **Therapiehinweis.** Die Maßnahmen richten sich nach Art und Ausmaß der postoperativen Situation. Im Allgemeinen lässt sich die Mehrzahl von ihnen unter die Polarität der Formen mit vermehrtem oder vermindertem Muskeltonus und Schlussfunktion der Stimmlippen einordnen. In der Regel herrscht die hyperfunktionelle Symptomatik vor (s. Kap. 11.3.2 u. Kap. 11.3.4).

11.5 Mutationsbedingte Störungen der Stimme

11.5.1 Mutation der Knabenstimme

Während der Pubertät verstärkt sich bei den Knaben die Produktion von androgenen Hormonen (männliche Geschlechtshormone). Sie fördern u. a. die Ausbildung der männlichen Geschlechtsorgane, sie bewirken vermehrtes Knochen- und Muskelwachstum sowie die allgemeine körperliche Entwicklung. Hierbei hat das Testeron einen besonderen Stellenwert. In diesen Wachstumsprozess ist auch die Stimme als sekundäres Geschlechtsmerkmal integriert.

Es kommt zu folgenden körperlichen und stimmlichen Veränderungen:

- Das Kehlkopfskelett wächst überwiegend in horizontaler Richtung.
- Die Schildknorpelplatten verändern ihren Winkel von 120° zu 90°, sodass sich der sog. „Adamsapfel" ausbildet.
- Dadurch werden die Stimmlippen um ca. 10 mm verlängert. Dies hat zur Folge, dass die Sprechstimmlage beim männlichen Geschlecht um 1 Oktave absinkt und der Stimmumfang sich vergrößert.
- Der Kehlkopf tritt tiefer, sodass sich die supraglottischen Resonanzräume vergrößern.
- Durch das Wachstum des Brustkorbs verändert und vergrößert sich auch die Atemkapazität.
- Der Hals wächst in Länge und Umfang. Muskelmasse, Muskelkraft und Knochendichte nehmen zu.
- Beim Übergang von der kindlichen zur männlichen Stimme befinden sich Kehlkopf, umgebende Muskulatur, innere Kehlkopfmuskulatur, Psyche und Hormonsituation in einem ständigen Veränderungsprozess. Durch das ungleiche Wachstum dieser Bereiche und das Unvermögen, die Schwingungen der Stimmlippen entsprechend zu koordinieren, weist die Stimmgebung typische klangliche Veränderungen auf. Die Stimme beginnt zu kippeln, in hohe und tiefe Töne zu gleiten (Stimmbruch), sie klingt rau und heiser. Die stimmliche Belastbarkeit ist gering. Laryngologisch zeigt sich oft ein dreieckiger Spalt im hinteren Teil der Glottis, das sog. „Flüsterdreieck".

Phasen der Mutation

Innerhalb der Mutation (Stimmwechsel) unterscheidet man 3 Phasen:

- Die *Prämutationsphase* beginnt langsam bereits mit 9 Jahren. „Kurz vor dem Beginn der Prämutation ist die Stimme besonders glanzvoll, der Stimmumfang am größten" [[122] S. 124].
- Die eigentliche *Mutation* beginnt vom 12. Lebensjahr an. Aufgrund der Akzeleration des Pubertätsvorgangs verschiebt sie sich teilweise nach vorne. Die durchschnittliche Dauer des Stimmwechsels liegt etwa bei 9 Monaten. Sie schwankt aber zwischen 6 und 24 Monaten.
- In der *Postmutationsphase* ist das Wachstum des Kehlkopfs abgeschlossen. Die neuen Stimmmuster stabilisieren sich jedoch erst langsam. Es kann ein Zeitraum zwischen dem 12. und 18. Lebensjahr benötigt werden, um eine Stimmfunktion zu erreichen, die belastbar ist und mit der sich der junge Erwachsene identifizieren kann.

Die Knabenstimme während der Mutation im Chor

Eine oft gestellte Frage von Chorleitern, die einen Knabenchor betreuen, ist: Können Knaben während des Stimmwechsels weiter singen?

In Expertenkreisen ist man einhellig der Ansicht, während der Mutation sollte nicht aktiv am Chorsingen teilgenommen werden, um das Stimmorgan in der Phase des Wachstums und der Entwicklung nicht zu überlasten. Dagegen ist es sinnvoll, in kleinen zeitlichen Einheiten zu Stimmübungen von einem Stimmbildner angeleitet zu werden, dem die Problematik der Mutation vertraut ist.

Wesentlich ist es, bei körperlicher Lockerheit in Verbindung mit einer ausgeglichenen Arbeitsspannung, vorsichtig in die neue Stimmlage überzuleiten, um dabei die eigene tiefe Sprechstimmlage zu finden. Dies geschieht im Piano, in einem entspannten, umschriebenen Stimmbereich mit Gleittönen und im Wechsel mit kleinen luftigen Liedformen und Sprechversen. Dabei sind die melodischen Formen des Sprechens in ihrem Wechsel von Dynamik und Lösung in die Liedform zu übertragen.

Es ist notwendig, dass die veränderte Stimmfunktion unter dem Einfluss der audiophonatorischen Rückkopplung eingeübt wird, damit sich kinästhetisch gesteuerte, neue, stabile Stimmmuster entwickeln können.

▸ **Junge Sänger in professionellen Chören** sind besonders überhöhten stimmlichen Belastungen ausgesetzt. Es ist daher notwendig, sie während der sensiblen Phase des Stimmwechsels einfühlsam und behutsam zu betreuen, damit das Stimmorgan nicht geschädigt wird. Anhand umfangreicher Studien konnte Fuchs Methoden entwickeln, die den Zeitpunkt des Eintretens der Mutation mit ausreichender Sicherheit bestimmen und differenziert den Verlauf der Mutation beschreiben können [57].

Durch die Bestimmung des Mutationsbeginns können Überlastungen und Erkrankungen des Stimmapparats vermieden werden. Für die Chorleiter professioneller Chöre sind dadurch wichtige Hinweise gegeben, wann die Knabenstimmen eingesetzt werden können, während andere in der Konzertplanung zurückgestellt werden müssen.

11.5.2 Störungen der Stimme während der Mutation

Der Stimmwechsel kann zeitlich vom physiologischen Ablauf abweichen: Er kann verfrüht oder verspätet in Erscheinung treten. Der Stimmwechsel kann aber auch ausbleiben oder unvollständig sein. Immer sind die verschiedenen Phasen verbunden mit erheblichen Beeinträchtigungen der Stimme.

▸ **Ursachen**

- *Physiologische Faktoren:* Aufgrund des raschen ungleichmäßigen Kehlkopfwachstums kann es zur Ausbildung von Asymmetrien des Kehlkopfgerüsts kommen und zu Dysbalancen innerhalb der Kehlkopfmuskeln.
- *Psychische Faktoren:* Häufig hält der junge Erwachsene bewusst oder unbewusst an der Kinderstimme fest. Dafür kann eine zu starke Mutterbindung verantwortlich sein oder die Angst vor dem Übergang in das Erwachsenenalter, das mit der ungewohnten tiefen Stimme verbunden ist.
- *Hormonelle Faktoren:* Werden die Geschlechtshormone nicht physiologisch ausgebildet, erfolgt kein regelrechter Stimmwechsel. Der Kehlkopf verändert sich nicht, die Stimme bleibt kindlich hoch.
- *Sensorische Faktoren:* Sie können bei der Aufrechterhaltung von Mutationsstörungen eine Rolle spielen, da im Rahmen des Wachstums die auditive Kontrolle der Stimme erheblich irritiert und die kinästhetische Regelung der neuen muskulären Einstellungen noch nicht gesichert ist. Es kommt zu weiteren Störungen, wenn den morphologischen Veränderungen nur unzureichend eine zentrale Umstellung der gesamten Innervation gelingt. Auditive Differenzierungsschwächen oder Unmusikalität können die Anpassung an die neuen stimmlichen Verhältnisse zusätzlich erschweren.

Organisch bedingte Mutationsstörungen

Fehlt die Keimdrüsentätigkeit vor der Pubertät, entwickelt sich die Stimme nicht. Sie bleibt weiterhin kindlich (persistierende Kinderstimme).

▸ **Perverse Mutation.** Bei Mädchen kann durch exogen zugeführte Androgene oder durch eine endogene pathologische Hormonproduktion eine Virilisierung der Stimme eintreten.

Funktionell bedingte Mutationsstörungen

Unvollständige Mutation (Mutatio tarda, Mutatio incompleta)

Trotz normaler Geschlechtsentwicklung und normalem Wachstum des Kehlkopfs sinkt die Sprechstimme nur unvollständig ab. Sie bleibt im Zwischenbereich einer weiblichen und männlichen Sprechstimmlage stehen. In der Regel liegt die Sprechstimmlage um 1 Quinte oder 1 Oktave über dem Bereich der Norm. Psychische Entwicklungsverzögerungen oder konstitutionelle Anlagefehler können die Mutationsstörung mit verursachen bzw. weiterhin unterhalten.

Eine vermehrte Stimmbelastung während dieser Phase fördert die Entwicklung einer hyperfunktionellen Symptomatik. Laryngologisch imponieren aufgelockerte hyperämische Stimmlippen mit Schlussinsuffizienzen.

Besteht eine unvollständige Mutation über Jahre, verfestigen sich die Funktionsmuster zu einer Stimmerkrankung mit hyperfunktioneller Symptomatik. Diese Störungsformen sind besonders für Personen in Sprechberufen belastend, da bereits nach geringer Redezeit die Stimme höher, resonanzarm, kratzig klingt und vorschnell ermüdet.

▸ **Therapiehinweis.** Sind endokrine Störungen vorhanden, muss über einen Endokrinologen ggf. eine Hormonsubstitutionstherapie eingeleitet werden. Stimmtherapeutische Interventionen sind notwendig, in deren Mittelpunkt die Senkung der mittleren Sprechstimmlage steht. Diese ist schwer zu erreichen. Daher werden die vorherrschenden Aktivitäten in der Entwicklung von klangvollen Resonanzen zu sehen sein.

Mutationsfistelstimme

Obwohl das physiologische Wachstum vom kindlichen zum männlichen Kehlkopf abgeschlossen ist, kommt es zu keiner entsprechenden Stimmvertiefung. Stattdessen wird durch gewohnheitsmäßige Fixierung die kindliche Stimmlage beibehalten. Eine extreme Anspannung der Mm. cricothyroidei bewirkt eine starke muskuläre Kontraktion der Stimmlippen, sodass diese sich nicht entspannen können.

Vielfach wird als Ursache eine retardierte psychische Reife diskutiert, eine verstärkte Mutterbindung, eine Verzögerung der emotionalen Entwicklung oder Identifikationsschwierigkeiten mit der männlichen Rolle. Der tiefe Stimmklang wird abgelehnt. Laryngologisch zeigen sich extrem gespannte Stimmlippen mit aufgelockerter Schleimhaut und Rötung im Sinne einer Belastungshyperämie. Im hinteren Bereich der Stimmlippen befindet sich ein Glottisspalt, das sog. „Mutationsdreieck".

Die Stimme kippelt zwischen hohen und tiefen Tönen der männlichen Bruststimme. Sie ist rau und kratzig, dann wieder sich überschlagend und ermüdet schnell.

▸ **Therapiehinweis.** Wird während der Phonation des Vokals [a:] leichter Druck auf den Schildknorpel nach innen-unten gegeben (sog. Bresgen-Handgriff), hat dies in der Regel einen entspannenden Einfluss auf den übermäßig stark kontrahierten M. cricothyroideus und damit auf den M. vocalis. Häufig sinkt die Stimme dann spontan um 1 Quinte, bisweilen sogar um 1 Oktave in die normale männliche Bruststimmlage. Ein Absenken der Stimme wird oft auch durch Vertäubung beider Ohren erreicht.

Diese Situation kann als Therapieansatz für eine Entspannung der Kehlkopfmuskeln genutzt werden und damit für die Entwicklung größerer Schwingungsamplituden. Gleichzeitig erhält der junge Erwachsene einen Eindruck von seiner künftigen männlichen Stimme, mit der er sich langsam vertraut machen kann.

Zur Lösung der extremen Stimmlippenspannung – und der Unterbrechung gewohnheitsmäßiger Fixierung bisheriger Stimmmuster – haben sich besonders rhythmisch-dynamische Elemente bewährt, bei denen die Pulsation im tieferen Frequenzbereich stattfindet, sowie Teilbereiche der Funktionellen Entspannungstherapie nach Fuchs (s. Kap. 17.7.2). Bisweilen ist zusätzlich eine psychotherapeutische Behandlung notwendig.

Lavierte Mutation

Die Sprechstimme ist im täglichen Umgang kaum auffällig. Ihre Symptomatik wird erst unter Belastung offenbar. Dann zeigt sich schnelles Ermüden, die Stimme ist rau, teilweise brüchig, verbunden mit häufigem Räusperzwang. Die Ursache ist eine fortdauernde leichte Überschreitung der Sprechstimmlage. In der Anamnese geben diese Patienten an, sich an einen Stimmwechsel nicht zu erinnern.

Stimmwechsel bei Mädchen

Der Stimmwechsel wird im Allgemeinen von den Mädchen kaum bemerkt. Da die beteiligten Muskeln und Organe langsam wachsen und im Zusammenspiel relativ gut koordiniert sind, kommt es selten zu Beeinträchtigungen der Stimme wie bei den Knaben.

Die Länge der Stimmlippen nimmt im Gegensatz zum männlichen Geschlecht (10 mm) nur um ca. 3–4 mm zu. Die mittlere Sprechstimmlage sinkt um 1 Terz ab. Die Klangfarbe ändert sich infolge der wachstumsbedingten Veränderungen der Resonanzräume – die Stimme klingt körperbetonter und dunkler.

Es können jedoch gewisse unregelmäßige Heiserkeitsphasen auftreten, in denen die Stimme rau und luftig klingt. Diese Situation kann sich über 2–4 Jahre hinziehen. Dies bedeutet, dass vor dem 16. Lebensjahr nicht mit Gesangsunterricht begonnen werden sollte.

11.6 Hormonell bedingte Stimmerkrankungen

Das endokrine System steuert im menschlichen Organismus gemeinsam mit dem Immun- und Nervensystem alle Lebensvorgänge. Aber auch psychische Befindlichkeiten unterliegen den wechselnden Veränderungen der Hormonproduktion. Der Kehlkopf als sekundäres Geschlechtsmerkmal zeigt eine besondere Sensibilität für Steroidhormone. Die stärkste Wirkung haben androgene und anabole Steroide. Sie bedingen eine Massenzunahme der Stimmlippenmuskulatur und eine vermehrte Dehnbarkeit der Stimmlippensehne.

Diese Veränderungen führen zu einer

- Virilisierung der Stimme mit Absinken der mittleren Sprechstimmlage,
- unsicherer Intonation,

- Einschränkungen des Stimmumfangs und zu verminderter Stimmleistung. Die Stimme klingt rau und teilweise brüchig.

Ist eine Virilisierung der Stimme eingetreten, sind diese Veränderungen in der Regel irreversibel.

▶ **Therapiehinweis**

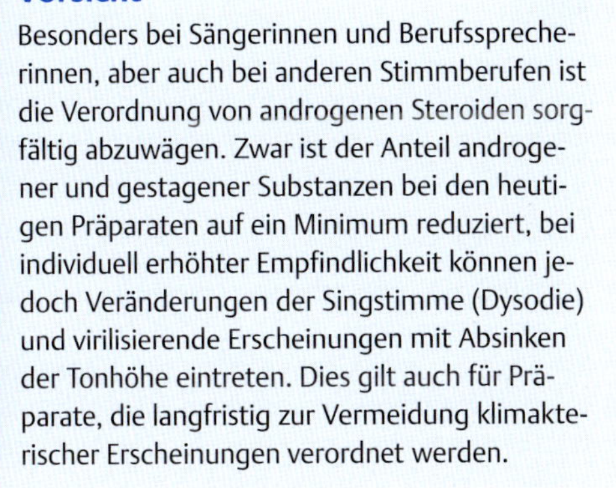

Vorsicht

Besonders bei Sängerinnen und Berufssprecherinnen, aber auch bei anderen Stimmberufen ist die Verordnung von androgenen Steroiden sorgfältig abzuwägen. Zwar ist der Anteil androgener und gestagener Substanzen bei den heutigen Präparaten auf ein Minimum reduziert, bei individuell erhöhter Empfindlichkeit können jedoch Veränderungen der Singstimme (Dysodie) und virilisierende Erscheinungen mit Absinken der Tonhöhe eintreten. Dies gilt auch für Präparate, die langfristig zur Vermeidung klimakterischer Erscheinungen verordnet werden.

Bei therapeutischer Notwendigkeit zur Einnahme androgener Medikamente ist mit dem Auftreten der genannten Stimmveränderungen zu rechnen. Auch nach Absetzen der Medikamente können diese weiterhin verbleiben. Eine Stimmtherapie ist angezeigt, um die Stimme in ihrer Funktion zu stabilisieren sowie Resonanzen und Klangqualität zu verbessern. Über dynamische Elemente und Glissandofolgen in höheren Frequenzbereichen sind die prosodischen Gestaltungsmittel im Sprechablauf zu verbessern.

11.6.1 Die Stimme im weiblichen Zyklus

Hormonelle Veränderungen vor und während des weiblichen Zyklus bewirken bisweilen ödematöse Auflockerungen der Stimmlippenschleimhaut, die mit Leistungsminderungen der Stimme verbunden sind. Betroffen sind besonders Sänger und Personen, die in einem künstlerischen Sprechberuf tätig sind. Frauen ohne differenzierte stimmliche Anforderungen bemerken in der Regel diese Veränderungen kaum.

▶ **Symptome.** Es kommt zu Einschränkungen der Tonhöhe, zu verminderter Feinfunktion beim Einschwingen der Stimmlippen und zum Absinken der mittleren Sprechstimmlage. Die Stimme klingt oft rau und brüchig. Der Kehlkopf ist häufig verschleimt und es herrscht ein Gefühl der Trockenheit.

11.6.2 Die Stimme in der Schwangerschaft

Etwa ab dem 5. Monat der Schwangerschaft treten bei ca. 20 % der Schwangeren infolge der Hormonumstellung ödematöse Schleimhautverdickungen der Stimmlippen auf, die mit stimmlichen Veränderungen verbunden sind (Laryngopathia gravidarum). Die Symptome sind dieselben, wie sie während des weiblichen Zyklus in Erscheinung treten. Nach der Geburt bilden sich diese wieder vollständig zurück. Oft bewerten Sängerinnen ihre Stimme nach einer Schwangerschaft positiv und beschreiben sie als runder und voller.

11.6.3 Die Stimme im Klimakterium

Während der Wechseljahre in der Menopause zwischen dem 45. und 70. Lebensjahr gerät der Hormonspiegel vermehrt aus dem Gleichgewicht. Die weiblichen Hormone Östrogen und Progesteron gehen zurück. Es kommt zu einem Überwiegen der Androgene aus der Nebennierenrinde. Die mittlere Sprechstimmlage sinkt etwa um 10–15 Hertz ab. Die Stimme ermüdet schnell und wird heiser, die Lautstärkeregelung ist reduziert.

11.6.4 Die Stimme und Transsexualität

Nach den Kriterien der Weltgesundheitsorganisation und nach dem medizinischen Diagnose-Katalog ICD-10 zählt Transsexualität zu den Störungen der Geschlechtsidentifikation. Sie liegt vor, wenn ein Mensch, der eindeutig dem männlichen oder weiblichen Geschlecht angehört, sich als Angehöriger des anderen Geschlechts fühlt. Diese Menschen fühlen sich fremd und gefangen in ihrem eigenen Körper. Sie leiden außerordentlich unter der Situation und sehnen sich danach, ihr wahres körperliches und psychisches Geschlecht leben zu können. Sie nehmen die medizinischen Strapazen auf sich: Hormontherapie, geschlechtsangleichende Operationen und, wenn nötig, auch eine Operation am Kehlkopf, um die Stimmlage entsprechend dem äußeren Erscheinungsbild anzupassen.

▶ **Therapiehinweis**

- *Geschlechtsanpassung von Frau zu Mann:* Erreichen eines männlichen Stimmklangs, Absenken der Sprechstimmlage bis in den jeweils möglichen Grenzbereich. Übertragung dynamischer und prosodischer Gestaltungsmittel in den Sprechablauf. Geeignet sind therapeutische Elemente, wie sie bei der Behandlung von Mutationsstörungen angewendet werden.
- *Geschlechtsanpassung von Mann zu Frau:* Erreichen eines weiblichen Stimmklangs. Dabei greifen verschiedene Komponenten ineinander. Anhebung der Sprechstimmlage innerhalb physiologischer Grenzen, Entwicklung von Dynamik und Ausformung des Nasen-Rachen-Raums zur Entfaltung tragfähiger Resonanzen. Vom hohen Klangspektrum des Kopfregisters Glissandofolgen bis ins Mittelregister und tiefer gleiten lassen, ohne die Spannung im Randkantenbereich aufzugeben. Rhythmisch-dynamische Bewegungen der Extremitäten in Verbindung mit sprechmelodischen Gestaltungsmitteln, die einen positiven Einfluss auf die monotone Sprechweise haben.

11.7 Die Stimme im Alter

Das biologische Altern der Stimme ist ein komplexes Geschehen, bei dem morphologische, endokrinologische, biochemische, zentralnervöse, neuromuskuläre, psychische und kognitive Faktoren integriert sind. Alle an der Stimmgebung beteiligten Organe unterliegen im Laufe des Lebens, wie der Körper selbst, generativen Veränderungen.

Wann typische Merkmale der Altersstimme in Erscheinung treten, ist nicht genau festzulegen. Sie werden auch abhängig sein vom aktiven Gebrauch der Stimme. Das biologische Altern verläuft sehr individuell und deckt sich in der Regel nicht mit dem kalendarischen Alter. Nur selten finden sich die für das Altern typischen Einzelerscheinungen in einer größeren Anzahl bei einer Person.

Folgende Einzelerscheinungen sind zu nennen, die eine Minderung der Stimmfunktion bewirken können:

▶ **Reduzierter Allgemeinzustand.** Reduzierter, leistungseingeschränkter Allgemeinzustand, die Körperhaltung ist in der Regel schlaff, mit negativen Auswirkungen auf den stimmbildenden Apparat.

▶ **Knorpelige Strukturen des Kehlkopfs.** Die knorpeligen und elastischen Strukturen des Kehlkopfs verknöchern. Aufgrund der veränderten Schwingungseigenschaften des Gewebes ergeben sich negative Auswirkungen auf den Stimmklang.

▶ **Stimmlippen.** Die Stimmlippen verlieren an Spannung, Elastizität, muskulärer Masse und damit an Kraft und Stimmumfang (Höhe). Die Schlussfunktion der Stimmlippen ist vermindert. Meistens besteht ein spindelförmiger oder ovalärer Glottisspalt während der Phonation. Der Luftstrom kann für die Phonation nicht ausreichend komprimiert werden, der Stimmklang ist überlüftet durch vermehrten Luftverbrauch, die Tonhaltedauer verkürzt.

▶ **Schleimhaut.** Die sehr verschiebliche Schleimhaut der Stimmlippen ist in ihrer elastischen Abrollbewegung behindert, sodass sich Störungen der Randkantenfunktion ergeben. Diese werden verstärkt durch ein Nachlassen der Sekretbildung, die eine schnelle Austrocknung der Schleimhaut bewirken.

Bei Frauen können Wassereinlagerungen an den Stimmlippenrändern vorhanden sein, die dann dem Massenverlust der Stimmlippenmuskulatur entgegenwirken.

▶ **Lungenfunktion.** Es besteht ein Verlust an Elastizität des Lungengewebes, eine eingeschränkte Beweglichkeit des Brustkorbs mit Auswirkungen auf die Atemexkursionen. Oft ist Kurzatmigkeit vorhanden. Die Vitalkapazität ist vermindert, die Energiezufuhr von Luft für die Stimmfunktion reduziert.

▶ **Brustkorb.** Die Spannkraft der Brustwandmuskulatur lässt nach und damit die notwendige Querspannung im unteren Brustkorb. Das Zwerchfell kann nicht regelrecht eingespannt werden. Es verliert an Kraft. Die ständig zu erhaltende flexible Weite des Brustkorbs, besonders während des Singens, (Einatmungstendenz) ist nicht ausreichend gewährleistet.

▶ **Atmung.** Es besteht eine Tendenz zur Hochatmung. Der Atemrhythmus verliert im dreiphasigen Ablauf die Pause, das Ausschwingen in die Ruhephase. Das prägnante Lösen von artikulatorischer Hemmstelle und/oder der Stimmlippenspannung ist reduziert („Abspannen"). Es bleibt eine

Restspannung zurück, die sich langsam aufschaukelt. Folge: Der Luftdruck unterhalb der Stimmlippen erhöht sich. Die Muskulatur der Stimmlippen muss mit vermehrter Spannung gegenhalten.

► **Artikulatorischer Raum.** Die Rachenmuskulatur wird schlaffer, sodass es zu veränderten Resonanzverhältnissen kommt wie auch zu Veränderungen des Timbres. Die artikulatorische Genauigkeit ist oft vermindert. Zahnprothesen können diese Situation zusätzlich negativ beeinflussen.

► **Hören.** Infolge abnehmender Hörfähigkeit ist das Feedback für die eigene Stimme über das Gehör beeinträchtigt.

► **Hormonelle Einflüsse.** Die Übergangsphase der hormonellen Umstellung der Frau wird als Klimakterium (Wechseljahre) bezeichnet, die zwischen dem 45. und 75. Lebensjahr stattfindet. Es ist zunehmend ein Mangel an Östrogen zu verzeichnen bei allmählich dominierender Funktion der Nebennierenrinde. Es kommt zu einer Massenzunahme der Stimmlippenmuskulatur und zu einer vermehrten Dehnbarkeit des Stimmbands. Diese Faktoren sind die Basis für die Vermännlichung (Virilisierung) der Stimme bei Frauen: Die mittlere Sprechstimmlage sinkt ab, die Intonation wird unsicher, die Stimme ermüdet schnell. Ist eine Vermännlichung der Stimme eingetreten, sind die Veränderungen in der Regel irreversibel.

Bei Männern ist es umgekehrt: Die Stimme wird zwischen dem 60. und 70. Lebensjahr meistens ein wenig höher infolge der Abbauprozesse des M. vocalis.

► **Symptome**

- Die Stimme klingt häufig brüchig und kippelig, sie ist resonanzarm, ihre Tonhaltedauer ist verkürzt. Oft ist dafür eine mangelhafte Kontinuität des Atemstroms verantwortlich. Die Stimme verliert an Tragfähigkeit.
- Es zeigen sich Intonationsschwierigkeiten, gelegentlich tritt ein Detonieren auf. Das Vibrato hat die Tendenz zum Tremolo.
- Registerübergänge sind schwieriger auszugleichen. Sie treten stärker hervor.
- Die mittlere Sprechstimmlage sinkt bei Frauen ab, bei Männern steigt sie an.
- Die Stimme ermüdet schnell, die Leistungsfähigkeit ist reduziert, die Erholungszeiten nach Stimmbelastung verlängern sich.
- Geläufigkeit und Elastizität der Stimme nehmen stetig ab, ebenso die Dynamikbreite. Das An- und Abschwellen eines Tons kann oft nicht gleitend erfolgen.

► **Therapiehinweis.** Im Mittelpunkt der Behandlung steht die hypofunktionelle Symptomatik (s. Kap. 11.3.4). Gezielte spannungssteigernde Maßnahmen betreffen insbesondere den inkompletten Glottisschluss bei der Phonation als Folge der verminderten Spannung des M. vocalis: die Kräftigung der inspiratorischen Muskulatur, um die Einatmungstendenz während der Phonation aufrechtzuerhalten, die Aktivierung der Stimmlippen in ihrer Funktion als Unterdruckventil und in ihrem optimalem Schwingungsablauf.

Es werden die Grundformen des Sprechens vermittelt, bspw. sprechmelodische Gestaltungsmittel, Lautstärkesteigerungen, Sprechtempo, Artikulation und Verlängerung der Phonationsdauer. Die reflektorische Atemergänzung erfolgt auf der Basis des Abspannprinzips (s. Kap. 19.6.5 (S. 251)).

Laien- oder Chorsänger leiden erheblich unter den Veränderungen ihrer Stimme im Alter. Sie suchen Hilfe, um mit ihrer eingeschränkten Leistung besser umgehen zu können. In einem Chor zu singen, bedeutet für viele soziale Heimat. Chorsänger sind bemüht, sich mit ihrer Stimme möglichst gut klingend in die Gemeinschaft einzubringen, sodass etliche von ihnen Gesangsunterricht nehmen. Singen bedeutet für sie körperliches und seelisches Wohlbefinden. Gleichzeitig sind dadurch günstige Einflüsse auch auf das Immunsystem gegeben, indem das Immunglobulin A im Speichel gefördert wird, das einen Schutz der oberen Luftwege bewirk. Singen hat somit auch einen gesundheitsfördernden Effekt.

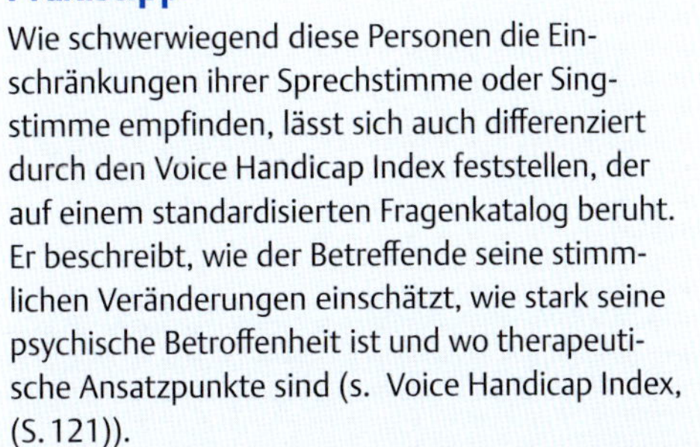

Praxistipp

Wie schwerwiegend diese Personen die Einschränkungen ihrer Sprechstimme oder Singstimme empfinden, lässt sich auch differenziert durch den Voice Handicap Index feststellen, der auf einem standardisierten Fragenkatalog beruht. Er beschreibt, wie der Betreffende seine stimmlichen Veränderungen einschätzt, wie stark seine psychische Betroffenheit ist und wo therapeutische Ansatzpunkte sind (s. Voice Handicap Index, (S. 121)).

11.8 Stimmlippenlähmungen

Die Bewegungen der Stimmlippen werden durch das koordinierte Zusammenspiel von verschiedenen Muskeln gesteuert.

Motorisch und sensibel erfolgt die Versorgung des Kehlkopfs über den N. vagus. Von ihm zweigen sich der N. laryngeus superior ab und der N. laryngeus inferior (recurrens), die paarig angelegt sind.

Der *N. laryngeus superior* innerviert den M. cricothyreoideus, der sich zwischen dem Ringknorpel und dem Schildknorpel des Kehlkopfs befindet (s. Kap. 12.5, (S. 116)). Seine Schädigung hat Auswirkungen auf die Grobspannung der Stimmlippen und die Tonhöhenregelung. Es besteht eine Einschränkung im hohen Frequenzbereich, eine schnellere Ermüdbarkeit und ein Absinken der Sprechstimmlage. Durch weitgehenden Ausfall des M. cricothyreoideus kann das Stimmband nicht mehr passiv gedehnt werden, sodass die Randkantenfunktion beeinträchtigt ist und dadurch die Feinsteinstellung der Stimmlippen.

Der *N. laryngeus inferior* innerviert alle inneren Kehlkopfmuskeln motorisch, die die Stimmritze öffnen und schließen. Seine Schädigung gehört zu den typischen Erscheinungen bei Schilddrüsenoperationen (Strumektomie). Meistens ist der linke Nerv betroffen, da er zwischen 10 und 20 cm länger ist als der rechte. Auf seinem langen Weg in den Brustkorb, unter dem Aortenbogen hindurch und wieder aufsteigend zum Kehlkopf, ist er vielfältigen Schädigungen ausgesetzt. Durch Zug- oder Druckeinwirkung, Zerrung, Narbenbildung oder Durchtrennung des Nervs kann es postoperativ zu Lähmungen der Stimmlippen kommen.

Lähmungen der Stimmlippen erfolgen einseitig oder beidseitig, straff oder schlaff gespannt.

11.8.1 Einseitige Stimmlippenlähmungen

▸ **Leitsymptom.** Heiserkeit.

▸ **Position.** Je nachdem, inwieweit die Stimmlippe von der Mittelinie nach außen fixiert ist, ergeben sich bestimmte Positionen: median, paramedian bis intermediär, seitlich von der Mittellinie oder lateral in Respirationsstellung. Je größer der entstehende Glottisspalt, umso ausgeprägter die Heiserkeit. Es besteht in der Regel keine Atemnot.

▸ **Spannung.** Die fixierte Stimmlippe kann gespannt/straff oder schlaff (exkaviert) sein. Bei der straffen Lähmung ist die fixierte Stimmlippe durch die Funktion des M. cricothyreoideus straff gespannt. Bei der schlaffen Lähmung ist die Stimmlippe verkürzt und exkaviert durch den Ausfall des N. laryngeus superior, der den M. cricothyreoideus innerviert.

Einseitige straffe Lähmung

Sie tritt in Medianstellung (▸ Abb. 11.5a, ▸ Abb. 11.5b) und Paramedianposition auf (▸ Abb. 11.6a, ▸ Abb. 11.6b). Bei längerem Bestehen der straffen Lähmung kann sich eine Inaktivitätsatrophie des M. vocalis entwickeln, mit der Folge einer leichten Exkavation der fixierten Stimmlippe.

▸ **Medianstellung der Stimmlippe.** Die Stimme ist unauffällig. Oft fehlt dem Stimmklang das weiche Abgleiten in die Brustresonanz. Störungen beim feinen Einschwingen der Stimmlippen treten akustisch bisweilen mit leichter Brüchigkeit in Er-

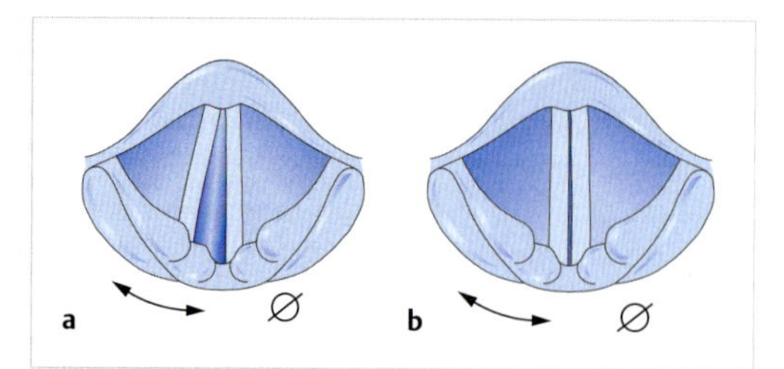

Abb. 11.5 Straffe Lähmung der linken Stimmlippe in Medianstellung. (Quelle: Wendler J, Seidner W, Eysholdt U. Lehrbuch der Phoniatrie und Pädaudiologie. 4. Aufl. Stuttgart: Thieme; 2005)
a Respiration.
b Phonation.

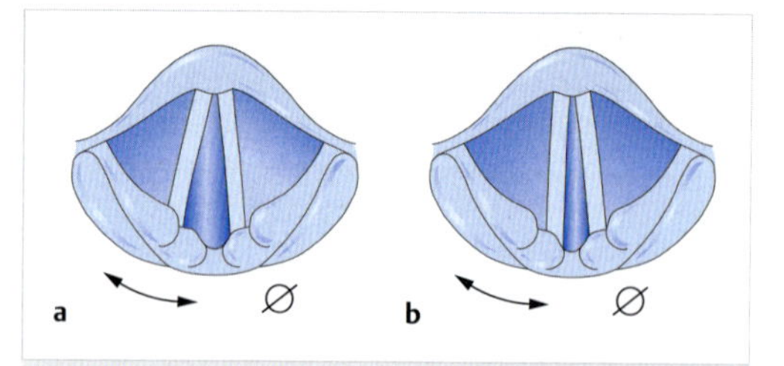

Abb. 11.6 Straffe Lähmung der linken Stimmlippe in Paramedianstellung. (Quelle: Wendler J, Seidner W, Eysholdt U. Lehrbuch der Phoniatrie und Pädaudiologie. 4. Aufl. Stuttgart: Thieme; 2005)
a Respiration.
b Phonation.

scheinung. Unter normalen Bedingungen ist die Atmung nicht gestört, evtl. unter besonderer körperlicher Belastung. Bei der Phonationsatmung fehlt in der Regel die reflektorische Atemergänzung.

► **Paramedianstellung der Stimmlippe.** Der Stimmklang ist heiser. Es besteht eine Sprechanstrengung, um die Schlussinsuffizienz zu kompensieren. Die Sprechstimmlage ist hoch, um durch vermehrte Anspannung der Stimmlippen einen Glottisschluss zu erreichen. Die Sprechatmung ist thorakal akzentuiert, die Tonhaltedauer verkürzt, die Stimmdynamik reduziert, der Stimmumfang eingeschränkt. Teilweise ist ein inspiratorischer Stridor hörbar. Er tritt in Erscheinung, wenn sich die schwingenden Stimmlippen bei der Einatmung paradox bewegen, d. h., anstatt nach lateral nach innen angesaugt werden. Subjektiv entsteht Atemnot.

Einseitige schlaffe Lähmung

► **Leitsymptom** ist eine stark ausgeprägte Heiserkeit bis zur Aphonie, es besteht keine Atemnot. Die einseitige schlaffe Lähmung tritt in Intermediärstellung (► Abb. 11.7a, ► Abb. 11.7b) oder lateraler Position auf.

► **Intermediäre Stellung.** Infolge des fehlenden Glottisschlusses besteht ein hochgradig erhöhter Luftverbrauch. Die Stimme klingt überlüftet und leise bei tiefer Sprechstimmlage, oft aphonisch. Es besteht eine ausgeprägte Hochatmung, eine Atem-Phonations-Dyskoordination mit Schnappatem und subjektiver Atemnot. Zur Erreichung einer möglichen Sprechleistung wird eine hyperfunktionelle Symptomatik aktiviert, insbesondere durch überhöhte subglottische Druckverhältnisse.

► **Respirationsstellung (lateral).** Akustische Erscheinungsformen bewegen sich von extrem heiser bis aphon mit hohem Luftverbrauch, der thorakal gesteuert wird. Alle vitalen Reflexe wie Husten, Einsetzen der Bauchpresse sind nicht möglich. Der Atemfluss ist kaum gestört, jedoch die dreiphasige Ablaufsform.

11.8.2 Beidseitige Stimmlippenlähmungen

► **Leitsymptom.** Hochgradige Atemnot.

► **Position.** Sie treten in Medianstellung (► Abb. 11.8a, ► Abb. 11.8b) oder Intermediärstellung (► Abb. 11.9a, ► Abb. 11.9b) auf.

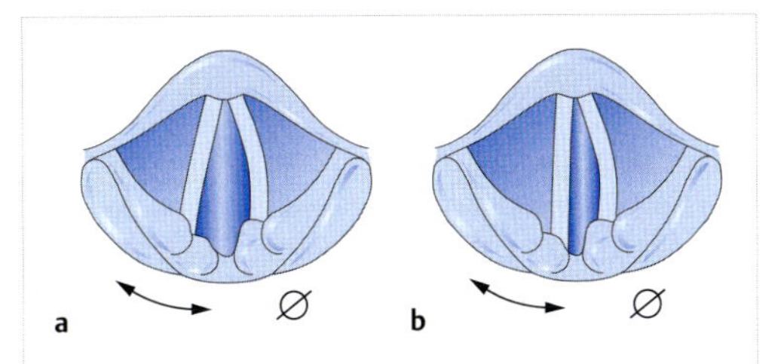

Abb. 11.7 Schlaffe Lähmung der linken Stimmlippe in Intermediärstellung. (Quelle: Wendler J, Seidner W, Eysholdt U. Lehrbuch der Phoniatrie und Pädaudiologie. 4. Aufl. Stuttgart: Thieme; 2005)
a Respiration.
b Phonation.

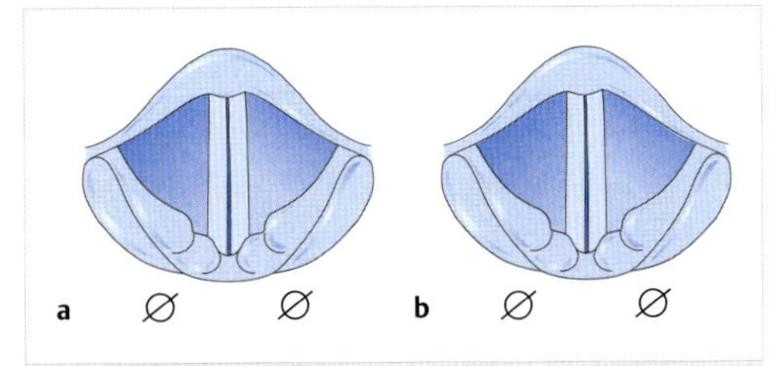

Abb. 11.8 Straffe doppelseitige Lähmung in Medianstellung. (Quelle: Wendler J, Seidner W, Eysholdt U. Lehrbuch der Phoniatrie und Pädaudiologie. 4. Aufl. Stuttgart: Thieme; 2005)
a Respiration.
b Phonation.

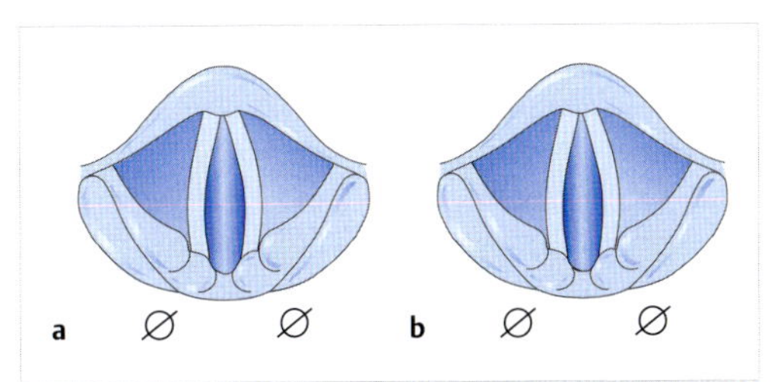

Abb. 11.9 Schlaffe doppelseitige Lähmung in Intermediärstellung. (Quelle: Wendler J, Seidner W, Eysholdt U. Lehrbuch der Phoniatrie und Pädaudiologie. 4. Aufl. Stuttgart: Thieme; 2005)
a Respiration.
b Phonation.

Je mehr die Stimmlippen zur Medianlinie fixiert sind, umso stärker ist die Atembehinderung. Die Stimme klingt dagegen verhältnismäßig gut. Sind die Stimmlippen weiter voneinander entfernt fixiert, ist die Atemnot geringer, die Heiserkeit dagegen stark ausgeprägt bis zur Stimmlosigkeit (Aphonie).

▶ **Therapiehinweis.** Für das therapeutische Vorgehen und die Prognose ist bedeutsam, ob die Lähmung einseitig oder beidseitig ist, in welcher Position sie sich befindet und ob sie straff oder schlaff ist.

11.8.3 Postoperatives Vorgehen

Beginn der Therapie

Bei Stimmlippenlähmung nach Schilddrüsenoperation (Strumaoperation) ist eine Stimmtherapie nach ca. 6–8 Tagen einzuleiten. Begonnen wird mit Atemtherapie, um postoperative Funktionsstörungen der Atmung nicht manifest werden zu lassen.

Bei einer Stimmlippenlähmung aufgrund einer Virusinfektion, die sich auf den N. vagus oder seine Abzweigungen zum Kehlkopf (N. laryngeus superior, N. recurrens) ausgeweitet hat, wird möglichst unmittelbar nach Diagnosestellung mit einer Stimmtherapie begonnen. Dadurch wird einer möglichen Inaktivitätsatrophie und dem Einschleifen kompensatorischer Funktionsmuster entgegengewirkt.

Basis-Therapie

▶ **Teilbereiche der Therapie.** Einregulierung eines dreiphasigen Atemrhythmus über Bewegungen der Extremitäten, Druckpunkte, Zug, stimmlose Strömungskonsonanten und Vibrationen des Brustkorbs (s. Kap. 17.7.7, S. (S.222)). Wesentliches Prinzip ist das Abspannen von Konsonanten und Vokalen, um während der Phonation den Einatmungsimpuls reflektorisch zuzulassen. Verbunden damit ist eine Reduzierung des Sprechtempos.

Straffe Narbenverhältnisse behindern den Kehlkopf in seiner vertikalen Flexibilität. Besonders beim Schlucken stören unangenehme Zugspannungen. Leichte massageartige Verschiebungen der Hautschichten im Narbengebiet mit Babyöl haben eine lösende Wirkung auf die festen Strukturen.

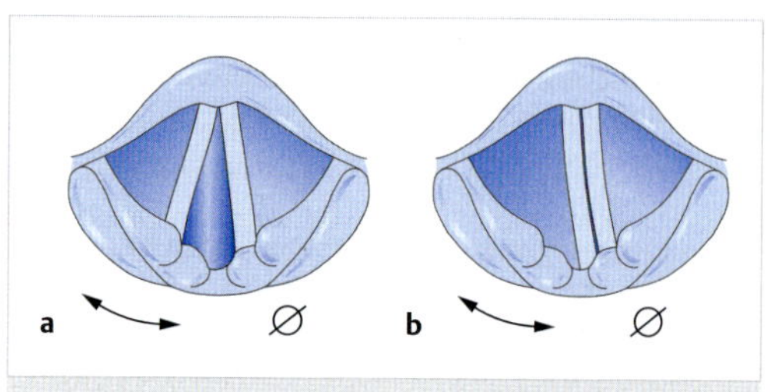

Abb. 11.10 Kompensatorisches Therapieergebnis: Die linke Stimmlippe geht durch Überschreiten der Mittellinie mit der rechten Stimmlippe eine Schlussfunktion ein. (Quelle: Wendler J, Seidner W, Eysholdt U. Lehrbuch der Phoniatrie und Pädaudiologie. 4. Aufl. Stuttgart: Thieme; 2005)
a Respiration.
b Phonation.

11.8.4 Störungsspezifische Maßnahmen in der Glottisebene

Ziel ist es, die schwingende Stimmlippe durch tonisierende Maßnahmen zu aktivieren und zu kräftigen. Dadurch erreicht sie über die Mittellinie hinweg einen kompensatorischen Schluss mit der gelähmten Stimmlippe (▶ Abb. 11.10a, ▶ Abb. 11.10b).

Aktivierung kompensatorischer Schlussfunktionen

▶ **Durch isometrisches Anspannen im dreiphasigen Ablauf**

- Die Stimmritze möglichst fest schließen und die Spannung einige Sekunden isometrisch halten (dabei die stumme Phase vor dem Husten imaginieren).
- Die Spannung langsam lösen.
- Einen leisen Stöhnlaut am Ende der Spannungslösung hörbar werden lassen.

▶ **Durch Vokaleinsätze im Vollstimmbereich.** Stimmlippen in der Initialphase des Vokals schließen, die Schließkraft halten, um sie dann in die Vokalphonation zu übertragen. Anfangs die Spannkraft auf einer Tonhöhe halten, dann unter Aufrechterhaltung der glottalen Spannung in ein auf wenige Töne begrenztes Glissando nach unten gleiten.

Eine weitere Intensivierung erfolgt mit Vokaleinsätzen, die mit dynamischen Armbewegungen von außen nach innen unterstützt werden. Erst wenn eine gewisse Schlusskraft erreicht ist, werden Konsonant-Vokal-Verbindungen in rhythmischer Lautsteigerung und sprechmelodischen Elementen hinzugezogen.

► **Durch Reizstromimpulse.** Reizstromimpulse mit anlautenden Vokalen verhindern eine vorzeitige Atrophie der Muskeln, die nicht nerval innerviert werden, sodass sich günstige Voraussetzungen für eine stimmliche Rehabilitation ergeben können [100], [140].

Wesentlich bei allen Maßnahmen der Kompensation ist, dass tonussteigernde und tonusmindernde Elemente in einem harmonischen Wechsel geschehen. Dadurch wird vermieden, dass bei überschießenden Versuchen von Kompensation die Taschenfalten aktiv werden.

Flexibilisierung der Randkantenfunktion

Trotz eines befriedigenden Stimmschlusses kann die Stimme oft rau klingen. Ursache sind häufig Tonusdifferenzen der Stimmlippen, ungleichmäßige Schwingungsabläufe und/oder Diskoordinationen im Bereich der Randkantenfunktion. Es ist daher notwendig, der Entwicklung der Randkantenfunktion ein besonderes Gewicht zu geben.

Die Flexibilisierung der Randkantenfunktion erfolgt über Strömungskonsonanten. Im Beispiel: Auf [f] die Luft strömen lassen, den Luftstrom intensivieren und ohne Unterbrechung in ein [v] gleiten. Geeignet sind auch luftige Vokale der dunklen Vokalreihe, besonders mit [u:]. Wesentlich dabei ist das Strömenlassen der Luft, die wie ein Massageeffekt auf die Schleimhaut der Stimmlippen wirkt. Die Randkanten werden dadurch optimal zu einer elastischen Abrollbewegung angeregt. Zur Unterstützung kann locker der Brustkorb beklopft werden, um die Luftsäule in eine größere Amplitude zu versetzen.

11.8.5 Prognostische Einschätzung

Bei feststehender Stimmlippe in medianer oder paramedianer Stellung und spannungsfähigem muskulärem Tonus lässt sich durch Kompensation der schwingenden Stimmlippe an die feststehende in der Regel eine vollständige Schlussfunktion mit guten stimmlichen Ergebnissen erreichen.

Bei feststehender Stimmlippe in intermediärer oder lateraler Position, verbunden mit schlaffem Tonus und Exkavation der Stimmlippe, ist die Stimme hochgradig heiser bis aphon. In solchen Fällen kann die gelähmte Stimmlippe phonochirurgisch zur Mitte verlagert werden, sodass die schwingende Stimmlippe mit dieser in eine Schlussfunktion kommt. Das erreichte stimmliche Ergebnis ist in der Regel befriedigend.

Bei beidseitiger Stimmlippenlähmung mit akuter Atemnot steht eine operative Erweiterung der Stimmritze im Vordergrund, um die Atmung zu verbessern. Sämtliche Formen glottiserweiternder Eingriffe haben eine dauerhafte hochgradige Beeinträchtigung der Stimme zur Folge, die stimmtherapeutisch kaum zu beeinflussen ist.

Stimmlippenlähmungen aufgrund von Virusinfektionen (ideopathische Stimmlippenlähmung) sind innerhalb eines Zeitraums von 6–12 Monaten reversibel.

12 Praxis der Stimmdiagnostik

12.1 Einleitung

Ein Mensch, eine Stimme.
(US-amerikanische Verfassung)

Stimmstörungen sind einem ständigen Wechsel unterworfen, den Veränderungen des Hintergrunds, des Bedingungsgefüges und möglicher psychosozialer Faktoren. Es ist ein fließender Verlaufsprozess, in den die persönliche Entwicklung eingeschlossen ist. Die prozesshafte Diagnostik reflektiert nicht nur die Gesamtpersönlichkeit des Patienten, sondern gleichzeitig seine körperliche, seelische, zeitliche, zwischenmenschlich-soziale und gesellschaftlich-kulturelle Bezogenheit zur Umwelt.

▸ **Das anamnestische Gespräch: Eingang in den Diagnostik-Therapie-Prozess.** Vor jeder Diagnostik und Therapie steht das anamnestische Gespräch. Es vermittelt bereits eine große Anzahl von Informationen über den Patienten, über mögliche ursächliche Zusammenhänge und aufrechterhaltende Bedingungen der Stimmerkrankung.

Auf der Basis des biopsychosozialen Krankheitsmodells werden je nach Gewichtung biologische, psychische und soziokulturellen Einwirkungen erörtert. Bereits in diesem Gespräch lassen sich Symptome der Stimmerkrankung erkennen und eingrenzen sowie vorsichtige prognostische Einschätzungen erstellen. Richtungsweisend zeichnen sich weiterführende diagnostische Maßnahmen ab, sodass manche Bereiche vernachlässigt, andere dagegen intensiviert werden müssen.

12.2 Probleme bei der Anamnese und Diagnostik

Da wir in unserem therapeutischen Handeln nur begrenzt objektiv sein können, sehen wir notgedrungen alle Tatbestände durch die Brille unserer subjektiven Wahrnehmung. Ausgenommen davon sind solche Parameter, die reproduzierbar apparativ messbar sind.

▸ **Lebensgeschichtliche Einstellungen und Erfahrungen des Therapeuten.** Die Funktionsdiagnostik der Stimme ist im Praxisalltag primär auf die Leistungsfähigkeit der Wahrnehmung des Therapeuten angewiesen. Dies wiederum bedeutet, dass im Diagnostik-Therapie-Prozess nicht nur fachliche Aspekte eine Rolle spielen, sondern ebenso der soziokulturelle Hintergrund des Therapeuten.

Lebensgeschichtlich geprägte Einstellungen und Erfahrungen des Therapeuten, angeborene bzw. habituelle Reaktionsweisen und emotionale Bewertungen fließen in seine Beurteilungen immer mit ein. Solche (Vor-)Urteile sind in aller Regel unbewusst. In ungünstigen Fällen kommt es zu „sich selbst erfüllenden Prophezeiungen" und „Etikettierungen".

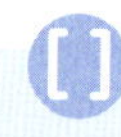

Definition

Etikettierung

Etikettierung bedeutet, dass ein Therapeut vorschnell zu einer bestimmten Diagnose kommt und alle therapeutischen Maßnahmen unter diesem Gesichtswinkel betrachtet und durchführt, ohne die Wirkungen kritisch zu bewerten.

Eine Möglichkeit, derartige Fehlentwicklungen zu erkennen und zu unterbinden, besteht in der reflexiv zu gewinnenden Erkenntnis des eigenen Handelns. Der Therapeut muss gewissermaßen lernen, „sich beim Beobachten zu beobachten". Die Kybernetik spricht angesichts dieses experimentellen Dilemmas, das ja keineswegs nur die Stimmtherapie betrifft, von der Fähigkeit zur „Beobachtung zweiter Ordnung".

▸ **Gefahr der Beurteilung nach eigenen Maßstäben.** Eine andere Variante relativer Beurteilung basiert auf der Grundeinstellung des Therapeuten und den Maßstäben, die für ihn relevant sind. Schmidt [163] wies in ihren Untersuchungen nach, dass wir das „Eindrucksstereotyp" der eigenen Stimme bei der Beurteilung fremder Stimmen zugrunde legen. Ein Therapeut wird daher besonders hohe Ansprüche an eine fremde Stimme stellen, wenn er selbst überhöhte Vorstellungen von Ästhetik und Funktion hat. Ein anderer wird die Stimmfunktion weitaus weniger kritisch bewerten, weil er aufgrund entspannter Normvorstellungen zu weniger anspruchsvollen Ergebnissen kommt.

Eine intensive Selbsterfahrung durch eigene stimmbildnerische, gesangliche und sprecherische Aktivitäten führt daher zu einer gesteigerten Sensibilität und einem differenzierten Nachvollziehen der Funktion im eigenen Körper. Unabdingbar ist auch ein ständiger Umgang mit gesunden und kranken Stimmen, um das eigene Diskriminationsvermögen beim Hören immer wieder neu zu fördern und zu verfeinern.

▶ **Negatives Feedback auf unphysiologische Funktionen des Patienten.** Ein weiteres Problem der Funktionsdiagnostik liegt darin, dass sie überwiegend negative Parameter erfasst. Das Feedback, das der Patient erhält, besteht dann aus Feststellungen wie:
- „Sie atmen oberflächlich."
- „Sie schnappen schon nach wenigen Wörtern nach Luft."
- „Ihre Stimme ist zu leise."
- „Ihre Stimme klingt zu laut und hart."

Schwierig wird diese Situation bei einem Patienten, der in seinem Selbstwertgefühl durch die gestörte kommunikative Funktion erheblich irritiert ist.

Um den Patienten von Beginn an psychisch zu stützen und seine Motivation zu fördern, ist es notwendig, ihm seine positiven Bereiche aufzuzeigen und vor allem Entwicklungsmöglichkeiten zu betonen. Hier liegt ein großes Potenzial für eine tragfähige Grundlage der Stimmtherapie.

12.3 Das anamnestische Gespräch

Der Therapeut erhält erste Eindrücke von der Art der Beschwerden, der Vorgeschichte und vom beruflichen wie familiären Umfeld des Patienten. Er erörtert mit ihm mögliche auslösende und aufrechterhaltende Faktoren, die zu der Stimmerkrankung geführt haben könnten.

Merke

Wesentlich ist, den Schilderungen des Patienten ausreichend Raum und Zeit zu geben: Was sagt er, wie drückt er seine Stimmbeschwerden aus, was vermeidet er, warum verstummt er?

Bei der Erhellung der persönlichen Daten gilt es zu erfahren, wie der Patient und seine Mitmenschen die Stimmerkrankung erleben, welche Bedeutung und Bewertung er selbst ihr zumisst und wie sehr er unter der stimmlichen Veränderung leidet. Notwendig sind aber auch Informationen darüber, ob und – falls ja – in welchem Ausmaß der Patient in seinem zwischenmenschlichen Ausdruck und in seiner beruflichen Tätigkeit behindert ist. Auch klärt sich in diesem Gespräch, welche Erwartungen er an den Stimmtherapeuten stellt und was er sich von ihm erhofft.

Nicht alle Äußerungen des Patienten sind explizit. Was der Therapeut sieht, hört und ggf. aufzeichnet, liegt nicht immer in den Worten, sondern vielmehr zwischen ihnen. So äußert er vieles unbewusst über den Stimmklang, die Atmung, über die Art der Artikulation, über Sprechablauf und Sprachstil, aber auch über Mimik, Körperhaltung und Bewegung.

Durch aufmerksames, einfühlendes Hören und Beobachten kann der Therapeut viele unterschiedliche Phänomene erkennen, die häufig auch Schlüsselfunktion haben zur Erkennung psychosomatischer Beteiligungen.

Allerdings erlaubt das Ausmaß einer bestehenden Heiserkeit nicht immer adäquate Rückschlüsse auf die Schwere der zugrunde liegenden Stimmerkrankung und deren Prognose, da unterschiedliche Störungen sich klanglich ähnlich manifestieren können.

Zunächst steht die Erfassung orientierender Faktoren im Vordergrund, um recht schnell zu einer vorläufigen Einschätzung der Stimmerkrankung zu kommen. Die wesentlichsten Faktoren sind in ▶ Tab. 12.1 aufgeführt.

Eine gewisse Struktur des Fragens erleichtert es, dem Gespräch einen roten Faden zu geben:
- *Was* fällt auf, was höre und sehe ich?
- *Wann* begannen stimmliche Probleme, was könnte auslösend gewesen sein?
- *Wie* haben sie begonnen, wie war ihr Verlauf?
- *Womit* können sie ursächlich in Verbindung gebracht werden?

Tab. 12.1 Orientierende Aspekte im Anamnesegespräch.

Aspekt	Beschreibung
Vorgeschichte	derzeitige akute Beschwerden, ihr Beginn, bisheriger Verlauf; Erleben der eigenen Stimm- und Kommunikationsgeschichte
Vorerkrankung	Bronchitis, Kehlkopfentzündung (Laryngitis) mit/ohne Stimmschonung, Nebenhöhlenentzündungen (Sinusitis) akut bzw. chronisch, Operationen im HNO-Bereich, Unfälle und Verletzungen, Schleudertrauma nach Auffahrunfall
Art der Erscheinung	Einschränkung der stimmlichen Leistungsfähigkeit, schnelle Ermüdbarkeit, Versagen der Stimme, wechselnde Heiserkeit, Schmerzen und Missempfindungen bei unzweckmäßigem Stimmgebrauch
zeitliche Zusammenhänge	Wann begannen die stimmlichen Veränderungen? Wie traten sie auf? Plötzlich oder allmählich? Sind sie gleichbleibend oder wechselnd, morgens besser, abends schlechter oder umgekehrt? Wie verhält sich die Stimme im Sprechberuf? Schilderung eines Arbeitstags
umfeldbedingte Zusammenhänge	stimmliche Berufs- oder Familiensituation, Lärm, schlechte Akustik, Staub, Stress und andere Abhängigkeiten (bspw. Reaktion auf bestimmte Personen oder Situationen), ungünstige Sprach- und Stimmvorbilder, Rollenfunktionen, inadäquate, stimmintensive Hobbys
psychische Zusammenhänge	Einstellung des Patienten zu seiner Stimmerkrankung: Welche Bedeutung hat sie für ihn? Wie sehr leidet er unter ihr, wie sind die Reaktionen der Umgebung auf die Stimmerkrankung?
bisherige therapeutische Maßnahmen	Hormonbehandlung, häufige Gaben von Antibiotika aufgrund von rezidivierenden Infekten, Stimmbehandlungen, Physiotherapie wegen starker Verspannungen besonders im Hals-Schultergürtel-Nacken-Bereich, Erfahrungen mit Körpermethoden

12.4 Anamnestische Erfassung auf biopsychosozialer Grundlage

Die Notwendigkeit schafft die Form.
(Wassily Kandinsky)

► **Anamneseschemata.** Jede Exploration, die nicht abfragend verfährt, sondern in der freien Form eines Gesprächs, läuft Gefahr, wichtige Problembereiche zu übersehen oder zu vernachlässigen. Daher ist es notwendig, im Anschluss an das anamnestische Gespräch die wesentlichen Einzelfaktoren in Form eines Schemas festzuhalten, auch um die Vergleichbarkeit der erhobenen Daten zu gewährleisten (Anamnese-Bögen im Anhang, (S.303)).

Die Anamnese, also das „Krankheitsbild", das der Therapeut erstellt, und die Diagnostik, die methodische Kenntnisgewinnung, werden durch diese Schemata eng verzahnt. Auf diese Weise lassen sich zielgerichtete Rückschlüsse und Zusammenhänge erkennen.

Schmidt und Kessler [162] definieren Anamnese als eine Sammlung, Systematisierung und diagnostische Verarbeitung von Informationen zu folgenden Aspekten:

- biografischer Hintergrund
- gegenwärtige und frühere körperliche Zustände sowie Verhaltensweisen und Erlebnisse eines Individuums in seinem sozialen Umfeld (unter Berücksichtigung der gestörten und nicht gestörten Komponenten)
- verursachende, auslösende, aufrechterhaltende und beitragende Bedingungen
- prognostische Erscheinungen mit oder ohne nachfolgende Maßnahmen

Bei Erkrankungen der Stimme ist grundsätzlich eine Multikausalität anzunehmen, wobei es sich in aller Regel um biologische, psychische und soziokulturelle Faktoren handelt. Eingebunden ist diese Annahme in eine interdisziplinäre Sichtweise, da Erkenntnisse und Teilaspekte aus basalen wissenschaftlichen Bezugsebenen oft erst das Verständnis und die Wertung komplexer Zusammenhänge und ihrer Dynamik ermöglichen. Gleichzeitig weisen sie auf eine deutliche Vernetzung hin, denen Erkrankungen der Stimme unterliegen können.

12.4.1 Anamnese biologisch-somatisch

Die folgende Liste zeigt somatische Faktoren, die Bezüge zu Erkrankungen der Stimme haben. Diese können ein Teilbereich mit auslösender bzw. aufrechterhaltender Wirkung sein.

Merke

Biosomatische Faktoren
- konstitutionelle Komponenten
  - anlagebedingte Anomalien und Defekte des Kehlkopfs und Ansatzrohrs, angeborene oder erworbene Veränderungen im Phonationsapparat, körperliche Haltungsanomalien
  - Schleimhautbeschaffenheit: Trockenheit, Borkenbildung, vermehrter Schleim, Ödeme
- Störungen der Wahrnehmung
  - Störungen des peripheren Gehörs
  - Störungen der akustischen und kinästhetischen Diskrimination
- Störungen mit direktem Bezug zur Phonation
  - Akute oder chronische Erkrankungen im HNO- oder Bronchialbereich: häufige Infekte, Bronchitis, Sinusitis, Asthma, Trockenheit im Mund-Rachen-Raum, Allergie, Störungen der Atmung, Operationen im HNO- oder Schilddrüsenbereich
  - Motorikstörungen an Lippen, Mund, Zunge und weichem Gaumen
  - Veränderungen des muskulären Tonus von Haltung, Bewegung, Koordination
  - HWS-Syndrom (bes. C3/C4)
- Störungen mit indirektem Bezug zur Phonation
  - Nervenleiden, vegetative Labilität, internistische und neurologische Erkrankungen
  - Herz-Kreislauf-Erkrankungen, ösophagealer Reflux
  - Andere komplexe Erscheinungen: Erschöpfungszustände, Kopfschmerzen, Schlafstörungen, Wetterfühligkeit
- schädigende Einwirkungen
  - medikamentöse Einwirkungen (anabole und/oder virilisierende Hormone, Schmerzmittel, Tranquilizer)
  - Gifte (Nikotin, ätzende Dämpfe), Suchtprobleme
  - Lärm, Temperaturschwankungen
  - Trockenheit und Staub

(modifiziert aus [[186] S. 77])

12.4.2 Anamnese psychisch

Ein erheblicher Teil von Stimmerkrankungen entsteht auf der Grundlage neurotischer Persönlichkeitsstrukturen. Je nach Disposition und Konfliktgehalt des auslösenden Geschehens werden einzelne Organe oder Systeme des Körpers funktionell gestört. Der Kehlkopf gilt dabei als ein bevorzugter Ort zur Manifestation vegetativer oder emotional ausgelöster Ereignisse [186]. Zusammenhänge zwischen Psyche und Stimme finden in Redewendungen ihren Ausdruck:
- „Es steckt mir ein Kloß im Hals."
- „Meine Kehle ist wie zugeschnürt."

Welche Reize eine Bedrohung darstellen, hängt von der Persönlichkeit des Betroffenen ab und von den Formen, in denen Traumen individuell beantwortet werden. Negative emotionale Belastungen bewirken Dysregulationen im vegetativen Nervensystem, reaktive Irritationen im Hormonhaushalt und im Immunsystem. Regelkreisartig wird dann die psychische Stimmungslage von nerval-hormonalen Reaktionen beeinflusst, wobei das Gesamtgeschehen in Veränderungen der Stimmfunktion ihren Ausdruck findet.

Traumatische Erlebnisse misslungener und verletzender Kommunikation beeinflussen in unterschiedlichem Maße das weitere kommunikative Verhalten eines Menschen. Es resultieren daraus Ängste beim Sprechen mit anderen und je nach situativem Kontext werden Versagensängste lebendig. Auffällig sind bei diesen Patienten Aussagen, die letztlich eine Selbstablehnung signalisieren:
- „Meine Stimme ist mir fremd."
- „Ich fühle mich durch meine Stimme unsympathisch."
- „Ich mag meine Stimme nicht."

► **Ängste und Hemmungen in Sprechsituationen**
- konstitutionelles sprechängstliches Verhalten
- Disposition zu Ängsten vor dem Sprechen
- kein Selbstvertrauen in die eigene Stimmleistung
- Nichtakzeptieren des eigenen Stimmklangs
- Angst vor Misserfolg in Verbindung mit Sprechen
- Nervosität, vor einer größeren Gruppe zu sprechen, Angst zu versagen
- Gefühl von Blockierung gegenüber sozial höherstehenden Personen
- psychophysische Veränderungen während der Sprechsituationen

- erlebtes Versagen in stimmsprecherischen Situationen
- Vermeidungsverhalten, um nicht sprechen zu müssen

▸ **Stimmängste mit Wurzeln im Kindesalter.** Nicht selten liegen die Wurzeln einer Stimmbeeinträchtigung und von Ängsten bereits in frühkindlichen Interaktionen. Oft wird von Eltern die Stimmentwicklung gebremst und nicht unterstützt:
- „Sei endlich ruhig."
- „Quatsch nicht so viel."
- „Frag nicht dauernd."
- „Du nervst."
- „Halt den Mund."
- „Hör endlich auf mit dem falschen Gesinge."

Geißner [61] stellte in einer Erhebung fest, dass von 158 befragten Studenten nur 11 in ihrer Kindheit wegen ihrer Art zu sprechen gelobt wurden. Die restlichen 147 Studierenden hatten nur negative Urteile über ihre Stimme gehört.

▸ **Einwirkungen aus fehlgesteuerten Selbstkonzepten.** Ängste beim Sprechen mit anderen haben in späteren Jahren oft ihre Verursachung in der Kindheit. Je nach situativem Kontext treten Versagensängste auf, die im veränderten Stimmklang hörbar sind. Häufig sind sie gekoppelt mit einem Erlebnis der Enge im Kehlkopfbereich oder einem Gefühl von Atemnot: Es stockt dann der Atem, der Motor unseres Sprechens (Anamnese-Diagnostik-Bögen im Anhang, (S. 303)).

Oft ist der muskuläre Tonus in bestimmten Körperregionen, bevorzugt in Nacken, Hals, Brustkorb und Bauch, unbewusst erhöht, um auf diese Weise Angst und Emotionsdruck unter Kontrolle zu halten. Dies bedeutet für den Phonationsapparat eine merkliche Einschränkung an Flexibilität.

Stimmliche Irritation oder Beeinträchtigungen können auch durch fehlgesteuerte Selbstkonzepte ausgelöst und aufrechterhalten werden:
- mangelndes Selbstwertgefühl
- überhöhter eigener Leistungsanspruch
- depressive Lebenseinstellungen
- allgemeine Ängstlichkeit

Da der Stimmausdruck wie ein Barometer die „Gestimmtheit" des Menschen, seine Furcht oder Aggression widerspiegelt, muss auch dieser Aspekt bei der Anamnese berücksichtigt werden. Nahezu jede Stimmerkrankung ist mit Ängsten, Hemmungen und Beeinträchtigungen des Selbstwertgefühls verbunden, die umgekehrt wiederum – wie ein Circulus vitiosus – Ursache neuer Stimmprobleme sein können.

12.4.3 Anamnese soziokulturell

Neben einer anlagebedingten Bereitschaft zu funktionellen Erkrankungen, darunter auch Stimmerkrankungen, spielen exogene Faktoren eine wesentliche Rolle. Gravierende Lebenskrisen verändern mehr oder weniger plötzlich eine zuvor stabile psychische Gesamtsituation. Sie erschüttern oft die Lebensstruktur so fundamental, dass sie die Ätiopathogenese mitbestimmen oder sogar dominieren. Gleichzeitig ist eine erhöhte Bereitschaft zu psychosomatischen Reaktionen gegeben (empirische Arbeiten: [67], [7], [224]).

Im Folgenden werden einige kritische Lebensereignisse im Bereich von Sozialität und Umwelt aufgelistet, die zu Risikofaktoren für die Auslösung bzw. Aufrechterhaltung einer Stimmerkrankung werden können.

Merke

Risikofaktoren aus dem individuellen und familiären Bereich (Sozialität)
- Behinderung, Krankheit, Krebsangst
- zwischenmenschliche Probleme
- allgemeine Versagensängste und Erlebnisse
- übersteigertes Verantwortungs- bzw. Pflichtgefühl
- Zwang, es allen recht machen zu wollen
- zu hohe Maßstäbe an sich selbst (Perfektionismus)
- moralische Verpflichtungen
- Einbindung in gesellschaftliche Normen
- psychische und/oder soziale Vorteile durch Krankheit
- Verlust eines vertrauten Menschen, Partnerkrise (Trennung, Scheidung)
- Pensionierung
- Auszug der Kinder aus dem Elternhaus

▸ **Subjektive Bedeutung der Stimmbeeinträchtigung.** Entscheidend für das Ausmaß einer Bedrohung durch ein kritisches Lebensereignis ist immer die persönliche Bedeutung, die es für den betroffenen Menschen hat, die subjektiv erlebte Wahrnehmung, die Reaktion und Bewertung sowie der zeitliche Abstand zur Auslösung des Ereignisses. In engem Zusammenhang dazu stehen die individuellen Möglichkeiten zur Verarbeitung und Bewältigung des Ereignisses und die damit verbundene Chance zur Neuorientierung.

▶ **Einflüsse von negativem Stress.** Pathologischer Stress ist ein weiterer wichtiger Risikofaktor, der funktionelle Stimmerkrankungen auslösen und aufrechterhalten kann. Fast jeder Mensch kennt das Gefühl der Überforderung und Überlastung, das zu plötzlichen oder länger anhaltenden Einschränkungen des körperlichen und seelischen Wohlbefindens führen kann – bis hin zum gefürchteten Burn-out-Syndrom.

Physische und psychische Reaktionen auf Stress reichen von erhöhter Muskelspannung, verminderter Konzentration und negativer Selbstbewertung bis hin zu Panik und Angst. In solchen Situationen wird die Diskrepanz zwischen den Anforderungen der Umwelt und den zur Verfügung stehenden Möglichkeiten zu ihrer Bewältigung offenbar. Kurzzeitige Stresssituationen, besonders wenn sie häufig auftreten und sich summieren, bewirken meist eine größere Irritation als solche, die sich über einen längeren Zeitraum erstrecken. Da Stress als komplexes Geschehen auf der somatischen, psychischen und sozialen Ebene gleichzeitig stattfindet, können akute und chronische körperliche Erkrankungen, darunter auch Stimmerkrankungen, die Folge sein.

M!

Merke

Risikofaktoren aus Umwelt und Beruf

- Beruf mit stimmlicher Belastung, täglicher Leistungsdruck
- Ungünstige Arbeitsbedingungen: Trockenheit, Zugluft, Staub, Raumakustik, chemische, ätzende Dämpfe
- Beruf mit psychophysischer Belastung
- Unzufriedenheit mit der beruflichen Tätigkeit
- Angst vor Verlust des Arbeitsplatzes
- Arbeitslosigkeit
- Konflikte mit Kollegen/Vorgesetzten, Mobbing
- Einkommensverlust, wirtschaftliche Sorgen, Übergehung bei Beförderung
- Berufswechsel
- Beendigung der Berufstätigkeit, Ruhestandsprobleme

Wichtig ist für ein adäquates Verständnis des Phänomens, dass Stress nicht nur von äußeren Ereignissen und Situationen herrührt, sondern wesentlich auch durch Ereignisse und Vorgänge in der betroffenen Person selbst induziert ist. „Gedanken, Bewertungen und wahrgenommene Bedeutungen über uns selbst sowie die Umwelt beeinflussen wesentlich unsere Gefühle“ [[197] S. 42]. Die Auswirkungen einer Stresssituation auf ein Individuum sind daher von persönlichen Merkmalen, Kompetenzen und Fähigkeiten zur Bewältigung ganz wesentlich abhängig.

▶ **Einflüsse von positivem Stress.** Der Stress kann aber auch eine positive Funktion im Sinn eines Indikators haben, der uns vor Störungen warnt und auf situative Abhilfe drängt. Die Erfahrung wiederum, eine Belastung erfolgreich bewältigt oder vermieden zu haben, kann künftigen Problemen vorbeugen oder zumindest auf den Umgang mit ihnen vorbereiten.

▶ **Wenn Mehrfachbelastungen eskalieren oder sich summieren.** Bei psychogen-funktionellen Stimmerkrankungen sind es nicht nur die kritischen Lebensereignisse, die sich in stimmlichen Veränderungen ausdrücken. Oft sind es Mehrfachbelastungen, häufig eine Kombination aus Arbeitsüberforderung und persönlichen Problemen, verbunden mit alltäglichen, trivialen Details, die sich summieren. Besonders für jene Patienten, deren individuelle Belastbarkeit herabgesetzt ist, aus der eine erhöhte Anfälligkeit des vegetativen und physischen Bereichs resultiert, ist dann das Maß voll. Es ist wie bei jenem sprichwörtlichen Tropfen, der das Fass zum Überlaufen bringt.

Charles Bukowski (zit. n. [[16] S. 105]) hat diesen Sachverhalt in ein anschauliches Bild gefasst: „Es sind nicht die großen Dinge – nein, es ist die Serie kleiner Tragödien, die uns ins Irrenhaus bringen [...], nicht der Tod der Geliebten, sondern ein Schnürsenkel, der reißt, wenn keine Zeit mehr ist.“ Auch Winkler und Winkler heben den Aspekt der alltäglichen undramatischen Stresserfahrung („Hassles“) hervor, durch die Stimmerkrankungen ausgelöst bzw. aufrechterhalten werden können. Zu diesen „Hassles“ zählen sie „frustrierende Ereignisse des Alltags, Zwistigkeiten, bedrückende Anforderungen, Enttäuschungen usw. [...], all jene Faktoren, welche die Auseinandersetzung mit der Umgebung charakterisieren“ [[225] S. 202].

12.5 Funktionsdiagnostik der Stimme

Der Blick des Forschers fand nicht selten mehr, als er zu finden hoffte. (Gotthold Ephraim Lessing)

12.5.1 Subjektive Befunderhebung: Hören, Sehen, Fühlen

Für die Beurteilung von Klangveränderungen (Heiserkeit) ist das Ohr des geschulten Untersuchers noch immer das feinst reagierende Messinstrument. Voraussetzung ist, dass wir den Ton beim Hören in der eigenen Kehle nachvollziehen und im Körper erspüren, dass wir hörend den ganzheitlichen Prozess des Sprechaktes als Aktion nachbilden. Es ist eine Form auditiver und kinästhetischer Einfühlung. Die Gesangspädagogin Martienßen-Lohmann (1963, [114]) vergleicht das geschulte Ohr eines Stimmdiagnostikers mit „Röntgenohren, die im Moment des Hörens die Funktionen (Kehlkopffunktion, Funktionsverschiebung) wie im Röntgenbild erfassen, so dass die helfende, zurechtrückende oder heilende Stimmtherapie sofort vor dem geistigen Auge entsteht".

Jeder kennt die Empfindung, die ein Sänger auslöst, der die höheren Töne nur unter maximaler Kraftanstrengung erreicht, oder den Marktverkäufer, der mit gequetschter Stimme sein Obst ebenso gequetscht erscheinen lässt. Derartige akustische Eindrücke lösen durch ungewollt nachvollzogene Muskelvorgänge im Hörer Gefühle des Unbehagens aus, weil er in kommunikativer Parallelität mit den Aktionen eines Sängers, bzw. Sprechers in seinem eigenen Körper dessen Verspannungen spürt.

Neben der Erfassung über das Gehör erfährt der Therapeut durch reflektierendes Beobachten und taktil-kinästhetisches Erspüren gleichzeitig differenzierte Informationen über das muskuläre System, wie die einzelnen Parameter in ihrem Verhältnis zueinander und in ihrer Gesamtheit wirken.

Am Atemvorgang soll dieses gleichzeitige Ineinanderwirken gezeigt werden:

► **Auditiv.** Während der Ausatmung werden der Stimmklang, die Dauer und die Gleichmäßigkeit wahrgenommen, während der Einatmung die verschiedenen Atemgeräusche.

► **Visuell.** Beobachtet werden die Atembewegungen in verschiedenen Körperregionen, die Atemform, die Atemfrequenz, der Rhythmus der Atmung, die Körperhaltung mit ihrem Einfluss auf die Atmung.

► **Taktil-kinästhetisch.** Die Zwerchfelltätigkeit wird anhand des veränderten Umfangs im Flanken- und Lendenbereich wahrgenommen. Dabei wird beurteilt, ob und wo Atembewegungen stattfinden, ob diese koordiniert und fließend oder eingeschränkt sind.

Im Rahmen der Beurteilung der Stimme ist zwischen einer guten (physiologischen) und einer schönen (ästhetischen) Stimme zu unterscheiden. Panconcelli-Calcia (zit. nach Habermann 1978, [70] S. 151) hält „eine gute Stimme dann für gegeben, wenn sie frei von Nebengeräuschen und Fehlspannungen ist, in jeder Höhe beliebig kräftig oder leise klingen kann, dabei resonanzreich, weich und anstrengungslos ist, und auch bei längerer Belastung leistungsfähig bleibt".

Eine physiologisch gute Stimme – ästhetisch schöne Stimme

Die Wertigkeit einer ästhetisch schönen Stimme wird immer auch davon abhängen, wie sie von der Gesellschaft beurteilt wird und welchen modischen Einflüssen sie unterworfen ist. Auf der einen Seite stehen die perlenden Koloraturen einer Joan Sutherland, für deren Gelingen eine physiologische Funktionsweise absolute Voraussetzung ist, auf der anderen die rauchige, heisere, bisweilen brüchige Stimme von Jazz-, Blues- oder Rocksängern. Hier vermischen sich ästhetische und physiologische Elemente – für den Stimmtherapeuten oft eine konfliktreiche Situation, wie das Fallbeispiel zeigt.

B

Fallbeispiel

Eine Jazzsängerin wird mit Phonationsverdickungen zur logopädischen Therapie überwiesen. „Ich komme nur gezwungenermaßen zu Ihnen, weil meine Stimme häufiger weggeht, und ich die hohen Töne oft nicht erreiche, oder nur mit großer Anstrengung. Ich habe Angst, dass sich durch die Therapie etwas an meinem Stimmklang verändert – das darf nicht passieren. Die Menschen lieben meinen rauchigen, etwas heiseren Klang."

12.5.2 Subjektive und objektive Befunderhebung in Kombination

Zur Einschätzung der Stimmqualität und Leistungsfähigkeit stehen eine Vielzahl von Testverfahren und Untersuchungsmethoden zur Verfügung, von denen bisher nur wenige standardisiert sind. Das 2001 von der European Laryngolocial Society (ELS) vorgeschlagene Basisprotokoll basiert auf „einem Set nicht redundanter Dimensionen und versucht die Minimalanforderungen für die funktionelle Stimmbeurteilung zu definieren, die als Grundvoraussetzung für die adäquate Diagnosestellung bei Stimmerkrankungen gelten" [52].

Das Protokoll weist 5 Dimensionen zur Befunderfassung aus: Perzeption, Videostroboskopie, aerodynamische Messungen, akustische Analysen und subjektive Selbstbeurteilung durch den Patienten.

Zur standardisierten Dokumentation der Ausprägung eines Stimmmerkmals wird eine 4-Punkteskala verwendet: (0) keine Störung, (1) geringgradig, (2) mittelgradig, (3) hochgradig. Die verschiedenen Parameter werden objektiv wie subjektiv erfasst.

Gleichzeitig ist die Möglichkeit gegeben, die Verläufe von Stimmerkrankungen intra- und interindividuell objektiv zu vergleichen und zu evaluieren.

Auditive Beurteilung der Stimme – RBH-System

Für eine standardisierte Bewertung pathologischer Stimmklänge über das Ohr hat sich das RBH-System etabliert und bewährt (Wendler et al. [220], Nawka et al. [119]). **Heiserkeit (H)** ist die Basisfunktion, die noch weiter spezifiziert wird durch die Parameter **Rauigkeit (R)**, Geräuschbeimengungen durch Irregularitäten der Stimmlippenschwingungen, **Behauchtheit (B)**, verursacht durch unmodulierte Luft und Turbulenzen infolge unvollständigen Glottisschluss.

Die Überprüfung erfolgt anhand von ausgehaltenen Vokalen, von Spontansprache und Standardsätzen: „Der Nordwind und die Sonne". Ein normaler Stimmklang wird jeweils mit R0 B0 H0 bewertet: der Heiserkeitsgrad mit (0) keine Störung, (1) geringfügige Störung, (2) mittelgradige Störung, (3) hochgradige Störung ▶ Abb. 24.2.

Die Stimmqualität wird ergänzt durch subjektive Beschreibungen wie: klangarm, piepsig, knarrend, hell, dünn, voll, kehlig, scharf, kloßig, usw.

Das Urteilsvermögen und die Beschreibung auffälliger, pathologischer Stimmklänge stellt hohe Anforderungen an den Untersucher. Er muss seine auditiven Fähigkeiten an verschiedenen Klangveränderungen systematisch üben und immer wieder neu verfeinern.

Subjektive Bewertung der eigenen Stimme – Voice Handicap Index (VHI)

Der Patient soll selbst einschätzen, in welcher Weise und wie sehr er durch die stimmlichen Veränderungen in seiner Lebensqualität beeinträchtigt ist. Das gilt sowohl für die Eingangs-, wie für die Verlaufsdiagnostik. Der Fragebogen ist unterteilt in 3 Bereiche mit je 10 Items, dem funktionellen, dem emotionalen und dem physischen Bereich (s. Voice Handicap Index, (S. 121)).

12.5.3 Hinweise zu einzelnen Bereichen der Funktionsprüfung

Beurteilung der Tonhaltedauer

Die Tonhaltedauer ist das Zeitmaß, in dem ein Ton nach maximaler Einatmung möglichst lange ausgehalten wird. Ihre durchschnittliche Tonhaltedauer beträgt > 15 s. Abweichender Schweregrad: 1 (15–11 s), 2 (10–7 s), 3 (< 7 s)

▶ **Überprüfung.** Der Patient wird gebeten, tief einzuatmen und den Vokal „a:" oder „o:" möglichst lange bei indifferenter Sprechstimmlage und Schalldruckpegeln um 70 dB(A) auszuhalten. Der Vorgang wird mit Pausen 3-mal wiederholt. Der höchste Wert wird registriert. Frequenzzähler und Pegelmesser sind nützlich, aber nicht notwendig, eine Stoppuhr genügt.

▶ **Einflussfaktoren.** Die Tonhaltedauer ist abhängig vom vorhandenen Luftvolumen, der Schlussfunktion der Glottis, der Aufrechterhaltung der Einatmungstendenz während der Phonation und ihrer komprimierten Luftabgabe. Des Weiteren hängt sie ab von der Lautstärke, der Tonhöhe, von dem eingesetzten Vokal, dem emotionalen Zustand sowie von Alter und Geschlecht.

▶ **Bewertung.** Die Tonhaltedauer ist verkürzt

- bei unvollständigem Glottisschluss mit verstärktem Luftverbrauch. Sie ist ein charakteristisches

Symptom bei hypofunktionellen und organisch bedingten Stimmerkrankungen
- bei stark erhöhtem Glottisschluss, z. B. bei Stimmerkrankungen mit starker hyperfunktioneller Symptomatik

Ob primär eine Störung der Atem- oder Glottisfunktion vorhanden ist, zeigt die s/z-Ratio durch Vergleich von stimmloser und stimmhafter Phonation. Ist die stimmlose Phonation verkürzt, besteht wahrscheinlich eine Atemstörung. Ist die stimmlose Phonation mindestens 15 Sekunden lang, die stimmhafte jedoch deutlich verkürzt, ist das ein Hinweis auf eine laryngeale Störung.

Beurteilung des Stimmumfangs

▶ **Der physiologische (absolute) Stimmumfang** ist der Abstand zwischen dem tiefsten Brummton und dem gerade noch erreichbaren höchsten Ton.

Sein durchschnittlicher Stimmumfang beträgt 24–36 Halbtöne (2–3 Oktaven). Abweichender Schweregrad: 1 (24–18 HT), 2 (17–12 HT), 3 (< 12)

▶ **Der musikalischer Stimmumfang** ist der Abstand vom tiefsten bis zum höchsten Ton, der von seiner Klangqualität musikalisch verwertbar ist. Er sollte 24 Halbtöne erreichen, eine gute Klangqualität haben und mindestens jeweils 2 Sekunden ausgehalten werden. Der maximale Schalldruckpegel bei lautem Singen hat einen Normwert von 90 dB bei mindestens einer Frequenz. Die maximale Ruflautstärke liegt häufig um 5–10 dB (A) noch darüber. Der minimale Schalldruckpegel hat bei leisem Singen einen Normwert von 55 dB bei mindestens einer Frequenz. Der musikalische Stimmumfang hängt wesentlich von der Größe des physiologischen Stimmumfangs ab.

▶ **Überprüfung.** Töne im Bereich der mittleren Sprechstimmlage werden vorgegeben. Oft bestehen Schwierigkeiten, diese vom Klavier abzunehmen. Dann sollten sie vorgesungen, gegebenenfalls vorerst mitgesungen werden.

Können die Töne nicht getroffen werden, lassen sich über Glissandofolgen die Endpunkte des Stimmumfangs festhalten. Oft verfälschen Hemmungen oder Ungeübtheit das Ergebnis. Dann ist die Überprüfung an einem anderen Tag zu wiederholen. Diagnostisch hilfreich ist es, wenn ein Vergleich zu den Leistungen vor der Stimmerkrankung hergestellt werden kann. Bei Sängern ist es notwendig, den physiologischen wie auch den musikalischen Stimmumfang festzustellen.

▶ **Bewertung.** Mehr oder minder starke Einschränkungen des Stimmumfangs weisen fast alle funktionellen und organischen Stimmerkrankungen auf. Für einen Sänger kann bereits eine geringfügige Senkung seines Stimmumfangs von 1–2 Halbtönen zu einer Gefährdung seiner gesanglichen Aufgaben führen.

Beurteilung der Stimmstärke

Die Stimmstärke (Lautstärke, Stimmintensität, Dynamikumfang) ist der Lautstärkeabstand zwischen dem leisesten und dem lautesten Stimmton. Seine durchschnittliche Stimmstärke: > 45 dB (A), davon abweichender Schweregrad: 1 (45–35 dB (A), 2 (34–25 dB (A), 3 (< 25 dB (A). An der untersten Grenze des Stimmumfangs ist die Stimmintensität sehr gering: sie liegt bei ca. 40 dB, an der obersten Grenze herrscht eine maximale Intensität von 126 dB.

▶ **Überprüfung.** Der Patient wird gebeten, im mittleren Tonbereich den Vokal „a:" oder „o:" sehr leise zu phonieren, dann so laut wie möglich. Geprüft wird der gesamte Stimmumfang von der untersten Grenze bis zur obersten.

Analog dem Hörfeld, das die akustischen Leistungsgrenzen des Gehörs dokumentiert, spiegelt das Stimmfeld den Leistungsumfang des Kehlkopfs wider, allerdings ohne Informationen über die Klangqualität. Überprüft werden das Sprechstimmfeld, das Singstimmfeld und das Rufstimmfeld in ihren Steigerungs- und Dynamikstufen. Das bedeutet die jeweils tiefste und höchsten Frequenz, die leiseste und die lauteste Intensität. Entsprechende Messungen werden stehend durchgeführt mit einem konstanten Abstand von 30 cm des Mikrofons zum Mund des Patienten. Die Ergebnisse werden in ein genormtes Stimmfeldformular eingetragen, die die Profile der Stimmleistung wiedergeben.

▶ **Bewertung.** Die Stimmlautstärke lässt Rückschlüsse auf die Leistungsfähigkeit der Stimme zu.

Mit Steigerung der Stimmintensität nimmt der subglottische Druck zu. Die Spannung der Stimmlippen muss sich ständig diesem Druck anpassen, um zu vermeiden, dass mit der Steigerung der Lautstärke gleichzeitig auch die Tonhöhe steigt. Bei ungeübten Stimmen, die kinästhetisch die notwendige Ausgleichsspannung nicht herstellen können, steigt mit der Stimmlautstärke in der Regel auch die Tonhöhe.

Beurteilung des Schwelltonvermögens

Der Schwellton (Messa di voce) ist das langsame, gleichmäßige An- und Abschwellen (Crescendo/ Decrescendo) eines Tons vom leisestes Piano bis zum Forte bei gleichbleibender Tonhöhe.

▶ **Überprüfung.** Ausgehend vom mittleren Tonbereich, soll der Patient die Silbe „du“ vom leisesten Piano kontinuierlich lauter und wieder leiser werden lassen. Es sollte mindestens eine Dynamikbreite von 20 dB erreicht werden.

▶ **Bewertung.** Das funktionelle Zusammenspiel von Dauer, Kontinuität und Dynamik des An- und Abschwellens eines Tons gibt Hinweise auf eine differenzierte Regelung zwischen phonatorischer Atemführung, subglottischen Druckverhältnissen und der laryngealen Muskeltätigkeit. Ungeübte Stimmen steigern mit der Lautstärke der Stimme fast regelmäßig auch die Tonhöhe. Schwierig ist das Zurückgleiten vom Forte zum Piano (Decrescendo), da die Intensität der Lautkraft oft nicht gleitend zurückgenommen werden kann. Die Stimme wird instabil, es kommt zu Tonunterbrechungen oder zum Stimmabbruch. Das An- und Abschwellen eines Tons sollte mehrfach wiederholt werden, um einen gewissen Übungsfaktor zu berücksichtigen.

Beurteilung von Indifferenzlage und mittlerer Sprechstimmlage

▶ **Indifferenzlage.** Sie ist der definierte Normbereich, in dem sich die Stimme mit ihrer mittleren Sprechstimmlage bewegt. Sie stellt den energetisch günstigen Tonbereich für müheloses und anhaltendes Sprechen dar. Ihr durchschnittlicher Tonbereich liegt bei Frauen zwischen f/g und c1 (175/196 – 262 Hz), bei Männern eine Oktave tiefer zwischen F/G und c (87/98 – 131 Hz).

▶ **Mittlere Sprechstimmlage.** Sie befindet sich im unteren Drittel des individuellen Stimmumfangs, etwa eine Quarte oder Quinte (3 – 7 oder 4 – 8 Halbtöne) über dem tiefsten Ton. Es ist der Tonhöhenwert, um den sich die Sprechmelodie nach oben und unten bewegt.

▶ **Einflussfaktoren.** Diese können sein: emotionaler Ausdruck, Textinhalt, die situative Stimmungslage, der Umgebungslärm usw. Bei gesteigerten melodischen Akzenten in lebhafter Spontansprache kann die mittlere Sprechstimmlage einen Schwankungsbereich von einer Oktave einnehmen.

▶ **Überprüfung.** Die Sprechstimmlage wird ermittelt durch Vergleich mit Tönen des Klaviers in Halbtonschritten, beim Zählen, Aufsagen von Reihen (Monate, Wochentage), freiem Erzählen und Lesen. Die Kaustimme (s. Kap. 14.3) wird dann benutzt, wenn sie vom Patienten einfach zu realisieren ist. In der Regel liegt sie bei ungespanntem Sprechen eine Terz tiefer als die Indifferenzlage.

▶ **Bewertung.** Dauerhaftes Abweichen der mittleren Sprechstimmlage nach oben bedeutet eine permanente Stimmüberlastung. Sie kann Symptom verschiedener Stimmerkrankungen sein, z. B. der hyperfunktionellen Dysphonie sowie als fixierte Anhebung der Sprechstimmlage bei der Mutationsfistelstimme.

Beurteilung von Stimmeinsätzen

Als Stimmeinsatz wird der akustische Eindruck bezeichnet, der sich aus der Art und Weise der Stimmlippeneinstellung vor Beginn der Phonation ergibt.

▶ **Überprüfung der Stimmeinsätze.** behaucht, weich, und physiologisch

- mit Silben: [o:p), [u:p], [a:p], [e:p], [i:p]
- Testsätze
  - Albert eilt am Abend aus Amsterdam
  - Emils Enkel entdecken etliche Enten
  - Holger hütet heute Hannis Hund
- im freien Sprechen und beim Lesen eines Textes.

▶ **Bewertung.** Die akustischen Effekte, geben Hinweise auf die Kontrollfähigkeit des neuromuskulären Regelkreises, d. h. auf die kinästhetisch-reflektorische Phonationskontrolle und damit auf die Abstimmung von subglottischem Druck und Glottiswiderstand. Überhöhte subglottische Druckverhältnisse haben insgesamt schädigende Einflüsse auf die Funktion der Stimme

Überprüfung des Sprechtempos

Das Sprechtempo ist die individuelle Geschwindigkeit bei der Produktion von Sprache.

▸ **Überprüfung.** Die Sprechgeschwindigkeit wird in der freien Rede und beim Lesen eines standardisierten Textes überprüft. Es werden etwa 250 Silben/min. als Schätzwert für eine gemäßigte Sprechgeschwindigkeit angegeben.

▸ **Bewertung.** Hohe Sprechgeschwindigkeiten können Probleme in der Vorausplanung und Konzeptbildung auf der sprachlichen Ebene auslösen. Sie verstärken die ineinander gleitenden koartikulatorischen Prozesse, verengen das Ansatzrohr und schränken das Lippen-Kiefer-Spiel ein. Der Kehlkopf befindet sich in Hochstellung, die Atmung ist thorakal akzentuiert, der Klang resonanzarm.

Eine erhöhte Sprechgeschwindigkeit weist geringe und verkürzte Sinnpausen auf, eine erhebliche Minderung der intentionalen Ausrichtung, so dass der Hörer oft Schwierigkeiten hat, dem Inhalt zu folgen. Probleme zeigen sich auch in den phonetischen Steuerungsfaktoren, zu Beginn und dem Beenden der Stimme, wie in der präzisen zeitlichen Steuerung, wenn stimmgebende Funktionen mit denen der Lautbildung integriert werden sollen.

Der Lombard-Reflex: Die Stimme im Lärm

Beim Umgebungslärm ist die audio-phonatorische Kontrolle beeinträchtigt. Das führt reflektorisch zu einer Anhebung der Lautstärke (ca. 8 dB) und der mittleren Sprechstimmlage (ca. große Terz). Dieses Phänomen wird als Lombard-Reflex bezeichnet.

▸ **Überprüfung.** Um die Lautstärke und Tonhöhenverschiebung zu bestimmen, muss die audio-phonatorische Kontrolle ausgeschaltet werden. Dazu werden beide Ohren durch weißes Rauschen vom Audiometer über Kopfhörer vertäubt, bzw. mittels Lärmtrommeln.

Erfolgt die Vertäubung über das Audiometergeräusch, empfehlen Schultz-Coulon und Fues [[172] S. 200–204]) eine stufenweise Überprüfung bei 60, 80, 100, 110 dB. Der Patient wird aufgefordert, den Text „Der Nordwind und die Sonne“ zuerst ohne Vertäubung zu lesen, dann zweimal unter Vertäubung mit einer Zwischenpause. Die Aufzeichnung erfolgt mittels hochwertigem Aufnahmegerät.

▸ **Bewertung.** Nicht die zu laute Stimme, sondern das Sprechen im höheren Frequenzbereich hat sich als ein besonders schädigender Einfluss auf die Stimmfunktion erwiesen. In der Regel sind damit verbunden: vermehrte Anspannung der Kehlkopfmuskulatur, thorakal akzentuierte Atmung, Engebildung im Ansatzrohr mit der Tendenz zu Kehlkopfhochstand. Gleichzeitig ist eine Abnahme der Stimmgenauigkeit und Stimmstabilität sowie eine Reduzierung der dynamischen Akzente festzustellen. Die Stärke des Lombard-Reflexes hängt von den individuellen Fähigkeiten des kinästhetischen Kontrollsystems ab. Personen, die lange und viel im Lärm sprechen, müssen systematisch das kinästhetische Kontrollsystem entwickeln, um Stimmschäden zu vermeiden.

Die Vertäubung ist auch geeignet, um bei funktionellen Stimmstörungen eine eventuell psychogene Komponente aufzudecken.

12.5.4 Hinweise zu standardisierten Untersuchungsbedingungen

Notwendig ist ein hochwertiges Aufnahmegerät, ein Raum, bei dem der Störlärm unter 40 dB (A) liegt. Gemessen wird im Stehen, bei einem Mikrofonabstand von 30 cm. Benutzt wird der Vokal [a:] oder die Silbe [da:].

- Die Stimmumfangsprofilmessung erfolgt über das Stimmfeld (s. Nawka 2008,[122], 162 ff.).
- Die Richtwerte beziehen sich immer auf die normale Lautstärke (mittlere Lautstärke msf) und die individuelle Sprechstimmlage.
- Bei der Sprechstimme und Singstimme ist zu unterscheiden zwischen der trainierten, ausgebildeten Stimme und der untrainierten Laienstimme.
- Der Stimmumfang wird in Halbtönen (HT) gemessen. Begonnen wird im mittleren Tonbereich, von diesem nach unten zu den tiefsten Tönen, um dann zu den höchsten zu gehen.
- Bei der Bewertung sind Einflussfaktoren zu berücksichtigen, wie Alter, Geschlecht, Körperbau. Ungleichgewichte zwischen konstitutionellen Möglichkeiten und Stimmbeanspruchung, der emotionale Zustand des Patienten, der Kraftaufwand, mit dem die Phonation produziert wird usw.
- Zur auditiven Einschätzung werden ausgehaltene Vokale benutzt [a:] oder [o:],
- Die Überprüfung der Singstimme erfolgt während des Singens eines Liedes.

- Die Beurteilung der Stimmfunktion erfolgt durch emotionsloses Reihensprechen, z. B. Zahlen, Wochentage, Monate, freies Sprechen, freies Textlesen und standardisierte Texte. Die Erfassung der Selbsteinschätzung der Stimmstörung erfolgt durch den Voice Handicap Index (VHI).

Standardisierter Text

▶ **Der Nordwind und die Sonne.** *Einst stritten sich Nordwind und Sonne, wer von ihnen beiden wohl der Stärkere wäre, als ein Wanderer, der in einen warmen Mantel gehüllt war, des Weges kam. Sie wurden einig, dass derjenige für den Stärkeren gelten sollte, der den Wanderer zwingen würde, seinen Mantel abzunehmen. Der Nordwind blies mit aller Macht, aber je mehr er blies, desto fester hüllte sich der Wanderer in seinen Mantel ein. Endlich gab der Nordwind den Kampf auf. Nun erwärmte die Sonne die Luft mit ihren freundlichen Strahlen, und schon nach wenigen Augenblicken zog der Wanderer seinen Mantel aus. Da musste der Nordwind zugeben, dass die Sonne von ihnen beiden der Stärkere war.* [nach Äsop]

Voice Handicap Index

Der **Voice Handicap Index 12 (VHI-12)** ist eine reduzierte Form des VHI. Fragebogen und Testanleitung sind abrufbar auf der Homepage der DGPP im „Profibereich" (www.dgpp.de/cms/pages/de/profibereich/konsensus.php).

Der höchste Wert des VHI-12 ist 48. Er zeigt die stärkste Form der Stimmstörung an.

13 Methodenvielfalt

13.1 Die „richtige" Methode

Gehalt ohne Methode führt zur Schwärmerei; Methode ohne Gehalt zum leeren Klügeln.
(Johann Wolfgang v. Goethe)

▸ **Es gibt keine Königsmethode.** Es gibt eine kaum zu überschauende Zahl von Methoden und Verfahren in der Stimmtherapie. Was es trotz dieser Überfülle kaum gibt, sind Statistiken oder wissenschaftliche Analysen, die uns sagen könnten, welches Vorgehen bei einer bestimmten Stimmstörung besonders erfolgversprechend ist. Sagen lässt sich primär nur, dass ein bestimmter Therapeut mit bestimmten Methoden besonders gute Erfolge erzielt, während einem anderen dies mit anderen Methoden gelingt. Diese Personenzentriertheit ist sicherlich ein Hauptgrund, weshalb die Methoden so oft mit dem Namen des Therapeuten verknüpft werden. Wir sprechen bspw. nur selten von der „Kaumethode", sondern meistens von der „Kaumethode nach Fröschels".

▸ **Die Rolle der Erfahrung.** Die Aufgabe eines Therapeuten besteht zunächst in der Wahl eines Werkzeugs, das zur jeweiligen Funktion passt. Wichtig bei der Wahl der Methode ist neben der Funktion des Werkzeugs immer auch die Erfahrung und die Kompetenz des Anwenders. Er muss wissen, wo und wie er den Hebel anzusetzen hat, um erwünschte Resultate zu erzielen. Aus Erfahrung greift er dann nach einem geeigneten Werkzeug, das ihm persönlich gut in der Hand liegt und von dem er annimmt, dass es für den Gebrauch des betreffenden Patienten das richtige ist.

13.2 Methodenkombination

Dabei ist die Reihenfolge des methodischen Vorgehens nicht immer so relevant, wie man meinen könnte. Dies hängt mit der hochgradigen Interdependenz funktioneller oder organischer Stimmerkrankungen zusammen. Nolens volens wird der Therapeut selten mit nur einer Methode ans Ziel gelangen. Er muss in der Regel mit einer Kombination von Methoden die habituell gewordene Stimmerkrankung behandeln – auf vielen Ebenen gleichzeitig. Auch die Besserung ist hierbei „interdependent": Verbessert die Therapie bspw. den Tonus oder die Atmung, macht sich der Fortschritt immer auch auf stimmlichem oder psychischem Gebiet bemerkbar.

In der Regel wirken also bei einer Stimmtherapie mehrere Methoden zusammen. Um zu einem Bild zu greifen: Bei einem Fahrrad würde auch niemand fragen, welche Speiche es sei, die Felge und Nabe zusammenhält. Ähnlich verhält es sich mit den Methoden in der Stimmtherapie. Alle Methoden in ihrer Vielfalt unterstützen letztlich den Erfolg, erst gemeinsam schaffen sie es, den Gesundungsprozess ins Rollen zu bringen. Fragen der Reihenfolge und des prozentualen Beitrags einzelner Übungen zum Gesamtgeschehen sind deswegen müßig. In fast allen Fällen gilt aber, dass Stimmerkrankungen auf ein unangemessenes Spannungsgeschehen in den beteiligten Organen zurückführen ist. Eine systematische Körperarbeit ist daher oft ein wesentlicher Einstieg in die stimmtherapeutische Tätigkeit.

13.3 Skepsis gegenüber der Methodenvielfalt

Eine übergroße Vielfalt von Ansätzen in der Stimmtherapie sollte durchaus mit einer gewissen Skepsis betrachtet werden. Zwar gab und gibt es zum Thema effektiv übender Verfahren viele Ideen. Einige von ihnen wurden über lange Zeit erprobt und sie sind heute auch gut strukturiert. Es werden aber auf der Basis mehr oder weniger neuartiger Erkenntnisse immer wieder Ansätze propagiert und „neue" Methoden entwickelt, die ihren Initiator nur selten überleben.

Im Prinzip haben sich bei einer Vielzahl von Namen einige wenige therapeutische Verfahren durchgesetzt, die trotz unterschiedlicher Schwerpunkte deutlich gemeinsame Ursprünge haben. In den Teilbereichen Wahrnehmung, Atmung, Stimmbildung, Körperarbeit und Lautbildung, den Grundpfeilern jeder Behandlung also, ist das Übungsinventar bei geringen Abweichungen nahezu identisch. In der Stimmtherapie muss mithin das Rad gar nicht ständig neu erfunden werden. Sinnvoll ist dagegen ein integratives Vorgehen, das auf den Erfolg individuell angepasster Kombinationen beim therapeutischen Instrumentarium setzt.

13.4 Die historische Konstanz der Verfahren

Die Wurzeln der praktischen Stimmbildung liegen in der Antike. Denn die Fähigkeit, mitreißende Reden zu halten, stellte die Basis für jede Form gesellschaftlichen Aufstiegs dar. Wegweisend war Quintilians „Institutio Oratoria“.

Die Bereiche, die zur Ausbildung der Stimme beitragen, sind seither weitgehend gleich geblieben:

- Atemtechnik
- Haltungskorrektur
- Entfaltung des Stimmklangs
- physiologischer Stimmeinsatz und Stimmumfang
- Resonanz
- Sprechstimmlage
- deutliche Aussprache
- rhetorische Gestaltung
- Intentionalität
- physiologische Leistungsfähigkeit der Stimme
- gymnastische Übungen zur Entwicklung und Stabilisierung des Klanginstruments Körper

Waren es seinerzeit subjektive Beobachtungen über die Art des Vortrags, das Verhalten der Stimme bei unterschiedlichen Anforderungen und Situationen, werden diese heute zusätzlich durch objektivierbare Analysen auf eine theoretische Basis gestellt. In ihr greifen verschiedene Disziplinen wie Medizin, Kommunikationswissenschaften, Kybernetik, Biophonetik und Psycholinguistik ineinander.

▶ **Interdisziplinarität.** Würden wir die Stimmtherapie, die heute stärker interdisziplinär eingebunden ist, mit einigen charakteristischen Eigenschaften und wissenschaftlichen Ansätzen beschreiben, kämen einige neue Begriffe hinzu: Multidimensional ließe sich das Vorgehen der modernen Stimmtherapie nennen, individuumsbezogen, prozessorientiert, integrativ, kommunikativ-interaktional, sozial- und sprechwissenschaftlich, psychosomatisch, verhaltens- und gesprächstherapeutisch, lerntheoretisch, emotional-erlebnisbezogen und funktional-übend.

Ohne die Brauchbarkeit und Wertigkeit der verschiedenen Ansätze und ihrer Begrifflichkeiten zu thematisieren, geht es hier vor allem darum, jene Informationen zusammenzufassen, die ein fester und unverzichtbarer Bestandteil der stimmtherapeutischen Praxis geworden sind. Die unterschiedlichen Verfahren spiegeln zugleich den Weg wider, den die Stimmtherapie seit den 1930er-Jahren genommen hat: Ausgehend von einer symptombezogenen Behandlung, in der mehr oder weniger die Teilbereiche separiert nebeneinanderstanden, öffnete sich allmählich der Einblick in die Zusammenhänge des übergeordneten Gesamtsystems, das unsere Stimme trägt. Einige der Verfahren werden in Kap. 14 beschrieben.

13.5 Pragmatische Orientierung an Nutzen und Wirksamkeit

Solange empirische Untersuchungen weitgehend fehlen, die zugrunde liegende Theoreme verifizieren, muss sich das therapeutische Vorgehen primär an der Brauchbarkeit und an der praktischen Anwendbarkeit orientieren, also an 2 Aspekten, denen es zugegebenermaßen an wissenschaftlicher Präzision mangelt. Jeder Therapeut kommt zwangsläufig – gemäß seiner Kenntnisse und seiner praktischen Erfahrung – zu einer Integration verschiedener Methoden, die seinen Erfolgen und auch seinem Therapiestil entsprechen werden. Das Neue oder das Revolutionäre seiner Methodik liegt dabei meist weniger in der Ausarbeitung neuer Übungen, der Entdeckung ungewohnter Zusammenhänge oder in der Bevorzugung bestimmter Therapieverfahren. Vielmehr ist es die Folge einer veränderten, ganzheitlichen Betrachtungsweise und der Art und Weise, wie ein Therapeut selbst die von ihm vermittelte Methode zum Erfolg führt – also, wie es ihm gelingt, beim Patienten den Funken zu entzünden.

14 Stimmtherapie: Ansätze und Methoden

14.1 Die kommunikative Stimmtherapie nach Horst Gundermann

Wir müssen das Herz der Stimme behandeln. (Horst Gundermann)

Niemand kann über die moderne Stimmtherapie sprechen, ohne den Namen Gundermann zu erwähnen. Zu einflussreich, erfolgreich und prägend ist seine „kommunikative Stimmtherapie“ geworden, „zu definieren als ein komplexes psychophysisches Übungs(heil)verfahren, dessen Aktionskern mit Lautgesten operierende Bewegungsspiele (Phonorhythmik) sind“ [[69] S. 157].

Diese ganzheitliche Stimmtherapie korrigiert fehlerhafte Stimm- und Sprechleistungen, indem sie diese in kommunikative Situationen integriert. In diesem Zusammenhang vertritt Gundermann die Ansicht, dass eine Stimmtherapie nur dann effektiv sein kann, wenn sie „auf Wandlung von Stimme und Stimmung eines spezifischen Stimmträgers zielt und als eine kollektive Leistung unter stationären, möglichst Heimbedingungen“ erfolgt [[68] S. 44]. Wo immer möglich, will das Modell einer „Stimmheilkur“ den Patienten aus seinem stimmbelastenden und gelegentlich auch psychisch problematischen Umfeld herausnehmen, um ihn unter entlastenden therapeutischen Bedingungen täglich zu behandeln. Sein besonderes Interesse gilt dabei den Stimmerkrankungen der Pädagogen. Ihr Krankheitsbild grenzt er von der funktionellen Dysphonie ab, da diese Berufsgruppe ständigen Stresssituationen in Kombination mit erhöhter Stimmbelastung ausgesetzt sei.

14.1.1 Das Konzept

Gundermanns komplexes stimmtherapeutisches Verfahren ist ganzkörperlich orientiert. Auf der Grundlage einer situationsgebundenen, stimmungsgetragenen und partnerbezogenen kommunikativen Situation wird die Stimmbehandlung mit einem multifunktionalen Instrumentarium durchgeführt. Jede Therapieeinheit wird von Elementen des Autogenen Trainings eingeleitet, die sich individuell auf den Patienten ausrichten. Es folgt ein weites Spektrum therapeutischer Maßnahmen, von denen hier nur die wichtigsten aufgeführt sind:

- Einführung in die Funktionsweise des Stimm- und Sprechorgans und Hinführung zu einem hygienischen Stimm- und Sprechverhalten
- Stimmübungsbehandlung, u. a. Korrektur der Lautstärke, Erzielung einer optimalen Sprechstimmlage, Muskelrelaxation, Erprobung eines weichen, klaren Stimmeinsatzes, Seufzertechnik, Gähnverfahren, Schulung der kinästhetischen Empfindung, Bewährung in Alltagssituationen
- Phonorhythmik, nach dem Motto: Die Bewegung fördert das Wort, das Wort die Bewegung.
- Akupädie (Hörerziehung)
- Atemtherapie
- Psychotherapie
- physiotherapeutische Maßnahmen

14.1.2 Die Rolle der Gruppe

Erprobt werden muss die „neue“ Stimme in sozialen Zusammenhängen: „Mut zur eigenen Stimme zu finden, das ist die Richtschnur, die alle therapeutischen Anstrengungen bindet“ [[69] S. 169]. Dieser Mut wiederum erlernt sich in der Gruppe. Gundermann hält in der kommunikativen Stimmtherapie die Bildung von Gruppen als „soziales Interaktionsfeld“ in vielen Fällen für therapieentscheidend: „Zweifellos ist die Heilsamkeit des Gruppenklimas bei Patienten, die über eine verminderte emotionale Ausdrucks- und Introspektionsfähigkeit verfügen – und Stimmgestörte gehören recht zahlreich in diesen alexithymen Formenkreis –, nicht hoch genug einzuschätzen. Immer wieder kann man erleben, wie auch die verschlossensten Schweiger im Läuterungsbad eines Rollenspiels ihre nicht selten tränenüberströmte Sprache wiederfinden“ [[69] S. 167].

Läuterung respektive Katharsis – Gundermanns Therapieansatz enthält durchaus Elemente, die auf einen Durchbruch verschütteter Stimm- und Sprechleistungen setzen, begleitet von emotionalen Ausdruckselementen. Neben funktionalstimmtherapeutischen Fähigkeiten erfordert ein Einsatz dieser Therapieelemente daher zugleich ein hohes Maß an pädagogischen und psychosozialen Kompetenzen. Immer gilt Gundermanns Regel: „Nicht das *Was* der Methode ist entscheidend, sondern das *Wie* des Therapeuten – das entscheidet über den Erfolg der Therapie“ [[69] S. 170].

14.1.3 Die Ziele

Für Gundermann ist jeder Stimmakt zugleich ein Verhaltensakt: Er sieht darin den phonetischen Ausdruck der seelischen und gesamtkörperlichen Befindlichkeit eines stimmkranken Menschen.

Daher kennt Gundermanns Methode feste Normen: Sie zielen auf eine belastbare, dynamische Stimmfunktion in einer ausbalancierten Sprechstimmlage bei einer mittleren Lautstärke und Sprechgeschwindigkeit. Der Patient soll bewusst erfahren, wie eng Stimme und Stimmung zusammenhängen und über seine Stimmungen seine Stimme beherrschen.

14.1.4 Ute Oberländer-Gentsch

Das Konzept der kollektiv angelegten Stimmheilkur nach Gundermann wurde zu einem überaus folgenreichen Therapieansatz in der Logopädie und folgerichtig vielfach variiert und modifiziert. Stellvertretend für andere soll hier Ute Oberländer-Gentsch genannt werden, die in Bad Rappenau lange eine enge Mitarbeiterin Gundermanns war.

Als Sport- und Gymnastiklehrerin vertraut Ute Oberländer-Gentsch voll und ganz auf die heilsame Wirkung der Bewegung, sie akzentuiert also die physiorhythmischen Komponenten bei Gundermann. Sie rückt die Phonorhythmik ins Zentrum ihrer Gruppentherapien und entwickelt die Phonation als Folge von Bewegungen: Der korrekte Stimmeinsatz wird in jenen Situationen erprobt, wo er phylo- und ontogenetisch seinen Ursprung hat, als akustisches Begleitphänomen eines bewegten Körpers. Eine Koppelung, die oft erstaunliche therapeutische Erfolge vorweisen kann.

14.2 Die integrative Stimmtherapie nach Eva Maria Haupt

Die Erfahrung ist eine verstandene Wahrnehmung. (Immanuel Kant)

Das Konzept der integrativen Stimmtherapie entstand an den Lehranstalten für Logopädie in Ulm und München. Es basiert auf den komplexen Konzepten Horst Gundermanns, die er im Rahmen einer kommunikativen Stimmtherapie entwickelt hat. Jedes Stimmproblem eines Patienten geht Haupt durch die therapeutische Arbeit auf 6 Gebieten an:

- Stimme
- Sprechen
- Wahrnehmung
- Intention
- Haltung (Bewegung)
- Atmung

Eva Maria Haupt nennt dieses Arbeitsfeld, wo jedes Gebiet auf jedes andere verweist, den Stimmfunktionskreis. Innerhalb des Stimmfunktionskreises lassen sich Schwerpunkte therapeutischer Arbeit setzen, wodurch ein individuelles Vorgehen möglich ist.

14.2.1 Das Konzept

Sechs Funktionen sind es, die Eva Maria Haupt in ihrem Kreismodell mit den folgenden Leitfragen aufeinander bezieht:

- *Wahrnehmung:* Wie erlebe ich meine Stimme?
- *Intention:* Wie sollte meine Stimme „eigentlich" wirken?
- *Haltung:* Wie präsentiere ich meine Stimme?
- *Atmung:* Wie (unter)stütze ich meine Stimme?
- *Sprechen:* Welche Inhalte übermittelt meine Stimme?
- *Stimme:* Wie klingt meine Stimme?

Selten ist die Stimme in der Sicht dieser integrativen Therapie nur monokausal gestört. Der Stimmtherapeut erhebt durch Anamnese und Befund die gestörten Funktionsbereiche und entwickelt, hierauf basierend, ein individuelles Therapiemodell, das – seinem Anspruch nach – für alle Stimmstörungen geeignet sein soll.

14.2.2 Die 3 Therapiephasen

Die Therapie verläuft in 3 Phasen, die den gesamten Stimmfunktionskreis durchlaufen:

- *1. Phase:* Wahrnehmung und Intuition
- *2. Phase:* Haltung/Bewegung und Atmung
- *3. Phase:* Stimme und Sprechen

Innerhalb dieser Phasen werden Funktionen (neu) erlernt oder stabilisiert, die sich von den therapeutischen Prinzipien bei Gundermann ableiten: So gilt es bspw., Wahrnehmungsstrategien zu entwickeln, Entscheidungen zu fällen oder Handlungen auch auszuführen. Durch „Tun und Üben" werden erwünschte Prozesse stabilisiert und von einem Abschnitt des Funktionskreises auf den anderen transferiert.

14.2.3 Die Therapie „im Kreis"

Die Zuordnungen erfolgen anhand des manifesten Krankheitsbilds. So zählt bspw. eine hyperfunktionelle Stimmstörung wegen ihres regelhaft erhöhten Tonus schwerpunktmäßig zu den haltungs- und bewegungsverknüpften Pathologien, die Behandlung beginnt in der 2. Phase. Das Kreisgeschehen wiederum sorgt dafür, dass auch alle anderen Funktionen in dieser integralen Therapie immer Berücksichtigung finden. So entsteht eine ganzheitliche Therapie, die den gesamten Kreis durchläuft, die aber zugleich Schwerpunkte bilden kann und Prioritäten setzt.

14.2.4 Die Ziele

Durch unterschiedliche Übungen soll eine ebenso individuelle wie wirksame Therapie entwickelt werden, die auch die Wünsche und Anforderungen des Patienten an seine Stimme berücksichtigt.

Die methodische Vielfalt durch die Integration zahlreicher stimmtherapeutischer Ansätze erlaubt es, gezielt an einzelnen Problemen anzusetzen, ohne das Große und Ganze aus dem Auge zu verlieren. Dafür ist der Stimmfunktionskreis zuständig, der als ordnendes Muster immer für die notwendige Orientierung und für die Zielführung sorgt.

14.3 Die Kaumethode nach Emil Fröschels

Als könnte mündig sein, wer keinen Mund hat.
(Max Stirner)

In den 1930er-Jahren entwickelte Fröschels die Kaumethode. Ihr Grundgedanke ist die „Einschaltung einer phylogenetisch älteren Funktion zur Regeneration der überlagerten jüngeren; die Wiederherstellung einer differenzierten Funktion soll über die Rückkehr zur primitiveren, wesentlich somatisch gesteuerten Automatie erfolgen" [[98] S. 93].

14.3.1 Das Konzept

Der von Fröschels entwickelte Gedanke einer Wechselbeziehung von Kau- und Sprechbewegungen beruht darauf, dass dieselbe Muskulatur beide Funktionen ausführt. Die Methode nutzt deshalb die physiologisch älteren Bewegungen des Kauens, um mit ihrer Hilfe Blockierungen und falsche Artikulationsgewohnheiten des Sprechvorgangs zu durchbrechen. Gleichzeitig überträgt sich das angeborene, flexible Zusammenspiel der Kaumuskulatur auf die Bewegungen und Koordination des Atem-, Stimm- und Artikulationsapparats.

Zentral ist dabei der Gedanke des „abgeleiteten Sprechvorgangs". All unsere kommunikativen Fähigkeiten sind sekundäre Fähigkeiten: Beim Sprechen nutzen wir immer ältere, primär lebenserhaltende Körperfunktionen für kommunikative Zwecke. Alle Organe, die zum Sprechen benötigt werden, sind solche, „die bereits eine elementare biologische Funktion haben" [[88] S. 276].

14.3.2 Vom Kauen zur Stimme

Durch den ständigen Wechsel von Spannung und Lösung bei den Bewegungen des Kiefers erlangen wir ein gesteigertes kinästhetisches Empfinden für den physiologisch-phonetischen Normbereich der Artikulationsbasis. Diese Normalität übertragen wir auf den Sprechablauf. Ein fließender Wechsel von Mundöffnung und -schluss bedingt dabei „eine relativ starke Anteiligkeit von Nasallauten bei vorwiegender Nasenatmung" [[125] S. 103], da während der Initialphase der Stimmgebung eine Verbindung von Nasen- und Rachenraum entsteht. Bei diesen Bewegungsabläufen sind die Lippen zunächst locker geschlossen und leicht nach vorn gestülpt. Bei der kauenden Abwärtsbewegung des Unterkiefers erfolgen dynamisch abgestufte Glissandofolgen – im Wechsel zwischen „aufwärts" und „abwärts". Die Phonation von Silben wie „mnjam", „mnjim", „mnjum" etc. bewirkt langsam gleitende Bewegungen, bei denen sich der Mund unter Beibehaltung des resonanzreichen Stimmklangs geringfügig öffnet und schließt.

14.3.3 Die Ziele

Die Methode versucht, über den Wechsel von Spannung und Lösung in der Kiefer-, Zungen- und Lippenmuskulatur unphysiologische Spannungsverhältnisse aufzulösen und diese normalisierende Tendenz auf die Artikulationsvorgänge zu übertragen. Angestrebt wird ein ökonomisches Zusammenspiel aller am Stimm- und Sprechgeschehen beteiligten Muskeln.

14.4 Die Stimmtherapie nach Helene Fernau-Horn

Der Gebrauch des Selbst ist immer so gut, wie dies im Augenblick unsere Fähigkeiten erlauben.
(Moshé Feldenkrais)

Helene Fernau-Horn veröffentlichte erstmals 1965 die Ergebnisse ihrer langjährigen Forschungen und Erfahrungen, die bei der Behandlung funktioneller und postoperativer Stimmstörungen entstanden.

14.4.1 Das Konzept

Die Therapie verläuft in Einzelschritten, die jedoch früh in die funktionelle Einheit des Sprechakts integriert werden. Schwerpunktmäßig sind es 5 Basisbereiche.

▸ **Federung des Kehlkopfs.** Es soll ein lockerer Wechsel von Heben und Senken erreicht werden. Der Kehlkopf gleicht dabei gewissermaßen einem schwingenden Gewicht an einer Spiralfeder. Das Ziel ist ein entspannter Kehlkopftiefstand, verbunden mit einer gelockerten Muskulatur und geweiteten supraglottischen Resonanzräumen.

▸ **Atemwurf.** Er lässt sich an dem Wort „Lob“ demonstrieren. In der Initialphase des Wortes spannt sich die Bauchmuskulatur impulsartig an, mit dem Effekt, dass das Zwerchfell entsprechend aktiviert ist. Wird das auslautende [b] in der Verschlussphase etwas länger gehalten, staut sich die Luft hinter den Lippen, die beim Lösen des Lippenverschlusses explosionsartig entweicht. Damit Tendenzen der Unterdruckfunktion während der Phonation erhalten bleiben, ist der auslautende Verschlusslaut als Implosion zu bilden. Synchron mit diesem Vorgang federt die Muskulatur der angespannten Bauchdecke in die Lockerheit der Ausgangsphase zurück. Übungen wie Bauchschnellen, Blasebalgübungen und kombinierte Zwerchfell-Flanken-Atmung unterstützen diesen Funktionsvorgang des Atemwurfs.

▸ **Pleuelübung.** Zur Weitung des Kehl- und Rachenraums verwendet Fernau-Horn die Pleuelübung, das elastische Vor- und Zurückrollen des Zungenkörpers bei geöffnetem Mund über die an den unteren Schneidezähnen liegenbleibende Zungenspitze. Ziel ist es, eine stark in den hinteren Bereich des Artikulationsraums zurückgezogene Zunge in ihre phonetisch regelrechte Ausgangsstellung zu führen. Gleichzeitig wird durch das Vor- und Zurückschnellen der Zunge der Zungengrund entspannt und der Kehlkopf federnd auf- und abwärts bewegt.

▸ **Gähnübung.** Sie bewirkt, dass sich Spannungen im gesamten Phonationstrakt lösen. Es handelt sich um ein Gähnen bei geschlossenem Mund, um das sog. Höflichkeitsgähnen: Die muskuläre Dehnung weitet den Rachenraum, löst Verspannungen im artikulatorischen Trakt und bringt den Kehlkopf in eine flexible Tiefstellung.

▸ **Physiologischer Stimmeinsatz.** Er übt den Einschwingungsvorgang der Stimme, erzeugt ein kinästhetisches Gefühl innerhalb der Glottisebene und aktiviert die inneren Kehlkopfmuskeln. Hierzu nutzt Fernau-Horn auch das „Ventiltönchen“ nach Schilling: Ein lockerer Schluss der Glottis staut hierbei die subglottische Luft leicht an. Bei der Öffnung entweicht die Luft mit einem zarten Knall, als ob eine Seifenblase platze. Fernau-Horn nennt diesen Effekt „Abknall“. Die Art des Abknalls gibt ihr wichtige Hinweise auf die Verschlussfunktion der Glottis.

Aber auch die Verlagerung des Sprechablaufs in den vorderen Bereich der Artikulationsbasis sowie die Verstärkung der Resonanz durch die gezielte Arbeit mit Summtönen zählen zu den Schwerpunkten der Stimmarbeit Fernau-Horns.

14.4.2 Die Ziele

Durch eine Federung des Kehlkopfs, durch Atemwurf und Pleuelübungen der Zunge kann eine Lockerung muskulärer Spannungen im Atemtrakt, dem stimmgebundenen und lautbildenden Bereich, erreicht werden. Diese Übungen wirken positiv auf eine Weitung des Kehl- und Rachenraums sowie auf die flexible Tiefstellung des Kehlkopfs. Stimmstörungen, bedingt oder verstärkt durch fehlerhafte Haltungen des Körpers, des Kopfes, des Kehlkopfs oder durch pathologische Spannungen in der Nacken- und Halsmuskulatur, werden durch das Prinzip der Federung günstig beeinflusst. Gleichzeitig verbessert sich die motorische Koordination, wodurch positive Voraussetzungen für eine ökonomischere Stimmfunktion gegeben sind.

14.4.3 Ruth Dinkelacker

Ruth Dinkelacker, eine Schülerin Fernau-Horns, integrierte später die Behandlungsprinzipien von Atemwurf und Kehlkopffederung in ein eigenes Konzept, das den Ansatz von Fernau-Horn erheblich erweiterte und flexibilisierte.

14.5 Die Klangraum-Therapie nach Almuth Eberle

Eine falsch eingefahrene Stimme braucht in einem nicht unerheblichen Ausmaß ‚handgreifliche Maßnahmen'. (Horst Gundermann)

Gestützt auf die Vorarbeiten Coblenzers, entwickelte Almuth Eberle im Jahr 1977 ihre Klangraum-Therapie, die systematisch zentrale Arbeitsbereiche für jeden Stimmtherapeuten beschreibt, insbesondere den Tonus, die Atmung, die Phonation und die Artikulation. Heute kurrente Begriffe wie „Tonusregulierung", „Nutzspannung", „intentionale Phonation" oder auch „Kinästhesie" wurden vor allem durch ihre Arbeit in die Stimmtherapie eingeführt.

Almuth Eberle sieht die Stimme als ein Resultat verschiedener Funktionen, die aufeinander aufbauen. Zu diesem Funktionsaufbau zählt die „Gegenpolorientierung", die „Funktionskette", die „Raumwahrnehmung", der „Tonansatz" und die „Artikulation". Die Art der Fehlsteuerungen im Funktionsaufbau entscheidet über die Art des therapeutischen Vorgehens, das vor allem maßgeschneidert ist für die Bedürfnisse von professionellen Sprechern und Sängern.

14.5.1 Das Konzept

Vier Funktionen bauen bei Almuth Eberle aufeinander auf, um den Klangraum für die Stimme zu schaffen:

▸ **Funktionskette.** Eine ganze Reihe von physiologischen Anweisungen wird nacheinander ausgeführt, um eine optimale „Stimmposition" einzunehmen: Der Bodenkontakt wird hergestellt, die Wirbelsäule richtet sich auf, die Schultern folgen der Schwerkraft, der Kopf kommt in eine elastische Mittelposition, der Mundraum öffnet sich zur „Staunweite", der Bauchraum ist locker und gelöst. Nach dem Durchlaufen dieser Funktionskette ist der Körper auf eine optimale Stimmproduktion eingerichtet.

▸ **Gegenpolorientierung.** Hierbei handelt es sich um ein physiologisches Wahrnehmungstraining, das die folgenden Gegensatzpaare bewusst und erlebbar macht:
- oben/unten (bzw. Boden/Decke)
- Kreuzbein/Brustbein
- Schultern/Wirbelsäule
- Zungenlage/Mundhöhle

Aus dem „Kontrollgang" der Wahrnehmung durch diese physiopsychischen Parameter resultiert eine elastische Spannung des Phonationsapparats, welche die Modulations- und Artikulationsfähigkeit der Stimme unterstützt.

▸ **Raumwahrnehmung.** Es geht es darum, die psychosozialen Komponenten der Phonation zu erspüren, zu registrieren und zu kontrollieren: den „Innenraum", in dem bspw. Ausdruckswille oder Ängste herrschen, den „Außenraum", wo Publikumserwartungen zu erfüllen sind, und schließlich den „Phonationsraum", wo erlernte Mechanismen der Funktionskette und der Gegenpolarisierung habituell angewendet werden.

▸ **Tonansatz und Artikulation.** Es werden falsche Bewegungsmuster gelöscht und neue Artikulationsmuster erlernt, um stets habituell und unwillkürlich eine physiologische Phonationshaltung einzunehmen.

14.5.2 Die Ziele

„Gute" Funktionen sollen in ein habituelles Ablaufmuster gebracht werden, das eine optimale Stimmentfaltung begünstigt. Die Methode eignet sich zugleich als pädagogisches Programm für eine primäre Stimmausbildung. Die Autonomie des Patienten steht im Zentrum der Therapie, er soll lernen, mit seiner Stimme selbstverantwortlich zu arbeiten. Für Stimmstörungen mit starken psychogenen Anteilen ist sie eher selten die Methode der 1. Wahl.

14.6 Die tonale Stimmtherapie nach Marion Hermann-Röttgen

Die Erfahrung kommt den Lehren zuvor.
(Jean Jaques Rousseau)

Die tonale Stimmtherapie wurde gemeinsam von der Logopädin und Sprecherzieherin Marion Hermann-Röttgen und dem HNO-Arzt Erhard Miethe entwickelt. Sie ist im pädagogischen Bereich einsetzbar, ebenso bei Stimmerkrankungen, die psychosomatische Begleiterscheinungen aufweisen. Es ist das Anliegen von Marion Hermann-Röttgen, eine pragmatisch orientierte Methode ohne großen theoretischen Ballast zu entwickeln, die auf Einsichtigkeit und auf rasche Erfolge setzt.

Jede Stimmstörung ist für den Patienten hörbar, während die auslösenden Ursachen oft noch verborgen sind – dies ist der Grundgedanke der Methode. Diese Hörbarkeit gilt es, dem Patienten zunächst bewusst zu machen und danach die Hörbarkeit des Symptoms durch eine verbesserte Stimmfunktion zu mildern bzw. zu beheben. Die Methode ist symptomorientiert, sie geht die Störung ohne Umwege direkt an.

14.6.1 Das Konzept

Die tonale Stimmtherapie verläuft in 3 Phasen:

1. In der *Prophylaxe* geht es zunächst darum, Fehlfunktionen wahrzunehmen und einzudämmen, damit sich die Symptomatik nicht weiter verschlechtern kann.
2. In der *Basis-Therapie* tritt dann das Bessere an die Stelle des Altgewohnten.
3. In der *Stabilisierung* soll der neue Stimmgebrauch zu einer „guten Gewohnheit“ werden.

Alle 3 Phasen wenden Elemente aus unterschiedlichen Bereichen in individuell zu bestimmender Akzentuierung an: aus der Entspannung, der Atemtherapie, der Körperarbeit, der Psychotherapie, der Verhaltenstherapie und aus dem Bereich des situativen Trainings.

Die Methode sollte nicht mit einem mechanistisch-funktionellen Stimmtraining verwechselt werden. Sie verfährt gewissermaßen ganzheitlich und pragmatisch, indem sie in ihre Übungssequenzen das Wechselspiel von Atem, Bewegung, Stimmbildung und psychischer Verfassung des Patienten integriert. Währenddessen werden zugleich alle Therapieschritte verbalisiert, damit sie der Patient in seine Sicht der Störung integrieren kann. Das Basisprogramm ruht auf 10 Grundfunktionen, die das Spektrum der Stimmgebung abdecken. Je nach individueller Ausgangslage können diese Module unterschiedlich akzentuiert werden. „Das Gesamtziel ist die Umsetzung kommunikativer Potenz in die mitteilungsfähige Kompetenz“ [[78] S. 102].

14.6.2 Die Ziele

Es sind wesentlich funktionelle Therapieziele, welche die tonale Stimmtherapie erreichen will: Tiefstellung des Zwerchfells, Hörkontrolle, Rhythmisierung, Ökonomisierung, Modulation, Stimmlippenschluss, Indifferenzlage, Stimmumfang, Resonanz oder Lautstärke.

14.7 Die Akuem-These von Felix Trojan

Gefühle sind kein Luxus, wir brauchen sie, wenn wir anderen Menschen Bedeutungen mitteilen wollen. (Antonio R. Damasio)

In den Forschungen des Wiener Phonetikers und Sprechwissenschaftlers Felix Trojan nahmen die Arbeiten über den Ausdruck der Sprechstimme einen zentralen Raum ein. Die moderne Stimmtherapie nutzt seine Erkenntnisse über die „Akueme“, die „Schallbilder“. Bei den Akuemen handelt es sich um die akustischen Ausdruckselemente, die einen situativen Stimmungszustand vermitteln. Bildlich gesprochen: um jene Klangbilder unserer Stimme, die psychisch „tiefer blicken“ lassen.

14.7.1 Das Konzept

Verschiedene elementare Affekte – Zorn, Angst, Ekel, Freude – rufen bestimmte Strukturen des Schallbilds hervor, für deren Erscheinungsformen Trojan den Begriff „Akuem“ prägte. Das Akuem gleicht – so Trojan – einem Fingerabdruck der Stimme. Es wird „auf der Grundlage von angeborenen Grundmustern gelernt“ und umfasst den „Inbegriff aller Merkmale, durch die sich ein Affekt oder Gefühlszustand phonisch und artikulatorisch kundgibt“ [[194] S. 74]. Ein Schallbild stellt hierbei eine Kombination von 5 Parametern dar:

- Atemdruck
- Muskelspannung
- rhythmische Gliederung

- faukale Distanz
- näselnder Klang

An diesen Faktoren setzt Trojan an, weil die Integration der emotionalen Elemente erweiterte Möglichkeiten für die Stimmtherapie bietet.

14.7.2 Schonstimme – Kraftstimme

Trojan weist nach, dass alle Ausdrucksarten von Lust und Unlust an die Rachenweite bzw. -enge gekoppelt sind. So stellt sich eine Rachenweite im Zusammenhang mit Gefühlen der Lust, der Freude, beim Lachen, dem Genießen köstlicher Speisen oder angenehmer Situationen ein. Rachenenge dagegen ist bei somatischen Beschwerden zu verspüren sowie bei Emotionen wie Trauer, Wut und Weinen. In seinen Experimenten zeigt er, dass jede Rachenenge mit einer Hochstellung des Kehlkopfs und Muskelkontraktionen im Kehl- und Mundraum einhergeht. Die Gefühle, die Rachenweite bzw. Rachenenge bewirken, spiegeln sich dann auch im stimmlichen, mimischen und im gesamtkörperlichen Ausdruck wider. Die Unterschiede von Schon- und Kraftstimme zeigen sich somit im ganzen Erscheinungsbild des Menschen. Hierbei für ein ausgeglichenes oder erwünschtes Verhältnis zu sorgen, ist das Anliegen der Akuem-Therapie.

Trojan sieht den stimmlichen Ausdruck als Gesamtresultat eines Vorgangs, der sich ständig abspielt „zwischen den Polen der trophotropen (vorherrschend parasympathischen) und ergotropen (vorherrschend sympathikotonen) Stimmgebung, der Schon- und der Kraftstimme, wie sich am Gegensatz des Ausdrucks von Ruhe und zorniger Erregung beispielhaft aufzeigen lässt“ [[207] S. 53].

Die *Schonstimme* zeigt Trojan zufolge diese Merkmale:
- verminderter Muskeltonus
- weiche Stimmeinsätze
- mittlere Sprechstimmlage
- leise Stimme
- ausgeglichene Atmung

Die *Kraftstimme* dagegen hat die Merkmale:
- hoher Muskeltonus
- harte Stimmeinsätze
- überhöhte Sprechstimmlage
- zu laute Sprechstimme
- stoßweise Atmung

Die von Trojan aufgestellten Kategorien für Ausdrucksübungen kreisen also um die Begriffe wie Wohlbefinden, Lust und Schmerz, durch die positive oder negative Empfindungen ausgelöst werden können. Der Gefühlszustand bildet für ihn den Motor des stimmlich-körperlichen Ausdrucksgeschehens. Erst der Zusammenschluss verschiedener Funktionsebenen von muskulärem Tonus, Atemform, faukaler Weite bzw. Enge, von Stimmeinsatz, Intonation, Lautheit, Stimmklang, Dynamik und Rhythmus sowie der intentionalen Ausrichtung von Sprech- und Körperaktivität erlaubt einen Blick auf das Ganze.

14.7.3 Die Ziele

Eine stimmlich-sprecherische sowie körperliche Äußerung soll primär emotional erfahren und zu einem komplexen Gesamtausdruck fortentwickelt werden. In ihr manifestieren sich immer antagonistische Tendenzen der Schon- und Kraftstimme, der Rachenweite und -enge und des Kopf- und Brustregisters. Die „Sensibilisierung“ wirkt sich hierbei positiv aus – Therapeut und Patient „erspüren“ emotionale und körperliche Spannungszustände in ihrer Wechselwirkung, sie lernen, emotionale Vorgänge als ganzheitlichen Ausdruck stimmlich auszudrücken und ggf. zu korrigieren.

14.8 Das Funktionale Stimmtraining nach Gisela Rohmert

„Wer immer tut, was er kann, bleibt immer das, was er ist.“ (Henry Ford)

Die Methode Funktionales Stimmtraining wurde für die Gesangspädagogik entwickelt. Sie fußt auf den wissenschaftlichen Erkenntnissen der Arbeitsgruppe um Professor W. Rohmert am Institut für Arbeitswissenschaften der TH Darmstadt, der auch G. Rohmert, E. Rabine und P. Jacoby angehörten. 1984 gründete G. Rohmert das Lichtenberger Institut für funktionales Stimmtraining, um die Forschungsergebnisse in der Arbeit mit Sängern zu erproben. Im Laufe der Jahre erfolgte durch S. Gross-Jansen, E. Kruse, U. Feuerstein und M. Heptner eine Weiterentwicklung und Übertragung der Grundprinzipien des funktionalen Stimmtrainings in den Bereich der Stimmtherapie.

14.8.1 Das Konzept

Im Zentrum steht die Doppelventilfunktion des Kehlkopfs mit den Stimmlippen und den darüberliegenden Taschenfalten. Ein Unterdruck wird bei der Schließung der Stimmlippen produziert, ein Überdruck bei der Schließung der Taschenfalten. Wesentlich ist, ein dynamisches Gleichgewicht zwischen Unterdruckfunktion und Überdruck zu erreichen. Sind Funktionen des Überdrucks (Überdruckventil) vorherrschend, ist die Atmung thorakal akzentuiert. Es zeigen sich außerdem Hilfsspannungen in den Muskeln, die an der Stimmgebung beteiligt sind, erhöhte subglottische Druckverhältnisse, teilweise mit Aktivierung der Taschenfalten.

Gefördert wird insbesondere die Einatmungstendenz bei Bewegungsabläufen und der Phonation. Elemente der Körperarbeit von F. Feldenkrais und F. M. Alexander haben eine besonders positive Wirkung auf Körperhaltung, ihre Bewegung, den muskulären Tonus und die Klangentwicklung. Ein weiterer Schwerpunkt liegt auf der Entwicklung der Selbstwahrnehmung, um Hören, Sehen, Fühlen in Einklang zu bringen. Es wird die Regulation der Atmung genutzt, das mentale Training, die Arbeit an Resonanz, Vibrato, Register und Brillanz, wie auch das funktionelle Hören, um das individuelle Stimmpotenzial und die Selbstregulation der Stimme zu entfalten, die den Menschen in seiner Ganzheitlichkeit erfasst.

14.8.2 Die Ziele

Das funktionale Training strebt während der Phonation eine Unterdruckventilfunktion an zur Reduktion übermäßiger subglottischer Druckverhältnisse. Diese wird erreicht durch die ständige Aktivität der Einatmungsmuskeln mit ihren flexiblen Druckveränderungen im Brustkorb. Die inneren Kehlkopfmuskeln können dann ohne kompensatorische Hilfsspannungen im Kehlkopf und Vokaltrakt effizient in Funktion sein. Gleichzeitig wird die Wahrnehmung für Zusammenhänge von Körperfunktionen und Stimmklang geweckt sowie für eine ökonomische Nutzung stimmlicher Ressourcen. Damit sind die Voraussetzungen gegeben für die Entfaltung einer klangvollen und ausdrucksvollen Stimmfunktion und für die Erhöhung der stimmlichen Leistungsfähigkeit.

14.9 Die Stimm- und Sprecherziehung nach Horst Coblenzer und Franz Muhar

Die Sprache ist ein Instrument, dessen Federn man nicht überanstrengen darf.
(Antoine Comte de Rivarol)

Die Beobachtung einer allzu oft gestörten Funktionseinheit von Atmung und Stimmgebung veranlasste Coblenzer und Muhar, die Phonationsatmung zu untersuchen. Bei guten Sprechern und Sängern, aber auch bei Personen, die „motorisch-sensorisch instinktsicher" geblieben sind, konnten sie eine dynamische Anpassung der Stimmtätigkeit an den physiologischen Atemrhythmus nachweisen. Dabei wurden die Phasen der Ruheatmung in ihrem Ablauf auch während der Phonation beibehalten, mit der Folge, dass „aus der Ausatmungsphase die Phonation, aus der Pause das Abspannen und aus der Einatmung die reflektorische Atemergänzung wird" [[25] S. 88]. Dieses funktionelle Geschehen bezeichnen beide als „atemrhythmisch angepasste Phonation". Sie sollte wegen ihres hohen Grades an stimmfunktionaler Atemökonomie ein zentrales Anliegen eines jeden Stimmtherapeuten sein.

14.9.1 Das Konzept

Die wesentlichen Schwerpunkte des Konzepts sind:

- **Abspannen – reflektorische Atemergänzung.** Abspannen bedeutet das prägnante Lösen der artikulatorischen Hemmstelle und/oder der Stimmlippenspannung mit Abgabe der Restluft, bspw. beim [t] in dem Wort „Licht". Mit der Druckentlastung des [t] entspannt sich die Muskulatur des Kiefergelenks und der Bauchdecke. Die Stimmritze (Glottis) öffnet sich, der Kehlkopf senkt sich, der Brustkorb bleibt flexibel aufgerichtet. Nur das Zwerchfell spannt sich reflexartig an, es bewegt sich nach unten, in den Lungen entsteht ein Unterdruck, Luft strömt ein.

Diesen Vorgang nennen Coblenzer und Muhar [24] „Abspannen". Er ist die Voraussetzung, dass sich Luft schnell, d. h. reflektorisch, ergänzen kann. In der Regel werden dazu 0,2 Sekunden benötigt.

▸ **Individueller Atemrhythmus.** Coblenzer benutzt als Taktgeber das „Schaukeln" zum langsamen Einpendeln der Phonation in den individuellen Atemrhythmus, dessen Ausgangsbasis die Atemmittellage ist. Durch diese Rhythmisierung wird zudem die kinästhetische Wahrnehmung infolge unterschiedlicher muskulärer Spannungsphasen geschult. Die Bewegung in Verbindung mit der Phonation entwickelt sich zu einem Wechselspiel aus Spannung und Lösung. Dadurch ist eine verbesserte Koordination aller am Phonationsvorgang beteiligten Funktionsbereiche (Atmung, Stimme, Artikulation, Resonanz und Bewegung) zu erreichen.

▸ **Qualität der Pausensetzung.** Coblenzer und Muhar sind überzeugt, dass alle Interventionen im stimmtherapeutischen Prozess von der Qualität der Pausensetzung innerhalb der Phonation abhängig sind. Optimierte Unterbrechungsintervalle erzeugen eine regenerierende Wirkung in der Muskulatur des gesamten Atem-, Stimm- und Sprechapparats. Die resultierende Lockerheit überträgt sich dann auch auf den psychischen Bereich.

▸ **Plastische Artikulation.** Während der pädagogischen bzw. therapeutischen Arbeit intensiviert sich zugleich die Körpermotorik, entsprechende Effekte übertragen sich auf die Stimm- und Sprechmotorik. Übungen zur Verbesserung der Körperhaltung kommen hinzu; auch die phonetisch einwandfreie „plastische Artikulation" wird geübt, einschließlich physiologischer Stimmeinsätze.

▸ **Intentionale Ausrichtung.** Bei Coblenzer und Muhar spielt die intentionale Zuwendung eine entscheidende Rolle. Durch eine erhöhte Präsenz und ein „In-Kontakt-Bleiben" mit dem Zuhörer, durch eine bewusste intentionale Bindung, ist es möglich, den Inhalt des Gehörten leichter zu erfassen und nachzuvollziehen. Infolge dieser gesteigerten Aufmerksamkeit überträgt sich auf alle beteiligten Muskeln ein erhöhtes Aktivitätspotenzial, wodurch wiederum die Stimmfunktion besonders ökonomisch ablaufen kann. Geistige und muskuläre Spannungen wirken auf diese Weise harmonisch zusammen.

14.9.2 Die Ziele

Coblenzers und Muhars atemökonomisches Verfahren hat das Ziel, die Stimme in allen Bereichen und Situationen klangdicht einzusetzen, zu führen und am Phonationsende durch das sog. Abspannen wieder zu entlasten. Damit wird eine ausgewogene Koordination von Atmung, Stimme und Artikulation in Verbindung mit größtmöglicher Umwandlung von Atemluft in Klangleistung angestrebt. Immer soll die Phonation rhythmisch gegliedert aus der Atemmittellage heraus einsetzen und wieder in diese zurückfedern, sodass eine Balance zwischen den Kräften der Ein- und Ausatmung erhalten bleibt.

Wesentlich für jede Stimmpädagogik und -therapie ist die „eutone gesamtkörperliche Bereitschaft", die kein willkürliches Luftholen vor dem Beginn der Phonation mehr kennt und in eine Ausatmungsphase nicht zu viele Wörter presst. Stattdessen gilt es, aus einer lockeren Mittellage heraus kleine Sinneinheiten zu phonieren, zeitig abzuspannen und es zuzulassen, dass sich die Luft von selbst ergänzt. Bei allen Übungen wird die Stimme immer als wichtigstes Bindeglied innerhalb der zwischenmenschlichen Kommunikation in ihrem situativen, emotionalen und intentionalen Kontext betrachtet.

Das Konzept der atemrhythmisch angepassten Phonation hat seither verschiedene Modifikationen und Präzisierungen erlebt, so bspw. von Uwe Schürmann [171], der auf der Basis des Konzepts von Coblenzer und Muhar ein weiterführendes Modell entwickelt hat.

14.10 Die Nasalierungsmethode nach Johannes Pahn

Aus kleinem Anfang entspringen alle Dinge. (Cicero)

Die Nasalierungsmethode ist ein Stimmübungsverfahren zur Therapie der gestörten Stimme und zur Stimmbildung. „Die hohe diagnostische und therapeutische Wirksamkeit nasalierter Vokalklänge hat den Namen ‚Nasalierungsmethode' geprägt, obwohl die Methode gleichermaßen auch auf anderen Schwerpunkten ruht. Nasalierung bedeutet Resonanzeinstellung bei Vokalen und Nasallauten, die zwischen Nasalität und offenem Näseln liegt. Sie entsteht durch Herabsetzen der Spannung des Gaumensegel" [[127] S. 18].

14.10.1 Das Konzept

Grundlage ist der ungünstige Einfluss der hebenden Kräfte der Aufhängemuskulatur des Kehlkopfs auf die Stimmlippenmuskulatur und ihre Funktion, sodass es zu Spannungsminderungen, unökonomischen Funktionsabläufen, Stimmermüdung und Heiserkeit kommt. Da die Spannung der Muskulatur des Gaumensegels eng mit der Spannung der Muskulatur des Aufhängeapparats verbunden ist, bestehen in beiden Funktionsbereichen praktisch immer synchrone Spannungsverhältnisse. Dies bedeutet, dass über eine Entspannung des Gaumensegels während des Nasalierens auch die Muskulatur im Aufhängeapparat des Kehlkopfs entspannt wird, sodass ihre hebende Wirkung während der Phonation weitgehend ausgeschaltet ist.

Über die Erschlaffung des Gaumensegels beim Nasalieren gelingt es, reflektorisch die Position des Kehlkopfs in die Atemstellung zu bringen, die eine wesentliche Voraussetzung für eine ökonomische Phonation ist. Hat sich die neue Position des Kehlkopfs stabilisiert und sind die kehlkopfhebenden Kräfte während der Phonation nicht mehr aktiv, wird die Nasalierung wieder aufgegeben, sodass eine phonetisch regelrechte Artikulation ablaufen kann. Die Zurücknahme der Nasalisierung bedeutet „eine Reaktivierung des Gaumensegels innerhalb des Artikulationsablaufs und der Resonanzformung unter Abkopplung der kehlkopfhebenden Kräfte, die inaktiv bleiben müssen" [[127] S. 23]. Dadurch ergeben sich folgende Voraussetzungen für eine physiologische Stimmproduktion:

- größerer Resonanzraum durch ein erweitertes und längeres Ansatzrohr
- bessere resonatorische und artikulatorische Modulierbarkeit durch geringe Spannungen im Rachen und Mundraum
- größere Freiheit in der Wahl des Timbres und in der Anpassung an ein Stimmgebungsideal
- geringere Ermüdbarkeit bei der gesamten Stimm- und Sprachproduktion durch ökonomische Spannungen und Bewegungsabläufe

Die Methode setzt sich aus verschiedenen Schwierigkeitsstufen zusammen, in deren Mittelpunkt jeweils eine Teilfunktion dominiert, entweder die Körperhaltung, die Atmung, Stimmgebung, Artikulation oder Resonanzformung. Auf „jeder Teilstufe ergänzt das Hörtraining die Übungen, um einen auditiv analytischen Verlauf zu schaffen. Gleichzeitig wird für jede Schwierigkeitsstufe ein angepasstes Übungsprogramm bereitgestellt" [[127] S. 24].

14.10.2 Übungen für die Sprechstimme

- Nasalierte Stimmspiele sind das Kernstück der Methode. Die Phonation erfolgt ohne Resonanzformung und Artikulation.
- Phonation mit Vorstufen der Artikulation, die ausnahmslos nasalisiert werden (Lallen, Kauen, Kieferschütteln)
- Phonation und Artikulation. Dabei erfolgt ein Fortschreiten aus einer kaum verständlichen, verwachsenen Artikulation bis zur völligen Deutlichkeit.
- ein Fortschreiten vom Nachsprechen zum freien Sprechen, von sachlichen zu emotional gestalteten Abläufen, vom dynamikarmen zum melodisch artikulierten Sprechen in unterschiedlichen Lautstärkegraden
- Zurücknahme der Nasalierung, ohne dass sich die Stimmqualität dabei verändert

14.10.3 Resonanzformung und Ausdrucksgestaltung in Texten

Alle Übungsabläufe werden in grafischen Symbolen dargestellt und mit einem Namen benannt. „Das optische Symbol und die begrifflichen Bezeichnungen erleichtern die auditive Vorstellung und ermöglichen dem Therapeuten ganz bestimmte Spann- und Bewegungsabläufe zu trainieren und gezielte Übungsaufgaben für die Übung im Haus zu stellen. Diese Stimmspielübungen beinhalten alle in der natürlichen Sprache vorkommenden Grundformen melodischer Bewegungsabläufe" [[126] S. 67].

14.10.4 Die Ziele

Das primäre Ziel besteht darin, die Aktivität der Muskeln, die den Kehlkopf heben, auszuschalten und eine Balance zwischen hebenden und senkenden Muskeln herbeizuführen. Nur wenn diese muskuläre Balance während der Phonation weitestgehend gegeben ist, so Pahn, kann eine Stimmübungsbehandlung erfolgreich verlaufen.

14.11 Die personale Stimmtherapie nach Ingeburg Stengel und Theo Strauch

Stimmliche Verlautbarung ist eine leibliche Erscheinung. (Martin Heidegger)

Der Grundgedanke dieser Methode ist, dass die Arbeit an der Stimme bewusst oder unbewusst immer auch Arbeit an der Person ist. Stimmfunktion und Person sind wechselwirksam aufeinander bezogen. Eine Veränderung bewirkt immer auch eine Veränderung des Selbstbilds und des personalen Ausdrucks, der allen Äußerungen eine bestimmte Färbung verleiht.

14.11.1 Das Konzept

Die personale Stimmtherapie ist ein übendes Verfahren mit einer Systematik, die sich an der Physiologie der Stimmgebung orientiert. Jeder Übungsablauf auf der funktionalen Ebene ist mit Reflektionen der personalen Ebene verbunden. Auf dieser Ebene werden Befindlichkeiten und Wirkungen erfasst, die der Patient während der Übung erlebt. Es werden auslösende und aufrechterhaltende Faktoren der Symptomatik erhellt und besprochen. Damit wird ein Prozess in Gang gesetzt, der zum Verstehen der inneren Zusammenhänge und Hintergründe der Stimmerkrankung führt.

Basis der personalen Stimmtherapie ist die konzentrative Körperarbeit mit den Schwerpunkten Tonus, Atmung, Phonation und Artikulation, die wechselseitig miteinander vernetzt sind.

- *Tonus* mit den Teilbereichen:
  - körperliche Selbstwahrnehmung (Propriozeption)
  - Tonusregulierung als Voraussetzung für einen harmonischen muskulären Ausgleich
  - Arbeit an der Wirbelsäule und am Bauch-Becken-Raum
  - physiologische Aufrichtung des Körpers im Sitzen, Stehen und Gehen
  - Lockerung von Hals-, Nacken-, Schultermuskulatur
  - Lockerung und Sensibilisierung des Artikulations- und Phonationsbereichs
- *Atmung* mit den Teilbereichen:
  - Wahrnehmung des Atemrhythmus und der Atemräume
  - Erarbeiten der reflektorischen Atemergänzung und atemrhythmisch angepasster Phonation
  - Erarbeiten der inspiratorischen Gegenspannung während der Phonation
- *Phonation* mit den Teilbereichen:
  - Entwickeln von Resonanzweite im Ansatzrohr und von Resonanz im gesamtkörperlichen Bereich
  - Erarbeiten der physiologischen Sprechstimmlage
  - Arbeit am Stimmansatz, am Stimmeinsatz und Stimmabsatz
  - Verbesserung von Dynamik und Modulationsfähigkeit der Stimme
- *Artikulation:*
  - Ausformung der Vokale und Konsonanten

14.11.2 Die Ziele

Auf der Basis einer verbesserten Eigenwahrnehmung und der Entwicklung von stimmlichen Ressourcen wird eine störungsfreie und belastungsfähige Stimme angestrebt, die sich im Ausdruck selbstbewusst präsentiert.

15 Funktionskreis Wahrnehmung

15.1 Körperwahrnehmung

Man entdeckt keine neuen Weltteile, ohne den Mut zu haben, alle Küsten aus dem Auge zu verlieren. (André Gide)

15.1.1 Die verfälschte Wahrnehmung

Das Alte ist der Feind des Neuen: Die Schwierigkeiten innerhalb einer Stimmtherapie bestehen oft darin, dass eingefahrene und automatisierte Bewegungs- und Stimmmuster einer neuen und müheloseren Funktionsweise im Wege stehen. „Gewohnheiten sind erst Spinnengewebe, dann Drahtseile", sagt ein japanisches Sprichwort.

Wenn ein Mensch spricht, lacht, sich bewegt oder schreibt, tut er dies auf seine eigene, automatisierte Art. Er überlegt nicht, wie er das tut. Sein Können ist unreflektiert, er führt eine Gewohnheitshandlung aus. Erst wenn diese Verfügbarkeit nicht mehr gegeben ist, bspw. wenn ihm die Stimme den Dienst versagt, beginnt er, seine unbewussten Ausdrucksformen bewusster zu erforschen. Der Betroffene nimmt Unzulänglichkeiten und Grenzen wahr, die auch sein Selbstwertgefühl tangieren.

Diskrepanz zwischen Gewohntem und Neuem

Oft muss der Patient erkennen, dass Gewohnheiten nicht zwangsläufig positiv sind. Habituell aber erscheinen ihm seine Automatismen dennoch als richtig, weil sie das Eingeschliffene und Gewohnte repräsentieren. Das Ungewohnte hält er nur deshalb für das Falsche, weil es neu erscheint und nicht vertraut ist.

Ein Mensch, der mit herabgesunkenen Schultern, rundem Rücken und übermäßig lordosierter Halswirbelsäule (HWS) auf einem Stuhl sitzt, fühlt sich in dieser für ihn gewohnten Haltung deshalb wohl, weil er schon immer so saß. Fordern wir ihn auf, seinen Körper in eine aufgerichtete Position zu bringen, der die Schultern folgen, indem sie nach hinten gleiten, hat er zunächst das Gefühl, mit einem gewaltigen Hohlkreuz auf dem Stuhl zu sitzen. Die ungewohnte, aber physiologischere Haltung ist ihm unangenehm, er empfindet sie als falsch. Schnell wird er in gewohnte Muster zurückgleiten, in denen er sich „zu Hause" fühlt.

Unzuverlässige Einschätzung der Sinneswahrnehmung

Ist ein habitueller Gebrauch erst einmal eingeschliffen, beeinflusst er die Zuverlässigkeit unseres kinästhetischen Empfindens. Das Gefühl für die Richtigkeit von Haltungen und Bewegungen ist verzerrt. Das Gehirn meldet: „Alles in Ordnung." Objektiv und physiologisch jedoch stimmt nichts, Verspannungen und Überlastungen sind zu konstatieren. Gewohnheit ist ein schlechter Ratgeber. Es gilt, eine neue Basis für die Beurteilung von Funktionsabläufen zu finden.

Verbesserte Eigenwahrnehmung

Alle automatisierten Bewegungsabläufe, auch die unphysiologischen, sind im Kleinhirn verankert, gespeichert auf einer unbewussten Ebene. Dies vereinfacht einerseits das Leben, andererseits aber ist der bewusste Zugang zu ihnen zunächst blockiert. Ökonomischere und gesündere Bewegungsmuster können sich nur dann neu im Gehirn und anschließend im Körper verankern, wenn der Betroffene lernt, in einem ersten Schritt den Gebrauch seiner Sinne zu schärfen.

Merke

Der Patient muss zunächst lernen, durch inneres Erkennen, Fühlen und Bewegen seine gewohnten Abläufe und Verhaltensweisen in ihren Auswirkungen wahrzunehmen.

Es geht hier also um Wahrnehmungen der inneren Physiologie, um einen sensorischen Kontakt mit innermuskulären Vorgängen. Was ich in einem bestimmten Augenblick in mir spüre, bspw. die muskuläre Spannung, das unangenehme Gefühl in der linken Schulter, die eingeschränkte Bewegung im Kiefergelenk, den Druck unter den Stimmlippen beim Einsetzen der Stimme, körperliches Unbehagen oder physiologisches Wohlgefühl: All dies gleicht einer verschütteten Erfahrung, die sich in jedem Augenblick in uns ereignet.

Aus diesem Grund muss jegliches therapeutisches Handeln unabdingbar am Leitstrahl einer differenzierenden Wahrnehmungsschulung erfolgen.

Wahrnehmen mit allen Sinnen

Die Vorgänge in unserem Körper und in unserer Umwelt erfahren wir durch unsere Sinne. Durch eigene Organe sind sie darauf spezialisiert, auf spezifische Umweltreize zu reagieren und entsprechende Reaktionen an das zentrale Nervensystem weiterzuleiten. Die klassischen 5 Sinne sind der visuelle, der auditive, der olfaktorische, der gustatorische und der haptische Sinn, also Sehen, Hören, Riechen, Schmecken und Fühlen. Diesen Sinnen entsprechen Augen, Ohren, Nase, Zunge und Haut. Für die Wahrnehmung in der Stimmtherapie sind neben dem Tastsinn (Haptik) 2 weitere Sinne wesentlich. Sie ermöglichen das Erleben der eigenen Körperlichkeit. Es ist vor allem der kinästhetische Sinn (Bewegung, Tiefensensibilität und Propriozeption) und der Gleichgewichtssinn (Vestibularität).

Der kinästhetische Sinn

Anders als das Riechen oder Hören verfügt der kinästhetische Sinn über kein spezifisches Organ. Die Bewegung des Körpers wird mithilfe von Propriozeptoren in Faszien, Muskeln und Sehnen wahrgenommen. Kinästhetische Sinneszellen befinden sich in allen faszialen Geweben des Körpers. Sie informieren uns über die Lage und den augenblicklichen Zustand bestimmter Organe.

Propriozeptoren melden die Stellung der Körperteile zueinander, ihre exakte Lage, den Spannungszustand und die Bewegungsrichtung im Raum. Sie informieren über Muskelkontraktionen und den Spannungsablauf der Muskulatur bei jeder Art von Bewegung. Sie wirken als Messfühler beim Durchlaufen kinetischer Regelkreise, die es uns erlauben, Körperstellungen zu kontrollieren und Bewegungen zielgerichtet auszuführen. Ohne Propriozeptoren könnten wir weder gehen noch koordiniert etwas greifen, keine Klaviersonaten spielen oder auf dem Hochseil balancieren.

Kinästhetische Erfahrungen tragen zur Entwicklung einer exakten Bewegungsvorstellung bei. Sie unterstützen das Bewegungsgedächtnis und ermöglichen die Selbstwahrnehmung des Körpers wie auch die Entwicklung des Körperschemas.

Der Gleichgewichtssinn

Das Gleichgewichtsorgan (Vestibularapparat) liegt tief im Innenohr. Es bildet mit der Hörschnecke (Cochlea) das häutige Labyrinth. Der Vestibularapparat reagiert auf alle Formen von Beschleunigungsreizen. Wenn wir einnicken, wenn der Kopf plötzlich nach vorne fällt und wir unwillkürlich hochschrecken, interveniert unser Gleichgewichtsorgan. Dank seiner unaufhörlichen Aufmerksamkeit sind wir in der Lage, unseren Körper, bezogen auf die Schwerkraft, in einem ständigen Gleichgewicht zu halten. Ob wir sitzen, stehen, Cello spielen – unser Gehirn benötigt fortwährend genaue Informationen über die momentane Position und die Bewegungen unserer Körperteile in Relation zu einem gleichgewichtigen Zustand (Stasis).

Um Körperstellungen im Raum aufrechtzuerhalten, arbeiten Augen, Gleichgewichtsorgan und Tiefensensibilität (Propriozeption) fein abgestuft zusammen. Meldungen aus dem Gleichgewichtsorgan, rückgekoppelt mit den Sensoren der Muskulatur und der Faszien, abgeglichen mit den Botschaften des visuellen Systems, sorgen für eine reflektorische, nahezu unbewusste Ausgleichsbewegung. Sie erhält unser Gleichgewicht und bewirkt die Körperstabilität. Dieser Mechanismus hält unseren Körper „im Lot".

Der Tastsinn

Schmerz, Hitze, Kälte, Berührung, Druck oder Vibration: Unsere Haut registriert derartige Umweltreize mit ihren Rezeptoren (Mechano-, Thermo- und Schmerzrezeptoren). Sie ist die Schnittstelle von Körper und Außenwelt. Zugleich ist sie unser größtes Sinnesorgan.

In der obersten Schicht der Haut (Epidermis) liegt ein Netzwerk von sog. Tastkörperchen und Tastscheiben. Dies sind von feinen Nervenfasern durchzogene Zellansammlungen, die auf Berührung und Druck reagieren.

Der Tastsinn (haptischer Sinn) vereint taktile und kinästhetische Wahrnehmungen, die in Wechselwirkung stehen. Bei jedem Tasten verschmelzen Empfindungen der Haut mit der Lagebeurteilung des Gleichgewichtsorgans und den propriozeptiven Informationen zu einer empfundenen Einheit.

Steigen wir bspw. eine Treppe hoch, muss das Gehirn stetig die Position des eigenen Körpers in einem gleichzeitig intern zu generierenden, ertasteten Abbild der äußeren Welt berechnen. Die

Kombination sensorischer und motorischer Informationen wird präzise ausgewertet.

15.1.2 Wahrnehmen als Prozess

Sobald wir etwas wahrnehmen, startet ein hochkomplexer physiologischer Prozess. Ein Außenreiz wird durch das entsprechende Sinnesorgan erfasst, in bioelektrische Signale (Aktionspotenziale) umgewandelt und von den Nervenzellen an zugeordnete Zentren im Gehirn weitergeleitet. Dort erfolgt eine Weiterverarbeitung über mehrere Schaltstellen, aber auch ein Vergleich unter Rückgriff auf gespeicherte Muster, die zugleich eine Bewertung bewirken. In der Hirnrinde gelangen die Signale in ein Areal, das dem entsprechenden Körperteil zugeordnet ist. Ist die Information relevant, wird sie gespeichert.

Für das Nervensystem ist Wahrnehmen in erster Linie Arbeit. Von allen Organen besitzt das Gehirn den größten Energiebedarf: In jedem Augenblick erzeugt es eine astronomische Zahl von Signalen, leitet sie weiter und verarbeitet sie. Um aus dieser übergroßen Zahl von Signalen die wirklich wichtigen herauszufiltern, besitzt unser Organismus ein System zur Datenreduktion, das bereits auf der Ebene des Hirnstamms operiert – und damit weitgehend unbewusst. Anders ausgedrückt: Wir merken gar nicht, was wir alles nicht bemerken.

Reiz und Bewusstsein

Die Reizverarbeitung im Gehirn ist also nicht zwingend an Bewusstsein gekoppelt. Manche Reize bewirken bereits „vorbewusst" eine Antwort, sie dringen gar nicht bis auf die kognitive Ebene vor (bspw. Aversionen, intuitives Handeln etc.). Neurobiologen und Hirnforscher (bspw. [155], [114]) weisen darauf hin, dass wir oft auf einen Reiz reagieren, während die kognitive Ebene noch bewusst Handlungsalternativen abzuwägen meint.

Nur eine vergleichsweise kleine Zahl von Reizen bzw. Informationen dringt überhaupt ins Bewusstsein vor. Bevor ein Außenreiz eine Audienz beim Ich erhält, passiert er viele Torwächter und Kontrollen, die vorab alles filtern, untersuchen, vergleichen, zuordnen, analysieren und bewerten, ohne dass uns dies bewusst ist. Einen maßgeblichen Einfluss auf diese unbewussten operativen Entscheidungen unseres Gehirns besitzt der ständige Vergleich eintreffender Informationen mit abgespeicherten Daten im Langzeitgedächtnis. Hierbei fließen nicht nur die einzelnen Daten in die Bewertung der Relevanz ein. Eine größere Rolle spielt das kognitiv-emotionale Muster, das die Gesamtsituation bewirkt.

Definition

Reiz und Wahrnehmung

Der Reiz, der vorhanden sein muss, damit überhaupt eine Wahrnehmung erfolgt, ist keine Konstante, sondern eine Variable, die bestimmten Gesetzen gehorcht:

- Jeder Reiz muss eine Mindeststärke besitzen, um wahrgenommen zu werden (Reizschwelle).
- Die Stärke des Reizes bestimmt die Stärke und Intensität der physiologischen Antwort (Korrespondenzprinzip).
- Die Wiederholung eines Reizes bewirkt Gewöhnung (pflegt jemand das Gewohnheitsräuspern, nimmt er weder den Reiz noch das Räuspern mehr war).
- Ein ununterbrochener Reiz verliert die Signalwirkung (Ausblenden). Die Brille auf der Nase wird nach einer Eingewöhnungszeit bspw. nicht mehr wahrgenommen.
- Inmitten einer Überfülle von Reizen wird die Reizschwelle erhöht (es dringt weniger „bis zu uns durch").
- Jeder Reiz durchläuft eine individuelle Bewertungsinstanz. Die Bedeutung des Reizes wird bestimmt.

Reize gehorchen folglich einer Fülle von Gesetzen. Nichts dringt „einfach so" ins Bewusstsein vor. Zunächst muss etwas sich bemerkbar machen können, muss eine gewisse Mindestsignalstärke (Reizschwelle) überschreiten. Die Reaktion auf solche Auslöser oder Trigger erfolgt dosisabhängig: Je intensiver der Auslöser ist, desto stärker ist die physiologische Antwort. Eine Fülle von Alltagsphänomenen lässt sich mit dieser Natur des menschlichen Reiz-Reaktions-Apparats erklären: Das Ticken einer Uhr bspw. hören wir beim Betreten eines Raumes noch klar und deutlich, nach einiger Zeit jedoch nicht mehr. Erst bei bewusster Fokussierung auf das Ticken nehmen wir es in der gleichen Stärke wie zu Beginn wahr. Selbst derjenige, der direkt neben der Autobahn wohnt, meint irgendwann, den Verkehr nicht mehr zu hören.

Objektiver Reiz und subjektive Bedeutung

Wer unphysiologische habituelle Bewegungsmuster durchbrechen will, muss zunächst wissen, dass jeder äußere Reiz im Wahrnehmungsprozess unweigerlich eine subjektive Bedeutung erhält. Immer fließen unsere Erlebnisse, die im Gedächtnis als relevant gespeichert wurden, in die Beurteilung eines Reizes ein. Unser Gedächtnis gleicht einer endlos großen Speicherhalle, gefüllt mit einer unglaublichen Menge von Informationen, die allesamt durch unser Vorwissen, unsere Erfahrungen, unsere Erinnerungen und unser Gefühlsleben kontaminiert sind. Es gibt keine Wahrnehmung, die nicht subjektiv eingefärbt wäre.

Im Prozess der Wahrnehmung werden unterschiedliche Bewusstseinsebenen angesprochen, vor allem das Hintergrund- und das Aktualbewusstsein.

Unbewusstes Registrieren

Ständig begleiten unsere Erfahrungen alle geistigen Tätigkeiten, nicht nur in Situationen, die das Bewusstsein aufrütteln. Ein Sinnesreiz aktiviert verwandte Eindrücke von Erfahrungen im Langzeitgedächtnis, ohne dass wir darüber bewusst nachdenken müssen. Frühere Erlebnisse und Emotionen wirken ständig in positiver wie auch in negativer Weise auf die aktuelle Reizsituation ein.

Das Vorhandensein dieser unbewussten Informierung bemerken wir bspw. dann, wenn wir unser Handeln nicht recht erklären können. Intuitiv meinen wir, „aus dem Bauch heraus" reagiert zu haben.

Bei der Schulung der Wahrnehmung geht es auf dieser Ebene vor allem darum, den Patienten für seine Routine und gewohnheitsmäßigen Abläufe zu sensibilisieren. Erreicht werden kann dies durch die Wandlung des Selbstbilds, die Erprobung neuer Wege, aber auch durch ein ideomotorisches Training. Das ideomotorische Training verlangt ein Sichvorstellen eines Bewegungsablaufs, ohne motorische Ausführung. Allein diese Vorstellung führt nachweislich zu veränderten muskulären Reaktionen und Bewegungsimpulsen. Eine Sensibilisierung für verfestigte habituelle Abläufe kann auch ein kreatives Experimentieren mit Bewegungsabläufen bewirken, das durch Atem- und Stimmübungen unterstützt wird.

Bewusstes Registrieren

Bewusst reagieren wir vor allem auf Sinneswahrnehmungen, die unsere Lebenssituation tangieren. Hierbei kann es sich um geistige Tätigkeiten handeln, um das Entwerfen von Lebensplänen, die demonstrative Entfaltung der eigenen Identität. Es sind Befindlichkeiten und Emotionen, die uns betreffen, die unsere Bedürfnisse und Wünsche zum Ausdruck bringen, die wir bewusst wahrnehmen und auch verbalisieren können. Dieses bewusste Wahrnehmen setzt immer einen Zustand voraus, den wir „geistige Wachheit" nennen.

► **Hirnphysiologische Grundlagen.** Hirnphysiologisch ist die Formatio reticularis der Regulator für Wachheit und Bewusstsein, jene netzartige (retikuläre) Struktur, die den Hirnstamm durchzieht und sich in 3 Längsreihen von Zellgruppen (Kernen) gliedert. Damit ein bewusstes Wachheitsniveau entsteht und aufrechterhalten wird, aktiviert die Formatio reticularis über den Thalamus die Hirnrinde auf neurochemischem Weg.

Die Permanenz der Aktivierung wird angeregt und unterhalten durch sensorische Zuflüsse aus fast allen Sinnesorganen und anderen Hirngebieten, bspw. der motorischen und sensorischen Großhirnrinde und dem limbischen System, das für die emotionale und affektive Komponente der Sinneswahrnehmung verantwortlich ist. Hier erfahren alle Ereignisse in der Umwelt, die wir bewusst erleben, ihre emotionale Färbung und Bewertung. Je höher die Zahl der beteiligten Systeme an einem Außenereignis ist, desto größer ist auch das Maß an bewusster Wahrnehmung. Da das Gehirn keineswegs über unbegrenzte Kapazitäten verfügt, treten alle anderen Ereignisse zugleich in den Hintergrund. Der Mensch ist fokussiert.

Gerichtete Aufmerksamkeit

Je mehr wir unsere Aufmerksamkeit auf einen einzelnen uns interessierenden Aspekt konzentrieren, desto mehr werden andere Geschehnisse aus dem Bewusstsein ausgeblendet. Wir sind nicht mehr ablenkbar, sind gesammelt, bei uns selbst und ganz bei der Sache.

Die entstandene Situation entspricht einem Scheinwerfer, der ein bestimmtes Areal erhellt. Die dort befindlichen Objekte sind deutlich wahrnehmbar, die im Dunkeln liegenden sind kaum zu erkennen. Dieser Fokus, zusammen mit einer selektiven Funktion, die wiederum einzelne Teile innerhalb des Scheinwerferradius akzentuieren kann, wird von der Formatio reticularis im Hirnstamm erzeugt. Hier hemmen oder verstärken sich die von den Sinnesorganen einlaufenden Informationen unter Mitwirkung des Langzeitgedächtnisses. Wichtige Schaltungen führen von dort zum limbischen System, zur Großhirnrinde sowie zu den Zentren des vegetativen Nervensystems, die über ihre Reaktionen die Stimmungslage und Motivation einfärben.

Umgangssprachlich nennen wir diese Stufe geistiger Wachheit „Aufmerksamkeit". Intentional ausgerichtet und bezogen auf einen ausgewählten (selektiven) Bereich, steigert die Aufmerksamkeit lernintensive Bewusstseinszustände. In diesem Fall spricht man von einer „gerichteten Aufmerksamkeit".

Die Methoden, diese gerichtete Aufmerksamkeit zu erzielen, spielen bei allen Lernvorgängen eine zentrale Rolle, besonders zu Beginn des Prozesses. In dem Maße, wie neu erlernte Fähigkeiten beherrscht und habituell werden, verringert sich dann wieder die Notwendigkeit für Bewusstsein und Aufmerksamkeit, bis schließlich alles von selbst läuft. Das Erlernen neuer Fertigkeiten findet also zunächst unter bewusster Kontrolle statt, nicht jedoch ihre spätere Ausübung. Die ist wieder automatisiert.

Die Entdeckung des Anderen im Spiegel der Neuronen

Soziale Intelligenz zeigt sich u.a. daran, ob ein Mensch sich bei der Wahrnehmung anderer Menschen seiner Selbstwahrnehmung bewusst ist. Der Andere ist immer nur eine Konstruktion, ein Bild, das wir uns von unserem Gegenüber intern erschaffen haben. Wir erleben ihn und seine Reaktionen so, wie wir uns an seiner Stelle erleben würden.

Dabei greifen wir auf eigene Erlebnisse und emotionale Wissensbestände zurück. So interpretieren wir die Bewegungsabläufe des anderen, indem wir uns intentional eigenen, gleichartigen Körperzuständen zuwenden. Je differenzierter die Wahrnehmung des eigenen Körpers ist, desto genauer können wir die Spiegelung der anderen Person in uns erzeugen, können andere „am eigenen Leib" nachempfinden. So gelangen wir mit unseren Mitmenschen in Resonanz.

Im allgemeinen Sprachgebrauch heißt dieser Vorgang „Empathie". Bestimmte Nervenzellen im Gehirn lösen bei der Betrachtung eines Anderen verwandte Potenziale aus: „Die Funktion der Spiegelneurone besteht darin, dass das Individuum Prozesse, die es am Anderen wahrnimmt, in sich selbst so erfährt, als wären es seine eigenen" [[9] S. 77].

Die neuronale Resonanz

Schon das bloße Betrachten der Mimik und Gefühlsreaktionen unseres Gegenübers bewirkt in definierten Hirnarealen eine neuronale Resonanz. Wir reproduzieren emotionale Zustände, die wir aus der Mimik ablesen, wir imitieren muskuläre Spannungen der Bewegungsabläufe völlig intuitiv. Auch eine entspannte oder gestresste Stimmproduktion im Kehlkopfbereich kann sich auf diese Weise übertragen. Grundsätzlich vermitteln die vegetativen und emotionalen Zustände anderer in unserem Körper eine „Response". Unsere Wahrnehmung erspürt verwandte Zustände und vollzieht sie nach.

Definition

Emotionale Intelligenz

Je komplexer eine Person diese Wahrnehmungsfähigkeit entwickelt hat, desto leichter kann sie Bewegungen, Haltungen, Stimmklang, Gefühle und Absichten ihres Gegenübers intuitiv erfassen und verstehen. Der Begriff der emotionalen Intelligenz steht für dieses Phänomen.

Beobachten wir eine Person, stimuliert ihr Verhalten neurologisch immer auch eine verwandte Handlung in uns, schon dadurch, dass wir sie uns nur vorstellen. Unser Gehirn spiegelt die beobachtete Handlung, um sie uns verständlich zu machen. Die hierfür benötigten Spiegelneuronen sind Rezeptoren in unserem Nervensystem, die uns eine emotionale Resonanz und auch Mitgefühl ermöglichen.

Spiegelneuronen formen ein interhumanes Resonanzsystem im Gehirn, das Gefühle und Stimmungen anderer Menschen beim Empfänger mimetisch mitschwingen lässt. Sobald wir eine Handlung beobachten, senden solche Hirnzellen unwillkürlich Signale, ohne dass wir selbst die Handlung ausführen. Diese Nervenzellen spiegeln eine Welt des „Als-ob": Wir fühlen uns, als ob wir das Gesehene selbst ausgeführt hätten.

Unbewusst und verzerrt

Da das emotionale System kaum einer bewussten Kontrolle unterliegt, funktionieren die Spiegelneuronen weitgehend unbewusst. Wir denken über derartige Vorgänge nicht nach, wir imitieren den anderen nicht bewusst. Solche Prozesse laufen bei jedem zwischenmenschlichen Kontakt automatisch mit. Unser Gehirn dechiffriert ständig die Bewegungsmuster und Gefühlsäußerungen anderer, ganz ohne bewussten Befehl. So entsteht ein emotional gefärbtes Abbild der sozialen Welt, die uns im Alltag umgibt. Wirkt die Körpersprache des anderen für unser Gehirn informativ, aktivieren sich Spiegelneuronen, die entsprechende Gefühle in uns korrespondierend zum Schwingen bringen.

► **Soziales Korrespondenzsystem.** Natürlich können reproduzierte Gefühle niemals für jeden dieselben sein. Hierzu sind menschliche Gehirne zu unterschiedlich. In der Realität löst die Trauer eines anderen in uns eine Mittrauer aus, wie sie unseren eigenen emotionalen Möglichkeiten entspricht. Die Gefühlsreaktion wird aber niemals identisch mit der Trauer des anderen sein.

Merke

So gesehen, ist die zutiefst soziale Eigenschaft der Empathie, die von den Spiegelneuronen erzeugt wird, zwar ein Spiegel, immer aber auch ein Zerrspiegel: Sie vermittelt uns nur unsere eigenen Gefühle, nie aber die Trauer oder Freude des anderen.

Die Spiegelneuronen bilden ein soziales Korrespondenzsystem, kein Kopiersystem im Maßstab 1:1. Dieses zwischenmenschliche Vexierspiel ist zugleich die Quelle des uralten Spiels emotionaler Missverständnisse.

15.1.3 Lernen wahrzunehmen

Ich habe niemals verstanden, dass vernünftige Leute ernsthaft daran glauben, es könne oder müsse alles so bleiben, wie es ist. (Frank Thiess)

Das menschliche Gehirn ist ein plastisches Organ. Auf welche Weise ein Mensch wahrnimmt, in welcher Weise er einwirkenden Reizen Sinn verleiht, ist individuell höchst unterschiedlich. Die Lernforschung unterscheidet für die grobe Orientierung 4 unterschiedliche Wahrnehmungs- und Lernformen:

- Ein Mensch mit *visueller* Ausprägung erschließt sich die innere und äußere Welt primär durch Bilder.
- Ein eher *auditiv* Veranlagter vertraut in erster Linie seinem Gehör und festigt so sein soziales Wissen.
- Der *haptisch* ausgerichtete Mensch wiederum „begreift“ ein Gedankenkonstrukt am besten anhand von Beispielen.
- *Abstrakt-verbal* denkende Menschen benötigen die logische Verknüpfung eines Sachverhalts, um die Welt zu verstehen.

Die Art und Weise, wie ein Mensch wahrnimmt und Wissen schafft, steht dabei in einem engen Zusammenhang mit der Organisation seiner Lebensabläufe. Die Menschen, die visuell, auditiv oder haptisch ausgerichtet sind, gehen in ihrer Lebensplanung in der Regel sinnlich und gefühlsbetont vor, wohingegen der verbal und abstrakt denkende Mensch sein Leben eher rationell plant.

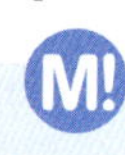

Merke

Ob es sich bei einem Patienten um einen verstandes- und willensbetonten Menschen handelt oder um einen, dessen Lebensablauf primär durch Gefühle bestimmt ist, muss gleich zu Beginn der Behandlung erfasst werden. Nur dann, wenn der Therapeut die Persönlichkeit des Patienten adäquat einschätzt, kann er sinnvolle Therapiewege eröffnen, die dem Lebenskonzept, den Wünschen und Hoffnungen des Patienten entsprechen.

Die Wahrnehmungstypen

Aus Gründen der Anschauung werden 3 typische Verhaltensweisen beispielhaft skizziert. Natürlich sind dies Idealtypen. In der Realität gibt es solche klar ausgeprägten Extreme nur selten. Hier treffen wir zumeist auf Mischtypen. Immer werden einer hervorstechenden Eigenschaft andere Komponenten beigemischt sein.

Der Verstandesmensch

Rationale Grundsätze der Lebensplanung und Daseinsgestaltung leiten die überwiegend verstandesmäßig ausgerichteten Menschen. Sie sind voller

Skepsis, sie handeln stets nüchtern, geplant und in übergenauer Voraussicht, unbeeinflusst von Stimmungen und Gefühlen. Emotionelle Faktoren haben in ihrer Kopfwelt wenig Platz.

Bei der Wahrnehmungsschulung zeigt sich regelhaft, dass kopfbetonte Menschen eine gestörte Verbindung zu ihrem Körper haben. Sie haben das Gefühl für ihn verloren. Diese Menschen unterliegen einer verstärkten Selbstkontrolle, an der sie hartnäckig festhalten, was sie in ihrer Haltung, ihrem Gesichtsausdruck, ihrer Gestik und ihrer Stimme deutlich zum Ausdruck bringen. Kontrolle bedeutet für diese Menschen Ordnung und Struktur. Sich nur nicht gehen zu lassen, ist für sie Gesetz; möglichst alles zu verstehen, alles schwarz auf weiß vor sich zu haben, ihr Prinzip.

Um Zugang zu diesen Menschen zu finden, sollten alle Zusammenhänge und Behandlungsschritte in ihren wechselseitigen Bezügen genauestens erklärt werden. Da kopfbetonte Menschen glauben, sich ihren Eigenwert ständig neu beweisen zu müssen, stellen sie überhöhte Ansprüche an sich. Emotionen und Gefühle zu zeigen, das bedeutet zunächst eine persönliche Irritation. Wehren sie Gefühle mit dem Verstand ab, sind Hals-, Schultergürtel- und Zwerchfellfunktion oft blockiert. Will der „kopflastige Typus" zu einem Ausgleich seiner Kräfte kommen, muss er die Schranken lösen, die ihn in seinem Ich gefangen halten.

Der Gefühlsmensch

Gefühlsbetonte Menschen werden primär von ihren Emotionen bewegt. Sie überlassen sich ihren Stimmungen, die ihren Handlungen und Wertungen oft genug ins Steuer greifen. Ständig spüren sie die Befindlichkeit des eigenen Körpers, worauf sie sich situativ nur allzu gern einlassen.

Bei jeder musischen, rhythmischen und stimmlichen Improvisation sind sie in ihrem Element. Ihre Phantasie bringt vorgegebene Bilder oder Ideen geradezu spielerisch hervor. Gefühlsbetonte Menschen verfügen in der Regel zudem über die Gabe, mit Übungsangeboten kreativ umzugehen und neue Bewegungsmuster zu erproben.

Der hypersensible Mensch

Abzugrenzen von ihnen sind übermäßig sensible Menschen. Alle Antennen ihrer Sinne sind stets ausgefahren und auf Empfang geschaltet. Schutzlos und ohne Filter stehen sie der Außenwelt gegenüber. Vieles bedroht und ängstigt sie. Es gelingt ihnen nicht, den notwendigen Abschottungsprozess durchzuführen.

Oft zeigen diese Menschen ein hypochondrisches Verhalten. Schon das geringfügigste Kratzen im Hals verunsichert sie. Gelingen ihnen einige Übungsabläufe nicht, geraten sie sofort aus dem Gleichgewicht, einige sogar in Panikstimmung. Sie erkennen kein System hinter den Übungen, sehen buchstäblich den Wald vor lauter Bäumen nicht, können daher auch nicht erfassen, welche die übergeordnete Aufgabe ist.

Intensive Wahrnehmungsübungen sind bei diesen Patienten völlig fehl am Platz. Ihnen müssen enge Strukturen gesetzt werden, die Zahl der Reize muss herabgesetzt werden, damit der hypersensible Patient lernt, in der Beschränkung und Begrenzung Sicherheit in seiner labilen Gefühlswelt zu finden.

Ein Halbes ist nichts Ganzes – das duale Gehirn

Unterschiedliche Persönlichkeitsstrukturen beruhen in der Regel auch auf einer Asymmetrie in der Nutzung der Gehirnhälften. Eher rational agierende Menschen greifen verstärkt auf die linke Gehirnhälfte zu. Ihr ordnen Kognitionsforscher eher „kalte" Funktionen zu: das logische Denken, das Erfassen komplexer Gedankenkonstrukte oder die Abstraktion. Eher emotional ausgerichtete Menschen nutzen stärker die rechte Hirnhälfte, die für „warme" und gefühlsbetonte Vorgänge zuständig ist, wie für Kreativität, Musikalität oder Visualisierung.

Es kommt also darauf an, beide Bereiche des Gehirns gezielt anzusprechen, vor allem aber das jeweilige Defizit auszugleichen. Jedes Lernen wird am leichtesten dann zu neuem Wissen, wenn es sowohl kognitiv wie emotional verankert ist. Für wahrnehmungszentrierte Maßnahmen bedeutet dies, dass die einzelnen Übungsabläufe typgerecht auf die jeweils vernachlässigte Akzentuierung von linker und rechter Gehirnhälfte ausgerichtet sein müssen.

Fortschreitendes Lernen

Der Mensch erschließt sich das Unbekannte immer über das bereits Bekannte. Durch Analogiebildung schreitet sein Wissen voran. Ausgehend von mentalen Schemata, die in seinem Gehirn vorgebildet sind, erschließt er sich die Welt immer weitgefasster und differenzierter. Gelungenes Lernen erkennt regelhafte Zusammenhänge zwischen zurückliegenden alten Erfahrungen und gegenwärtigen neuen Herausforderungen – und speichert die gewonnene Erkenntnis im Langzeitgedächtnis ab.

Es ist ein weiter Weg vom Kinderlied zum Verständnis von Hindemiths Sonaten, von der Weisheit der Sprichwörter zu den Feinheiten der Sprachphilosophie, vom einfachen Bilderbuch zur künstlerisch ausdrucksstarken Malerei. Diesen Weg ist unser Gehirn Schritt für Schritt gegangen, indem es vom Bekannten auf ein komplexeres Unbekanntes analoge Rückschlüsse zog. Wir nennen diesen Vorgang treffend Bildung oder Fortschritt. Denn dieses Verständnis für immer differenziertere Zusammenhänge hat sich stets schrittweise herangebildet. Was in uns auf diese Weise noch nicht vorbereitet und vorgebildet ist, können wir folglich auch nicht wahrnehmen.

Unbewusstes Lernen

Wir lernen auf unbewusste und bewusste Weise. Das unbewusste (implizite) Lernen umfasst alle Erfahrungsfortschritte, die nicht auf die Ebene des Bewusstseins vordringen. Beispielsweise sorgt es dafür, dass ich einem Ast, der auf mein Gesicht zielt, unbewusst ausweiche, dass ich noch einmal tief einatme, bevor ich zu reden beginne – kurzum: Das unbewusste Lernen umfasst alle Bereiche gewohnheitsmäßigen und habituellen Verhaltens. Wir erwerben gewissermaßen dieses Wissen, ohne es pauken zu müssen. Was nicht ausschließt, dass wir es auch falsch erlernt haben können.

Bewusstes Lernen

Fast in Gegenrichtung zum unbewussten Lernen verläuft das bewusste (explizite) Lernen. Es lässt sich sogar als sein Kontrahent betrachten. Zumindest ist es das wirksamste Gegenmittel, um das Resultat kontraproduktiver unbewusster Lernprozesse wieder aufzuheben. Das bewusste Lernen verläuft niemals wie von selbst, oft ist es sogar kontraintuitiv, es vollzieht sich – zu Beginn – sehr langsam. Es hebt die Ereignisse auf die Bewusstseinsebene, betont die Wahrnehmung von Unterschieden, verbalisiert ständig das Erlebte und Erfahrene und thematisiert das Erlebnis von Widerständen.

Das bewusste Lernen nutzt 2 unterschiedliche Speicherformen im Gehirn. Bewusst können wir uns nur an jene Gedächtnisinhalte erinnern, die auf der Ebene des Aktualbewusstseins gebildet wurden. So können wir ein Gedicht auswendig lernen und es rezitieren. Neben diesem expliziten Gedächtnis gibt es aber das implizite Gedächtnis, das ganz andere Lerninhalte speichert, vor allem diejenigen der Motorik. Wir könnten uns bspw. nur unter großen Mühen daran erinnern, was wir genau tun, wenn wir einen Ball fangen, mit dem Fahrrad um die Kurve fahren oder eine Treppe hinablaufen. Wir müssen nicht bewusst überlegen, was wir tun. Unser Unterbewusstsein greift auf bisherige Erfahrungen zurück und tut das Notwendige. Trotzdem haben wir auch diese Tätigkeiten zunächst einmal bewusst gelernt.

Der bewusste Weg ins Unbewusste

Viele Abläufe, besonders jene, die viel Training erfordern, benötigen zuerst eine bewusste Aufmerksamkeit: Fahrradfahren bspw. oder Klavierspielen. Um solche Tätigkeiten zu erlernen, konzentrieren wir uns zu Beginn auf diesen Vorgang, indem wir ihn langsam ablaufen lassen. Mit zunehmender Übung verringert sich der Aufwand an Konzentration und Aufmerksamkeit. Der Vorgang beschleunigt sich, bis alles wie von selbst abläuft. Eine zunächst bewusst erlernte motorische Fertigkeit hat sich jetzt neuronal „verdrahtet“, sie ist uns unbewusst geworden. Wir schwingen uns in den Sattel des Fahrrads und fahren einfach los. Würden wir jetzt die Aufmerksamkeit wieder bewusst auf einen Teilbereich dieses Ablaufs lenken, störten wir diesen erheblich. Was uns wiederum zeigt, wie routinehaft und automatisiert ein ursprünglich bewusst eingeübter Vorgang werden kann, wenn das Lernen erfolgreich war.

Merke

Der „Trick“ beim bewussten Lernen – nicht nur in der Stimmtherapie – besteht darin, ein unbewusstes falsches Verhalten zunächst auf die Ebene der bewussten Wahrnehmung zu heben, dieses dann durch langsames, bewusstes Lernen zu korrigieren oder durch ein neues Muster zu ersetzen, um es anschließend wieder unbewusst und habituell werden zu lassen.

Auf 2 Wegen zum Lernerfolg

Das Gehirn des Menschen lässt sich über 2 unterschiedliche Lernsysteme beeinflussen:

- Das *bewusste, explizite* Lernen nutzt das bewusste Wiedererinnern. Auf diese Weise gespeicherte Erinnerungen können jederzeit reaktiviert und ins Bewusstsein gerufen werden. Sie lassen sich verbal beschreiben.
- Das *unbewusste, implizite* Lernen benötigt keine Bewusstheit. Der Lernprozess hängt nicht von der bewussten Wahrnehmung ab. Der auslösende Reiz wird auch nicht kognitiv erfasst und ruft trotzdem konditionierte emotionale und physische Reaktionen hervor.

Die Lernmotivation

Lernen ist ein Prozess, der wiederholtes Einprägen erfordert. Dies birgt immer auch die Gefahr der Monotonie und Langeweile. Emotionale Faktoren entscheiden dann mit, ob eine gewünschte Information überhaupt aufgenommen bzw. aktiviert wird. Ein angenehmes Lernumfeld unterstützt den Therapieerfolg, da alles, was beim Lernen Freude macht, auch das Gedächtnis unterstützt. Informationen, denen das limbische System seinen emotionalen Stempel aufdrückt, graben sich besonders tief und dauerhaft in das Gedächtnis ein. Emotion und Motivation lenken und fokussieren das Aufmerksamkeitssystem, das darüber entscheidet, welche Informationen in den neuronalen Schaltkreisen gespeichert und somit gelernt werden.

15.1.4 Die Schulung der Wahrnehmung

Was weiß der Fisch vom Wasser, in dem er sein ganzes Leben lang schwimmt. (Albert Einstein)

Wo immer die Stimmtherapie den Leitfaden der Wahrnehmung bei der Körperarbeit nutzt, wird das Bewusstsein für den eigenen Körper geschult. Der Patient wird befähigt, unphysiologische habituelle Bewegungsmuster zu erspüren, zu erkennen und letztlich zu durchbrechen. Die Schulung der Wahrnehmung zielt insgesamt auf den Funktionskreis Atmung – Stimmgebung – Lautbildung –Körperhaltung – Körperbewegung.

Faktoren sind:

- bewusstes Erspüren des eigenen Körpers und der eigenen Befindlichkeit
- Kennenlernen bisher unentdeckter eigener Fähigkeiten
- Erkennen und Deuten der Signale des Körpers
- Herbeiführen einer Verbesserung des Koordinationsvermögens
- Erspüren, wo Energieströme fließen, wo Blockierungen hindern
- Entwicklung klarer Vorstellungen von Bewegungsabläufen und Schulung des Bewegungsgedächtnisses
- Erkennen der Wechselwirkungen zwischen Psyche und Soma

Die Didaktik der Wahrnehmung

Die folgenden didaktischen Vorgehensweisen bilden die Grundlage, um das Wahrnehmen Schritt für Schritt zu erlernen.

► **Unterschiede spüren.** Voneinander abweichende Zustände bzw. Positionen werden im Kontrast erforscht: Beugen und Strecken, Agieren als „Marionette“ oder „Roboter“, Vergleichen eines Ablaufs vor seinem Beginn und nach seiner Beendigung. Der Patient erlebt bewusst die Differenz von Veränderungen an seinen Körperpartien und seinen physischem Erleben.

► **Einseitigkeit erforschen.** In den Übungen wird nur eine Körperseite aktiviert. Im Vergleich zur unbelasteten Seite erlebt der Patient die Differenz, bis sich die unaktivierte Seite der anderen angleicht [38]. Die Gegenüberstellung von halbseitig veränderter und unveränderter Körperfunktion wirkt in der Regel auf den Patienten überzeugend. Die Bewusstheit für Spannungszustände wächst.

► **Zweierlei Bewegung.** Der Patient soll bspw. den Kopf zuerst mit leicht gebeugter HWS, dann aufgerichtet von links nach rechts bewegen. Zunächst erspürt er die Einengung zwischen Kehlkopf und Kinn, das Gewicht des Kopfes, die Dehnung in der Nackenmuskulatur sowie die Bewegungseinschränkung. Bei aufgerichteter HWS erlebt er den gewonnenen Freiraum im Hals- und Kehlbereich und eine neue Leichtigkeit bei der Drehbewegung. Der angenehme und physiologischere Ablauf wird durch die Erfahrung, Bewegung auf unterschiedliche Weise zu erspüren, leichter habituell.

► **Symptome verstärken.** Der Patient nimmt durch eine übertriebene Erfahrung die Quelle seiner Problematik leichter wahr. Durch die Übertreibung habitueller Bewegungsabläufe erlebt er eine Verschlimmerung seiner Symptomatik – bspw. bei einer habituellen Hochatmung. Die Überbetonung einer bekannten Situation kann Veränderungsprozesse erheblich stimulieren.

▸ **Kraftaufwand einschätzen lernen.** Der Patient lernt, ein Gespür zu entwickeln für alle Formen von erhöhtem Kraftaufwand, für jene Körperfunktionen, die er gewohnheitsmäßig mit einem zu hohen Aufwand an Muskelkraft betreibt. Die Kräfte unzweckmäßig einzusetzen, bedeutet immer auch, unnötige Spannungen zu erzeugen. Wird bspw. vor dem Sprechen oder Singen mehr Luft aufgenommen, als dies situativ angemessen ist, muss sich die äußere und innere Kehlkopfmuskulatur vermehrt anspannen, um dem subglottischen Druck standzuhalten. In der Folge kommt es zu Irritationen beim Schwingungsablauf, mit tiefgreifenden Auswirkungen auf den Klang der Stimme. Wird der unzweckmäßige überhöhte Krafteinsatz reduziert, entspannt sich die gesamte stimmliche Situation.

▸ **Vom Bekannten zum Unbekannten.** Immer lebt und handelt der Mensch aus seiner Sicht unter den gegebenen Bedingungen bestmöglich. Jede Veränderung bedroht diese Selbstgewissheit. Zumindest unbewusst fürchtet er sich davor, die gewohnte Handlungsgrundlage zu verlassen: Er entwickelt Widerstände. Diese bilden einen Schutzwall, der die lebensnotwendige Kontingenz auf ein erträgliches Maß reduziert und das Ich gegen äußere Zumutungen abschirmt. Allein schon deshalb wehrt sich jeder Mensch gegen eine Veränderung seines Selbstbilds.

Merke

Oft besteht für den Patienten die Schutzfunktion seiner Widerstände auch darin, dass er mit ihrer Hilfe einer bewussten Einsicht in schmerzliche Gefühle und Erlebnisse der Vergangenheit aus dem Weg gehen kann. Bei allen therapeutischen Interventionen ist es daher notwendig, diese schützende Funktion zu berücksichtigen und zu respektieren.

Der Therapeut muss eine für den Patienten akzeptable Balance zwischen Festhalten und dem Aufgeben von Gewohnheiten und Haltungen finden. Immer entscheidet in letzter Instanz der Patient, wie und ob er Veränderungen zulassen kann – oder auch nicht.

Jeder Schritt in eine Veränderung ist somit ein Wagnis für den Patienten. Um sein Selbstvertrauen zu erhalten, ist es sinnvoll, in einem Bereich zu beginnen, der Sicherheit und physiologisches Funktionieren gewährleistet.

▸ **Langsamkeit als Methode.** Damit ein Vorgang ins Bewusstsein gelangen kann, ist ein langsames Vorgehen erforderlich.

Merke

Langsames Vorgehen bedeutet, sich Zeit zu lassen für das, was in jedem einzelnen Augenblick geschieht. Auf diese Weise wecken wir die innere Achtsamkeit. Wir fördern die Aufmerksamkeit für uns selbst.

Ein langsames und bewusstes Voranschreiten erfordert auch den Mut, gelassen abzuwarten, was geschehen will. Der Drang, immer etwas zu wollen oder zu machen, oder der Gedanke, gut sein zu müssen, weil dies dem positiven Selbstbild entspricht, hemmt oft mehr, als es fördert.

Der Therapeut muss ein Gespür dafür entwickeln, wann er Anregungen für neue Aktivitäten geben darf, um den Prozess zu unterstützen. Er benötigt ein Gespür für das richtige Timing. Die Folge der einzelnen Schritte muss so gewählt sein, dass sie dem individuellen Tempo des Patienten entsprechen, wie etwa seiner Spürfähigkeit und wachen zielgerichteten Aufmerksamkeit.

Ein langsamer Wechsel von gewohnten Handlungsmustern zur gewünschten Veränderung ist auch deshalb sinnvoll, weil ein zu schnelles Auflösen vertrauter Muster und Gefühle verunsichern könnte. Die Eigendynamik des Patienten besitzt im Therapieprozess eine leitende Funktion.

▸ **Zeit zum Wahrnehmen.** Zwischen dem Ende einer Übung und dem Beginn der nächsten ist Raum zu lassen. Das vorangegangene Erlebnis kann sich dann setzen, der Patient kann dem Ablauf noch einmal nachspüren und die Empfindungen verarbeiten, die diese Übung in ihm ausgelöst hat. Gleichzeitig speichert das Gehirn die aufgenommene Erfahrung ungestört ab.

► **Verstärken durch Wiederholen.** Das Repetieren von Funktionsabläufen ist die wirksamste Methode, um die Bildung von erwünschten Engrammen zu fördern. Die Wiederholung stärkt jene chemischen und elektrischen Veränderungen im Gehirn, die zunächst nur lose verknüpft synaptische Kontakte bildeten. Ähnlich wie ein Muskel durch Beanspruchung wächst, wachsen auch die neuronalen Verbindungen im Gehirn. Erst die Repetition macht aus einem neuen Verhalten eine neue Gewohnheit. Die entstandenen Engramme prägen das Langzeitgedächtnis, das nicht aus Inhalten besteht, sondern aus reaktivierbaren elektronischen Mustern.

► **Worte helfen wahrzunehmen.** Der Patient findet häufig keine Worte, um seine Wahrnehmungen zu beschreiben. Zu Beginn der Therapie ist es daher sinnvoll, ihm zu erläutern, welche Empfindungen auftreten können. Nicht nur, um ihm Anregungen für das Wahrnehmen und Aufspüren zu geben, sondern auch, um ihm ein adäquates Instrumentarium der Beschreibung zu vermitteln. Auch Fragen und Anweisungen, die an den Patienten gerichtet werden, helfen ihm, im Moment des Geschehens innerlich achtsam zu bleiben: „Spüren Sie den Boden unter Ihren Füßen. Verlagern Sie das Gewicht etwas nach rechts und links, als ob der Boden elastisch wäre.“

► **Empfundene Qualitäten.** Die empfundenen Qualitäten sind u. a. das Gewicht, die Temperatur, die Lage und die Größe bestimmter Körperzonen. Die individuellen Empfindungen sind äußerst vielfältig. So können sich bei einem Patienten einige Körperzonen angenehm anfühlen, andere dagegen können schmerzen. Der eine Patient verspürt eine Leichtigkeit im Körper, der anderer bei gleicher Übung zunehmende Schwere. Körperbereiche können sich kalt oder warm anfühlen, hart oder weich, lang oder kurz, weit oder eng, dick oder dünn. Mit zunehmender Intensivierung der Wahrnehmungsfähigkeit benutzt der Patient nicht mehr das angebotene Vokabular. Er schafft sich selbst neue Wörter und verwendet ältere innovativ, um seine unterschiedlichen Erfahrungen und Befindlichkeiten präziser auszudrücken.

Wesentlich ist, dass der Patient lernt, zwischen seinem Fühlen und Denken zu differenzieren. Die spezifische Art der Antwort auf Fragen gibt dem Therapeuten Hinweise auf die Art und Weise seines Wahrnehmens. Wer sagt: „Ich glaube, mein Arm ist ganz warm“, der meint, dass dies die von ihm erwartete Antwort sei. Ausgedrückt hat er aber, wenn man seine Antwort analysiert: „Ich habe nichts gefühlt.“

Vorsicht

Der Therapeut sollte darauf achten, nicht suggestiv zu fragen, um den Patienten nicht von seinem Fühlen abzulenken und ihn zu einer bestimmten Antwort zu drängen. Statt zu fragen: „Fühlt sich Ihr Arm warm oder kalt an?“, ist es besser, ergebnisoffen zu fragen: „Wie fühlt sich Ihr Arm an?“

► **Körperempfindungen sind nie falsch.** Es gibt bei Körperempfindungen kein Richtig und Falsch. Wahr ist immer das, was der Patient zu einem bestimmten Zeitpunkt „wahr“-nimmt oder zu spüren meint. Empfindungen sind einem Wandel unterworfen. Was sich vorher kalt oder hart anfühlte, kann später warm oder weich erscheinen und umgekehrt.

Dies heißt aber nicht, dass Körperempfindungen nicht zu bewerten wären. Negativ ist bspw., wenn Patienten eine bleierne Schwere empfinden, die bisweilen einem schlafnahen Zustand gleichkommt. Zwar bezeichnen einige suggestive Verfahren auch diese Erschlaffungsschwere als Entspannung. In der Stimmtherapie aber ist diese Weise der Entspannung nicht erstrebenswert. Wachheit und Bereitschaftsspannung sind erforderlich, um eine effektive Behandlung durchführen zu können.

15.1.5 Sechs Schritte zur Selbstwahrnehmung

Man kann einen Menschen nichts lehren, man kann ihm nur helfen, es in sich zu entdecken.
(Galileo Galilei)

Unter dem Einfluss der Umwelt – im Zusammenspiel von biologischem Erbe und sozialer Erfahrung – konnten sich Haltung und Bewegung, Stimme und Sprache, Denken und Fühlen als individuelle Eigenschaften des Menschen entwickeln. Alles, was der Mensch tut, entspricht den selbst gesetzten Grenzen seines Ich-Bildes, so wie dies in seinem „Belief-System“ verankert ist. Alle Handlungen, Fähigkeiten und Möglichkeiten sind dadurch für ihn determiniert. Er setzt sich selbst die Grenzen:

- „Ich schaffe es nicht, vor so vielen Menschen zu sprechen."
- „Ich bin hässlich."
- „Ich kann nicht singen."

Positiv gewendet:
- „Ich überzeuge jetzt mit dem, was ich will."

Abhängig von seiner Intrinsik, seiner innen erzeugten Deutung einer äußeren Situation, wird er auch handeln. Alle Schulung der Wahrnehmung beginnt daher mit der Arbeit am Selbstbild.

Schritt 1 – das gewandelte Selbstbild

Langsames Reisen hat den Vorteil, dass die Seele Schritt halten kann. (unbekannt)

Ein Mensch, der plötzlich seine Stimme nicht mehr wie gewohnt gebrauchen kann, erlebt eine Erschütterung seines Ichs. Er empfindet die Situation als für ihn bedrohlich. Er ist nicht mehr der, der er war, nicht mehr derjenige, bei dem alles stimmte. Ist seine Stimmerkrankung schwer, hält sie länger an, befällt die Identitätsstörung weitere psychische Bereiche. Schließlich hängt die Kommunikation – und damit die Sozialität des Individuums – zu einem großen Teil von einer funktionsfähigen Stimme ab. Der Mensch ohne Stimme zieht sich zurück, er isoliert sich sozial, traut sich mit der Zeit vieles nicht mehr zu. Er steckt die Grenzen seines „Belief-Systems" zunehmend enger.

In dieser Situation steht der Therapeut zunächst vor einem „gewordenen" Menschen. Bevor irgendetwas verändert werden kann, muss der Patient zunächst sich selbst erforschen und kennenlernen, seine gewohnheitsmäßigen Bewegungen, Haltungen und Ausdrucksformen, auch die damit verbundenen Gefühlsmuster.

> **Merke**
> M!
> Es genügt eben nicht, muskuläre Spannungsfelder und Bewegungsabläufe zu erfassen und zu trainieren. Bleiben Selbstbild und emotionale Struktur unverändert, boykottieren die gefühlten Erfahrungen alle körperlichen Veränderungen.

Das innere Bild des Menschen, seine Modelle und seine gewachsenen Anschauungen müssen in die Veränderung mit einbezogen werden: Die Seele geht dem Körper voran, neues Selbstvertrauen muss wachsen. Auf dieser Basis erst kann der Patient eine neue Haltung an- und einnehmen, erst dann kann sie zum guten Brauch (Habitus) werden. Wir bilden parallel zur neuen Körperwahrnehmung auch neue Denkmuster heran, die das Selbstbild des Menschen nicht nur ändern, sondern bereichern. Eine richtig verstandene Selbsterfahrung des Körpers geht immer mit einem Erkennen und Entfalten der Persönlichkeit Hand in Hand.

Schritt 2 – neue Wege erproben

Ich habe keine besondere Begabung, ich bin nur leidenschaftlich neugierig. (Albert Einstein)

Alle Handlungen und Bewegungsabläufe des Patienten erwiesen sich in der Vergangenheit für ihn als praktikabel. Sie haben sich für ihn bewährt. Damit bessere Lösungen gefunden werden können, muss er zunächst erleben, wie das, was er tut, im Alltag funktioniert. In der Folge erfährt er, wie sich seine Routinen auch unerwünscht auswirken können. Dies bedeutet, den Betreffenden „kontra-intuitiv" gegen den Fels seiner Selbstgewissheiten zu motivieren, damit alte, unökonomische Bewegungsmuster durch neue, bessere Gewohnheiten ersetzt werden können.

▸ **Kreatives Experimentieren.** Spielerisches und kreatives Experimentieren ist der Königsweg. Neue Möglichkeiten werden erprobt, erlebt, verglichen, bewertet, integriert oder auch verworfen. Ihr Vergleich zeigt den Weg zu individuellen Lösungsstrategien. Durch das Erlebnis erwacht der Wunsch nach neuen Mustern. Auf physiologischem Weg erkundet der Patient neue Nervenbahnen, löscht veraltete Programme, aktiviert vernachlässigte Muskelgruppen, lässt neue Empfindungen zu. Der Therapeut macht den Patienten neugierig auf sich selbst, er sorgt für eine „sich selbst stimulierende Erfahrung" [[218] S. 8].

Dieses innere Abenteuer vermittelt dem Patienten, die Grenzen seiner Fähigkeiten selbst zu erweitern und in neue Welten der Körpererfahrung vorzudringen. Erst wenn er aufgrund seiner Selbstmotivation bereit ist, Gewohntes zu durchbrechen, kann erwünschtes Neues entstehen. Er lernt, dass neue Erfahrungen, die vorher für ihn eine Terra incognita waren, sein Potenzial und sein

Können erweitern. Gleichzeitig nimmt er vom neuen Ufer aus wahr, wie er sich selbst behindert hat, wie er sich selbst die Türen zuschlug und neue Einsichten behinderte, weil er jeden Wandel mit einem Verdikt belegte.

▶ **Erspüren des Körperbilds.** Jeder Mensch entwickelt Vorstellungen über die morphologische Struktur, die Lage und Beziehung der Gliedmaßen zueinander, er orientiert sich im und am eigenen Körper.

Definition

Definition Körperbild

Das Körperbild ist die optische und taktil-kinästhetische Vorstellung vom physiologischen Grundriss des Selbst. Das Individuum gewinnt sie über die Rückmeldung innerer und äußerer Wahrnehmungsreize.

Aus psychologischer Perspektive betrachtet, ist das Körperbild jene subjektive Vorstellung, die sich der Mensch vom eigenen Körper bildet. Mit den physischen Voraussetzungen ist das Körperbild nicht zwingend identisch. Ganze Partien des Körpers werden aus dem Körperbild ausgegrenzt oder gelten als marginal, weil sie nicht genutzt oder gar verdrängt werden. Andere wiederum können überrepräsentiert sein.

Übungen zum Erspüren des Körperbilds verankern erwünschte neue Funktionen. Durch die Magie hautnah erlebter Körpersensationen machen sie ein neues Verhalten unvergesslich. Mit dem neuen Körperbild wächst das Selbstwertgefühl. Je mehr die Zonen verminderter Präsenz, die „weißen Flecken" der Körperlandschaft, schwinden, desto souveräner verfügt der Patient über alle Funktionen seines Körpers.

▶ **Gelassenes Vorgehen.** Führen wir den Patienten auf unbekanntes Terrain, soll er das Neue in Gelassenheit erproben. Die vermittelten Impulse müssen klar erkennbar und veränderbar sein. In ausgeglichener Weise erfährt er emotional, wie ihm sein vermehrtes Können mehr Mut gibt. Das kreative Experimentieren gleicht einer Verführung zur Innovation. Der Patient wird mehr und mehr Freude am Erlebnis bisher unbekannter Tätigkeiten haben, die ihn in einen Flow-Zustand treiben lassen, in dem er selbstvergessen aufgeht.

▶ **Konkrete Aufgabenstellung.** Nicht jeder kann gelassen mit neuen Möglichkeiten experimentieren. In solchen Fällen helfen konkrete Aufgaben, die sich allmählich dem Neuen nähern. Es gibt Patienten, die aufgrund ihrer Persönlichkeit einen durchstrukturierten Rahmen benötigen. Begonnen wird mit jenen Körperteilen, die viel motorische Erfahrung besitzen, die in Alltagssituationen besonders oft zum Einsatz kommen, also mit Händen, Armen und Beinen.

Übung

Die langsam erspürte Rollbewegung

- Führen Sie, auf dem Rücken liegend, mit den seitlich am Körper liegenden Armen in sehr langsamem Tempo Rollbewegungen durch, sodass einmal die Handflächen, dann die Handrücken mit dem Boden in Kontakt kommen.
- Spüren Sie, welche Veränderungen im Bereich der Schultern und des Rückens wahrnehmbar sind und bei welcher Bewegung der Arme eine Weitung des Brustkorbs zu spüren ist. Was verändert sich wo, wenn Ihre Arme in unterschiedlicher Entfernung vom Körper die Rollbewegungen durchführen? Spüren Sie Veränderungen bei der Atmung und in der Stimme? Welche Empfindungen haben Sie dabei?
- Stehen Sie jetzt auf, gehen Sie im Zimmer umher. Wie hängen Ihre Arme neben dem Körper? Gelöst oder angespannt? Welches Gefühl haben Sie in den Schultern, der HWS? Können Sie Ihren Atem fließen lassen? Kann Ihr Kopf flexibel auf den Kopfgelenken balancieren? Wie spüren Sie Ihren Brustkorb? Ist er aufgerichtet? Wie klingt Ihre Stimme jetzt, in dieser ganz konkreten Situation? Wie fühlen Sie sich dabei?

Übung

Die Reise durchs Ich

- Legen Sie sich auf den Boden. Geben Sie sich Zeit, Ihren Körper wahrzunehmen und den Einfluss der Schwerkraft auf ihn zu spüren. Spüren Sie, wie der Boden sich anfühlt, hart oder weich, kalt oder angenehm temperiert. Bildet sich eine Mulde, in die Sie sich hineinsinken lassen können? Genießen Sie dieses Gefühl des Getragenseins.

- Nehmen Sie bewusst wahr, wo Sie sich gedanklich in Ihrem Körper befinden, welche Veränderungen Sie wahrnehmen und wo muskuläre Spannungen sind. Was verändert sich, wenn der Therapeut einen Tennis- oder Igelball, von den Füßen beginnend, langsam über den Körper rollt? Wiederholen Sie den Vorgang nur in Ihrer Vorstellung und versuchen Sie, den Ball möglichst real zu spüren.
- Legen Sie unter Körperbereiche, die Sie nicht spüren, einen Tennisball, es können auch Kastanien oder Glaskugeln sein. Intensivieren Sie den Kontakt. Dort, wo der Druck auf verhärtete Strukturen stößt, entsteht Schmerz. Versuchen Sie, durch Konzentration auf den betreffenden Bereich den Schmerz und die muskuläre Spannung in den Tennisball „abzuleiten". Wenn sich Spannung oder Schmerz nicht lösen, machen Sie kleine Bewegungen in diesem Bereich.
- Erfahren Sie den Raum Ihres Mundes. Ertasten Sie ihn mit der Zunge und versuchen Sie, sich eine genaue Vorstellung von ihm zu machen: vom harten und vom weichen Gaumen, den Zahnreihen hinter den geschlossenen Lippen, der Zunge in der Variabilität ihrer Bewegung.

Schritt 3 – im sensomotorischen Regelkreis

Glattes Eis, ein Paradies für den, der darauf zu tanzen weiß. (Friedrich Nietzsche)

Unsere kinästhetische Wahrnehmung entscheidet über den präzisen und sicheren Ablauf von Bewegungen. Sie steuert, koordiniert und automatisiert unsere motorischen Handlungen. Als zentrale Größe im sensomotorischen Prozessgeschehen begünstigt sie zugleich das Einpendeln auf den individuellen Grundtonus. Niemals existieren Bewegung und Wahrnehmung isoliert voneinander, sie sind in einem Regelkreis wechselseitig aufeinander bezogen und bilden eine Einheit.

Die kinästhetische Wahrnehmung ist eng mit dem Gleichgewichtssinn verbunden. Gemeinsam regulieren beide Haltung und Bewegung des menschlichen Körpers. Sie werden daher gemeinsam geschult, bspw. durch das Stehen auf einem Bein, auf nachgebendem Boden oder durch das Verlagern des Körpergewichts in schwingenden oder pendelnden Aktionen. Immer sind beide Sinnessysteme aktiv, um eine bewegliche Statik zu schaffen.

▸ **Sensibler werden – Unterschiede wahrnehmen.** Dort, wo wir Unterschiede muskulärer Art erkennen und bewerten sollen, müssen wir zunächst die eigenkörperliche oder propriozeptive sensorische Reizstufe verringern: Je kleiner ein Reiz ist, der von unseren Sinnesorganen erfasst werden kann, desto differenzierter ist auch unser Diskriminierungsvermögen.

Die vergleichende Wahrnehmung, bei der die Bewegung einen Zustand in einen anderen überführt, ist ein bewährter Weg, um die kinästhetische Sensibilität zu schulen. Erst dann, in Kenntnis aller Möglichkeiten, können wir entscheiden, welcher Weg für uns der geeignete ist.

▸ **Vom Einfachen zum Schweren.** Wer durch Bewegungsübungen gelernt hat, seinen Körper zu erforschen, wer Bewegungsmuster im Bewusstsein reproduzieren kann, der ist auch für weniger eingängige Funktionsabläufe sensibilisiert. Beispielsweise für die Wahrnehmung von Funktionsabläufen im Stimmlippenbereich, um den Einschwingvorgang der Stimmlippen propriozeptiv zu steuern.

Übung

Zusammenhänge spüren

- Probieren Sie verschiedene Sitzhaltungen aus und versuchen Sie dabei, Ihre Sitzhöcker wahrzunehmen. Wenn Sie diese nicht spüren, legen Sie die Hände unter das Gesäß oder setzen Sie sich auf 2 Tennisbälle.
- Rollen Sie nun langsam über die Sitzhöcker nach vorn. Wie verlagert sich dabei Ihr Gewicht? Gleiten Sie nun wieder nach hinten, bis Ihr Rücken so rund wie ein Katzenbuckel ist.
- Spüren Sie, wie sich bei der Rückwärtsbewegung Ihr Becken bewegt. Wie empfinden Sie die Verengung im Bauchbereich? Welche Auswirkungen hat diese auf Ihre Ein- und Ausatmung? Wie verhalten sich Kopf und Schultern zueinander? Spüren Sie, wie der Unterkiefer gelöst der Schwerkraft nachgeben kann. Wie verhält sich dabei Ihre Zunge? Wie nehmen Sie Ihre Füße wahr? Hat die ganze Fußsohle permanent Kontakt mit dem Boden? Richten Sie sich jetzt wieder auf und spüren Sie, was in Ihrem Rumpf geschieht, wo es Veränderungen gibt und wie sich diese anfühlen. Wo haben Sie ein angenehmes Gefühl?

Übung

In vollem Kontakt

- Legen Sie sich auf den Boden, genießen Sie Ihr Körpergewicht auf der Unterlage. Lassen Sie sich sinken, geben Sie sich Zeit, Ihren Körper wahrzunehmen und den Einfluss der Schwerkraft auf ihn zu spüren.
- Möchten Sie irgendetwas verändern? Dann geben Sie diesem Impuls durch kleine Bewegungen nach.
- Wie fühlen Sie sich jetzt? Hat sich der Druck verändert? Wo und wie spüren Sie Kontakt mit dem Boden? Gibt es Flächen, die gut aufliegen, andere, die keinen Kontakt haben, wiederum andere, die gar nicht zu spüren sind? Als wie groß empfinden Sie den Raum zwischen Boden und Lendenwirbelsäule (LWS)? Passt Ihre Hand dazwischen? Können Sie sich in diese Stelle „einfühlen", in sie hineinatmen? Können Sie ein Nachgeben bodenwärts zulassen und empfinden? Gibt es Veränderungen bei der Ein- und Ausatmung? Spüren Sie, wie viel Gewicht Sie in dieser Welt haben?

Schritt 4 – die Macht des Vorstellens

Phantasie ist wichtiger als Wissen, denn Wissen begrenzt. (Albert Einstein)

Wird eine Bewegung unphysiologisch ausgeführt, bedeutet dies, dass das zugrunde liegende muskuläre Muster nicht optimal ist. Falsche Befehle vom Nervensystem gelangen zu den Muskeln. Es kommt darauf an, die neuromuskulären Muster, die für eine Bewegung verantwortlich sind, wiederherzustellen oder umzubilden. Das heißt, wir müssen von einer Bewegung eine klare Vorstellung entwickeln, die Bewegung neu denken, damit sich ein geeignetes Muster stabilisieren kann.

Es wird zuerst ein passendes kognitives Modell der zu erlernenden Bewegung vor der tatsächlichen Ausführung der Bewegung erstellt. Damit werden neuronale Netzwerke aktiviert, die auch bei der Ausführung aktiviert sind.

Eine Verbesserung des Bewegungsablaufs in der bewussten intensiven Vorstellung bewirkt eine Verbesserung des späteren realen Bewegungsablaufs. Die erzielte Wirkung hängt jedoch davon ab, wie gut es gelingt, sich in die Bewegung hineinzuversetzen und die inneren Prozesse nachzuempfinden.

▸ **Imagination und Stimulierung.** Mentales Training (ideomotorisches Training) ermöglicht das Erlernen oder Verbessern eines Bewegungsablaufs durch das planmäßige, bewusste Sichvorstellen eines muskulären Ablaufs ohne deren gleichzeitige reale Ausführung.

Merke

Durch mentales Training kann das Erlernen einer Bewegung beschleunigt werden, weil ein passendes kognitives Modell der zu erlernenden Bewegung bereits vor der tatsächlichen Ausführung der Bewegung erstellt wird.

In einer Studie konnten Roland und Zilles [151] nachweisen, dass bei Bewegungsvorstellungen im Vergleich zu tatsächlich ausgeführten Bewegungen alle Hirnareale zur Bewegungsvorstellung, -planung und -anpassung aktiv waren, bis auf den primären Motorkortex. Dies bedeutet, dass beim Vorstellen von Bewegungen dieselben Prozesse im Gehirn stattfinden wie bei realen Abläufen – jedoch mit dem Unterschied, dass das Ergebnis nicht an die ausführenden Organe weitergeleitet wird.

Mentale Vorstellungen werden innerhalb der Stimmtherapie bei der Körperarbeit, der Stimmgebung und der Resonanzentwicklung verwendet. Schon die Vorstellung eines weichen Stimmeinsatzes (kinästhetische Antizipation) bringt die Stimmlippen in eine optimale Position für den nachfolgenden realen Schwingungsablauf.

Wir kennen diesen Vorgang auch aus dem Sport: Der Skiläufer stellt sich vor dem Rennen den Verlauf der Piste und die dazu passenden Körperbewegungen gedanklich vor. Gelingt ihm dies, erspürt er mental die in jedem Augenblick notwendige Körperreaktion. In der konkreten Situation ist er dann in der Lage, seinen Bewegungsplan so umzusetzen, dass er die läuferische Ideallinie findet. Er hat seine Vorstellung so sehr verinnerlicht, dass die reale Abfahrt ganz „nach Plan" verläuft.

▸ **Begünstigende Voraussetzungen der Imagination.** Der Therapeut ist nicht in der Lage, die Imagination des Patienten direkt anzuleiten. Aber er kann die nötigen Bedingungen schaffen, die die Imagination erleichtern und fördern:

- Er kann dem Patienten helfen, in einen entspannten Zustand bei mentaler Wachheit zu gelangen. Auf der mentalen Ebene können Muster für einen optimalen Bewegungsablauf gelegt

werden. Gleichzeitig kann bewusst wahrgenommen werden, wie sich dieser Bewegungsablauf im Körper anfühlt.
- Die vom Therapeuten angebotenen Bilder sollten ein Erlebnis vermitteln – wenn man bei ihnen nichts erlebt, ist das Nervensystem nicht involviert.
- Die Bilder müssen zur Denkstruktur des Patienten passen. Sie müssen einen Neuheitswert haben, um die Reizschwelle zu überschreiten. Sie müssen in Bewegung sein, „es geschieht gerade".
- Dem Patienten sind klare Vorstellungen des Bewegungsablaufs zu vermitteln. Je besser die Bewegung gedanklich durchgespielt werden kann, desto effektiver ist die reale Funktion.
- Wiederholungen helfen, das innere Bild immer klarer und differenzierter werden zu lassen.
- Es werden reale und mentale Übungsabläufe abgewechselt. Die Wirksamkeit erhöht sich, wenn die Handlung in der Vorstellung immer wieder mit der realen Handlung abgeglichen wird.

Übung

„Think it, imagine it, let it happen." (André Bernard)

Die Kraft der Vorstellung muss geübt werden, um wirksam zu werden. Erst durch die Intensität der Vorstellungsbilder können diese beginnen, sich im Körper zu verankern.

Wesentlich ist die kinästhetische Wahrnehmung des im Körper gespürten Erlebens. Wir nehmen die Vorstellung im Körper wahr, als würde sie tatsächlich vorhanden sein. Schon der Gedanke an das Bewegen eines Beines erzeugt eine Änderung in der Muskelspannung, bspw. beim Autogenen Training. Je mehr Sinne beteiligt sind, umso größer ist die Wirkung auf den Körper.
- Stellen Sie sich vor, Sie seien ein im Boden verwurzelter biegsamer Baum, der sich zum Himmel streckt, als wolle er ihn berühren. Empfinden Sie, wie sich Ihr Körper innerlich aufrichtet, die Schultern dabei wie unter der Schwere einer warmen Pelzstola herabsinken.
- Stellen Sie sich vor, wie der Wind in den Zweigen spielt, wie er Sie sanft, brausend, stürmisch oder eisig umweht. Stellen Sie sich vor, wie Sie leichte Windstöße zu den Seiten biegen, wie der neue Windstoß Sie wieder aufrichtet und Luft in Sie hineinströmt.
- Stellen Sie es sich vor und lassen Sie es geschehen: Lassen Sie Ihre Stimme von der Energie des Windes tragen, von dem Rhythmus und dem Tempo der Windstöße. Lassen Sie die Töne verwehen, wenn der Wind nachlässt. Lassen Sie im Gegensatz dazu Töne und Klänge mit viel Windgeräusch hörbar werden.
- Stellen Sie sich vor, Sie stehen an einem zugefrorenen Teich. Ertasten Sie vorsichtig mit einem Fuß, ob das dünne Eis Sie trägt. Nehmen Sie diese intentionale Ausrichtung in Ihrer Körperspannung wahr. Sehr langsam geben Sie immer mehr Gewicht ab, bis Sie Ihren Fuß aufsetzen. Schwebend und mit ausgebreiteten Armen gleiten Sie langsam über die Eisfläche, um nicht einzubrechen. Spüren Sie Ihren Atem, der Sie trägt, wie Ihr schwebendes Gleiten und die Spannweite Ihrer Arme Ihren Stimmklang verändert.
- Stellen Sie sich vor, Sie bewegen sich über einen moorigen Boden, der unter Ihren Füßen nachgibt. Sie haben Mühe, einen Fuß anzuheben, um den nächsten Schritt zu tun. Ihre Füße sinken immer tiefer, Ihr Körper wird schwerer. Sie haben in der Dunkelheit Ihren Partner verloren. Sie rufen nach ihm. Um sich Mut zu machen, singen Sie ein Lied. Spüren Sie Ihrem Stimmklang nach, der tief aus dem Körper kommt.

▸ **Phantasiereisen nach Else Müller.** Im Vordergrund steht eine bildreiche Sprache. Sie wird benutzt, um den Patienten auf eine Reise in die Welt der Phantasie zu schicken. Vorstellung und Wahrnehmung gehen dabei Hand in Hand. Der Patient lernt, sich erst die Situation vorzustellen, was oft genügt, eine bestimmte Wahrnehmung subjektiv zu erleben.

Die Reisen von Else Müller sind durchsetzt mit formelhaften Anweisungen des Autogenen Trainings, die in Zustände von Tiefenentspannung gleiten lassen.

Übung

„Du bist auf dem Meer in einem Boot.

Du liegst im Boot, spürst den warmen Boden aus Holz,

riechst den Geruch des Holzes, sonnenwarm, alles ist angenehm,

das Boot schaukelt sachte, ganz sachte. Im gleichen Rhythmus spürst Du Deinen Atem,

auf und ab – ein und aus – in Dir ist eine große Ruhe.

Du bist schwer, warm, gelöst und ruhig ..."
[[118] S. 14]

Schritt 5 – das innere Sprechen

Es gibt kein Tun ohne Wahrnehmung und keine Wahrnehmung ohne Tun. (unbekannt)

Die Methode des inneren Sprechens und Singens steht mit der Imagination in einem engen Zusammenhang. Es ist ein mentales Training, ein planmäßiges bewusstes Sichvorstellen eines sensomotorischen Ablaufs, der bei einer Lautbildung oder Stimmgebung geübt werden soll.

Merke

Erklingen Wörter, Sätze oder Tonfolgen rein gedanklich, ohne hörbare Realisation, sind alle zum Sprechen oder Singen notwendigen Funktionen bereits rudimentär aktiviert.

In der Atem-, Kehlkopf- und Artikulationsmuskulatur lassen sich die entsprechenden Aktionspotenziale klar messen. Lediglich der Luftstrom fehlt, der die Stimmlippen in Schwingung versetzt. Auch beim Lesen ist die innere Artikulation des Menschen stets beteiligt. Oft sieht man das Mitvollziehen dieser Abläufe, wenn sich die Lippen während der Artikulation bewegen.

Die Aktivierung der inneren Stimme kann bewusst oder unbewusst erfolgen. Bewusst ist sie immer dann, wenn der Impuls zum inneren Sprechen dem eigenen mentalen Plan entspringt. Unbewusst erfolgt sie, wenn es sich um Übertragungsvorgänge handelt, wenn also ein Zuhörer die phonatorischen Vorgänge eines Sprechers in seinen eigenen Phonationsorganen nachvollzieht. Wie unscharf die Grenze zum Hörbaren oft ist, zeigt sich auch an jenen Menschen, die ihren inneren Monolog halblaut vor sich hinsprechen, ohne dies zu merken.

Therapeutisch lässt sich das innere Sprechen dazu verwenden, kinästhetische Einstellungen und Abläufe innerlich zu erspüren und durchzuspielen, bevor es zu einer Klangleistung und damit zu einer Belastung der Stimmlippen kommt. Mithilfe dieses Vorausempfindens, dem kinästhetischen Antizipieren, das einem Voraushören gleicht, lassen sich „ganz im Stillen" optimierte Konstellationen für den Stimmgebungsprozess erlernen – immer im Rückgriff auf Erfahrung und Intention. Die behutsame Erprobung bestimmter muskulärer Kombinationen modifiziert alte Muster, erprobt neue und erlaubt es, veränderte Strategien der Phonation zu entwerfen und zu entwickeln.

Das Vorgehen ist überaus hilfreich beim Einüben klanglicher Sequenzen, beim Memorieren von Texten und bei der Erprobung zielgerichteter Ansatz- und Einsatzvorgänge der Stimme. Mentale Übungsphasen der inneren Stimme sind besonders effektiv im Wechsel mit realen Phonationssituationen. Der Patient kann dann den jeweils erreichten Stimmklang audiophonatorisch überprüfen und ggf. verändern und optimieren.

Schritt 6 – Erinnerung mit allen Sinnen

Die Erinnerung ist das einzige Paradies, aus welchem wir nicht vertrieben werden können. (Jean Paul)

Wer sich selbst wahrnehmen und finden will, der muss erst einmal wissen, wonach er überhaupt suchen soll. Inspiriert durch Marcel Prousts „Suche nach der verlorenen Zeit" wurde die folgende Übung entwickelt, um die Wahrnehmungsfähigkeit über die Erinnerung zu wecken.

Derjenige, der über vergangene Ereignisse schreibt, weiß, dass die Vergangenheit zunächst nur wenig Speicher im Gehirn belegt. Meist ist es ein Detail, das wir festgehalten haben. Allmählich rekonstruieren wir das, was war, aus unbekannten Tiefen hinzu, vielleicht aber auch nur aus der Phantasie. Es gibt allerdings eine gute Methode, der Erinnerung auf die Sprünge zu helfen: Die Aktivierung aller 5 Sinne.

▸ **Reise durch die Sinne.** Durch bewusstes Zurückversetzen in die Vergangenheit können Ereignisse rekonstruiert und möglichst unmittelbar erlebt werden. Als ein probates Mittel hat sich hierfür die „Reise durch die Sinne" erwiesen. Nacheinander werden das Sehen, der Geruch, der Klang, das Tastgefühl und der Geschmack wieder hervorgerufen. Durch die Konzentration auf jeweils einen Sinn steigt der Reichtum an Einzelheiten des Erinnernswerten. Längst Vergessenes kehrt zurück und assoziiert sich mit Vorhandenem. Der Patient lernt, sensuell differenziert die einzelnen Sinnesbereiche zu erfahren, um diese zu einem sensorischen Gesamtbild zu verschmelzen.

Durch dieses 5-Sinne-Training erlernen Patienten die Sprache der Wahrnehmung. Denn die Artikulation des Wahrgenommenen beim expliziten Lernen ist keine Fähigkeit, die jedem in die Wiege gelegt wurde. Durch den Umweg über die Erinnerung lernen Patienten leichter, über sich und ihre Gefühle zu sprechen. So lassen sich auch neue Erlebnisse besser festhalten: Wenn wir einen neuen Ort bewusst mit allen 5 Sinnen genießen, werden wir mehr erleben und unser Leben wesentlich bereichern.

Allgemein illustriert das Verfahren aber auch die alte Weisheit, dass retrospektiv nur das wahrgenommen werden kann, was sich im Kopf befindet. Wer sein Gehirn durch Bewusstheit beim Erleben bereichert, der wird mit einer differenzierten Wahrnehmung und einer größeren Erlebnisfähigkeit belohnt. Die Emotionen, die an geglückten Erinnerungen immer beteiligt sind, verankern dabei die Wahrnehmung in den Tiefenstrukturen des limbischen Systems.

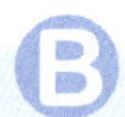

Fallbeispiel

Reise durch die Sinne

Herr Sch., ein 53-jähriger Bürokaufmann, kommt wegen einer zunehmenden Dysphonie in die Therapie. Auf alle Fragen, die sich auf die Wahrnehmung seiner verspannten Haltung und die Störung seiner Atmung beziehen, antwortet er: „Ich merk' davon nichts.“ Es wurde angeregt, dass Herr Sch. sich mit geschlossenen Augen auf Erlebnisse aus seiner Jugend konzentrieren solle. Er kam besonders gern auf seine Zeit als Fahrschüler zurück: „Als Fahrschüler ratterte ich täglich 2-mal mit der Bundesbahn durch die norddeutsche Tiefebene“, sagte er. „Das Gebilde sah aus wie 3 aneinandergekoppelte Bockwürste auf Rädern.“ Herr Sch. wurde gebeten, sich nun auf Aspekte der einzelnen Sinneswahrnehmungen zu konzentrieren:

- *Augensinn:* „Mir fallen diese klapprigen Falttüren am Eingang wieder ein, die mit einem Knopf auf dem Griff zu öffnen waren. Dann die grünen Plastiksitzbänke, durch einen Griff in der Sitzposition zu wenden. Das dünne Holzpaneel an den Wänden mit den weißen, geprägten Verbotsschildern. Armselige braune Vorhänge an den Fenstern, die von Lederschlaufen gehalten wurden. Der blaue Rock mit dem roten Streifen an den Ärmeln, den der Schaffner trug ...“
- *Hörsinn:* „Was für ein urgewaltiges Röhren des Triebwagens, wenn diese Wurst anfuhr. Das ‚Klackklack‘ der Räder kam trotzdem nur sehr gemächlich in Schwung. Ringsum das ‚18, 20, zwo‘ der Skat spielenden Mitschüler, das ‚Ratzfatz‘, wenn sich an der Toilettentür der Riegel schloss, das ‚Die Fahrkarten bitte‘. Die plötzliche Ruhe, wenn der gestresste Diesel die Höchstgeschwindigkeit erreicht hatte und der Zug plötzlich ganz ohne Motorgeräusch, nur im Rauschen des Fahrtwinds vor sich hin klickerte. Das schrille Kreischen der Bremsen, wenn bei Regenwetter der Bahnsteig in Sicht kam ...“
- *Geruchssinn:* „Gerochen hat es immer nach kaltem Rauch, vorzugsweise Schwarzer Krauser oder Donker Shag, weil wir Schüler damals, der Not gehorchend, selber drehten. Saß ich Glücklicher neben Ute B., dann roch es immer leicht nach Veilchenpastillen, ein Duft, der mich heute noch verrückt macht. Ja, und wenn die Toilettentür aufging, dann drang ein ganz spezieller Duft durch den Raum. Denn sauber waren diese Züge nie. Von draußen kam, je nach Jahreszeit, Heuduft hinzu, frisch aufgebrochene Erde ...“
- *Geschmackssinn:* „Geschmeckt hat's immer nach dem Imbiss am Hauptbahnhof, wo wir uns Anfang des Monats, wenn das Taschengeld noch nicht dahingeschmolzen war, die besten Pommes frites der Stadt zu holen pflegten. Rotweiß natürlich. Manchmal, besonders abends, schmeckte es auch nach Angelas Küssen. Oft aß ich auch erst im Zug das Brot, das ich morgens zur Schule mitgenommen hatte: geklapptes Schwarzbrot, Quark und Schnittlauch. Denn Muttern hielt es leider sehr mit den neuesten Ernährungstipps aus allen möglichen bunten Blättern ...“
- *Gefühlssinn:* „Da fällt mir vor allem die Sitzfläche ein, dieses speckige, klebrige Plastik, an dem wir an heißen Tagen – ‚riiiitsch‘ – festklebten. Die Scheiben waren kühl, wenn wir die Stirn dagegen legten. Der Fahrtwind war erfrischend, wie heiß der Tag auch sein mochte, da wir immer vor dem eigentlichen Halt schon aus dem Zug sprangen ...“

Herr Sch. äußerte sich anschließend erstaunt darüber, was ihm alles wieder eingefallen war. Orte, Begebenheiten, Dinge, die er längst vergessen geglaubt hatte. Hoch motiviert und intentional ließ er sich auf die Selbsterfahrung seines Körpers ein und auf Übungsabläufe unter bewusster Leitung des Gehirns.

15.2 Hören

15.2.1 Wahrnehmen der Stimme

Der Mensch hat zwei Ohren und einen Mund, weil er mehr hören als reden soll. (dänisches Sprichwort)

Die Stimme ist in doppeltem Sinne darauf angewiesen, gehört zu werden. Indem wir die Stimme des anderen hören, hören und spüren wir ihn in seiner Leiblichkeit. Die Eigenwahrnehmung der Stimme hingegen ermöglicht uns erst, dass wir eine Stimme entwickeln. Entsprechend steht die (Eigen-)Wahrnehmung der Stimme im Fokus der Stimmtherapie.

Wir können die Augen schließen, können den Blick abwenden, wir können aber nicht die Ohren vor eindringenden Tönen verschließen. Wir können nicht weghören, sondern höchstens etwas überhören. Mit unseren Ohren stehen wir in ständigem Kontakt mit unserer Umwelt. Selbst im Schlaf halten unsere Ohren Wache und wecken uns beim ersten Piepsen des Weckers oder beim leisen Weinen des Babys.

Zahllose Mythen umgeben diese unbegrenzte Rezeptivität unseres Gehörs: Odysseus verschloss seinen Gefährten die Ohren mit Wachs, als sie durch das Gebiet der Sirenen segelten. So wollte er sie vor der Verlockung durch den betörenden Gesang schützen, der das Schiff ins Klippengewirr führen würde. Seine eigenen Ohren blieben offen. Er ließ sich aber an den Mast des Schiffes binden, um dem Gesang nicht zu verfallen. Woraufhin ihn fast der Wahnsinn übermannte. Unvorsichtige Schiffer, die den Loreley-Felsen passierten, verschlossen ihre Ohren dagegen nicht; sie verfielen der Rheinnixe und dem Schmelz ihrer Stimme und zerschellten mit ihrer Fracht.

Ein wahrer Kern existiert in all diesen Mythen: Über Töne, die unser Ohr erreichen, lassen sich psychische Reaktionen und vor allem Emotionen unmittelbar und nachhaltig auslösen. Unser sozial geschultes Hören ermittelt untrüglich die vielschichtige Befindlichkeit des anderen, was einerseits Abwehr auslösen kann, aber auch positive Resonanzen, wenn uns der andere „aus der Seele spricht".

Der Körper „hört mit"

Es sind vegetative Reaktionen, die beim Hören von Stimmen unbewusst die inneren Organe erfassen, bspw. wenn der Blutdruck ansteigt oder abfällt, die Herzfrequenz steigt, die Atmung sich beschleunigt, die Gefäße reagieren und es zu Schweißausbrüchen kommt.

Körperliche Reaktionen werden insbesondere hervorgerufen, wenn jemand sich innerlich aktiv beim Anhören eines Musikstücks beteiligt. Dann können plötzlich die Haare zu Berge stehen oder es entsteht ein Gefühl, als laufe eine Gänsehaut den Rücken hinunter (Chill-Effekte). Oder aber der Hörende aktiviert die Bewegungsmuskulatur im Rhythmus der Musik – dann werden dabei automatisch wie beim inneren Singen die Stimmlippen bewegt.

Hören der eigenen Stimme

Beim Hören der eigenen Stimme wird der subjektive Höreindruck von dem durch die Knochen geleiteten Schall mitgeprägt. Dehnen wir bspw. das „ng" im Wort „Klang" über einen etwas längeren Zeitraum, spüren wir ein deutliches Gefühl der Vibration in den Kopfknochen. Wir hören uns von innen, wir fühlen die Vibrationen in unserem Körper. Deswegen klingt für uns die eigene Stimme nicht so, wie sie von anderen gehört wird.

Jeder, der sich selbst zum ersten Mal von einem Tonband hört, ist irritiert: „Das kann doch nicht meine Stimme sein!" Wir identifizieren uns mit unserer eigenen Stimme und sind verunsichert, dass sie nicht so ist, wie sie uns vertraut ist. Wir müssen daher erst lernen, dass diese fremde Stimme unzweifelhaft unsere eigene ist. Nur klingt sie nicht so, wie wir selbst sie hören, sondern so, wie unsere Gesprächspartner sie seit Jahren lieben, genießen oder ertragen.

Hören der fremden Stimme

Wir hören die Tonhöhe, die Lautstärke, die Klangfarbe einer Stimme, die genetischen Gegebenheiten von Kehlkopf und Ansatzrohr. Gleichzeitig werden wir im Stimmklang aber immer auch den Menschen in seiner Einzigartigkeit hören.

Die Stimme eines anderen Menschen nehmen wir jedoch nicht ausschließlich auditiv wahr, sondern in Verknüpfung mit anderen Sinnen. Dies geschieht, indem wir unser Gegenüber beim Sprechen beobachten, es also visuell wahrnehmen, wir spüren seine Vibrationen in uns und reagieren damit auf den taktilen Sinn. Immer ist die auditive Wahrnehmung auch eine sensomotorische, d. h., wir hören und spüren die Stimme gleichzeitig.

Hören bedeutet soziale Zuwendung. Dabei geht es immer auch ums Verstehen, die innere Bezogenheit von Hören, Hinhören und Verstehen. Doch wir sind im Irrtum, wenn wir denken, das zu hören, was der andere hört, und umgekehrt.

Unterschiedliche Beurteilung des Hörens

Infolge der unterschiedlichen Wahrnehmung urteilen Patient und Therapeut oft unterschiedlich über den Klang der Stimme. Der Patient hört und empfindet seine Stimme bspw. als belegt, der Therapeut hingegen nimmt dies in der Weise nicht wahr. Der Patient reagiert dann irritiert oder verwundert. Aber auch das Eigenhören kann verändert sein, bspw. durch eine Erkältung mit einer Verschleimung im Bereich der Eustachi-Röhren (Verbindung zwischen Mittelohr und Nasenrachen).

Wie die Stimme klingt, wenn sie das eigene Ohr erreicht, hängt auch von den akustischen Gegebenheiten des Raumes ab, der klangverstärkend bzw. klangdämpfend sein kann. Die gängige Äußerung von Patienten, dass ihnen im resonanzverstärkenden Badezimmer die Stimmübungen am besten gelingen, rührt wohl von diesem Phänomen her.

Motorisches Nachvollziehen der fremden Stimme

Beim sog. funktionellen Hören werden die Sprechabläufe vom Hörer durch unbewusste kinästhetisch-motorische Bewegungen mitempfunden. Gleichzeitig mit dem Klang werden noch andere Komponenten des komplexen Geschehens, etwa unphysiologische Bewegungsabläufe im Artikulations- und Atemorgan sowie ungünstige Einflüsse durch Körperhaltung und Tonus, fühlend-nachvollziehend „gehört“. Will man die Stimme „richtig hören, so muss man sie im Kopf und in der Brust vibrieren, in der Kehle nachklingen lassen, als ob sie für einen Augenblick die eigene wäre“ [111] S. 74].

15.2.2 Hören lernen

Hören als fortlaufender Decodierungsprozess

Das Hören erfordert einen besonders schnellen Decodierungsprozess, da das Gesprochene – wie auch die Musik – kontinuierlich weiterläuft. In dem Moment, wo wir sie hören, ist sie uns schon wieder entschwunden, vielleicht ist noch ein Nachhall wahrzunehmen.

Ständig neue Wertungen und Gewichtungen begleiten diese Entschlüsselung, da in jedem Augenblick neue Informationen das bisher Gehörte ergänzen. Erschwerend kommt hinzu, dass unser Gehör als Kontrollinstanz immer nur eine Nuance später reagieren kann. Denn das Ohr vergleicht immer mit dem folgenden Ton, es nimmt die Veränderungen wahr. Trotzdem genügt in der Regel ein einmaliges Hinhören zum Verständnis, was uns zeigt, welch ein phantastisch präzises Werkzeug unser Hörvermögen ist. Erschwerend kommt hinzu, dass jeder Mensch im Laufe seiner Entwicklung eigene vorgeformte Hörmuster ausbildet. Allein schon deshalb sind Übungen zur Diskrimination und Differenzierung von Klängen von großer Bedeutung.

Hören mit unserem klanglichen Leitbild

Niemand kann die eigene Stimme über das Ohr objektiv beurteilen. Immer ist die Wahrnehmung beeinflusst von der Gewohnheit des Hörens. Wir hören eine Stimme immer nur, wie sie uns erscheint – nie, wie sie wirklich ist und wie sie sich in objektiven Analysen darstellt. Wir beobachten, diagnostizieren, beurteilen und korrigieren nur das, was wir kennen, was uns vertraut ist, was wir erwarten.

Jedem erscheint daher seine Art zu sprechen und zu klingen als die richtige: Es hat sich ein inneres klangliches Leitbild entwickelt, an dem jeder die anderen misst. Zu diesem Leitbild zählt nicht nur der akustische Eindruck der eigenen Stimme, sondern auch die kinästhetischen und taktilen Muster beim Sprechen. Sie umfassen die jeweiligen muskulären Spannungen sowie die ablaufbedingten Steuerungs- und Regelprozesse eines Klanges.

Wo immer diese eingeschliffenen Muster der Klang- und Stimmbildung verändert werden sollen, ist die Entwicklung eines Gespürs für die beteiligten körperlichen Vorgänge einer der ersten Schritte, damit im Gehirn ein neues Muster entstehen kann. Denn jede Bewegung, jeder Ton hat seinen Ausgangspunkt im Kopf.

Im Spannungsfeld von Eigen- und Fremdhören

Das Stimminstrument unterscheidet sich durch seine „Internität" grundlegend von allen anderen. Unterrichtet ein Instrumentalist seinen Schüler, ist es egal, wer gerade auf dem Instrument spielt, Schüler und Lehrer erhalten denselben Klangeindruck, über den sie sich verständigen können. Ganz anders ist dies beim Austausch über das Hören zwischen Therapeut und Patient oder zwischen Gesangspädagoge und Sänger. Zum Erbringen oder Nachahmen von Tönen wird hier keineswegs dasselbe Instrument benutzt, jeder „spielt auf seinem eigenen Instrument": Der Patient produziert einen Ton, der für ihn in einer bestimmten und gewohnten Weise mit einer fest verwurzelten Klangvorstellung und in einer bestimmten Stimmlage erklingt. Der Therapeut gibt mit seiner Stimme einen Klang vor, der aber „in den Ohren des Patienten" anders klingt als „für das innere Ohr" des Therapeuten. Unbewusste psychische Reaktionen auf die Stimme des jeweils anderen kommen erschwerend hinzu.

Interesse am Hören wecken

Wesentlich ist es, Interesse am Hören zu wecken. Dieser Sinn muss oft erst noch geschult werden: Der Patient soll Neugier entwickeln für den Klang der Straße. Die Stimme des Alltags soll in sein Bewusstsein vordringen. Da ist der Smalltalk der Kollegen im Betrieb, das Dozieren des Chefs während der Besprechung, die kreischende Begeisterung der kleinen Kinder in der Schule, das verkaufsförderliche Schmeicheln des Mannes hinter dem Tresen. Wie verändern Menschen ihre Stimme – und in welchen Situationen? Wie wandelbar ist ihre Tonhöhe, ihre Klangfarbe, ihre Lautstärke?

Übung

In-sich-Hineinhorchen

Ausgangspunkt für die Hörwahrnehmung ist paradoxerweise die Stille und die Konzentration auf den inneren Hörraum.

- Halten Sie sich beide Ohren zu und horchen Sie in sich hinein. Spüren Sie, wo und wie das Körperinstrument vibriert und klingt: das Rauschen des Blutes, das Pochen des Herzens, die Bewegungen der Gelenke, das Atmen, das Strömen der Luft. Genießen Sie dieses Geräusch des Lebens. Atmen Sie durch den Mund und durch die Nase, hören und spüren Sie den Unterschied wie auch die Veränderung des Körperraums dabei. Lösen Sie die Hände von Ihren Ohren, hören und spüren Sie den Unterschied.
- Hören und fühlen Sie die innere Dynamik der Musik. Welche Art von Musik löst bei Ihnen welche Stimmungen aus, welche Erinnerungen an Menschen und Situationen steigen auf? Welche Musik ist Ihnen vertraut? Lauschen Sie nacheinander nur auf die Tonhöhenbewegung, auf den Rhythmus, das Tempo, die Lautstärkeverschiebungen.

Übung

Lauschen, Klingen, Tönen

- Bringen Sie Klangschalen zum Klingen, erlauschen Sie ihren Klang bis in die verklingende Stille. Lassen Sie sich ein auf diesen Zustand veränderten Wachbewusstseins. Mischen Sie summende Klänge in die Schwingungen der Schale. Lassen Sie dabei Ihren Unterkiefer nach unten gleiten. Ihr Vokaltrakt vergrößert sich, die Resonanz verstärkt sich.
- Lassen Sie sich von den Vibrationen einer großen Klangschale oder eines Gongs zum Mitschwingen und Klingen anregen. Nehmen Sie den dunklen Klang in sich auf, die rhythmischen Schwingungen. Die tiefen vollen Klänge haben Ankerwirkung. Ihre Ausbreitung in Ihrem Körper gibt Ihnen ein Gefühl der Erdung und Sicherheit. Lassen Sie eine Melodie erklingen. Nehmen Sie wahr, wie Ihre Stimme dunkler und fülliger klingt, wie die Resonanz Ihren Brustkorb in Vibration versetzt. Tönen Sie in eine große Schale und nehmen Sie den zurückschwingenden Klang Ihrer Stimme wahr.
- Erspüren Sie die Schwingungen mehrerer Klangschalen auf Ihrem Körper. Ihre Schwingungen breiten sich langsam in ihm aus. Spannungen lösen sich, Energie wird freigesetzt, Körper und Seele kommen in Harmonie. Tief klingende Schalen auf Ihrem Kreuzbein, Ihrer Wirbelsäule, Ihrem Brustbein leiten über die Knochen den Klang besonders spürbar weiter. Die propriozeptive Wirkung wird intensiviert.

15.2.3 Der Klang verborgener Konflikte

Dem Therapeuten können Mitteilungen des Patienten über sein Gefühl beim Hören bestimmter Stimmen auch wertvolle Hinweise auf verborgene Konflikte und Probleme geben: Wie spricht der Freund gerade? Warum versagt der Patientin in dessen Gegenwart so häufig die Stimme, verbunden mit der Empfindung von Hilflosigkeit, Druck und Enge im Halsbereich? Auf diese Weise wird die Stimmtherapie zugleich zu einer kleinen Schule für die „akustische Menschenkenntnis".

Übung

Der Klang des Sozialen – Fragen zur Selbstwahrnehmung der Stimme

- Wie hören und empfinden Sie Ihre Stimme im Laufe eines Tages? Wie klingt Ihre Stimme am Morgen nach dem Aufstehen? Wie fühlen Sie sich dabei? Klingt sie eher ungeschmeidig, ist sie rau oder dumpf, hört sie sich fremd an? Ist Ihre Stimme am Arbeitsplatz anders als daheim? Fühlen Sie sich dort gelegentlich überfordert und gehetzt? Kann man hören und spüren, dass Sie Unbehagen vor einem mit Terminen randvoll gepackten Tag haben? Wie klingt Ihre Stimme, wenn Sie glücklich sind?
- Setzen Sie Ihre Stimme mit mehr Lautkraft ein, um sich in einer unruhigen Schulklasse Gehör zu verschaffen? Stellen Sie sich vor, ein Kind sei hingefallen. Können Sie sofort auf eine sanfte Stimme umschalten, die tröstet, die Zuwendung und Ermutigung vermittelt?
- Wie klingt Ihre Stimme in Stresssituationen? Sie sprechen vor einem unbekannten Publikum; Sie haben Auseinandersetzungen mit Arbeitskollegen und Angst, die eigene Ansicht zu vertreten; Sie fühlen sich im Betrieb der überfordernden Situation nicht gewachsen. Bleibt Ihre Stimme dann gleich, ist sie zu leise oder zu laut, zu hoch, brüchig belegt oder gar krächzend? Wie empfinden Sie Ihre Stimme in solchen Situationen? Klingt sie für Sie unangenehm oder in gewohnter Weise?
- Was fühlen Sie in solchen Situationen körperlich? Spüren Sie Druck im Kehlkopfbereich, ein nervöses Gefühl in der Magengegend, Verspannungen in Schulter und Nacken? Wie war Ihr Verhalten dabei, welche ablaufenden Muster haben Sie beobachtet? Zeigen sich dieselben Reaktionen auch in anderen Situationen? Glauben Sie, dass Ihre Stimme in solchen Situationen im Einklang mit Ihren Gefühlen steht?

15.2.4 Neue Klangmuster erfahren

Sensibilisierung für Klänge

Sobald das Interesse an Klängen geweckt ist, sobald die eigene Klangvorstellung bereichert wurde, erschließen sich Möglichkeiten, selbst neue Klangqualitäten zu produzieren. Denn nur das, was ich als bewusste Klangvorstellung in mir trage, kann ich auch hervorbringen. Ein Königsweg zur Sensibilisierung des Hörempfindens ist es daher, den Alltag „mit offenen Ohren" zu durchschreiten, vertraute Klänge aufzunehmen und zu versuchen, die Gefühle, die sie auslösen, zu beschreiben und stimmlich wiederzugeben. Wie klingen eigentlich 2 leere Gläser, die aneinanderstoßen? Wie klingt es, wenn sie unterschiedlich hoch gefüllt sind? Wie klingt das Trommeln meiner Finger auf dem Fensterbrett, auf dem Lampenschirm, auf dem Buchdeckel?

Übung

Der Klang des Alltags – Fragen zur emotionalen Wahrnehmung von Geräuschen

- Lenken Sie Ihr Hörbewusstsein in verschiedene Richtungen hin auf die Geräusche der Straße. Differenzieren Sie diese: Welche Laute hören Sie besonders gut, vielleicht die Stimme des Nachbarn, das Schreien eines Kindes, den Wind in den Blättern, die Regentropfen am Fenster? Sind die Klänge hell, rau, grell, dunkel, weich? Was bedeutet dieses Geräusch, das Sie hören? Was drückt es aus? Wie reagieren Sie darauf?
- Vergrößern Sie Ihre Ohren mit den Händen hinter und vor die Ohrmuscheln, so dass sich jeweils ein Trichter bildet: Wie und was hören Sie jetzt? Wie fühlt sich dabei Ihr Körperraum an? Hören und spüren Sie einen Unterschied, wenn Sie mit geschlossenen oder mit geöffneten Augen hören? Welche Geräusche wecken sofort Ihre Aufmerksamkeit, welche hören Sie erst bei gerichteter Hinwendung?

Die intentionale Hörausrichtung

Ein weiterer Schritt zur Entwicklung neuer Klangmuster besteht in einer „intentionalen Hörausrichtung“. Sie schult die akustische Differenzierungsfähigkeit, das Vermögen, durch die Konzentration aller Aufmerksamkeit relevante Signale aus dem Störlärm ringsum, aus dem „Rauschen“, herauszuhören. Der Betreffende lernt, nur einem bestimmten Instrument im Orchester zu folgen, im Gesprächswirrwarr nur einer einzigen Stimme zuzuhören. Hierdurch entwickelt er die Fähigkeit, jene Schallreize zu überhören, die für ihn nicht bedeutungstragend sind. In einer Zeit der Reizüberflutung ist auch das Überhören – richtig verstanden – eine Kunst.

15.2.5 Das Ohr als phonatorisches Kontrollsystem

Die audiophonatorische Kontrolle

Im Sinne eines Regelkreises überwacht das Ohr jede Lautäußerung, vergleicht sie mit den zentral vorgegebenen Sollwerten und korrigiert die Lautäußerung, sofern dies notwendig ist.

Wenn wir das imaginierte und gespeicherte Klangbild mit dem real produzierten vergleichen, ergibt sich die Möglichkeit zur gezielten Nachkorrektur und zum Erproben modifizierter Einstellungen für ein optimiertes Klangergebnis. Imagination und Realisation werden allmählich deckungsgleich. Das neue Klangbild mit seinen akustischen, kinästhetischen und taktilen Mustern nehmen wir dann in unseren Langzeitspeicher auf. Bei Bedarf können wir es jederzeit wieder abrufen.

Die kinästhetisch-reflektorische Phonationskontrolle

Weitgehend selbstständig steht neben der audiophonatorischen Kontrolle die kinästhetisch-reflektorische Kontrolle der Phonation. Diese läuft über muskuläre, artikuläre und submuköse Mechanorezeptoren. Dadurch ist es möglich, ein bestimmtes Phonationsziel recht genau auch ohne auditive Rückkopplung zu realisieren.

Lerne zu hören!

Wir lernen auf der Grundlage der individuellen Hörbiografie unseres Gehirns und erworbener Hörerfahrungen folgende Fähigkeiten bei der Verarbeitung von akustischen Reizen:

- Erkennen und Differenzieren von Geräuschen und Klängen sowie das Wahrnehmen von Veränderungen
- Raumortung – das Erkennen der Richtung einer Schallquelle
- auditive Korrektur einer veränderten Raumakustik
- selektive Filterung bestimmter Laute, Sprache und wichtige Informationen aus dem Störlärm – dem „Rauschen“ der Umgebung – heraushören und erkennen lernen
- Reize ignorieren, die zwar im Sinnesfeld erscheinen, denen aber kein Informationsgehalt zukommt
- Horchen lernen, um die leisen Töne und feinen Schwingungen nicht zu überhören

Ein geglückter Hörvorgang benötigt:

- funktionstüchtige Hörorgane und ein intaktes zerebrales Leistungsvermögen
- intentionale auditive Aufmerksamkeit des Hörers, seine Merkfähigkeit, Diskriminationsvermögen
- Fähigkeit zur Klangvorstellung, wodurch der Hörer bspw. von einem bestimmten Klappern auf einen Topfdeckel schließt

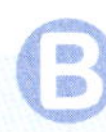

Fallbeispiel

„Ich klinge ja ganz anders.“
Frau W., eine 33-jährige Sopranistin, kommt wegen rezidierender Heiserkeit zur Behandlung.

Befund
Die Sprechstimme klingt laut und resonanzarm, die Vokaleinsätze erfolgen hart. Die Singstimme präsentiert sich besonders in der Mittellage überlüftet. Zur Höhe hin wird sie mit verstärktem subglottischem Druck sowie engem und scharfem Klang geführt.

Therapie
Frau W. ist davon überzeugt, nur dann singen zu können, wenn sie eine überhöhte Muskelaktivität einsetzt und diese als festen Halt, verbunden mit einem Gefühl der Sicherheit, im ganzen Körper

spürt. Die Therapie beginnt mit Elementen der Progressiven Muskelentspannung, um die Differenz von muskulären Anspannungs- und Lösungsvorgängen zu entwickeln. In kleinen, langsam aufeinander aufbauenden Schritten erschließen sich dann Töne und Tonfolgen aus der Bewegung und Atmung. Frau W. erfährt, dass dies gut und sogar besser gelingt, wenn sie es mit einer flexiblen Körperspannung verbindet.

Die Patientin bleibt zunächst jedoch misstrauisch und abwartend, weil durch das Lösen punktueller überspannter Haltestrukturen auch die gewohnte, körperfixierte Sicherheit verloren gegangen ist. Schlimmer noch: Durch die gewonnene Flexibilität im Bereich der Körperräume verändert sich auch der Stimmklang. Er wird flexibler, resonanter und verliert an Schärfe. Die Sängerin empfindet ihre Stimme jetzt als zu dunkel, zu tief und zu sehr nach hinten verlagert, da sich ihr Kehlraum zu öffnen begonnen hat. Die Irritationen, der Konflikt mit der gewohnten Klangvorstellung ist so groß, dass es zu gereizten Ausbrüchen kommt.

Resultat

In einem behutsamen Prozess gelingt es, gewohnte Höreinstellungen, Klangvorstellungen und die damit verbundenen Körperempfindungen zu wandeln. Je mehr das neue Klangbild von Frau W. angenommen werden kann, umso rascher entwickelt sich ihre Stimme. Im weiteren Verlauf des Vorgehens fühlt sich Frau W. „wie befreit", weil sie ihren Körper beim Singen nicht mehr in muskulärer Hochspannung halten muss. Auch den neuen, weichen und vollen Klang ihrer Stimme empfindet sie inzwischen selbst als wesentlich schöner.

16 Funktionskreis Körper

16.1 Körper und Stimme

Die Körperstruktur eines Menschen und die Bewegungen enthalten Aussagen über seine existenzielle Lebenssituation. (Stanley Keleman)

16.1.1 Der Körper – die Gestalt des Menschen

Zuerst erscheint uns jeder Mensch in seiner Körperlichkeit. Der Körper vermittelt uns den ersten Eindruck von einer Person. Später ergänzen Stimme, Sprache, Bewegung, Verhalten und Denkweise dieses Bild. Dem Beobachter erzählt die Gestalt eines Menschen immer etwas von seiner Veranlagung, von seinen Gewohnheiten, von seiner Lebensgeschichte. Habituelle Muster und Zwangshaltungen haben sich in das Körperbild eingraviert.

Nicht nur die persönliche Lebensgeschichte drückt sich in der Körperhaltung aus. Die körperliche Gestalt prägen auch jene kulturellen und sozialen Konventionen, unter deren Einfluss ein Mensch aufgewachsen ist. Die Art, wie wir gehen, sitzen und uns bewegen, wandelt sich dabei ständig mit den seelischen Stimmungen und den gesellschaftlichen Anforderungen.

Der Körper ist also höchst individuell. Jeder Mensch weist einen ihm eigenen Haltungs- und Bewegungstyp auf, der wiederum wesentlich, aber nicht ausschließlich, von seinem Körperbau abhängt.

16.1.2 Der Stimmklang im Körper

Es macht daher einen großen Unterschied, in welchem Körper eine Stimme klingt, zu uns spricht und zur Geltung zu kommen sucht.

Ein Mensch mit einem kräftigen, gedrungenen Körperbau, mit kurzem Hals und breiten Hüften steht geerdet auf dem Boden. Dementsprechend wird auch seine Stimme gut im Körper verankert sein. Anders wiederum der Mensch mit einem Körper, der muskulös und breitschultrig aufgebaut ist, der über einen großen Brustkorb verfügt. Sein Körper wirkt energetisch aufgerichtet. In ihm kann seine Stimme eine fokussierte Strahlkraft entwickeln. Dann kennen wir Menschen, die langwüchsig sind, mit schmalen Schultern, kleinem flachen Brustkorb, eingesunkenen Brustbein und eher schwach entwickelten Muskeln. Die Körperhaltung wirkt schlaff, der Schultergürtel ist vorne nach unten gesunken. Dementsprechend ist auch das Stimmvolumen begrenzt, der Klang ist resonanzarm.

Diese Beispiele zeigen, wie sehr die Entwicklung von Stimmklang, Dynamik und Leistungsfähigkeit einer Stimme auch vom Körperbau und der Haltung eines Menschen abhängig sein kann.

▸ **Unterschiede im Körperbau.** Die Unterschiede im Körperbau haben von jeher Philosophen und Wissenschaftler veranlasst, die Menschen aufgrund ihres Körperbaus zu klassifizieren. Aus der körperlichen Konstitution eines Menschen haben sie bestimmte Eigenschaften abgeleitet. Bereits im 5. Jahrhundert v. Chr. schlug der griechische Arzt Hippokrates entsprechende Konstitutionstypen vor. So führte er bestimmte Eigenschaften des Temperaments auf körperliche Eigenschaften und auf das Wirken von „Säften" im Körper zurück.

Merke

Gebräuchlich sind heutzutage noch hippokratische Begriffe wie „phlegmatisch" für einen teilnahmslosen und trägen Typus und „melancholisch" für einen schwermütigen, zu Depressionen neigenden Menschen. Von einer „cholerischen" Person sprechen wir, wenn jemand reizbar, jähzornig, laut und dominant auftritt.

Die bekanntesten Konstitutionslehren der neueren Zeit stammen von dem Psychiater Ernst Kretschmer und dem Mediziner und Psychologen William Sheldon. Kretschmer unterscheidet zwischen gedrungenen (pyknischen), kräftigen (athletischen) und schmalen (leptosomen) Körperformen, Sheldon zwischen fetten (endomorphen), muskulösen (mesomorphen) und ektomorphen (schlanken). Diese Klassifizierungen bieten jedoch nicht mehr als ein grobes Raster. Normabweichungen sind eher die Regel als die Ausnahme. In der Realität erweisen sich die meisten Menschen als Mischtypen, bei denen eine der 3 Körpertypen mehr oder minder dominiert. Diese Einteilungen gelten heute als überholt, sodass man gewöhnlich von einem schlanken, muskulösen oder fetten körperlichen Typus spricht.

16.1.3 Der Einfluss des Körpers auf den Stimmapparat

Der Stimmapparat ist ein Teil des Körpers. Er ist kein selbstständiges Modul, sondern integriert in die Gesamtheit des Körpergeschehens. Der Stimmapparat kann also nicht losgelöst von ihm betrachtet werden: Körperhaltung, Atmung, Stimmgebung und Lautbildung stehen in einem dynamischen Zusammenhang mit den von einander abhängigen Teilsystemen, mit der gesamtkörperlichen Reaktionsbereitschaft sowie mit einem variablen Gesamttonus.

Muskelketten reichen von den unteren Körperabschnitten bis hinauf zur Schädelbasis. Somit ist der Kehlkopf in alle Bewegungsabläufe des Kopfes, des Schultergürtels, der Arme, des Beckens, der Wirbelsäule und der Beine eingebunden. Sind diese Teilbereiche optimal aufeinander abgestimmt, beeinflussen sie auch den Kehlkopf und den Stimmklang positiv. Treten dagegen Störungen in Teilbereichen auf, sind Funktionssysteme mit ihren Abhängigkeiten nicht angemessen integriert. Die Selbstregulation der Funktionen ist gestört. Erst wenn sich Dysfunktionen nicht mehr wechselseitig stimulieren und aufschaukeln, wird auch der Stimmapparat funktionsgerecht arbeiten. Das Ergebnis hören wir im Stimmklang.

16.1.4 Körperabschnitte in ihrem Zusammenspiel

Um zu einem komplexeren Verständnis dieses Wechselspiels bei der Regulation muskulärer Ebenen zu gelangen, ist es zunächst notwendig, verschiedene Körperabschnitte getrennt zu betrachten.

Dieses Vorgehen mag im ersten Moment reduktionistisch erscheinen, als bloße Zergliederung der Gesamtheit eines Organismus. Wir dürfen jedoch dessen Ganzheit nie aus den Augen verlieren. Wir müssen also lernen, die einzelnen Abschnitte des Körpers mit ihren wechselseitigen Bezügen stets als Glieder eines übergeordneten Ganzen zu sehen – auch dann, wenn wir uns vorerst auf ein Detail konzentrieren, um zu einem tieferen Verständnis zu gelangen. Jeder Teilabschnitt wirkt immer auf das Ganze, erst so erfüllt er seine funktionelle Aufgabe.

Bei allen Interventionen ist daher zu berücksichtigen, wie jeder Körperabschnitt in die Gesamtheit eingebunden ist. Immer spielt das Verhältnis der Einzelelemente zueinander eine große Rolle, wie der Kopf vergleichsweise zum Hals steht, zum Schultergürtel und zum Rücken, und wie diese Elemente sich auf die Ganzheitlichkeit des Körpers und somit auf die Funktion des Kehlkopfs und auf den Stimmklang auswirken.

Der Körper ist zu einem leistungsfähigen Instrument zu entwickeln, um Atmung, Stimmgebung und Lautbildung mit ihren vielfältigen Ausdrucksmöglichkeiten optimal aufeinander abzustimmen. Erst eine koordinierte Anpassung des Gesamtsystems steigert die Leistungsfähigkeit des Stimmapparats. Nur sie vergrößert den funktionellen Spielraum, der differenzierte Abläufe bei der Stimmproduktion möglich macht.

Natürlich hängt die Angemessenheit und Richtigkeit beim Gebrauch des Körpers von individuellen Fähigkeiten und genetischen Voraussetzungen ab. Innerhalb dieses Rahmens aber kann sich die Stimme eines jeden Menschen zu einem klingenden und leistungsstarken Ausdrucksorgan entfalten. Eine verbesserte gesamtkörperliche Funktionsfähigkeit hat immer auch positive Auswirkungen auf die psychische Stimmungslage des Menschen und sein Selbstvertrauen. Beides wiederum übt einen großen Einfluss auf die psychophysische Basis der Stimmproduktion aus.

16.1.5 Die Architektur des Körpers

Unser Körper ist ein architektonisches Meisterwerk. Bauen wir ein Haus, muss die Statik stimmen, damit es stabil ist und nicht einstürzt. Stabilität und Statik sind gewährleistet, wenn die einzelnen „Etagen" – Beine, Becken, Rumpf und Kopf – sich im Gleichgewicht befinden: wenn sie lotrecht übereinanderstehen und der Schwerpunkt auf der unteren Stützung des Körpers liegt.

Die Anordnung der Körperabschnitte zueinander lässt sich mit einem Turm aus Klötzen vergleichen, die senkrecht übereinandergestapelt sind: Ein Klotz liegt auf dem anderen und gibt sein Gewicht an den unteren ab, sodass die Schwerpunkte der einzelnen Klötze genau übereinanderliegen (▶ Abb. 16.1a). In einer solchen Situation braucht der Mensch nur wenig Muskelkraft, um das Gleichgewicht zu halten, weil die Summe aller einwirkenden Kräfte und Drehmomente sich wechselseitig ausgleicht. Zwischen den Beuge- und Streckmuskeln – zwischen Agonisten und Antagonisten – herrscht dann ein symmetrisches Gleichgewicht.

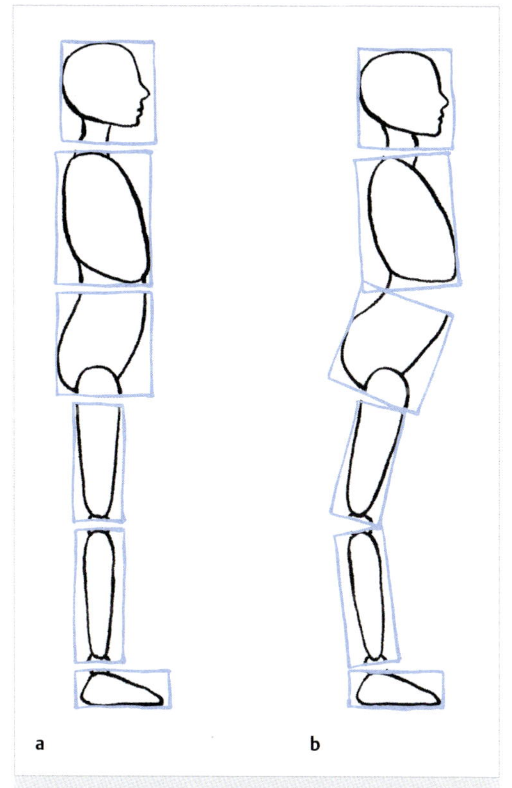

Abb. 16.1 Bauklotzmodell des Körpers. (Grafik: Sieghild Pieper)
a Anordnung der Körperabschnitte zueinander wie aufeinanderliegende Klötze.
b Anpassung der Körperabschnitte an ein nach vorn gekipptes Becken.

Rutscht jedoch ein Klotz aus der Struktur heraus, verlässt er die Gleichgewichtsachse. Das System verlässt den statischen Ruhestand, es passt sich dem verschobenen Körperabschnitt an (▶ Abb. 16.1b). Die Muskeln, die für die Aufrichtung des Körpers zuständig sind, müssen eine erhebliche Kraftanstrengung leisten, um Stabilität und Gleichgewicht zu bewahren. Geschieht dies habituell, wird die Muskulatur überfordert. Sie reagiert mit Verspannungen und Verhärtungen.

Der körperliche Gleichgewichtszustand ist daher ein vorläufiges therapeutisches Ideal. Wesentlich ist eine subtile Koordination und Abstimmung der Muskeln und Gelenke im gesamten Körper, die ohne ständige Rückkopplung von Sinnesorganen und Körperreaktionen undenkbar wären. Den Löwenanteil dieser Gleichgewichtsarbeit leistet unser Körper quasi schon automatisch. Sie wird vorbewusst und jenseits jeder Willkürmotorik über myostatische Reflexketten vermittelt.

16.1.6 Der Körper in seiner Polarität

Alles, was wir im Leben tun, steht unter dem Einfluss der Schwerkraft. Dies ist ein Leitsatz für alles Handeln in der stimmtherapeutischen Arbeit. Wie ein Magnet hat auch die aufgerichtete Körperhaltung 2 Pole: Füße und Beine einerseits, Rumpf und Kopf andererseits.

Stehen wir fest auf dem Boden, zieht uns der untere Pol nach unten auf die Erde. Der obere Pol bewegt uns mit entgegengesetzter Kraft von der Gravitation der Erde weg: Er richtet uns auf. Es folgt ein inneres Sichstrecken mit langem Rücken, aufgerichtetem Brustkorb, mit Weitung der inneren Räume und tonisierter Bauchdecke.

Es ist also immer dieser Gegensatz zweier polarer Kräfte, die untrennbar verbunden sind. Keiner kann für sich allein bestehen. „Diese Polarität bildet die Grundlage dynamischer Verhältnisse im Körper, so dass der Auftrieb von unten den Einfluss der Schwerkraft ausgleichen kann" [[152] S. 247].

16.1.7 Der Körper im dynamischen Gleichgewicht

Die Mehrzahl der Muskeln dient der Sicherung von Körperpositionen gegen die ständig einwirkende Schwerkraft, meist in Form von kleinen unwillkürlichen Bewegungen. Selbst das Stehen ist eine lebenspraktische Herausforderung hinsichtlich eines koordinierten Umgangs mit Gleichgewicht und Balance in der ständigen Auseinandersetzung mit der Schwerkraft.

In jedem Augenblick verändert sich die räumliche Verteilung der einzelnen Abschnitte unseres Körpers. Ein intensiver Atemzug, eine leichte Veränderung des Gleichgewichts lassen zahllose Reaktionen im Körper ablaufen.

Bei dieser Aufgabe hat es jede Schnecke leichter als der Mensch. Beim Menschen sind die schweren Teile des Körpers, Kopf, Schultern und Brustkorb, besonders hoch gelagert. Zugleich verfügt die Basis mit den Füßen nur über eine kleine Grundfläche. Diese außergewöhnliche Gewichtsverteilung macht schon beim Stehen eine Vielzahl von fein abgestuften Ausgleichbewegungen erforderlich, um die Gleichgewichtslage zu bewahren. Die notwendigen Koordinations- und Anpassungsprozesse erfolgen primär und unbewusst durch die Propriozeptoren und die Rezeptoren des Gleichgewichtsorgans (Vestibularapparat). Willkürbewegungen der Beuge- und Streckmuskulatur koordinieren diese Halteregulation.

16.1.8 Der Körper im energetischen Schwerpunkt

Der energetische Schwerpunkt des Körpers liegt in einem Zustand dynamischer Ruhe etwas unterhalb der Region des Bauchnabels. Die fernöstliche Denkweise nennt diesen Bereich das „Hara". Er gilt diesen asiatischen Schulen als Quellpunkt des „Chi", der Lebensenergie des menschlichen Organismus. Hier soll sich alle Energie sammeln, von hier werden die Bewegungen gesteuert, die nach erhöhtem Muskeleinsatz immer wieder diesen dynamischen Ruhezustand anstreben.

Sicher ist, dass wir in einem Zustand der Ruhe und Ausgeglichenheit unseren Schwerpunkt in dieser Region verorten. Die tief liegenden Muskeln der unteren Bauchregion haben einen Gleichgewichtszustand erreicht, der sich auf das äußere Muskelspiel der anderen Körperregionen überträgt. Dieses Gesammeltsein in einem erspürten energetischen Schwerpunkt gibt innere Stabilität. Es entlastet und harmonisiert gleichzeitig andere funktionelle Teilbereiche des Körpers.

16.2 Der Körper im Lot

Unser Körper ist symmetrisch aufgebaut. Durch ihn lassen sich daher verschiedene Achsen und Ebenen legen:

- Vertikalachse
- Transversalachse
- Sagittalachse

Um die Schwerpunkte und die strukturelle Ordnung einzelner Abschnitte der Körperhaltung zu erfassen, orientieren wir uns an der Vertikalachse, die synonym auch als Longitudinalachse, lotrechte Linie, Schwerelot oder Schwerelinie bezeichnet wird. Sie zeigt zugleich die Richtung der Schwerkraft an: Die Lotlinie der Vertikalachse durchstößt, der Gravitation folgend, senkrecht alle Niveauflächen des Körpers (▶ Abb. 16.2a).

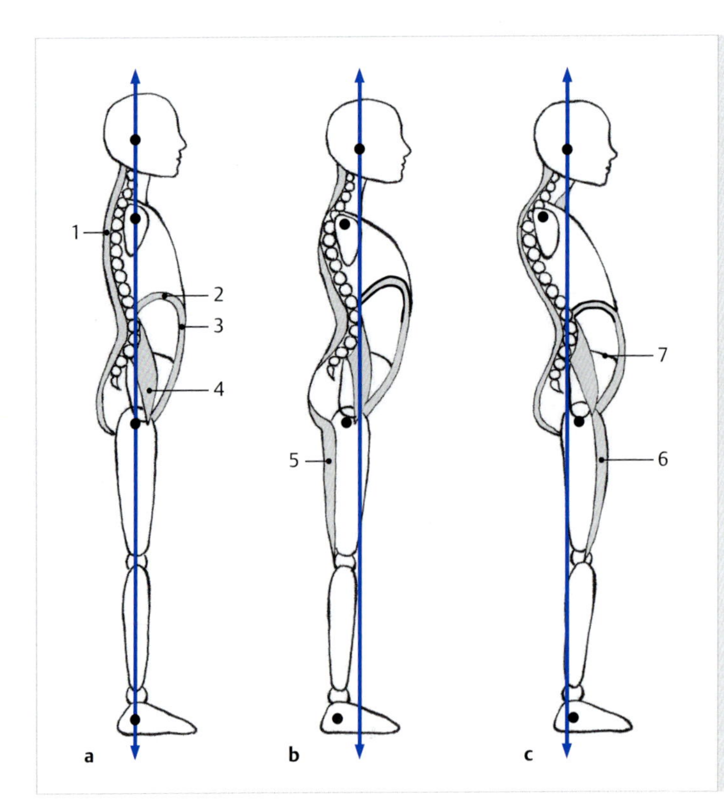

Abb. 16.2 Normale Haltung und ihre Abweichungen vom Schwerelot (1: Rückenstrecker; 2: Zwerchfell; 3: Bauchmuskulatur; 4: Psoas; 5: hintere Oberschenkelmuskulatur; 6: vordere Oberschenkelmuskulatur; 7: oberer Beckenkamm). (Grafik: Sieghild Pieper)
a Normale Haltung.
b Hohlkreuzhaltung.
c Schlaffe Haltung.

Das Schwerelot teilt den Körper in eine vordere und eine hintere Hälfte. Auf der Vorderseite werden die Zugkräfte vor der Wirbelsäule nach oben aktiviert (aufsteigende Spannung), auf der Rückseite nach unten gedehnt und verlängert (absteigende Entspannung).

16.2.1 Verlauf des Schwerelots beim Stehen

Seitlich verläuft das Schwerelot von oben nach unten durch folgende Regionen:
- äußerer Gehörgang
- Mitte des Schultergelenks
- Mitte des Hüftgelenks
- Mitte des Knies
- Mittelfußknochen bis auf die Unterlage

16.2.2 Die normale Körperhaltung im Schwerelot

- Der Kopf balanciert auf der aufgerichteten Halswirbelsäule (HWS). Die Kauebene (Okklusionsebene) ist weitgehend horizontal ausgerichtet, die Zunge liegt entspannt in der Mundhöhle.
- Der Schultergürtel befindet sich auf einer horizontalen Linie, die Schulterblätter sind leicht nach unten und innen zur Wirbelsäule gezogen.
- Brustbein und Brustkorb (BWS) sind gegen die Schwerkraft aufgerichtet und geweitet.
- Die Arme hängen ohne Spannung an den Seiten des Körpers herab.
- Flanken und Bauchdecke sind eutonisch gespannt. Der Abstand zwischen Beckenrand und unteren Rippenbögen ist groß.
- Das Becken ist physiologisch etwas nach vorn geneigt, sodass die Lendenwirbelsäule (LWS) leicht nach innen gebogen ist (lordosiert).
- Die Knie sind flexibel gestreckt, weder nach hinten durchgedrückt, noch nach vorne gebeugt. Vordere und hintere Muskelgruppen der Beine sind etwa gleich gespannt.
- Die Spurbreite der Füße entspricht dem Abstand der Hüftgelenke, die Vorderfüße zeigen leicht nach außen. Das Körpergewicht ist gleichmäßig verteilt auf die Fersen und die beiden Fußballen.

16.2.3 Aus dem Lot geraten – Abweichungen von der Vertikalachse

Die Körperhaltung ist kinematisch als eine vielgliedrige Getriebekette zu verstehen. Veränderungen an einem Teilsystem haben im Sinne einer Kettenreaktion immer Auswirkungen auf das Gesamtsystem. Weicht die Körperachse von der natürlichen Lotlinie ab, löst der Körper reflektorisch kompensierende Muskelaktivitäten aus. Zu den häufigsten Abweichungen zählen die Hohlkreuzhaltung und die schlaffe Haltung.

Hohlkreuzhaltung

Sie entsteht, wenn sich die Lotlinie des Körpers nach vorne bewegt (▸ Abb. 16.2b).
- Die Lotlinie fällt vor das Hüftgelenk in den Vorfuß, der dadurch stärker belastet wird.
- Die Knie sind nach hinten durchgedrückt, die Muskulatur der hinteren Oberschenkel wird stark belastet.
- Das Becken kippt nach vorne.
- Die LWS geht in eine stärkere Hohlstellung (Hyperlordose).
- Die Bauchdecke ist gespannt und nach vorn gewölbt.
- Das Zwerchfell befindet sich in Hochstellung.
- Die Rundung der BWS (Kyphose; BWS: Brustwirbelsäule) verstärkt sich reaktiv, der Brustkorb wölbt sich vor, das Brustbein richtet sich auf.
- Es entsteht eine vermehrte Halslordose, die zu einer Überspannung im vorderen Hals führt.
- Die Hohlkreuzhaltung ist anstrengend, weil für die Herstellung des Kräftegleichgewichts ständig eine vermehrte Muskelkraft aufgewandt werden muss. Besonders Bein- und Rumpfmuskeln sind einem ständig höheren Muskeltonus ausgesetzt.

Schlaffe Haltung

Sie entsteht, wenn sich die Lotlinie im Körper nach hinten bewegt (▸ Abb. 16.2c).
- Die Lotlinie fällt hinter das Hüftgelenk in die Ferse, die dadurch stärker belastet wird, sodass das Becken nach hinten kippt.
- Die vordere Beinmuskulatur ist angespannt, um einem Rückwärtsfallen entgegenzuwirken.
- Die LWS wird fast gerade gestellt.
- Die Bauchdecke wölbt sich schlaff nach außen.
- Das Zwerchfell befindet sich in Tiefstellung.

- Der Abstand Rippen – Beckenkamm ist deutlich vermindert.
- Ausgeprägt ist eine vermehrte Rundung der BWS mit Einsinken des Brustkorbs und des Brustbeins. Die Schultern hängen nach vorne unten.
- Die HWS ist im unteren Teil gestreckt, im oberen knickt sie nach hinten ab, um den Blick geradeaus zu ermöglichen. Dadurch erschlafft die äußere Kehlkopfmuskulatur, der Mundboden ist dagegen überspannt.
- Besonders die Schwächung der Strecker des Rückens und die Verkürzung der Brustmuskeln sind verantwortlich für die Einengung des Brustkorbs, seine Neigung nach unten und die Verlagerung der Schultern nach vorne unten.

16.2.4 Schwerelot beim Sitzen

Aufgerichtete Sitzhaltung

Beim aufgerichteten Sitzen geht das Schwerelot vom äußeren Gehörgang in die Hüftgelenke und in die Sitzbeinhöcker. Becken, LWS, Brustkorb und der Hals-Kopf-Bereich befinden sich in der Position wie in der lotgerechten Körperhaltung. Daraus resultiert eine optimale Sitzhaltung (▶ Abb. 16.3a):

- leicht nach vorne geneigtes Becken
- mäßige Lordosierung der LWS und aufgerichtete BWS
- etwas vor dem Unterstützungspunkt der Sitzhöcker liegender Schwerpunkt

Diese Haltung bewirkt, dass ein Teil der Unterstützungslast über Ober- und Unterschenkel auf die Füße geleitet wird. Dadurch entsteht wiederum ein Spannungsgleichgewicht zwischen Bauch- und Rückenmuskulatur sowie der Hüft- und Beinmuskulatur.

Schlaffe Sitzhaltung

Das Becken ist nach rückwärts gekippt, die LWS nach außen gebogen (kyphosiert), der Brustkorb und das Brustbein sinken ein, das Kinn neigt sich zur Brust (▶ Abb. 16.3b). Dabei werden die Rückenmuskeln wesentlich mehr belastet als die Bauchmuskulatur mit der Folge, dass sich die Rückenmuskeln immer mehr verkürzen, d. h. verspannen, und die Bauchmuskulatur zunehmend schlaffer wird.

In dieser Position ist die Bauchhöhle zusammengedrückt, das Zwerchfell in seiner Beweglichkeit behindert. Dadurch können Luftdruck und Schwingungen der Stimmlippen nicht fein aufeinander abgestimmt reagieren. Bei stimmlicher Belastung ermüdet die Stimme schnell.

16.2.5 Dynamisches Muskelspiel

Die aufgerichtete Körperhaltung hängt vom ökonomischen und dynamischen Zusammenspiel einer Vielzahl von Muskeln und Muskelgruppen ab, die ihrerseits durch ausgewogene strukturelle Verhältnisse bestimmt werden. Jeder Muskel ist ein Glied eines größeren Ganzen und jede anscheinend noch so einfache Bewegung ist das Produkt zahlreicher Muskelkontraktionen- und Erschlaffungen.

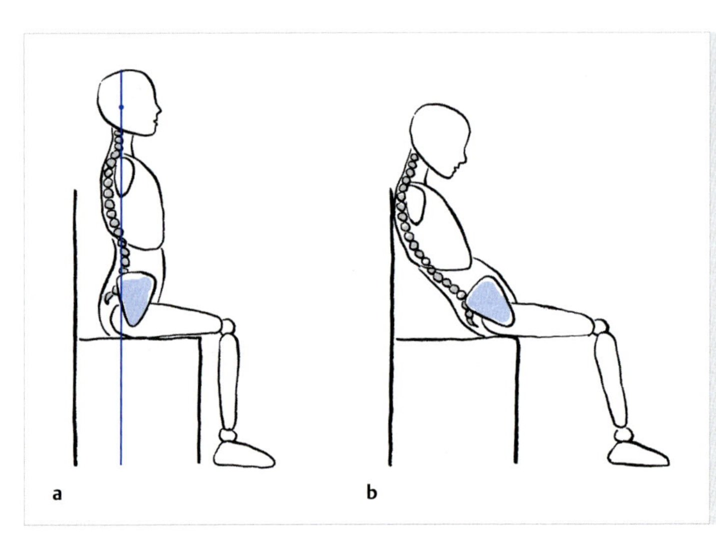

Abb. 16.3 Sitzhaltungen. (Grafik: Sieghild Pieper)
a Aufgerichtete Sitzhaltung.
b Schlaffe Sitzhaltung.

Viele Funktionen des Körpers werden von Muskelketten, bzw. -schlingen ausgeführt, von Muskeln, die in ihrer Wirkungsweise eng miteinander verbunden sind und über mehrere Gelenke verlaufen. Muskuläre Ketten sind vorwiegend von Abweichungen im vertikalen Bereich des Körpers betroffen, wie auch von Differenzen zwischen beiden Körperhälften, bspw. der rechten Schulter gegenüber der linken. Solche Abweichungen können die muskuläre Balance im gesamten System beeinträchtigen: Es kommt zu unharmonischen Bewegungsabläufen, zu Haltungsinsuffizienzen, zu negativen Einwirkungen auf den Stimmapparat durch entfernter liegende Bereiche.

16.3 Grundformen der Muskeltätigkeit

Aus funktionellen Gründen unterscheiden wir Halte- und Bewegungsmuskeln.

16.3.1 Haltemuskeln (tonische Muskulatur)

Die tonische Muskulatur leistet vorwiegend Stütz- und Haltearbeit (▶ Abb. 16.4a, ▶ Abb. 16.4b). Dabei verändert sie ihre Länge nicht (isometrische Kontraktion). Die tonische Muskulatur neigt zur Verkürzung und Verspannung. Sie ist daher zu dehnen, um eine Entspannung zu bewirken.

Die Hauptaufgabe dieser Muskeln ist es, Kraft zu entwickeln, wobei diese Kraft nicht unbedingt fein abgestuft sein muss. Sie ist auf Dauerleistung ausgerichtet und tendiert bei Überforderung dazu, die Muskelstränge zu verkürzen und den Grundtonus zu erhöhen. Eine Ermüdung erfolgt aber eher spät. Diese zur Verkürzung neigenden Haltemuskeln haben oft auch dynamische Aufgaben zu erfüllen, etwa die Körperhaltung aufrecht zu halten und gleichzeitig die rhythmischen Abläufe der Atemfunktion zu gewährleisten.

Die einzelnen Muskeln zeichnen sich durch einen hohen Anteil von Muskelfasern des Typs I aus, die einen hauptsächlich aeroben Stoffwechsel und eine langsamere Kontraktionsgeschwindigkeit haben.

Zur Verkürzung neigen:

- *Großer Brustmuskel* (M. pectoralis major): Eine beidseitige Verkürzung führt zu einer nach vorne geneigten Haltung durch Vorziehen des Schultergürtels. Dagegen sind häufig die Antagonisten der Brustmuskeln, also die Schulterblattfixatoren und der thorakale Anteil der Rückenstreckmuskeln, geschwächt.
- *Lange Rückenstrecker* (Mm. erectores spinae): Im Lendenbereich reagieren die Muskeln tonisch, sodass eine Verkürzung eine Hohlkreuzhaltung akzentuiert. In der BWS reagieren sie dagegen phasisch mit der Folge einer Schwächung der Muskulatur und Rundrückenbildung. Soll ein Gleichgewicht im Becken hergestellt werden, muss die Bauchmuskulatur gekräftigt und die verkürzte Rückenmuskulatur im Lendenbereich gedehnt werden.
- *Hintere Oberschenkelmuskeln:* Sind sie verkürzt, wird das Becken nach hinten gekippt, die LWS

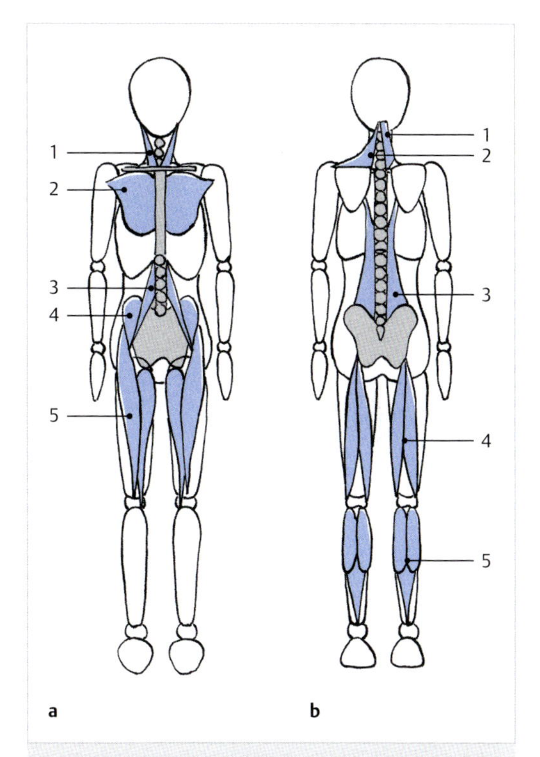

Abb. 16.4 Tonische Muskulatur neigt zur Verkürzung und muss gedehnt werden.

a Ansicht von vorne (1: Kopfwender; 2: großer Brustmuskel; 3: Lendendarmbeinmuskel [Mm. psoas und iliacus]; 4: innere Oberschenkelmuskeln [Adduktoren]; 5: gerader Oberschenkelmuskel [Quadrizeps]) (Grafik: Sieghild Pieper).

b Ansicht von hinten (1: Schulterblattheber; 2: Trapezmuskel, oberer Anteil; 3: Rückenstreckmuskulatur; 4: Rückseite Oberschenkel; 5: Wadenmuskulatur).

gerade gestellt, die Bauchmuskeln und die Zwerchfellschenkel verlieren einen Teil ihrer Spannung.
- *Vordere Oberschenkelmuskeln:* Sind sie verkürzt, wird das Becken nach vorne gekippt, die LWS hyperlordosiert, die Spannung der Bauchmuskeln und der Zwerchfellschenkel erhöht sich.

16.3.2 Bewegungsmuskeln (phasische Muskulatur)

Die phasische Muskulatur ist vorwiegend zuständig für die Bewegungsarbeit (▶ Abb. 16.5a, ▶ Abb. 16.5b). Dabei werden durch Verkürzung des Muskels die beiden Enden einander genähert (isotonische Kontraktion). Bei Entspannung entfernen sie sich wieder voneinander. Phasische Muskulatur neigt zur Schwächung und muss daher gekräftigt werden.

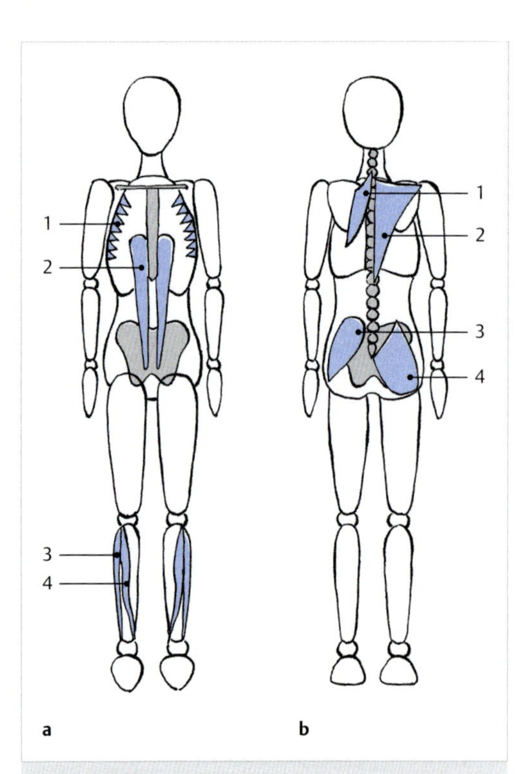

Abb. 16.5 Phasische Muskulatur neigt zur Abschwächung und muss gekräftigt werden. (Grafik: Sieghild Pieper)
a Ansicht von vorne (1: vorderer Sägemuskel; 2: gerader Bauchmuskel; 3: seitliche Wadenmuskulatur; 4: vordere Wadenmuskulatur).
b Ansicht von hinten (1: Rautenmuskel; 2: Trapezmuskel, querer und unterer Anteil; 3: mittlerer Gesäßmuskel; 4: großer Gesäßmuskel).

Diese Muskelgruppen tendieren dazu, ihren Grundtonus zu verringern und schnell zu ermüden. Eine überhöhte Belastung führt zur Reduzierung der Leistungsfähigkeit bei gleichzeitiger Verspannung.

Die phasische Muskulatur kann eine angestrebte Bewegung erst dann durchführen, wenn tonische Muskeln für eine ausreichende Stabilisierung des Körpers gesorgt haben. In der phasischen Muskulatur überwiegen Muskelfasern vom Typ II, die durch einen hauptsächlich anaeroben Stoffwechsel und eine schnelle Kontraktionsgeschwindigkeit gekennzeichnet sind.

Zur Abschwächung und Verspannung neigen:
- *Kapuzenmuskel* (M. trapezius): Dieser Muskel zieht bei Verspannung unsere Schultern hoch, die alle Bewegungen des Halses behindert. Vor allem der Kehlkopfsenker (M. omohyoideus) kann nicht ausreichend gespannt werden, um das Zungenbein zu senken.
- *Muskeln im Schulter-Arm-Bereich:* Bei Verspannung behindern sie die Aufrichtung des oberen Brustkorbs. Die oberen Lungenspitzen werden schlecht belüftet.
- *Rautenmuskeln* (Mm. rhomboidei minor und major): Sie ziehen die Schulterblätter zusammen und helfen bei deren Stabilisierung. Bei Abschwächung und Verspannung zieht der große Brustmuskel, ihr Antagonist, die Schulter nach vorn. Der Brustkorb wird eingeengt, die Atmung behindert.
- *Langer Rückenstreckmuskel* (vorwiegend im Brustwirbelbereich): Die Aufrichtung des Brustkorbs wird behindert, der Streckreflex bei der Einatmung geht verloren.
- *Bauchmuskulatur:* Bei Abschwächung entsteht ein Hohlkreuz, da der Gegenhalt für den Rückenstrecker vermindert ist. Die Zwerchfellschenkel werden überspannt, das Zwerchfell ist nicht gleichmäßig gespannt. Die Steuerung des subglottischen Druckes kann nicht angemessen erfolgen.
- *Gesäßmuskulatur* (Mm. glutaeus): Bei Abschwächung wird die Aufrichtung des Körpers erschwert. Die Spannung der gesamten Rückenmuskulatur nimmt ab.

16.3.3 Gemischte Muskulatur

Innerhalb eines muskulären Organs können gleichzeitig gemischte Muskeltypen vorkommen, bspw. im Oberschenkel, in dem sich etwa ebenso viele tonische wie phasische Muskelfasern befinden.

Muskuläre Dysbalancen

In der Regel ist das Verhältnis zwischen den Aktivitäten der tonischen und der phasischen Muskulatur ausgewogen. Von einer muskulären Dysbalance sprechen wir, wenn ein funktionales Ungleichgewicht zwischen den einzelnen Muskelgruppen besteht oder aber zwischen einem bestimmten Muskel und seinem funktionalen Gegenspieler (Antagonisten). Bei muskulären Dysbalancen ist das ökonomische Zusammenspiel gestört, optimale Bewegungsabläufe sind kaum möglich.

Muskuläre Dysbalancen finden sich im Rahmen bestimmter Toleranzgrenzen bei allen Menschen. Sie sind entweder genetisch bedingt oder (und) im täglichen Gebrauch durch Fehl- oder Überlastungen des Bewegungsapparats erworben. Altersabhängige Abweichungen gehen oft mit einer verminderten Mobilität der Gelenke und degenerativen Prozessen der Muskulatur einher.

Die muskulären Dysbalancen werden erst dann zum Problem, wenn stärkere Abweichungen vom physiologischen System auftreten: wenn die Statik des Körpers und muskuläre Leistungen eine Beeinträchtigung erfahren. Einige Muskelgruppen werden dann ständig gebraucht und dadurch überfordert, während andere unter Reizmangel leiden und leistungsschwach werden. Die Folge sind Störungen der Ökonomie in den Muskelketten.

16.4 Faszien – verbindendes und stützendes Element

16.4.1 Was sind Faszien?

Jeder Muskel, jedes Organ wird von elastischen Faszien umhüllt und durchzogen. Wie ein weit verzweigtes Netzwerk fügen sie die verschiedenen Teile des Körpers zu einer Ganzheit zusammen.

Als Faszien werden alle faserigen, kollagenhaltigen Bindegewebe bezeichnet. Sie bilden ein dichtes Netz aus festen (kollagenen) Fasern mit einem geringen Anteil von elastischen Fasern. Hinzu kommen Bindegewebszellen (Fibroblasten) mit einer wasserbindenden Grundsubstanz. Alle Bestandteile zusammen bilden ein hochvernetztes System aus Hunderten von Taschen und Verzweigungen, das seine Stärke den ausübenden Belastungskräften anpasst.

16.4.2 Grundstruktur

Die Grundstruktur der Faszien besteht aus gekreuzten, kollagenen Fasern. Sie bieten ein ähnliches Bild wie ein Scherengitter. Zwischen den einzelnen Schichten der Faszien existiert ein Gespinst aus flexiblen Fasern, das dafür sorgt, das die Faszien den Bewegungsabläufen folgen können. Diese Substanz zwischen den Schichten ist außerordentlich wasserreich, sie hat entscheidenden Einfluss auf den Zellstoffwechsel.

16.4.3 Faszien – unser größtes Sinnesorgan

Faszien tragen zahlreiche sensorische Nervenendigungen (Mechanorezeptoren). Sie reagieren auf mechanischen Druck, Zug und Schmerz. Sie sind die Rezeptoren des Körpersinns (Propriozeption). Sie weisen uns auf die Lage des Körpers hin und zeigen feinste Spannungsveränderungen in den Geweben an. Alles, was im Laufe einer Bewegung an sensorischer Rückmeldung erfolgt, ist diesen sensorischen Mechanorezeptoren zuzuschreiben, die fast alle im faszialen Bindegewebe liegen.

16.4.4 Muskeln und Faszien

Die Faszien grenzen die Muskeln voneinander ab. Sie sorgen dafür, dass Muskeln sich unabhängig bewegen und mit geringem Reibungswiderstand aneinander vorbeigleiten können. In den Zwischenräumen von Faszien und Muskeln finden Lymphbahnen, Gefäße und Nervenleitungen Platz. Durch jede Bewegung von Muskeln und Faszien wird auch die Flüssigkeit in diesen Zwischenräumen in Bewegung gebracht. Sie kann so wichtige Nährstoffe zu den Zellen transportieren und Abbauprodukte ableiten.

Da viele Muskeln nicht nur an den Knochen ansetzen, sondern auch in benachbarte Faszien einstrahlen, entstehen ganz neue Funktionszusammenhänge. So sind bspw. die Muskeln, die den Kehlkopf senken, eingebettet in die mittlere Halsfaszie (Fascia cervicalis media). Eine Überspannung dieser Muskeln und damit der korrespondierenden Faszie überträgt sich durch ihre Vernetzung mit der Halsfaszie auch auf Rachenraum, Kiefergelenke, Schultermuskulatur und den inneren Brustkorb.

16.4.5 Verkleben von Faszien

Durch mangelnden Gebrauch, Verletzung, Über- und Fehlbelastung kann es zum Verkleben von Faszien kommen. Dies wiederum behindert die Gleitfähigkeit der Muskulatur. Dadurch staut sich die Lymphflüssigkeit, Venen und Nervenleitbahnen werden durch den Außendruck komprimiert. Betroffene Muskeln reagieren mit einem Hypertonus, der als Verspannung gefühlt wird. Auch der Abtransport der Abfallprodukte aus der Gewebeversorgung ist behindert und vermehrt die Gefahr, dass Faszien verkleben. Entzündliche Prozesse können die Folge sein.

16.4.6 Übertragung von Faszienspannungen

Verklebte Faszien stören jene Bewegungsabläufe, die im Rahmen von Muskelketten ausgeführt werden. Noch funktionsfähige Teile der Kette übernehmen einen Teil der muskulären Arbeit des nicht funktionsfähigen Gliedes, was sie ihrerseits überfordert. Auch nicht betroffene Faszien innerhalb der Kette passen sich den erhöhten Anforderungen durch Spannungserhöhung an. Auf diese Weise überträgt sich eine Faszienverklebung auf entfernte Körperteile.

Bei einer Patientin kann es bspw. infolge der schlecht verheilten Narbe ihrer Gallenblasenoperation zu einer faszialen Übertragung über den inneren Brustkorb in den vorderen Hals. Dort führte dies zu Schmerzen, Heiserkeit und einer reduzierten Belastbarkeit der Stimme.

16.4.7 Faszien in der Stimmtherapie

Faszien lassen sich nicht nur durch gezieltes Einwirken auf Einzelmuskeln beeinflussen, sondern auch durch Bewegungs- und Körpertherapien, die auf das ganzkörperliche Netz der Faszien abzielen. Wesentlich ist es, die sensorischen Spannungs- und Bewegungsfühler in den Faszien (Propriozeption) zu aktivieren, vor allem durch:

- Dehnung und Druck (bspw. Rolfing-Methode)
- Diagonal- und Spiralbewegungen mit natürlichen Widerständen wegen der Scherengitteranordnung der Faszien
- schwungvolle, fließende Bewegungen für eine optimale Stimulierung der Faszien
- sinnvollen Umgang mit Belastung und Pause zur Regeneration der Faszien; die Pause sollte doppelt so lang sein wie die Belastungsphase

16.5 Ausgleich muskulärer Dysbalancen

Dynamische Prozesse zwischen Muskeln und Skelett sind abhängig von den genetischen und habituellen Voraussetzungen des jeweiligen Patienten. Der Blick auf ein Individuum steht am Anfang jeder therapeutischen Intervention. Es gibt keine modellhaft richtige Körperhaltung, es gibt nur einen individuellen, dynamischen Ausgleich der Kräfte, der für den jeweiligen Patienten optimal ist.

Merke

Eine Bewegung ist dann ökonomisch, wenn mit minimalem Energieaufwand eine maximale Leistung erreicht wird. Sie verläuft harmonisch, wenn zwischen Kraft und Gegenkraft ein ausgeglichenes Verhältnis besteht. Hierzu müssen sich Antagonisten und Agonisten im Gleichgewicht befinden.

Zum Ausgleich von Dysbalancen gilt es, verspannte bzw. verkürzte Muskeln auf ihre normale Länge zu dehnen, während zugleich der jeweilige Gegenspieler Kräftigung erfährt. Beides muss in einem ausgewogenen Verhältnis stehen.

Das individuelle muskuläre Gleichgewicht wird durch ineinandergreifende Maßnahmen erlangt. Diese sind:

- stimulierend
- dehnend
- kräftigend
- mobilisierend
- koordinierend

16.5.1 Stimulierende Maßnahmen

Verspannungen des Körpers lassen sich durch Klopf-, Reibe- und Drucktechniken lösen, durch Gähnen, Strecken oder Recken des Körpers, durch Mobilisierung der Gelenke, unterstützt von kreisenden und schwingenden Bewegungen. Der Körper wärmt sich auf, das Klanginstrument Körper ist in harmonischer Verfassung und auf bevorstehende stimmliche Herausforderungen eingestimmt.

- Klopfen Sie Ihren Körper durch, dehnen Sie sich gähnend in den Raum hinein, etwa wie nach morgendlichem Schlaf oder langem Sitzen. Räkeln und strecken Sie sich behaglich wie eine Katze, bewegen Sie sich wie eine Schlange oder ahmen Sie die gleichmäßigen, geschmeidigen Schritte eines Tigers nach. Haben Sie Spaß an den Bewegungen und deren lockeren Fluss, besonders wenn sich Ihre Stimme dazuschaltet.
- Schütteln Sie Ihren Körper aus, als wären Sie gerade aus kaltem Wasser gekommen, streifen Sie die restlichen Tropfen mit Ihren Händen ab. Nehmen Sie Ihre Stimme hinzu, lassen Sie Ihre Lippen flattern in gleitenden Tonfolgen (Glissando) hinauf und herunter.
- Bringen Sie genussvoll Ihren Körper in Schwingung, lassen Sie Ihre Arme wie Mühlräder oder in Achten kreisen.
- Verbinden Sie Ihre Körperbewegungen mit archaischen Lauten: Seufzen, gähnen, lachen blubbern, prusten Sie, imitieren Sie Tierlaute oder die Geräusche und Klänge der Natur.
- Schnüffeln Sie die Luft ein wie ein Hund, riechen Sie vorsichtig schnuppernd wie an einer Blüte. Nehmen Sie wahr, wie sich Ihre Nase dabei verengt und die Luftsäule in Ihrem Innern sich komprimiert. Spüren Sie, wie sich bei jedem Schnüffeln Ihre untere Bauchwand elastisch nach innen bewegt.
- Beklopfen oder massieren Sie locker mit den Fingerkuppen Brustkorb, Gesicht und Kopf, streichen Sie die Wangenmuskeln abwärts, um Ihre Kiefergelenke zu lösen, Schneiden Sie lustvoll Grimassen, spielen Sie mit Ihren Lippen und Ihrer Zunge. Genießen Sie die psychophysische Aktivität Ihres Körpers, den positiven Flow-Effekt.

16.5.2 Dehnende Maßnahmen

Das Ziel ist es, die Dehnfähigkeit von Muskeln, Sehnen und Gelenken zu verbessern, um atemhemmende Widerstände aufzulösen. Eine Muskelfaser kann bis zum Doppelten ihrer Länge gedehnt werden. Dadurch werden atemwirksame Rezeptoren angeregt, die eine vertiefte Einatmung auslösen.

Eine effektive Dehnung wird auf folgende Weise erreicht:

- Der Zielmuskel nimmt in der Ausgangsstellung eine geeignete Stellung ein, bspw. eine liegende Position, damit der Muskel nicht gegen die Schwerkraft arbeiten muss.
- Die Dehnungszeit wird begrenzt auf 5 bis maximal 30 Sekunden bei etwa 4–5 Wiederholungen.
- Die Geschwindigkeit der Dehnung wird physiologisch angepasst. Günstig ist eine langsame, gleichmäßig gesteigerte Dehnung der Muskulatur, die darauf zielt, immer wieder die anwachsende Längengrenze zu erreichen. Jede Dehnung wird durch ein langsames Zurückgleiten in die Ausgangsstellung beendet.
- Der Dehnung folgt sinnvollerweise eine mobilisierende Phase.

Dehnung und Atmung

Generell hat jede Dehnung eine Einatmung und Tonisierung der Muskulatur zur Folge, jede Ausatmung führt zu einer muskulären Entspannung.

In der Mondlagerung (▸ Abb. 19.8) bspw. wird die gedehnte Körperhälfte durch die dorthin gelenkte Einatmung vermehrt gespannt. Bei der Ausatmung wird die gedehnte Muskulatur noch stärker entspannt.

Dehnzüge

Dehnzüge passen sich dem individuellen dreiphasigen Atemrhythmus des Patienten an. Mit jedem sich langsam steigernden Dehnzug erfolgt eine Einatmung, mit dem Nachlassen der Dehnung die Ausatmung, die in eine Ruhephase ausschwingt.

Dehnzüge der Extremitäten können Atembewegungen gezielt steuern:

- Dehnzüge der Arme steigern die Mobilität des Brustkorbs und die Lenkung des Atems in den Rumpf hinein, was als Raumerweiterung empfunden wird.
- Dehnzüge der Beine erweitern den unteren Atemraum und lösen eine Vertiefung der Basisatmung im Beckenraum aus.

Begleitet von stimmlosen und stimmhaften Konsonanten aus der Gruppe der Reibelaute [f], [v], [s], [ʃ] fördern Dehnzüge eine zwanglos strömende Ausatmung. Sie unterstützen den muskulären Lösungsprozess. Dieser lässt sich noch steigern, wenn den Lauten ein seufzerartiges Glissando beigemischt wird (s. Kap. 17.7.2).

Dehnstellungen

Oft führt bereits die Schwerkraft, d. h. das Eigengewicht, zu einer Dehnung. Durch muskuläre Zugwirkungen, die vom Zielmuskel entfernt liegen, lässt sich der Prozess noch unterstützen. Zur Unterstützung der Atmung wählt man dabei eine Stellung, die den Atemraum weiter aktiviert, und zwar durch jene Körperpartien, die bisher nicht oder nur unzureichend in die Atmung einbezogen waren.

Dehnstellungen der Mondlage oder Seitdrehlage aktivieren die seitliche Rumpfmuskulatur und damit die Flankenatmung, die Päckchenlage, die Hocklage oder die Hockdrehlage fördern die Atmung im unteren Rumpfbereich (s. Kap. 16.7.4).

16.5.3 Kräftigende Maßnahmen

Zur Kräftigung abgeschwächter Muskeln wird die Spannung gegen einen Widerstand aktiviert. Dies geschieht vor allem durch isometrische Haltespannungen, wo ein Muskel in einer bestimmten Körperposition gegen einen realen oder imaginären Gegenstand Kraft ausübt. Bei dieser isometrischen Kräftigung kontrahiert sich der Muskel, ohne seine Länge zu ändern. Besonders effektiv ist es, nicht mehr als 50 % der vorhandenen Kraft einzusetzen. Die Spannungsdauer sollte bei doppelter Pause auf 5–7 Sekunden begrenzt sein.

16.5.4 Mobilisierende Maßnahmen

Neben vertikalen Kräften muss die Wirbelsäule auch auf horizontale Kräfte antworten können. Dann kann sich die bewegliche Verbindung des Beckens zum Schultergürtel und zum Kopf Einflüssen von außen flexibel anpassen. Eine Mobilisierung dieser gelenkigen Verbindungen kann im Vierfüßlerstand erreicht werden: mit einem Katzenbuckel, der die Wirbelsäule entlangwandert, oder mit weichen Abrollbewegungen der Wirbelsäule.

Alle Drehbewegungen fördern die Elastizität des Rumpfes, vor allem diejenige des Brustkorbs. Seitlich ausgestreckte Arme mit gespreizten und einwärts gedrehten Händen lösen reflektorisch eine Streckbewegung des Rückens aus, antagonistisch erfolgt eine Entspannung im Brustkorb. Das Auswärtsdrehen der Arme dehnt den vorderen Brustkorb, es weitet den Innenraum, während sich die Muskulatur des Rückens entspannt.

Armschwünge – entweder vor und zurück am Körper vorbei oder um den Körper herum – fördern die Bewegungsabläufe in ihrer Rhythmik und Dynamik, insbesondere wenn sie von Schwungbändern, elastischen Schläuchen, Keulen, Bällen oder Sandsäckchen unterstützt werden.

16.5.5 Koordinierende Maßnahmen

Nachdem in den einzelnen Teilbereichen vorhandene Dysbalancen bestmöglich ausgeglichen sind, kommt es in der Folge darauf an, die verschiedenen Komponenten zu einer harmonisch aufeinander abgestimmten Funktionseinheit zu koordinieren. Rhythmisch-dynamische Elemente in Verbindung mit der Stimme führen Bewegung, Körperhaltung, Atmung und Emotion zu einem gesamtkörperlichen Geschehen zusammen.

16.6 Stufen des motorischen Lernens

Häufig ist es notwendig, völlig neuen Bewegungsmustern den Weg zu bahnen. Insbesondere dann, wenn falsche, unphysiologische Muster durch Gewohnheit eingeschliffen sind. In diesem Fall gilt es, nicht nur die Fehlerhaftigkeit dieser Muster bewusst zu machen, sondern ihnen neue, physiologischere Muster entgegenzusetzen.

Gemeinsam mit dem Patienten müssen Strategien entwickelt, in Teilstücken durchgespielt und auf ihre Erfolgsmöglichkeiten überprüft werden. Erprobte Teilstücke werden zu größeren Sequenzen zusammengefasst. Gelingt die Ausführung entsprechend den Zielvorstellungen, wird das neue Muster durch Wiederholung so gefestigt, bis es seinerseits eingeschliffen ist.

Das Erlernen eines neuen Musters ist ein Prozess, der in 3 Stufen verläuft:
- Grobkoordination
- Feinkoordination
- Feinstkoordination

Die Überleitung von einer Stufe des Könnens zur nächsten erfolgt nicht kontinuierlich, sondern stufenförmig angepasst an das individuelle Tempo.

16.6.1 Grobkoordination

Die Ausführungsweise einer Bewegung ist auf dieser Stufe zunächst nur im Ansatz richtig. Die beteiligten Muskelgruppen sind ungeübt und noch nicht aufeinander abgestimmt.

Neue Muster werden probeweise auf ihre Brauchbarkeit überprüft, kognitiv durchgespielt und auf ihre Effizienz getestet. Um als mögliche Lösungsstrategie zu gelten, werden sie so lange modifiziert und bewusst registriert, bis endlich das Bewegungsziel anerkannt und erreicht ist. In dieser Phase der Grobkoordination wird jede Bewegung sehr langsam und unter dauernder mentaler Kontrolle durchgeführt. Eine Automatisierung der Abläufe findet nicht statt, die Bewegungen sind noch nicht eingespielt, entsprechend verlaufen sie unflüssig, nur im Groben koordiniert.

16.6.2 Feinkoordination

Ist die Grobfunktion erreicht, beginnt die Arbeit an der Ökonomisierung der Abläufe. Die Kontrolle der Bewegungsabläufe verlagert sich von primär mentalen hin zu propriozeptiven Kontrollmechanismen. Die Bewegungsabläufe werden zusehends stabiler, zugleich werden sie flexibel gehalten. So können sie sich variabel unterschiedlichen Bewegungsanforderungen anpassen. Die Abläufe sind jetzt teilautomatisiert, gelegentliche Überwachungen und Nachkorrekturen sind erforderlich.

Wir alle beherrschen im Alltagsleben Bewegungsabläufe in der Feinform, bspw. handwerkliche Bewegungen in verschiedenen Berufen oder beim Spielen eines Musikinstruments. Jedes neue Stück muss aber trotzdem von Neuem eingeübt werden. Hier beginnt der Weg zur Feinstkoordination.

16.6.3 Feinstkoordination

Erst die Beherrschung der feinst differenzierten Koordination ermöglicht Bewegungen, wie sie auf jenem hohem Niveau motorischer Koordination nötig sind, wo Plan und Ziel zur Deckung kommen. Die Bewegungsabläufe beschleunigen sich jetzt. Sie werden durch unaufhörliche Wiederholung so weit automatisiert, bis sie sich schließlich gezielt, koordiniert und völlig unbewusst ereignen.

Nach Rückkopplung mit dem Kleinhirn und den Basalganglien erfolgt eine Speicherung im Langzeitgedächtnis. Von dort kann der primäre motorische Kortex (Gyrus praecentralis) sie abrufen. Sie gelangen über die Pyramidenbahn des Rückenmarks auf kürzestem Weg zu den jeweiligen Ausführungsorganen. In der Virtuositätsstufe des Könnens ist die Aufmerksamkeit nicht länger auf den Ablauf der Bewegung fokussiert, sondern auf den Ausdruck, die konfliktfreie Abstimmung zwischen Einstellung, Emotion und Bewegung.

16.7 Abschnitte des Körpers

Die strukturierte Ordnung einzelner Körperabschnitte bringt die Muskulatur in ein symmetrisches Gleichgewicht. Dies schafft die Voraussetzungen für eine optimale Funktionalität.

Wir müssen zunächst lernen, die Struktur unseres physischen Grundmusters zu erkennen, wahrzunehmen, in welchem Verhältnis die Körperabschnitte zueinander stehen, welche Abweichungen vom Ideal vorhanden sind und wie diese die Funktion des Stimmapparats stören können. Zu berücksichtigen ist aber auch die Psyche des betreffenden Menschen, sein Verhalten, seine Einstellungen und seine Fähigkeiten.

Zur besseren Übersicht wird der Körper in 4 Bereiche eingeteilt:

- Füße und Beine (untere Extremitäten)
- Rumpf (Becken, Wirbelsäule, Bauch, Brustkorb)
- Schultergürtel mit Armen (obere Extremitäten)
- Hals und Kopf

16.7.1 Die unteren Extremitäten

Füße – Fundament des Körpers

Die Füße stehen in ständiger Berührung mit der Welt. Sie sollten gleichmäßig belastet sein, um Kontakt zum Boden zu halten, uns auf ihm zu gründen. Nur auf einer soliden Grundlage aus Füßen, Sprunggelenken und Beinen können Becken und Rücken jene Ruheposition finden, die auch dem Oberkörper eine lotrechte Haltung erlaubt. Sind die Gewichte nicht gleichmäßig verteilt, ist eine Körperseite stärker belastet. Es kommt zu Stauchungen, die bis in den Hals reichen können, was wiederum den Kehlkopf beeinträchtigt. Ein Sänger hat oft die Empfindung, aus dieser flexiblen Verwurzelung der Füße heraus zu singen. „You must sing in your boots", sagte die Sängerin Kathleen Ferrier.

Die 3 Belastungspunkte

Die spannungsärmste und anpassungsfähigste Situation im Fußbereich ist dann gegeben, wenn die Lotlinie seitlich durch die Mittelfußknochen verläuft. Nur dann können Knie, Hüften und Wirbelsäule bis hinauf zum Scheitelpunkt des Kopfes im Lot sein. Eine Schlüsselfunktion hat dabei die Elastizität der Sprunggelenke. Denn unsere Füße müssen zwischen den Belastungspunkten Ferse, Kleinzehen- und Großzehenballen ständig das Gleichgewicht verändern und kleine Anpassungen vornehmen, um den Turmbau unseres Körpers stabil zu halten (▶ Abb. 16.6). Niemand steht wirklich still, es herrscht immer ein labiles Gleichgewicht von hoher Flexibilität.

Damit unsere Fußwölbungen in der Lage sind, das Körpergewicht zu tragen, stabilisieren sie kräftige Muskeln, die sich in den Füßen und den Unterschenkeln befinden. Eine freie Beweglichkeit der Fußgelenke ist Voraussetzung für die Flexibilität der Knie- und Hüftgelenke sowie die aufrechte Haltung des Körpers.

Strukturelle und funktionelle Probleme im Fußbereich können Auswirkungen auf die Psyche haben: Davon Betroffene verspüren Unsicherheit. Sie haben das Gefühl, „nicht mit beiden Beinen im Leben zu stehen" oder „den Boden unter den Füßen verloren zu haben", wie es sprichwörtlich heißt.

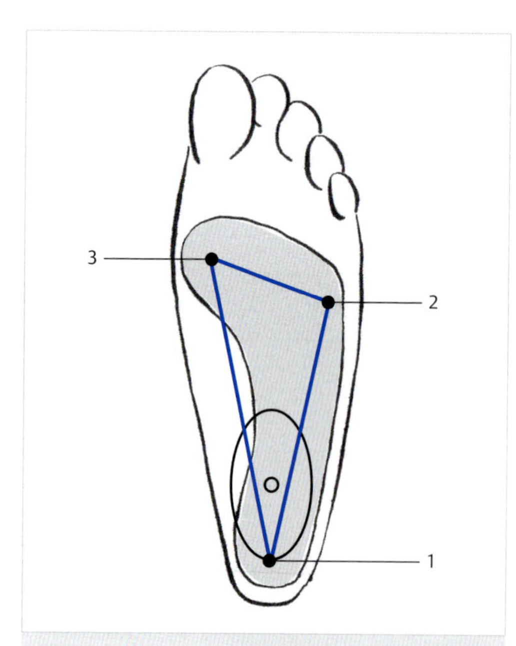

Abb. 16.6 Der Fuß mit seinen Belastungspunkten Ferse (1), Kleinzehen- (2) und Großzehenballen (3). (Grafik: Sieghild Pieper)

Hüftbreiter Stand

Der Bodenkontakt, die Aufrichtung des Körpers entgegen der Schwerkraft und eine Zentrierung der Körpermasse entlang der Körperachse stehen bei der Erreichung eines dynamischen Gleichgewichts im Vordergrund. Gemeinsam mit den Sprunggelenken müssen die Füße kontinuierlich Gleichgewichtsveränderungen und Anspannungen vornehmen, um die darüberliegenden Körperabschnitte auszugleichen. Es resultiert eine elastische und reaktionsbereite Körperhaltung.

Empfohlen wird in der Regel der „hüftbreite Stand", wobei die Fußspitzen leicht nach außen zeigen. Hierbei dürfen wir uns aber nicht an der äußeren Begrenzung der Hüften orientieren, am Beckenkamm. Unsere Hüftgelenke definieren die ideale Standposition. Sie liegen etwa 7 cm weiter innen, als uns dies die Körpersilhouette an den Hüften zeigt. Nur in dieser Position wird das Körpergewicht über die Hüftgelenke direkt zu den darunterliegenden Skelettknochen geleitet. So werden die Beine zu tragenden Säulen unseres Beckenzentrums. Flexibel und kraftvoll ruht unserer Körper nun in sich.

Sind die Füße jedoch weiter von einander entfernt, wird dem Becken Stützkraft entzogen. Die Körperhaltung wirkt verspannt und in sich unflexibel. Auch das „schulterbreite Stehen" wird als Basis für einen „guten Stand" gelegentlich empfohlen. Auch hier ist nicht die Außenkante der Schulter das Maß der Dinge, sondern immer die weiter innen liegenden Gelenke.

Beine – Voraussetzung unserer Mobilität

Die Muskeln, die am Oberschenkel ansetzen, entspringen am Becken, vor allem der M. psoas (Hüftbeuger) an der LWS. Weitere Muskeln reichen vom Becken bis über das Knie hinaus, sodass die Position der Kniegelenke immer auch die Stellung des Beckens beeinflusst.

Jene Muskeln, welche die Füße bewegen, beugen auch das Knie. Sie stellen somit eine Verbindung vom Fuß zum Knie her und nehmen damit indirekt auch Einfluss auf die Beckenstellung.

Unser Gelenkapparat bildet eine Bewegungskette, die sog. kinetische Kette: Mit ihr stehen die

Gelenke trotz räumlicher Trennung miteinander in Wechselbeziehung. Jede Änderung am untersten Glied der Kette wirkt sich auf die oberen Glieder aus. Dabei haben Fuß und oberes Sprunggelenk eine Schlüsselrolle. So können durchgedrückte Knie eine Hohlkreuzbildung in der LWS bewirken, was wiederum zu einer geringeren Flexibilität des Zwerchfells und Brustkorbs führt. Mit anderen Worten: Der stimmbildende Apparat beginnt in unseren Füßen.

Welche Abweichungen können den Stimmapparat stören?

Zu den strukturellen Abweichungen in unseren Füßen zählen wir den Hohlfuß oder den Plattfuß. Als deren Folge müssen Schienbein und Wadenmuskulatur, Knie, Hüften und Becken kompensatorisch tätig werden, um die Anpassung an den Boden zu gewährleisten. Anomalien der Füße stehen dann am Anfang jener aufsteigenden muskulären Ketten, die unsere Körperhaltung, die Atmung und damit auch die Stimmgebung negativ beeinflussen können.

Der *Hohlfuß* ist in sich unelastisch, weil sich die Fußwurzelknochen an der Fußsohlenseite verkeilt haben. Der normale Kontakt zum Boden ist erschwert, das Gefühl, gegründet zu sein, geht verloren.

Beim *Plattfuß* sinkt der innere Bogen des Längsgewölbes durch eine Schwäche der Muskulatur und der Bänder ein. Der Fuß wird instabil und verliert seine Federungsfunktion. Elastizität und Reaktionsfähigkeit bei der automatisierten Standkorrektur sind beeinträchtigt.

Leitlinien für die Therapie

- Kontakt der Füße mit dem Boden aktivieren.
- Gleichmäßige Gewichtsverteilung in den Füßen herstellen.
- Mobilität im Sprunggelenk erspüren und verbessern.
- Aufrichtungsreflex des Körpers, ausgehend von den Füßen, trainieren.
- Unelastische, verhärtete Strukturen des Hohlfußes entspannen, dehnen und über die Gelenke mobilisieren.
- Instabile und schwache Strukturen des Plattfußes kräftigen, bspw. durch Greif-Streck-Übungen der Zehen, Gelenke mobilisieren.
- Locker gestreckte Kniefunktion aktivieren, damit das Becken in eine physiologische Stellung kommen kann.

Therapeutische Anwendung im Beispiel

Wahrnehmen und Mobilisieren

▸ **Massieren Sie.** Massieren Sie verhärtete Strukturen Ihrer Füße und Gelenke einschließlich der Waden.

▸ **Erspüren Sie Ihre Fußsohle.** Rollen oder kreisen Sie mit der Fußsohle bei mittlerem Druck über einen Tennisball, einen Igelball, ein Bambusrohr, einen Besenstiel oder eine Flasche. Lockern Sie danach Ihre Füße, vergleichen Sie beide miteinander. Nehmen Sie wahr, wie Sie jetzt auf dem Boden stehen.

▸ **Erspüren Sie verschiedene Bodenarten.** Gehen Sie barfuß über einen weichen Teppich, einen nachgebenden Boden, einen Holzboden oder über Fliesen. Erspüren Sie das Abrollen des Fußes und das Abgeben des Gewichts an den Boden.

Dehnen und Mobilisieren

▸ **Haben Sie Luftpolster in Ihren Sprunggelenken.** Stellen Sie sich auf die Vorderfüße und strecken Sie sich zur Decke. Stoßen Sie den rechten Fuß mit einem kräftigen „pff" auf den Boden. Nehmen Sie das Körpergewicht wahr, das jetzt auf ihm lastet. Beenden Sie das „pff" mit einem prägnanten [t]. Das präzise Lösen des artikulatorischen Verschlusses löst reflektorisch einen Einatem- und Streckreflex aus, der Sie auf die Zehenspitze schnellen lässt. Wechseln Sie auf den anderen Fuß. Wiederholen Sie die Übung mehrmals.

Benutzen Sie unterschiedliche Tempi und Rhythmen mit 1- bis 2-silbigen Wörtern. Es reguliert sich das Abspannen des Endkonsonanten oder Vokals mit der reflektorischen Luftergänzung wie von selbst (s. Kap. 19.6.5).

▸ **Kreisen Sie mit Ihren Sprunggelenken.** Schütteln Sie Ihre Füße aus und lassen Sie Ihre Knie pendeln.

Balancieren und Mobilisieren

▸ **Seien Sie ein Rohr im Wind.** Stehen Sie hüftbreit. Seien Sie ein Schilfrohr, das vom Wind bewegt wird und in alle Richtungen flexibel nachgibt. Tempo und Rhythmus der Windstöße wechseln sich ständig ab. Lassen Sie Ihre Stimme und Emotionen dazu klingen: weich, stürmisch, lebhaft, elastisch, wild, zärtlich. Im Körper werden entsprechende Empfindungen ausgelöst, die in der Stimme hörbar sind.

Spiel mit dem Gleichgewicht

▸ **Auf einer stabilen Stützfläche.** Lassen Sie sich durch leichte Stöße an verschiedenen Stellen Ihres Körpers langsam aus dem Gleichgewicht bringen. Je langsamer dies geschieht, umso stärker stimulieren Sie die propriozeptiven Systeme in den Gelenken und der Muskulatur, umso sensibler registrieren Sie feinste Lageveränderungen, die Sie wieder ins Gleichgewicht bringen.

▸ **Auf einer instabilen Stützfläche.** Stellen Sie sich auf ein Trampolin. Beginnen Sie mit langsamen elastischen Schwungimpulsen. Der Ablauf der Schwungbewegungen löst Streckreaktionen der Muskulatur aus. Das ständige Wiederherstellen des Gleichgewichts bringt einen selbstregulierenden Prozess von Bewegungsabläufen in Gang. Verbinden Sie die dynamischen Schwungbewegungen mit Tönen und melodischen Ablaufen. Erfahren Sie wie sich Bewegung, Rhythmus, Atmung, Stimmklang, Artikulation und Ausdruck zu einem sich selbst potenzierenden Prozess verschmelzen.

▸ **Balancieren Sie auf einem Balken** oder einem dicken Seil, während Sie Texte sprechen. Heben Sie die Arme, als würden Sie eine Balancierstange halten. Ertasten Sie mit den Füßen vorsichtig das Seil, um durch Ausgleichbewegungen den Stand zu sichern. Nehmen Sie wahr, wie Atmung und Stimme darauf reagieren.

Kräftigen und Mobilisieren

▸ **Machen Sie es wie die Raupe.** Greifen Sie mit Ihren Zehen weit nach vorne und ziehen Sie den Fuß nach.

▸ **Leisten Sie Widerstand.** Greifen Sie mit Ihren Zehen ein Tuch, das mit unterschiedlichen Gewichten belastet ist, und ziehen Sie es Stück für Stück unter den Fuß.

16.7.2 Das Becken – Mitte des Körpers

Das Becken ist das Zentrum des Körpers. Es ist von grundlegender Bedeutung für unser statisches System. Zusammen mit der Wirbelsäule bildet das Becken die Basis für eine regelgerechte Aufrichtung von BWS und HWS. Es ist das Bindeglied zwischen den Füßen, den Beinen und dem Rumpf. Das Gewicht des Rumpfes wird von ihm über das Kreuzbein und die Beckenschaufeln zu den Beinen übertragen. Das Becken ist physiologisch der Beginn der Wirbelsäulenkrümmung nach innen (Lordose), auf ihm ruht das gesamte Gewicht des Oberkörpers.

Der knöcherne Beckenring besteht aus den 2 Beckenschaufeln mit den Hüftgelenken und dem Kreuzbein. Gemeinsam formen sie eine knöcherne Schale mit einem breiten oberen Rand. Die Elemente sind beweglich miteinander verbunden über die beiden Kreuzbeine, über das Darmbein, Gelenke (Iliosakralgelenke) und die Symphyse. Der untere knöcherne Abschluss besteht aus den beiden Sitzhöckern.

Merke

Befindet sich unser Becken in einem physiologischen Gleichgewicht, sollen die beiden tastbaren Knochenvorsprünge oben vorne am Beckenrand auf einer waagerechten Linie liegen, ebenso die Sitzhöcker. Deren Stellung erlaubt Hinweise auf ein Gleichgewicht bzw. Ungleichgewicht, das im Becken herrscht.

Beckenstellung und Gewohnheit

Unser Körper hat den Hang, der Schwerkraft nachzugeben und zusammenzusinken. Das Becken kippt dann nach hinten. Viele Menschen kommen mit dieser Situation zurecht, sie fühlen sich nicht ernsthaft gestört, das Körpersystem hat sich längst auf diese Gewohnheit eingestellt. Die aufrichtende Muskulatur ist habituell erschlafft, die beugende, einschließlich des vorderen Halses, verkürzt. Probleme entstehen daraus immer dann, wenn kompensatorische Mechanismen nicht mehr ausreichen, um eine bestimmte Leistung zu erbringen, wie bspw. lautes, lang anhaltendes Sprechen.

Beckenstellung und Knie

Von Bedeutung für das Becken sind vor allem die vorderen und hinteren Oberschenkelmuskeln. Die hinteren Muskeln entspringen an den Sitzhöckern des Beckens, die vorderen am vorderen Beckenrand. Beide Muskelgruppen setzen unterhalb des Knies an, sodass Becken und Knie muskulär miteinander verbunden sind. Diese Muskeln neigen zur Verkürzung. Ein verstärkter Zug an den Sitzhöckern oder am vorderen Becken ist oft die Folge.

Fangen die Oberschenkel das darüberliegende Körpergewicht nicht entsprechend auf, wird kompensatorisch ein Großteil des Körpergewichts in den Schultern und/oder dem Brustkorb stabilisiert.

Beckenboden – Flechtwerk für Kraft und Elastizität

Der Beckenboden ist ein elastisches muskuläres Flechtwerk. Es schließt den Beckenraum nach unten ab und verbindet die Sitzhöcker miteinander. Wie ein Trampolin fängt er die inneren Organe bei allen Bewegungen federnd auf. Er gleicht Spannung und Entspannung aus und nimmt so entscheidenden Einfluss auf die physiologische Funktion des Beckens – damit aber auch auf die Aufrichtung des Körpers, wie in der Folge auf die Phonation.

Der Beckenboden ist eine der zentralen Strukturen unseres Körpers. Er ist mit allen anderen Strukturen verbunden:

- Zwerchfell
- Muskeln
- Faszien der oberen Brustkorböffnung
- Zungenbein
- Schädelbasis

Bestehen im Beckenboden Dysbalancen, führt dies zu einer Kettenreaktion bei allen darüberliegenden Querstrukturen. Ist bspw. der Beckenboden hyperton, überträgt sich dessen Spannung nach oben bis in den Kehlkopf.

Beckenboden und Zwerchfell

Beim Einatmen spannt sich das Zwerchfell, es senkt sich nach unten. Korrespondierend antwortet darauf der Beckenboden, auch er spannt sich an und entwickelt einen flexiblen Gegenhalt. Damit fängt er den Druck der inneren Organe elastisch auf, die das Zwerchfell nach unten geschoben hat.

Bei der Ausatmung, beim Sprechen oder Singen steigt das Zwerchfell: Es entspannt sich. Damit das Zwerchfell den Phonationsprozess entsprechend steuern kann, bleibt der untere Brustkorb in einer Balance zwischen Quer- und Längsspannung (inspiratorische Dehnung, Einatemtendenz). Der Beckenboden reagiert darauf gemeinsam mit der unteren Bauchmuskulatur, er bildet die Stützfunktion für die Stimmgebung.

Ist die Intensität eines Tons hoch, erhöht sich die Spannung des Beckenbodens gemäß der stimmlichen Anforderung. Beim Singen von Tonfolgen gibt der Beckenboden flexibel nach, um den unteren Atemraum zu weiten oder weit zu halten. Bei allen stimmgebenden Prozessen ist er dynamisch eingebunden in den Regelungsprozess subtil aufeinander abgestimmter Wechselbeziehungen zwischen subglottischem Druck und Stimmlippenspannung.

Welche Abweichungen können den Stimmapparat stören?

Bewegungsstörungen im Becken führen zu stimmlichen Irritationen. Ursächlich können es unterschiedliche Spannungen der am Becken ansetzenden Muskeln und Bänder sein oder unphysiologisch aufsteigende Ketten vom Fuß zum Rumpf. Gerät das Becken aus dem Lot, kippt es entweder nach vorne oder nach hinten.

▸ **Hohlkreuzhaltung.** Kippt das Becken nach vorne, entsteht reaktiv eine Hohlkreuzhaltung (▸ Abb. 16.2b).

Auswirkungen auf den Stimmapparat:

- Die Atmung ist primär thorakal akzentuiert, sie gelangt nicht in den unteren Beckenraum, sondern stattdessen in den vorderen Bauch.
- Die Vibrationen der Stimme im Körper sind gebremst.
- Der Luftdruck unterhalb der Stimmlippen ist in der Regel erhöht, sodass ein Ungleichgewicht zwischen Luftdruck und Stimmlippenspannung entsteht.
- Die äußere Kehlkopfmuskulatur ist überspannt, die Kehlkopfaufhängung verliert an Flexibilität, der Kehlkopf tendiert zur Hochstellung.

▸ **Schlaffe Haltung.** Kippt das Becken nach hinten, entsteht reaktiv eine schlaffe Haltung (▸ Abb. 16.2c).

Auswirkungen auf den Stimmapparat:

- Die Atembewegungen im Brustkorbbereich sind eingeschränkt, es entwickelt sich eine Bauchatmung. Die Luftsäule kann keine energetische Kraft aufbringen, um eine angemessene Lautkraft zu erzeugen.
- Parallel verliert die Muskulatur, die den Kehlkopf senkt, an Spannung. Sie kann nicht mehr als Gegenpol hebender Kehlkopfmuskeln tätig sein.
- Die hebenden Kehlkopfmuskeln wiederum erhöhen ihre Spannung, da sich der Kopf in den Nacken gelegt hat – einerseits, um die eingesunkene Haltung zu kompensieren, andererseits, um den Blick geradeaus richten zu können.

▶ **Beckenverwringung.** Verdreht sich nur eine Beckenhälfte nach vorn oder hinten, verschiebt sich das Becken zur Seite (▶ Abb. 16.7). Dieses Erscheinungsbild bildet häufig den Ausgangspunkt für Dysbalancen in der Kehlkopfaufhängung. In der Regel ist dann eine manualtherapeutische Behandlung angezeigt.

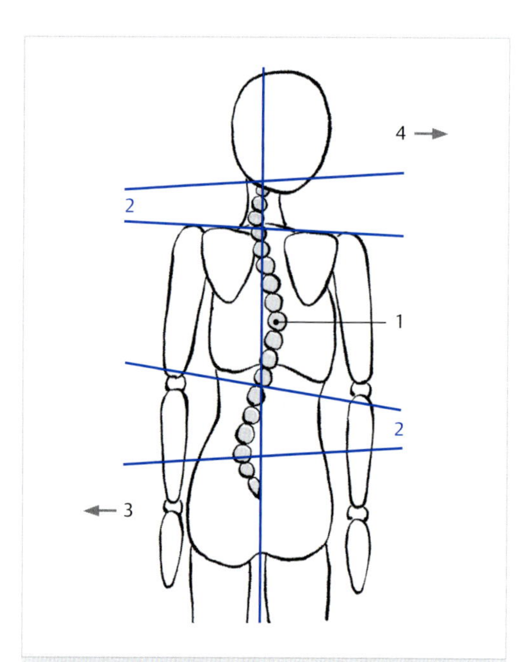

Abb. 16.7 Verschiebung des Körpers als Folge einer Beckenverwringung (1: skoliotische Veränderung der Wirbelsäule; 2: Verschiebung der horizontalen Achsen; 3: Seitwärtsverschiebung des Beckens; 4: reaktive Verschiebung des Kopfes). (Grafik: Sieghild Pieper)

Auswirkungen auf den Stimmapparat:

- Brustkorb und Schultergürtel bewegen sich kompensatorisch in Gegenrichtung zum schiefen Becken.
- Der Kopf verschiebt sich reaktiv und entgegengesetzt zur Beckenverschiebung.
- Unterschiedliche Spannungen im Aufhängemechanismus des Kehlkopfs sind die Folge, ebenso Fehlspannungen der inneren und äußeren Kehlkopfmuskulatur.
- Horizontale Linien der Körpersymmetrie verschieben sich in eine schräge Position (s. Kap. 23.3.1).

Leitlinien für die Therapie

- Den individuellen Schwerpunkt im Becken finden, um eine stabile und gleichseitig ausgeglichene Ausgangslage für physiologische Funktionsabläufe zu bestimmen.
- Ein Gefühl für die muskuläre Balance entwickeln – aufsteigend zwischen Füßen, Becken und Kopf, absteigend zwischen Kopf, Becken und Füßen.
- Muskuläres Gleichgewicht zwischen vorderer und hinterer Körperseite (Beuge- und Streckmuskulatur) fördern.
- Muskuläre Balance im Beckenboden herstellen mit seinen Auswirkungen auf die Steuerung des Zwerchfells, den oberen Brustkorb und den Aufhängemechanismus des Kehlkopfs.
- Bei einer Hohlkreuzhaltung die verkürzte, hintere Oberschenkelmuskulatur, die Gesäß- und Rückenstreckmuskulatur dehnen bei gleichzeitiger Kräftigung der Bauchmuskulatur.
- Bei einer schlaffen Haltung die erschlaffte Gesäß- und Rückenstreckmuskulatur, die hintere Oberschenkelmuskulatur und die Bauchmuskulatur kräftigen, während die Streckfähigkeit der Hüften und das Aufrichten des Brustkorbs wiederhergestellt werden müssen.

Therapeutische Anwendung im Beispiel

Wahrnehmen und Entspannen

▶ **Finden Sie Ihre Sitzhöcker.** Sie sitzen auf einem Hocker. Legen Sie beide Hände unter Ihr Gesäß. Die spürbar vorstehenden Knochen sind Ihre Sitzhöcker. Nehmen Sie das Gewicht Ihres Körpers wahr, wie es auf den Sitzhöckern lastet.

▸ **Ihr Becken, eine bewegliche Schale.** Stellen Sie sich vor, Ihr Becken ist eine Schale, gefüllt mit Flüssigkeit:

- Neigt sich die Schale *nach vorn,* läuft Flüssigkeit vorne heraus. Reaktiv drücken sich Ihre Knie nach hinten durch, die LWS bewegt sich in einen Hohlrücken (Lordose), der Brustkorb überstreckt sich. Legen Sie Ihren Handrücken auf die LWS, um die Bewegung des Beckens besser zu spüren.
- Neigt sich die Schale *nach hinten,* läuft Flüssigkeit hinten heraus. Reaktiv beugen sich Ihre Knie etwas an, die LWS rundet sich (Kyphose), der Brustkorb sinkt ein.
- Die Schale im *Gleichgewicht:* Wählen Sie eine Kniestellung zwischen durchgedrückt und gebeugt, indem Sie Ihre Knie in eine locker gestreckte Balance bringen. Vorderer und hinterer Teil der Schale halten sich jetzt die Waage, sodass sich Brustkorb, HWS und Kopf mühelos aufrichten können.

Entspannen und spüren Sie Ihren Beckenboden

▸ **Mit einem kreisenden Tennisball.** Sie sitzen auf einem Hocker. Legen Sie einen Tennisball zwischen die beiden Sitzhöcker und kneten Sie mit kreisenden Bewegungen Ihren Beckenboden durch.

▸ **Mit der Tennisballwippe.** Legen Sie 2 Tennisbälle unter Ihre beiden Sitzhöcker. Verlagern Sie langsam Ihr Gewicht nach vorn vor die Bälle, dann hinter sie und zur Seite.

▸ **Lassen Sie Ihr Becken klingen.** Spüren Sie, erst *sitzend,* dann *stehend,* wie Beckenboden, untere Bauchmuskulatur und unterer Brustkorb mit dem Zwerchfell eine Vorspannung für den intentional ausgerichteten Ton aufbauen. Nehmen Sie wahr, wie die Spannung bereits steigt, bevor der Ton, die Silbe oder das Wort ertönt. Achten Sie dabei auf die Gleichzeitigkeit von inspiratorischer Dehnung im unteren Brustkorb (Querspannung) und muskulärer Tonisierung von Zwerchfell und Beckenboden.

Mobilisieren

▸ **Die Uhr in Ihrem Becken.** Setzen Sie sich auf einen Hocker. Machen Sie mit Ihrem Becken langsame, bewusst ablaufende Bewegungen, die dem Zifferblatt einer Uhr folgen.

- *Von 12 nach 6 Uhr:* Das Becken bewegt sich auf den Sitzhöckern nach hinten, die Wirbelsäule rundet sich (▸ Abb. 16.8a).
- *Von 6 nach 12 Uhr:* Das Becken bewegt sich nach vorne, die Wirbelsäule richtet sich auf (▸ Abb. 16.8b).
- Lassen Sie Bewegungen auch über die Diagonale ablaufen, von Ziffer zu Ziffer im Kreis oder auch gegen den Uhrzeigersinn.

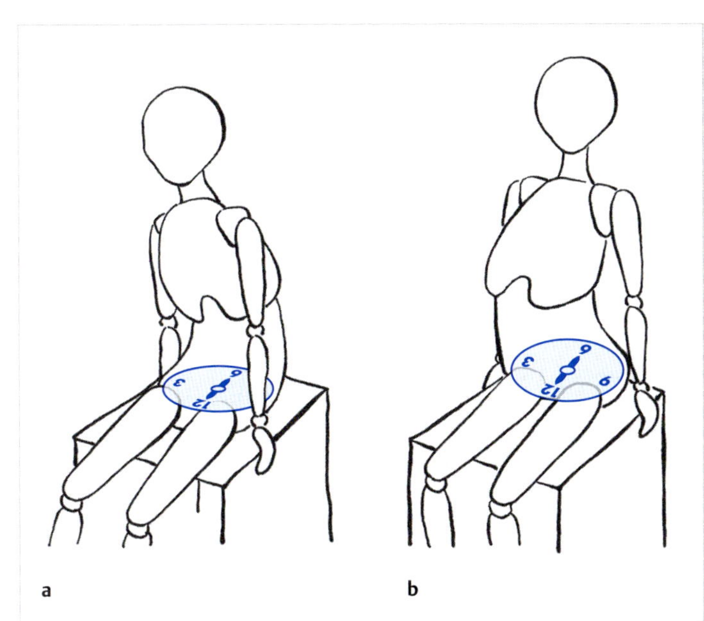

Abb. 16.8 Die „Beckenuhr" nach Feldenkrais. (Grafik: Sieghild Pieper)
a Bei der Bewegung von 12 nach 6 Uhr rundet sich die Wirbelsäule.
b Bei der Bewegung von 6 nach 12 Uhr richtet sich die Wirbelsäule auf.

▸ **Aktivieren Sie Ihre Sitzhöcker.** Ziehen Sie mit der Einatmung Ihre Sitzhöcker aufeinander zu, halten Sie diese Spannung im Beckenboden für ca. 5–8 Sekunden. Mit der Ausatmung lassen Sie die Sitzhöcker wieder auseinandergleiten. Die Beckenbodenmuskulatur löst sich. Wechseln Sie die Phasen zwischen Anspannung und Lösen in unterschiedlichen Tempi, um die Flexibilität des Beckenbodens zu verbessern.

▸ **Auf Wanderschaft mit Ihrem Gesäß.** Bewegen Sie sich auf einer Bank seitwärts nur mithilfe Ihrer Gesäßhälften ohne Unterstützung der Beine hin und her. Setzen Sie eine Gesäßhälfte seitwärts und ziehen Sie die andere hinterher. Es entsteht ein Wechselspiel zwischen Dehnen und Kräftigen im Beckenboden.

Bei allen Sitzhöckerübungen lösen sich die Muskel-Sehnen-Ansätze der hinteren Oberschenkelmuskeln, die an den Sitzhöckern ansetzen. Die Rumpfmuskeln, die das Becken bewegen, harmonisieren sich. Beim Sitzen auf den vorderen Sitzhöckern pendelt sich eine optimale Sitzposition ein. Der Patient soll spüren, welche Auswirkungen Spannung oder Entspannung des Beckenbodens auf Wirbelsäule, Kopfhaltung und den Aufhängeapparat des Kehlkopfs hat.

16.7.3 Die Wirbelsäule – Lastenträger des Körpers

Die Wirbelsäule stützt den gesamten Rumpf. Zugleich trägt sie den Brustkorb und den Schädel, der auf dem obersten Halswirbel (Atlas) aufsitzt. Alle Muskeln, die an der Wirbelsäule ansetzen, sind wesentlich an der aufgerichteten Haltung und der Atmung beteiligt. Höchst gelenkig ist die Wirbelsäule über den Beckengürtel mit den Beinen und über den Schultergürtel mit den Armen verbunden.

Die leichte Keilform ihrer Wirbel, wie auch die Zwischenwirbelscheiben, ermöglichen Biegsamkeit und die charakteristischen Doppel-S-Krümmungen der Wirbelsäule (▸ Abb. 16.9). Zahlreiche elastische, aber auch straffe Bandsysteme gewährleisten, gemeinsam mit der Rückenstreckmuskulatur, eine sichere und zugleich flexible Verbindung dieser Elemente untereinander. So kann die Wirbelsäule 2 gegensätzliche Funktionen erfüllen: Sie gibt uns einerseits Festigkeit und Halt, verleiht dem Körper andererseits Biegsamkeit.

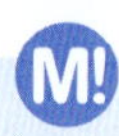

Merke

Die Wirbelsäule wird oft mit dem Mast eines Segelschiffs verglichen, der im Becken verankert ist. Er erhebt sich bis zum Kopf und trägt als querliegende Rahe den Schultergürtel. Bänder und Muskelzüge verbinden als Takelage den flexiblen Mast mit seiner Basis, dem Becken. Wird das ausgeglichene Spannungssystem der Seil- bzw. Muskelzüge auch nur an einer Stelle verändert, müssen sich alle anderen Züge durch Nachjustierung einer neuen Situation anpassen.

Lendenwirbelsäule

Die LWS steht in einem engen funktionellen Zusammenhang mit der Bauchmuskulatur, dem Darmbein-Lendenmuskel (M. psoas) und dem Zwerchfell, über dessen Schenkel sie direkt am Atemablauf beteiligt ist. Gemeinsam bilden sie eine Funktionseinheit mit Einfluss auf die Aufrichtung des Körpers, den Brustkorb, die Atmung, die Kopfhaltung und damit auf den Aufhängemechanismus des Kehlkopfs. Das flexibel-synergistische

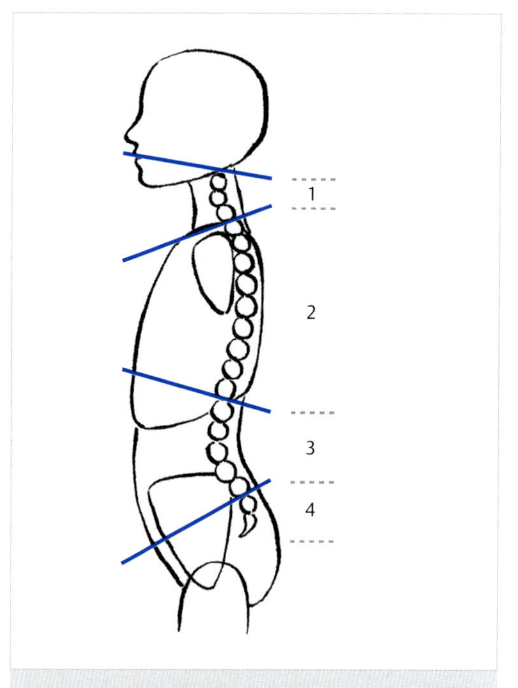

Abb. 16.9 Die Wirbelsäule von der Seite mit Doppel-S-Krümmung (1: HWS; 2: BWS; 3: LWS; 4: Kreuzbein). (Grafik: Sieghild Pieper)

Zusammenspiel dieser Muskeln ist für eine gute Beweglichkeit der LWS unerlässlich. Wird nur einer der beteiligten Muskeln hyper- oder hypoton, gerät die gesamte Synergie des Systems in ein Ungleichgewicht. Die LWS wird unphysiologisch belastet, die Muskeln reagieren kompensatorisch.

► **Lendenlordose.** Die charakteristische Biegung der LWS nach innen wird Lordose genannt. An der Rückseite wird die Wirbelsäule durch den Rückenstrecker, an der Vorderseite durch die Zwerchfellschenkel, den M. psoas und den geraden Bauchmuskel stabilisiert.

► **Psoas, der Multifunktionsmuskel.** Dieser Muskel entspringt paarig an der vorderen LWS (1.–4. Lendenwirbel), er verläuft durch das Leistenband zum Oberschenkel. Als wichtiger Beuger der Hüftgelenke richtet er das Becken auf, stabilisiert die LWS in der Lordoseposition und hat gemeinsame Fasern mit den Zwerchfellschenkeln. Zusammen mit ihnen wirkt er antagonistisch zur Rückenstreckmuskulatur. Reflektorisch ist er mit dem gegenüberliegenden Kopfwender (M. sternocleidomastoideus) und der gleichseitigen vorderen Halsmuskulatur verknüpft.

Auswirkungen auf den stimmbildenden Apparat:

- Zeigen stimmtherapeutische Bemühungen im Atemapparat, in der Flexibilität und Funktion des Kehlkopfs keine befriedigenden Ergebnisse, ist an eine mögliche Störung im Zusammenspiel zwischen Rückenstrecker, Zwerchfell, Psoas und Bauchmuskulatur (► Abb. 16.10) zu denken.

Folgende Symptome lenken die Aufmerksamkeit auf eine funktionelle Dysbalance:

- einseitig schlechtere Zwerchfellfunktion, sichtbar an der einseitig behinderten Querspannung des Brustkorbs
- einseitig anhaltende, sichtbare Verkürzung des Kopfwenders (M. sternocleidomastoideus)
- anhaltende Verkürzung der vorderen Halsmuskulatur mit ihren Auswirkungen auf die Position und Flexibilität des Kehlkopfs
- Behinderung in der Aufrichtung der LWS

Bauchmuskulatur – Verbindung vom Becken zum Brustkorb

Die Bauchmuskulatur ist ein muskulöses und sehniges Gefüge von mehreren Schichten, die sich in vertikaler, schräger und querer Faserrichtung überkreuzen (► Abb. 16.11). Sie verbindet das Becken mit der vorderen unteren Brustkorböffnung und der LWS.

► **Gerader Bauchmuskel.** Der paarig verlaufende gerade Bauchmuskel (M. rectus abdominis) setzt am Schwertfortsatz des Brustbeins und den 5.–7. Rippenknorpeln an. Brustbein und Schambein werden durch ihn verbunden. Die Flexibilität des geraden Bauchmuskels ist entscheidend für das Anheben des Brustkorbs bei der Einatmung. Zudem ist er zusammen mit dem M. psoas ein wichtiger Antagonist zur Streckmuskulatur (M. erector spinae) des Rückens.

► **Schräge Bauchmuskeln.** Der gerade Bauchmuskel wird in seiner Funktion durch die fächerartig ziehenden schrägen Bauchmuskeln (M. obliquus internus und externus abdominis) unterstützt. Sie verbinden den unteren Brustkorb mit dem oberen Rand des Beckens und der LWS.

► **Quere Bauchmuskeln.** Der horizontal verlaufende Bauchmuskel (M. transversus abdominis) bildet gemeinsam mit dem quadratförmigen Len-

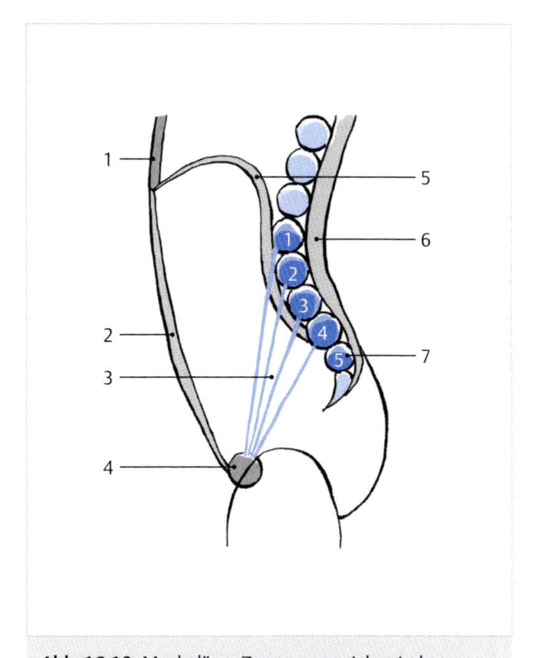

Abb. 16.10 Muskuläres Zusammenspiel zwischen Zwerchfell, Psoas und Rückenstrecker (Schwarze Ziffern: 1: Brustbein; 2: gerader Bauchmuskel; 3: Psoas; 4: Schambein; 5: Zwerchfell; 6: Rückenstrecker; 7: LWS). (Grafik: Sieghild Pieper)

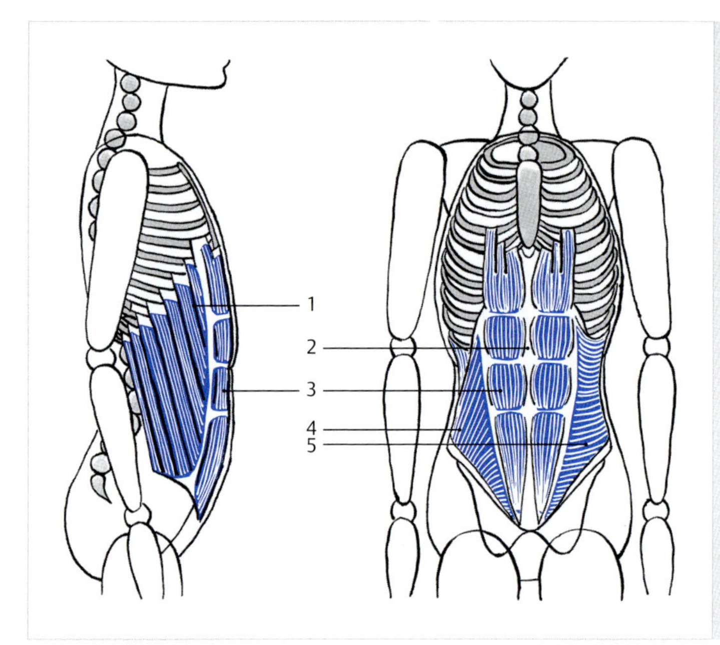

Abb. 16.11 Die Bauchmuskeln mit ihren Ansätzen an Becken und Brustkorb (1: äußerer schräger Bauchmuskel [M. obliquus externus abdominis]; 2: weiße Linie [Linea alba]; 3: gerader Bauchmuskel [M. rectus abdominis]; 4: querer Bauchmuskel [M. transversus abdominis]; 5: innerer schräger Bauchmuskel [M. obliquus internus abdominis]). (Grafik: Sieghild Pieper)

denmuskel (M. quadratus lumborum) eine zirkuläre Umgurtung des unteren Bauchraums. Die Anspannung seiner Fasern sind von wesentlicher Bedeutung für die Stützfunktion bei der Phonation.

Welche Abweichungen können den Stimmapparat stören?

► **In der Wirbelsäule**

- Funktionsstörungen der Wirbelsäule haben Auswirkung auf die Aufrichtung, die Abläufe der Atmung, den Aufhängeapparat des Kehlkopfs und reaktiv auf die Funktion der Stimmlippen.
- Ist die Wirbelsäule unflexibel, kann der Streckreflex bei der Einatmung nicht genügend wirksam sein, um als Initialreiz den Brustkorb zu weiten und anzuheben.

► **In der Funktionseinheit Lendenwirbelsäule – Bauchmuskulatur**

- Störungen der LWS lösen weitreichende Irritationen im Brustkorb aus. Sie führen zu Fehlanpassungen des subglottischen Drucks an die Stimmlippenfunktion.
- Eine chronische Verkürzung der Bauchmuskulatur zieht den Brustkorb nach unten. Dadurch können sich die unteren Rippen bei der Einatmung nicht ausreichend nach oben und seitwärts bewegen. Das Zwerchfell ist dadurch nicht optimal eingespannt und deswegen in seiner Funktion eingeschränkt.
- Zu schlaffe Bauchmuskeln führen zu einer vermehrten Lendenlordose.
    - Reaktiv verstärkt sich die Kyphose der BWS, der Brustkorb sinkt ein, die Atemkapazität verringert sich, der subglottische Druck kann sich nicht entsprechend aufbauen.
    - Ebenso verstärkt sich die Lordose der HWS, die vordere Halsmuskulatur wird überdehnt, die Flexibilität der Kehlkopfbewegung wird eingeschränkt.
    - Dem Zwerchfell fehlt der Gegenhalt des Bauchinnendrucks, es kann die unteren Rippen nicht anheben, sodass eine Hochatmung entsteht, mit der Tendenz zu erhöhtem Luftdruck unterhalb der Stimmlippen.

Leitlinien für die Therapie

- Die Basis für alle Interventionen ist eine gut aufgerichtete, flexible und leistungsfähige Wirbelsäule, die die Rippen und Muskeln des Brustkorbs in eine optimale Ausgangsstellung bringt. Sie gewährleistet eine Weitung des unteren Brustkorbs und die notwendige Vordehnung des Zwerchfells für das Einsetzen der Stimme.
- Kräftige, streckende Rückenmuskeln dienen der Bauchmuskulatur als Gegenspieler, um eine aufgerichtete Körperhaltung zu gewährleisten.

- Die vordere Beugemuskulatur und die hintere Streckmuskulatur müssen ausgeglichen sein. Nur so stimulieren und unterstützen sich beide Muskelsysteme gegenseitig.
- Wirbelsäulenaufrichtung zwischen den Polen Becken und Kopf: Die Wirbelsäule erfährt eine dynamische Verlängerung. Alle beteiligten Muskeln entlang des Rumpfes und der Wirbelsäule werden in ihrem Zusammenspiel harmonisiert.
- Die aufrichtende Muskulatur der Wirbelsäule hat ihren Ursprung am Becken. Die Haltung des Beckens wiederum ist abhängig von den Füßen, den Knien, der Beinmuskulatur, den Hüftbeugern, der Bauch- und der Rückenstreckmuskulatur, aber auch von der Stellung des Kopfes im Raum.
- Die Längsspannung der Streckmuskulatur der Wirbelsäule als Gegenaktivität zur regelrechten Querspannung des Brustkorbs: Das notwendige Gleichgewicht zwischen ihnen wird aufrechterhalten durch die Muskeln des Brustkorbs, die schrägen Bauchmuskeln und das Zwerchfell.
- Ein Ausgleich zwischen der Bauchmuskulatur und dem Brustkorb für regelrechte Funktionsabläufe im stimmbildenden Apparat.
- Eine kräftige, elastische untere Bauchwand ist unerlässlich für die Stützfunktion während der Phonation. Sie fungiert gemeinsam mit dem Beckenboden als Halt der Baucheingeweide.

Therapeutische Anwendung im Beispiel

Zusammen mit LWS, Brustkorb und Zwerchfell bildet die Bauchmuskulatur eine Funktionseinheit. Daher wird hier nicht spezifisch auf sie eingegangen. Sie wird im Zusammenhang behandelt – je nachdem, welcher Teilbereich der Funktionseinheit im Vordergrund steht.

Wahrnehmen

▸ **Entdecken Sie sich in Ihrer Polarität.** Legen Sie einen Gummiring auf Ihren Kopf, darauf ein Buch.

- Richten Sie sich von innen bei flexibel aufgerichteter HWS gegen das Buch auf, als wollten Sie es noch ein wenig höher schieben.
- Geben Sie gleichzeitig Gewicht in den Boden ab und spüren Sie, wie sich Ihre Wirbelsäule dehnend nach unten verlängert.
- Beobachten Sie sich im Spiegel. Ertasten Sie langsam, wie mit einer Videokamera, die innere Lotlinie und die einzelnen übereinanderliegenden Abschnitte des Körpers.

▸ **Entdecken Sie die muskulären Züge Ihrer vorderen und hinteren Körperseite.** Nehmen Sie den aufrichtenden Zug an der Vorderseites Ihres Körpers nach oben wahr, gleichzeitig den lösenden, dehnenden Zug nach unten auf der Rückseite.

- Stellen Sie sich vor, Ihr Rücken sei eine eingeseifte Rutschbahn, auf der Ihr Ton hinuntergleitet.
- Haben Sie zu viel Spannung im Rücken, kann der Ton nicht gleiten, die Spannung überträgt sich in den vorderen Brustkorb und schränkt dessen Mobilität ein.

Dehnen und Mobilisieren

▸ **Massieren Sie Ihre Rückenstreckmuskulatur.** Lehnen Sie sich mit dem Rücken an die Wand. Legen Sie einen Tennisball zwischen sich und die Wand neben Ihre Wirbelsäule und lehnen Sie sich mit einem gewissen Druck dagegen. Stellen Sie Ihre Füße etwas nach vorn. Massieren Sie Ihren Rücken, indem Sie mit dem Ball langsam hinauf- und herunterrollen oder besonders verspannte Stellen mit kreisenden Bewegungen lösen (▸ Abb. 16.12). Lassen Sie Ihre Stimme dazu tönen. Nehmen Sie wahr, wie sich Ihr Rücken jetzt anfühlt, ob vorherige Schmerzen sich verringert haben.

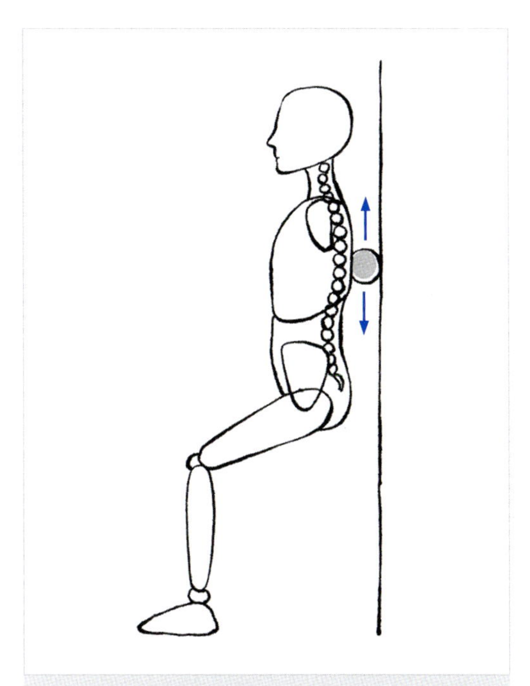

Abb. 16.12 Selbstmassage der Rückenstreckmuskulatur. (Grafik: Sieghild Pieper)

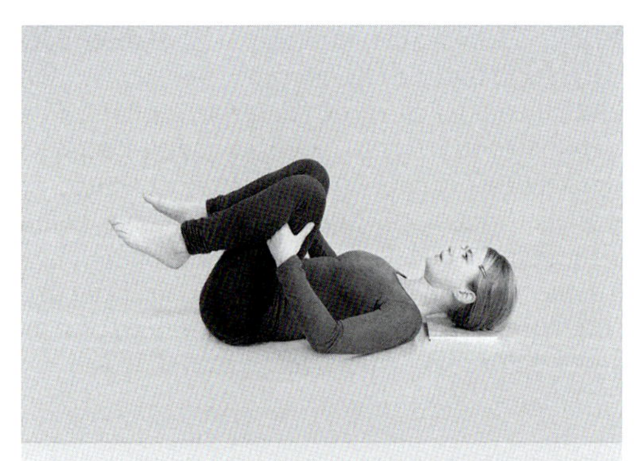

Abb. 16.13 Hocklage: Mobilisation von Becken und LWS zur Erweiterung des unteren Atemraums (Foto: www.iriswolf-fotografie.de).

▸ **Lassen Sie sich hängen.** Rollen Sie langsam die Wirbelsäule aus dem Stand so weit ab, wie es Ihnen bequem ist. Drücken Sie dabei Ihre Knie nicht durch. Lassen Sie Arme und Rumpf leicht pendeln. Atmen Sie bewusst in den Bereich der LWS, um von innen eine weitende Dehnung zu erreichen. Rollen Sie die Wirbelsäule von unten langsam spürbar wieder auf, bis eine optimale Streckung des gesamten Körpers erreicht ist und der Kopf im obersten Kopfgelenk balanciert.

▸ **Gehen Sie in die Hocklage.** Legen Sie sich auf den Rücken, hocken Sie die Beine an. Ziehen Sie die Knie mit den Händen während der Einatmung zum Brustkorb (▸ Abb. 16.13). Der dehnende Zug auf die LWS verstärkt sich, je näher Sie die Knie zum Brustkorb ziehen. Lösen Sie mit der Ausatmung die Dehnspannung. Ihre Knie bewegen sich nach vorne in die Ausgangsstellung.

- Verbinden Sie diesen Ablauf mit Phonation und reflektorischer Atemergänzung (s. Kap. 19.6.5).
- Bei der Phonation werden die Knie zum Brustkorb gezogen. Das Abspannen des Lautes erfolgt in dem Moment, in dem sich Ihre Knie zurück in die Ausgangsstellung bewegen. Am Wendepunkt erfolgt reflektorisch die Einatmung.
- Mobilisieren Sie Ihr Kreuzbein mit kleinen schaukelnden und kreisenden Bewegungen der angehockten Knie.
- Legen Sie Ihre Beine auf einen großen Ball (Pezzi-Ball) (▸ Abb. 19.6). Lassen Sie den Ball kreisen, zur Seite, nach vorne und rückwärts rollen. In dem Maße, wie sich der Radius der Bewegung verändert, verändert sich auch das Ausmaß der Mobilisation der LWS und des Beckens.
- Differenzieren Sie diese Bewegungen, als lägen Sie auf dem Zifferblatt einer Uhr (▸ Abb. 16.8).

Sie erreichen mit diesen Abläufen eine Erweiterung des hinteren unteren Atemraums und eine Sensibilisierung für die Stellung im Raum.

▸ **Gehen Sie in den Vierfüßlerstand.** Formen Sie mit der Einatmung die Wirbelsäule zu einem nach oben sich wölbenden Katzenbuckel (▸ Abb. 16.14a). Die Rückenstrecker werden gedehnt, die LWS gerundet. Mit der Ausatmung bilden Sie einen nach innen wölbenden Pferderücken (▸ Abb. 16.14b). Dabei werden die vor der LWS liegenden Zwerchfellschenkel, Psoas und Bauchmuskeln gedehnt. Beim wechselnden Ablauf kommt es zu einem Ausgleich zwischen beugender Muskulatur an der Vorderseite des Körpers und streckender an der Hinterseite.

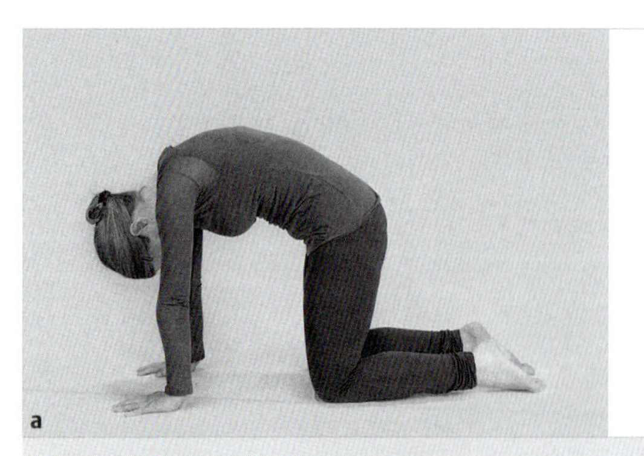

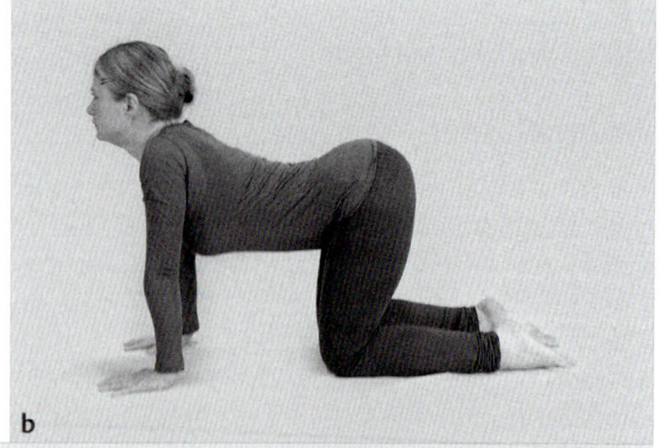

Abb. 16.14 Vierfüßlerstand zum Mobilisieren von LWS und BWS im Wechsel zwischen Katzenbuckel und Pferderücken (Foto: www.iriswolf-fotografie.de).
a Der Katzenbuckel im Vierfüßlerstand.
b Der Pferderücken im Vierfüßlerstand.

► **Seien Sie eine Marionette.** Ihre Körperteile werden scheinbar von Fäden spielerisch bewegt oder in dehnende Streckbewegungen gebracht. Lösen Sie langsam nacheinander die Marionettenfäden. Nehmen Sie wahr, wie die einzelnen Körperteile schwerer werden und Ihr Körper langsam nach unten in die Hocke sinkt. Lassen Sie sich von den Marionettenfäden wieder aufrichten.

► **Seien Sie im Kontrast dazu ein Roboter.** Bewegen Sie sich wie eine fremdgesteuerte Maschine, steif und mechanisch. Nehmen Sie im Vergleich zur Marionettenbewegung die Veränderungen im Körper, der Atmung und Stimme wahr.

Kräftigen

Das Prinzip beim Kräftigen ist, gegen einen Widerstand die Muskulatur in einer zielorientierten, unveränderten Stellung (isometrische Funktion) zu halten. Hierbei kommt es nicht auf die Intensität der Anspannung an, sondern auf die Dauer und die Pause, die zwischen ihnen liegt. Wird der Muskel 8–10 Sekunden haltend gekräftigt, muss mindestens die doppelte Zeit zur Entspannung und zum Nachspüren eingeräumt werden. Es werden nur Strukturen gekräftigt, die vorher gedehnt und mobilisiert wurden.

► **Kräftigen Sie Schultergürtel und Rücken.** Bringen Sie im Stehen Ihre Arme seitlich in U-Haltung, sodass die Handflächen nach außen zeigen, die Schulterblätter innen zur Wirbelsäule und nach unten gedehnt sind. Drücken Sie in Verbindung mit einem Reibelaut gegen einen imaginären Widerstand. Verharren Sie in dieser Position ca. 8–10 Sekunden. Spüren Sie, wie sich die hintere Schultergürtel- und Rückenmuskulatur anspannt, der Brustkorb sich während des Tönens noch etwas weitet und aufrichtet. Durch die Stabilisierung im oberen Brustkorb und die nach unten ziehenden Schulterblätter wird der Rücken gekräftigt. Die den Kehlkopf senkenden Muskeln bekommen Halt.

► **Kräftigen Sie Ihre Flanken.** Strecken Sie Ihre Arme mit einem gerollten Handtuch über Ihren Kopf nach oben. Ziehen Sie mit dem linken Arm den Oberkörper zur Seite (► Abb. 16.15). Die linke Flanke wird isometrisch gekräftigt, die rechte gedehnt. Halten Sie die Dehnung ca. 8–10 Sekunden. Atmen Sie bewusst in die gedehnte Flanke. Gleiten Sie langsam in die Ausgangsposition zurück. Wiederholen Sie die Übung 4- bis 5-mal, wechseln Sie dann die Seite.

Variation: Aus der Ausgangssituation heraus im Sitzen den Oberkörper drehen und ihn dann zur Seite ziehen. Es wird die vordere Flanke gedehnt und die diagonale Rückenmuskulatur isometrisch gekräftigt.

► **Kräftigen Sie Rücken- und Schultermuskulatur.** Halten Sie das zusammengerollte Handtuch senkrecht vor Ihren Körper (► Abb. 16.16). Ziehen Sie, mit der oberen Hand gegen den Widerstand der unteren langsam bis auf Stirnhöhe. Verweilen Sie in dieser Position. Ziehen Sie es dann die untere Hand gegen den Widerstand der oberen bis unter den Bauchnabel. Nach mehreren Wiederholungen wechseln Sie die Hände.

Eine spürbare Aufrichtung der BWS und Kräftigung der gesamten Rückenmuskulatur ist die Folge.

16.7.4 Der Brustkorb – knöcherner Schutz für die Atemorgane

Der Brustkorb (Thorax) ist ein zylindrischer Hohlkörper aus Knochenstrukturen mit elastischen Wandungen. Er wird von der BWS, 12 Rippenpaaren und dem Brustbein (Sternum) gebildet. Sie sind durch die Zwischenrippenmuskeln (Mm. intercostales) und Gelenke beweglich miteinander verbunden. Das kuppelförmige Zwerchfell schließt ihn nach unten hin ab (► Abb. 16.19).

Der Brustkorb arbeitet wie ein Blasebalg: Unermüdlich saugt er Luft in die Lungen, mehr als 10 000 Liter am Tag.

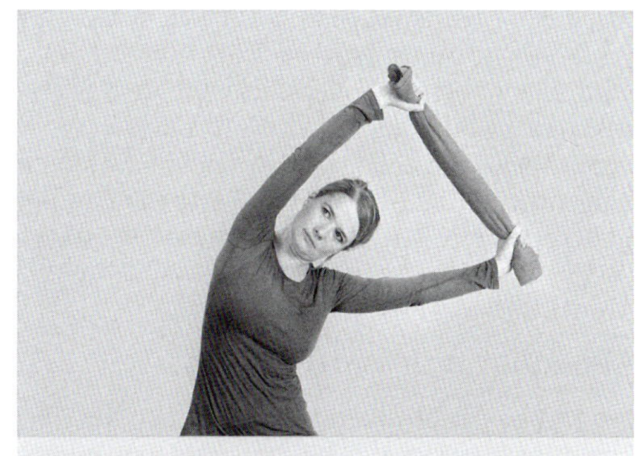

Abb. 16.15 Kräftigung und Dehnung der Flanken (Foto: www.iriswolf-fotografie.de).

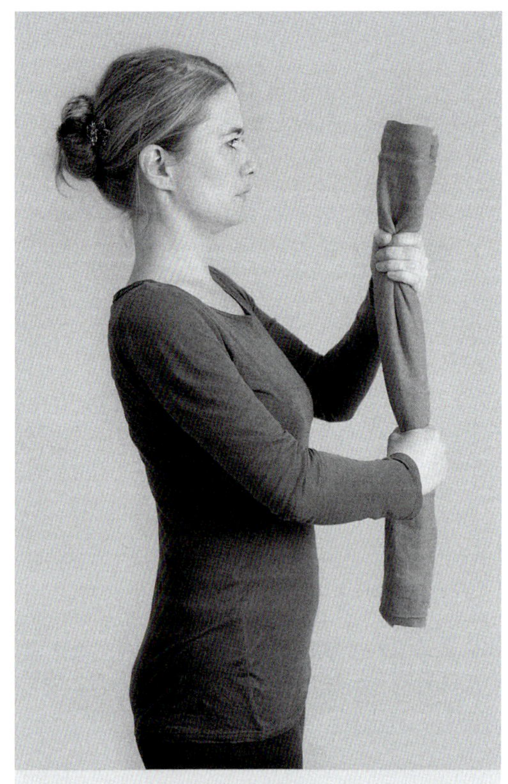

Abb. 16.16 Kräftigung der Rücken- und Schultermuskulatur (Foto: www.iriswolf-fotografie.de).

Rippen

An den Brustwirbeln setzen beiderseits gelenkig die Rippen an. Diese sind vorne mit dem Brustbein (Sternum) unter Zwischenschaltung eines knorpeligen elastischen Elements verbunden. Dies ist von wesentlicher Bedeutung für die Flexibilität des Brustkorbs. Infolge von Verkalkung verlieren die Rippenknorpel im Alter an Elastizität, sodass der Brustkorb in seiner Beweglichkeit eingeschränkt wird. Die Rippen 1–7 sind direkt mit dem Brustbein verbunden, die Rippen 8–10 untereinander durch Knorpel. Sie bilden den unteren vorderen Rippenbogen. Die beiden letzten Paare enden frei und begrenzen den hinteren unteren Brustkorb (▸ Abb. 16.19).

Muskulatur des Brustkorbs

Die Rippen des Brustkorbs werden durch die Zwischenrippenmuskeln (Mm. intercostales interni und externi) miteinander verbunden. Sie stabilisieren die Wandungen des Brustkorbs, sodass die Aufrechterhaltung seiner Weite durch eine angemessene Querspannung gesichert ist.

Gleichzeitig haben die Muskeln die Aufgabe, bei der Atmung den Raum zwischen den Rippen zu weiten oder zu verengen wie auch Hebung bzw. Senkung der Rippen zu bewirken. Die Kontraktion der inneren Zwischenrippenmuskeln senkt die Rippen, verengt den Brustkorb und unterstützt die Ausatmung. Die Kontraktion der äußeren Zwischenrippenmuskeln hebt die Rippen, erweitert den Brustkorb und unterstützet die Einatmung.

Form des Brustkorbs und Körperhaltung

Die Form des Brustkorbs wird wesentlich von der Haltung der gesamten Wirbelsäule beeinflusst. Ihre Aufrichtung erfolgt bei der Einatmung als Streckreflex durch das System der aufrichtenden Muskulatur des Rückens mit Anhebung von Brustbein und Rippen: Der Brustkorb weitet sich bei gleichzeitiger Erhöhung des Lungenvolumens.

Brustkorb und Lunge

Der Brustkorb ist die schützende Hülle für die beiden Lungenflügel, die Luftröhre, die Bronchien, die Speiseröhre und das Herz.

Die Lunge reicht hinauf bis in die Schlüsselbeingrube und hinunter bis zum Zwerchfell. Jeder der beiden sehr elastischen Lungenflügel liegt gut verschiebbar in einer eigenen serösen Höhle (Pleurahöhle) und ist durch Adhäsion mit dem inneren Brustkorb verbunden. Die Adhäsionskraft zwingt die Lunge, Volumenveränderungen des Brustkorbs zu folgen. Wird durch Vergrößerung des Brustkorbs ein Unterdruck erzeugt, erfolgt die Einatmung durch die einströmende Luft.

Mit der Einatmung gelangt Luft in die Alveolen (Lungenbläschen). Sauerstoff (O_2) diffundiert durch ihre dünnen Häute ins Blut. Gleichzeitig wird Kohlendioxid (CO_2) aus dem Blut in die Alveolen abgegeben und über die Ausatmung ausgeschieden. Der zur Energieumwandlung lebensnotwendige Sauerstoff wird von den Zellen aufgenommen. Das Abfallprodukt des Zellstoffwechsels, Kohlendioxid, wird wieder ans Blut zurückgegeben.

Welche Abweichungen können den Stimmapparat stören?

- Eine reduzierte Elastizität in den hinteren Rippengelenken zur Wirbelsäule und besonders in den knorpeligen Verbindungen zum Brustbein führt zu einem Verlust an Flexibilität im Brustkorb, sodass das Wechselspiel zwischen Weitwerden des Brustkorbs bei der Einatmung und Nachgeben bei der Ausatmung nicht ausreichend stattfinden kann.
- Ein mangelndes Nachgeben des Brustkorbs vermindert die notwendige Weite der unteren Brustkorböffnung. Das Zwerchfell wird dadurch schlechter gespannt, es verliert an Kraft und ist nicht in der Lage, die unteren Rippenbögen für eine tiefere Einatmung ausreichend anzuheben.
- Bei zunehmender Verfestigung des Brustkorbs kommt es zu Störungen des dreiphasigen Atemablaufs. Die Ausatmung ist in ihrem Fluss während der Ruhe- und Phonationsatmung behindert, die Atempause wird in der Regel übergangen.
- Eine geschwächte Brustwandmuskulatur behindert die notwendige Einatemtendenz bei der Phonation. Es kommt zu Störungen in der situativen Anpassung des subglottischen Druckes.
- Das unökonomische Zusammenspiel zwischen Bauchmuskulatur, Zwerchfell und unterer Brustkorböffnung hat eine instabile Einatemtendenz während der Phonation zur Folge.
- Schlaff am Körper hängende Arme lassen den Brustkorb nach vorne einsinken und lösen eine Kettenreaktion aus. Da von oben zu viel Druck kommt, müssen die Beine dafür sorgen, dass der Körper nicht zusammensackt. Es entwickeln sich kompensatorische Spannungen.

Leitlinien für die Therapie

- Die Beweglichkeit der Rippen muss gefördert werden. Dann kann sich der Brustkorb beim Atemablauf flexibel weiten bzw. nachgeben, kurzfristige Druckveränderungen während der Phonation möglich machen, wie beim Abspannen eines Lautes.
- Ein übermäßig aufgeblähter Brustkorb ist zu entspannen. Durch Betonung der Ausatmung und Atempause lässt sich die notwendige Flexibilität erreichen. Auch das Zwerchfell ist durch das Aufblähen des Brustkorbs überdehnt, es muss gekräftigt werden.
- Aktivieren einer aufgerichteten Brustkorbstellung, um die Ansatzstellen der Bauchmuskulatur und des Zwerchfells am unteren Brustkorb zu optimieren. Sie bietet die Voraussetzung für eine harmonische Wechselbeziehung zwischen der Mobilität des Brustkorbs und den Aktivitäten von Bauchmuskulatur und Zwerchfell.
- Die Einatemmuskulatur ist für die notwendige Einatemtendenz bei der Phonation zu kräftigen.
- Es gilt, intentionale Bewegungen der Arme während der Phonation zu nutzen: Sie verfügen unter Zwischenschaltung der Schlüsselbeine, der Schultergelenke und der Verschiebbarkeit der Schulterblätter über vielfältige Möglichkeiten zur Erweiterung des Brustkorbs.
- Die Kräftigung der aufrichtenden Rumpfmuskulatur bewirkt eine Streckung der Wirbelsäule, eine leichte Anhebung des Brustkorbs, die Spannungsverhältnisse im Brustkorb können sich ausgleichen.
- Aktivierung der Querspannung des Brustkorbs bei gleichzeitig wechselseitiger Abstimmung von Zwerchfell, Bauchmuskulatur und LWS. Subglottischer Druck und Stimmlippenspannung hängen unmittelbar von ihrem ausgewogenen Zusammenwirken ab.

Therapeutische Anwendung im Beispiel

Wahrnehmen und Entspannen

▶ **Lösen Sie Ihren überspannten Brustkorb.** Hierzu bieten sich Elemente aus der Funktionellen Entspannung nach M. Fuchs an, in deren Zentrum das „Nachgebende Lösen im Aus“ steht (s. Kap. 17.7.2), Elemente aus der Feldenkrais-Methode (s. Kap. 17.7.4) und der Eutonie (s. Kap. 17.7.6).

▶ **Entspannen Sie Ihre rechte Brustkorbhälfte.** Stellen Sie in Rückenlage Ihre Beine auf. Legen Sie Ihre linke Hand unterhalb Ihrer rechten Achselhöhle auf die Rippen. Strecken Sie den rechten Arm vor dem Brustkorb nach links und schieben Sie ihn weit heraus (▶ Abb. 16.17). Ziehen Sie gleichzeitig mit der linken Hand den Brustkorb nach links herüber. Kopf und oberer Brustkorb folgen der Bewegung. Es kommt zu einer intensiven Dehnung der Rippen auf der rechten Seite und damit zu einer Entspannung der Zwischenrippenmuskulatur. Wiederholen Sie diesen Ablauf einige Male und wechseln Sie dann die Seite.

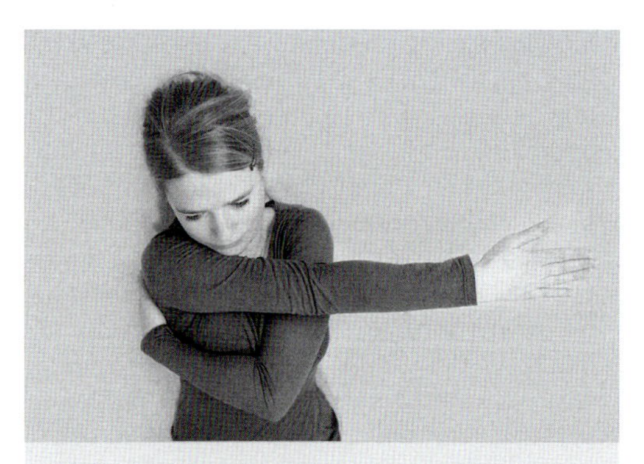

Abb. 16.17 Lösen der Zwischenrippenmuskulatur (Foto: www.iriswolf-fotografie.de).

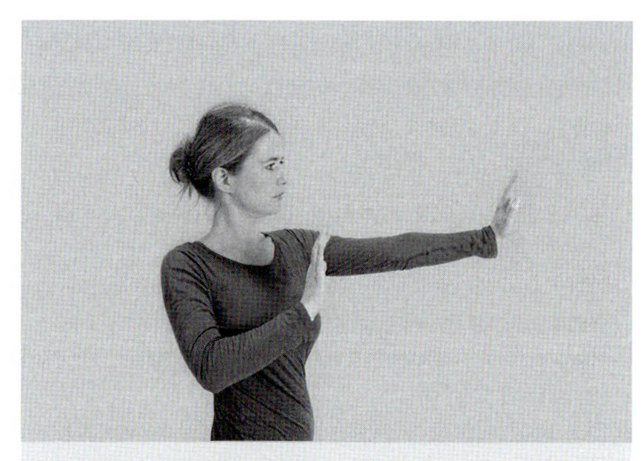

Abb. 16.18 Mobilisieren der BWS (Foto: www.iriswolf-fotografie.de).

Mobilisieren und Dehnen

▶ **Ihr Brustbein im Wechsel von Nachgeben und Aufrichten.** Legen Sie Ihre Fingerkuppen mit leichtem Druck auf das untere Drittel Ihres Brustbeins. Verstärken Sie mit Beginn der Ausatmung etwas den Druck. Spüren Sie, wie das Brustbein unter diesem Druck flexibel nach innen nachgibt. Richten Sie mit einem Reibelaut von innen gegen den Druck Ihrer Fingerspitzen das Brustbein wieder auf. Nehmen Sie wahr, wie sich das Brustbein langsam hebt. Wiederholen Sie diesen Ablauf im Wechsel von Nachgeben und dehnendem Aufrichten gegen den Druck in Ihrem individuellen Atemrhythmus.

▶ **Mobilisieren Sie die gelenkigen Verbindungen zum Brustbein.** Legen Sie Ihre Fingerspitzen mit leichtem Druck seitlich vom Brustbein auf. Artikulieren Sie den Explosivlaut [p]. Spüren Sie, wie sich die Atemluft hinter den geschlossenen Lippen staut, wie sich von innen eine dehnende Spannweite gegen Ihre Fingerkuppen aufbaut. Erhöhen Sie die Dehnung der knorpeligen Rippenverbindungen, indem Sie Ihre Hände etwas zur Seite ziehen. Lösen Sie auf der Höhe der Dehnspannung den Lippenschluss des [p]-Lautes.

Sie erreichen eine Flexibilisierung der knorpeligen Gelenkverbindungen. Sie ist notwendig für alle schnellen Druckveränderungen, bspw. beim Abspannen eines Lautes, damit der neue Atemimpuls reflektorisch erfolgen kann.

▶ **Mobilisieren Sie Ihre Brustwirbelsäule.** Bringen Sie beide Arme vor Ihre Schultern mit den Handflächen nach vorn. Schieben Sie während der Phonation von Strömungskonsonanten einen Arm nach vorn gegen einen imaginären Widerstand. Ziehen Sie die andere Hand bis auf Schulterhöhe zurück (▶ Abb. 16.18). Die Einatmung findet beim Wechsel der Arme statt. Der Ablauf erfolgt gleichmäßig in Ihrem Atemrhythmus. Es verschieben sich die beiden Brustkorbhälften, die BWS rotiert.

Kräftigen

▶ **Kräftigen Sie Ihre Einatmungsmuskulatur.** Winkeln Sie im Sitzen Ihre Arme an, die Hände seitlich auf Schulterhöhe, Handflächen nach außen. Dehnen Sie gegen einen imaginären Widerstand Ihre Handflächen mit Phonation nach außen vom Körper weg. Halten Sie die Spannung. Nehmen Sie wahr, wie sich der Innenraum des Brustkorbs während des Tons noch leicht weitet und aufrichtet. Die Einatmungsmuskeln werden gekräftigt, das Volumen des Brustkorbs vergrößert.

▶ **Erzeugen Sie diagonalen Druck auf Ihren Brustkorb.** Legen Sie eine Hand vorne auf die oberen Rippen, die andere diagonal auf den unteren seitlichen Rippenbogen. Atmen Sie gleichmäßig gegen den Widerstand beider Hände ein: Bleiben Sie möglichst lange in dieser Stellung. Ihre Einatmungsmuskulatur wird koordinativ gekräftigt.

▶ **Drücken Sie Ihren Brustkorb zusammen.** Legen Sie Ihre Hände seitlich an die unteren Rippen. Drücken Sie diese beim Ausatmen nach innen. Atmen Sie gegen den Widerstand ein und halten Sie die Spannung ca. 4–5 Sekunden. Sie kräftigen die Flankenmuskulatur und aktivieren die Querspannung des Brustkorbs. Bei der Ausatmung unterstützen Sie das Nachgeben des Brustkorbs durch

Vibration Ihrer Hände und durch einen Strömungskonsonanten.

Zwerchfell – Motor der Atmung

Das Zwerchfell (Diaphragma) ist der Hauptmuskel für die Einatmung (Inspiration). Er ist eingespannt im Bereich der unteren Brustkorböffnung (▸ Abb. 16.19). Als verschiebbare Muskel-Sehnen-Platte trennt das Zwerchfell den Brust- vom Bauchraum. Die linke und rechte Zwerchfellseite wölben sich kuppelförmig in den Brustkorb. Auf der linken Seite steht das Zwerchfell durch die asymmetrische Lage des Herzens etwas tiefer.

Die Muskelfasern des Zwerchfells setzen an der zentralen Sehnenplatte (Centrum tendineum) an. Befestigt sind sie am unteren Rippenbogen des Brustkorbs sowie mit 2 Schenkeln an der oberen vorderen LWS.

Ziehen sich die Muskelfasern des Zwerchfells zusammen, senkt sich das Centrum tendineum nach unten. Bei tieferer Einatmung baut die korsettartig umgurtende Bauchwandmuskulatur und die Eigenspannung der Bauchorgane einen Gegenhalt auf. Dadurch wird das Centrum tendineum in seinem Weg nach unten aufgehalten. Das Zwerchfell stützt sich auf den Bauchorganen ab und kann jetzt den unteren Rippenbogen zur Erweiterung des Einatemvolumens anheben.

Das Zwerchfell erweitert den Brustraum:

- in vertikaler Richtung, indem es sich absenkt
- in transversaler Richtung durch Heben der unteren Rippen
- in sagittaler Richtung durch Anhebung des unteren Brustbeins

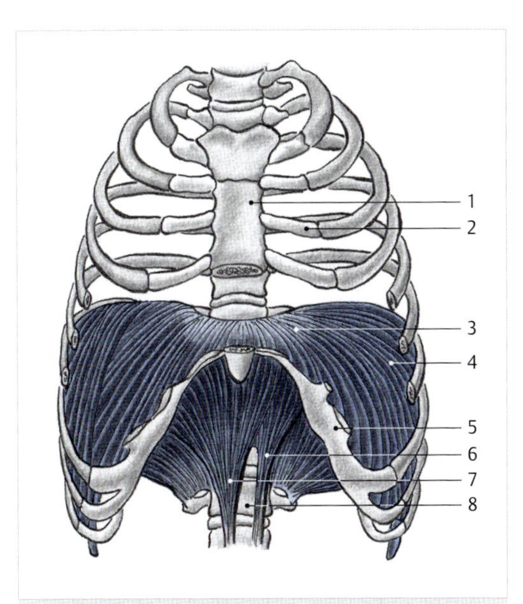

Abb. 16.19 Brustkorb mit Zwerchfell (1: Brustbein; 2: knorpelige Verbindung Rippe zu Brustbein; 3: Centrum tendineum des Zwerchfells; 4: Zwerchfell; 5: knorpeliger unterer Rippenbogen; 6: Zwerchfellschenkel links; 7: Zwerchfellschenkel rechts; 8: LWS). (Grafik: Sieghild Pieper)

Der paarige Zwerchfellnerv (N. phrenicus) steuert das Zwerchfell hauptsächlich aus dem 4. HWS-Segment heraus. Es wird aber auch aus den unteren 6 Brustwirbelsegmenten enerviert.

Wir können Aktivitäten des Zwerchfells nicht direkt wahrnehmen. Sie sind aber an der vorderen Bauchwand und im Bereich der Flanken wahrnehmbar, sodass wir indirekt erfassen können, wie das Zwerchfell arbeitet.

Welche Abweichungen können den Stimmapparat stören?

- Fehlfunktionen, die auf das Zwerchfell wirken, behindern die Atmung, die notwendige Querspannung der unteren Brustkorböffnung, den Aufbau und die differenzierte Anpassung des subglottischen Druckes an die Stimmlippenspannung.
- Funktionsstörungen der mittleren HWS können zu nervalen Fehlsteuerungen führen, sodass es zu Spannungsveränderungen im Zwerchfell kommt.
- Muskuläre Dysbalancen in der LWS, im unteren Brustkorb und/oder in der Bauchmuskulatur können ein schlecht eingespanntes Zwerchfell verursachen.

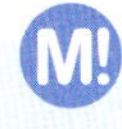

Merke

Im Rahmen der Phonation ist eine regelrechte Funktion des Zwerchfells immer von den Funktionskreisen LWS – Bauchmuskulatur, Brustkorb und den Teilbereichen Atmung, Stimmgebung und Lautbildung abhängig. Eine Einflussnahme auf das Zwerchfell ist daher immer nur in diesem Verbund zu erreichen.

Leitlinien für die Therapie

- Herstellen einer flexibel tonisierten Bauchwandmuskulatur: Ist diese überspannt, überträgt sich der Hypertonus auf Zwerchfell und Brustkorb und beeinträchtigt deren Flexibilität.
- Kräftigen einer schwachen Muskulatur der LWS, um den Zwerchfellschenkeln, die an der Vorderseite der LWS ansetzen, einen funktionsgerechten Gegenhalt bei der Kontraktion des Zwerchfells zu geben.
- Ein ökonomisches Zusammenspiel mit dem Beckenboden: Er kontrahiert sich zusammen mit dem Zwerchfell, um den Bauchorganen eine Stütze im Becken zu geben (Beckenzwerchfell).
- Aktivierung und Kräftigung der Zwerchfell- und Einatemmuskulatur: Die Stützfunktion bei der Phonation wird optimiert.
- Ökonomische Abstimmung der Spannungsverhältnisse zwischen Bauchwand, Zwerchfell und Brustkorb: Ist diese nicht gegeben, werden reaktiv Spannungen bis in den Bereich von Kiefer, Aufhängemechanismus des Kehlkopfs und die kurze Nackenmuskulatur ausgelöst.

Therapeutische Anwendung im Beispiel

- schnupperndes Einatmen, dadurch rhythmisches Training des Zwerchfells durch die Nasenenge
- intentionale Einstellung auf eine bestimmte Aktion, das Zwerchfell in einer der Intention angepassten Spannung halten
- Lachen, Husten, rhythmisches Training des Zwerchfells
- Gähnen, lang ausgehaltene Töne, Kräftigung des Zwerchfells
- bewusstes Zügeln des Zwerchfells zur Verlangsamung der Ausatmung

Jede Aktivierung des Zwerchfells ist immer eingebunden in die Funktionskreise Atmung, Stimmgebung und Lautbildung. Im Kap. 19 finden Sie weitere Übungen.

Schultergürtel – funktionelle Einheit mit Brustkorb und Halswirbelsäule

Der Schultergürtel besteht aus 2 Schlüsselbeinen, die mit dem Brustbein verbunden sind, den Schulterblättern, die auf der Rückseite des Brustkorbs aufliegen, und den Oberarmknochen. Zusammen bilden sie den Abschluss des oberen Brustkorbs. Durch Bänder und Muskeln sind sie zu einer funktionellen Einheit zusammengeschlossen. Der Schultergürtel ist zugleich muskulär und faszial mit der HWS und dem Brustkorb verbunden. Eine knöcherne Verbindung. vom Schultergürtel zur Wirbelsäule besteht nicht.

An Brustbein und Schlüsselbein setzt ein Teil der Kehlkopfsenker an. Eine Funktionsstörung des Brustbein-Schlüsselbein-Gelenks (Sternoklavikulargelenk) führt oft zu einer Überspannung dieser Muskeln, sodass die Kehlkopfbewegung an Elastizität verliert.

Entscheidend für die Aufrichtung und Weitung des oberen Brustkorbs ist die Fähigkeit, die Schulterblätter nach innen/unten zur Wirbelsäule zu bewegen. Gleichzeitig wird der am Schulterblatt ansetzende und zum Zungenbein verlaufende Schulter-Zungenbein-Muskel (M. omohyoideus) gespannt. Er gehört zu den Muskeln, die den Kehlkopf senken, um ihn in einer flexiblen Tiefstellung zu halten (s. Kap. 20.1.5).

Merke

Die Funktionseinheit von Wirbelsäule, Schultergürtel und HWS ist besonders stark mit emotionalem Ausdrucksgeschehen verwoben. Zwar „platzt nicht jedem gleich der Kragen“, oft aber werden latente Aggressionen in die Schulter-Nacken-Muskulatur somatisiert, die mit überhöhter Spannung reagiert.

Welche Abweichungen können den Stimmapparat stören?

- Latent hochgezogene Schultern, wie sie aus überhöhter Anspannung resultieren, behindern die Beweglichkeit des Hals-Kopf-Bereichs und fördern die Tendenz zur thorakalen Atmung. Der Schulter-Zungenbein-Muskel (M. omohyoideus) verliert an Spannung und kann dadurch den Kehlkopf nicht entsprechend senken.
- Nach vorne eingerollte Schultern verkürzen die Brustmuskeln, der Brustkorb sinkt ein. Zugleich wird der Kopf automatisch in den Nacken gezogen, die vorderen Halsmuskulatur überspannt sich. Der Kehlkopf verschiebt sich nach vorn und ist in seiner Beweglichkeit eingeschränkt. Im rückwärtigen Schulterbereich herrscht muskuläre Dauerspannung als Gegenspannung zur verkürzten Brustmuskulatur.

- Wird die obere Schultermuskulatur überspannt, irritiert dies die zugehörigen Nervenaustrittspunkte der HWS-Segmente C 3, 4, 5. Diese versorgen neben der Muskulatur des Schultergürtels auch das Zwerchfell nerval, das seine Flexibilität verliert.

Leitlinien für die Therapie

- Es gilt, die verkürzte Brustmuskulatur und den Schultergürtel zu mobilisieren, um die Flexibilität der vorderen Halsmuskeln und des Zwerchfells wiederherzustellen.
- Schlecht zentrierte Schultern können korrigiert werden durch Stabilisieren der Schulterblätter nach innen zur Wirbelsäule und nach unten zum Becken. Dies unterstützt die gesamte Statik positiv. Das Brustbein richtet sich auf, die Spannung der Muskulatur, die den Kehlkopf senkt, normalisiert sich.
- Kräftigung der Muskulatur des Schultergürtels gegen einen Widerstand. Es erfolgt eine Stabilisierung der Schulterblattmuskulatur.
- Mobilisieren und Kräftigen des Schultergürtels über die Arme. Es kommt zur Entspannung der Brustmuskulatur, der Raumerweiterung im Brustkorb und Atemvertiefung.

Therapeutische Anwendung im Beispiel

Wahrnehmen und Entspannen

▸ **Alles im Lot?** Nehmen Sie die natürliche Position der Schultern wahr. Die Position der Schultergelenke muss im aufgerichteten Stand in einer Linie mit Gehörgang und Hüftgelenk auf der zentralen Lotlinie liegen (s. Kap. 16.2).

▸ **Lassen Sie Ihre Arme pendeln.** Beschweren Sie Ihre Handgelenke mit einer 1-Kilogramm-Manschette. Die Zugkraft bewirkt eine Dehnung in der Schultermuskulatur, im Schultergelenk und im Ellenbogengelenk. Lassen Sie Ihre Arme schwingen, vergrößern Sie den Radius, schwingen Sie vorne am Körper vorbei, in Achten oder seitlich um den Körper herum.

Mobilisieren und Dehnen

▸ **Lassen Sie Ihre Schultern kreisen.** Legen Sie die Fingerspitzen Ihrer rechten Hand leicht auf Ihre rechte Schulter, sodass der Ellbogen herabhängt. Beginnen Sie mit kleinen Kreisbewegungen, geführt vom Ellbogen (▸ Abb. 16.20a, ▸ Abb. 16.20b). Lassen Sie die Kreise langsam größer werden, wechseln Sie die Richtung. Sie erreichen neben einer Schultermobilisation eine Erweiterung des oberen Atemraums.

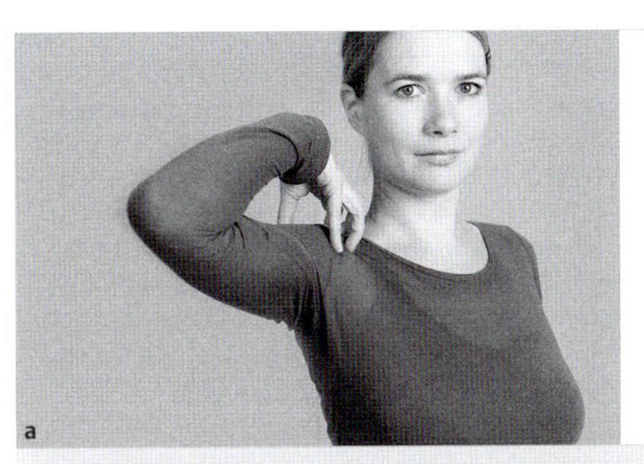

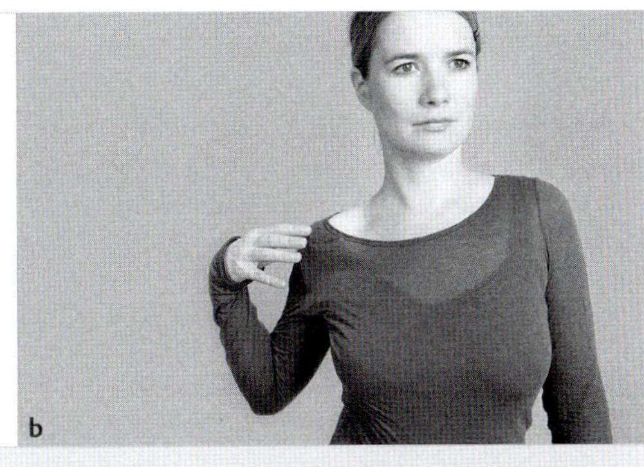

Abb. 16.20 Schulterkreisen (Foto: www.iriswolf-fotografie.de).
a Bis zu dieser Höhe der Kreisbewegung wird das Schultergelenk mobilisiert, bei einer Erweiterung des Kreises nach oben das Schulterblatt.
b Der Ellbogen beschreibt einen weiten Kreis nach hinten (Dehnung der Brustmuskulatur) und unten (Dehnung der Schulter-Hals-Muskulatur).

▶ **Seien Sie ein wanderndes Armkreuz.** Sie mobilisieren Schultergürtel und Brustkorb: Kreuzen Sie Ihre Arme vor der Brust, umfassen Sie Ihre Oberarme. Bewegen Sie Ihr Armkreuz langsam nach oben und wieder zurück. Integrieren Sie Ihren Atemrhythmus in die Bewegung. Variation: Führen Sie Ihr Armkreuz mehrmals langsam zu einer Seite, dann zur anderen, *ohne* den Kopf zu bewegen.

Lassen Sie nun Ihren Kopf den Armen folgen. Bewegen Sie Ihren Kopf auch in entgegengesetzter Richtung. Schauen Sie nach links, während sich Ihre Arme nach rechts bewegen, und umgekehrt.

▶ **Drehen Sie Ihre Arme.** Strecken Sie die Arme seitlich auf Schulterhöhe aus. Drehen Sie Ihre Hände einwärts. Reflektorisch kommt es zu einer Streckung des Rückens, antagonistisch zu einer Entspannung der Brustkorbseite. Drehen Sie Ihre Hände nach außen, dehnen sich die Brustkorbmuskeln, der Brustkorb richtet sich auf, der Innenraum wird geweitet, der obere Rücken entspannt sich. Kombinieren Sie die Einwärtsdrehung mit einer Ausatmung, die Auswärtsdrehung mit einer Einatmung.

Kräftigen und Mobilisieren

▶ **Ziehen Sie die Schulterblätter zusammen.** Halten Sie ca. 8–10 Sekunden die Spannung, während Sie gleichmäßig weiteratmen, lösen Sie dann langsam die Spannung. Die vordere Brustkorbmuskulatur wird gedehnt, die Muskulatur zwischen den Schulterblättern gekräftigt.

▶ **Dehnen Sie Ihre Schultern nach unten.** Belasten Sie Ihre Handgelenke mit einer 1-Kilogramm-Manschette, um eine passive Dehnung im Schulterbereich zu erreichen, und/oder legen Sie warme Sandsäckchen auf Ihre Schultern.

Ziehen Sie eine Schulter langsam in Richtung Ohrläppchen. Halten Sie die Spannung ca. 4–5 Sekunden. Geben Sie im Zeitlupentempo während der Ausatmung der Zugkraft des Armes nach, bis die Schulter tief hängt. Strecken Sie als Gegenbewegung den Kopf nach oben. Machen Sie diesen Ablauf mehrmals mit einer Schulter und vergleichen Sie dann beide miteinander.

16.7.5 Hals und Kopf

Von den unteren Körperabschnitten reichen muskuläre Schlingen über die vordere und hintere Körperseite bis an die Schädelbasis. Dies bedeutet, dass günstige oder ungünstige Aktivitäten in weit entfernt liegenden Körperbereichen den Phonationsapparat erheblich beeinflussen können. Der Kopf nimmt, platziert an höchster Stelle des Körpers und frei endend, eine instabile Sonderstellung ein.

Merke

Negative Beeinflussungen können auch aus dem psychischen Bereich kommen. Die gesamte Halsregion ist eingebunden in energetische Artikulationsabläufe unterschiedlicher Gefühle und Ausdrucksweisen, die über diese Region vermittelt werden.

Bedeutung der kurzen Nackenmuskulatur

Der Kopf, mit seinem Gewicht von ca. 4–5 kg beim Erwachsenen, hat seinen Schwerpunkt vor dem obersten Kopfgelenk (Atlantookzipitalgelenk). Dieses Gelenk ermöglicht hauptsächlich Nickbewegungen. Drehbewegungen finden dagegen vorwiegend im Gelenk zwischen dem 1. und 2. Halswirbel statt, Seitneigungen in tiefer liegenden Halswirbelbereichen. Würde der Kopf nicht durch die kurze Nackenmuskulatur (eine Gruppe von kleinen Stell- und Haltemuskeln) gehalten, die an diesen beiden Wirbeln ansetzen, fiele er durch seine Schwere nach vorne.

Nahezu automatisiert stellen die kurzen Muskeln den Kopf so zum Körper ein, dass die Augenlinie annähernd horizontal ausgerichtet ist. Im Übergangsbereich zwischen Schädel und den ersten beiden Halswirbeln ist der Kopf am beweglichsten und daher besonders störanfällig. Reinhardt hebt die Wirkung dieser Region als zusätzliches Sinnesorgan im Dienste der Haltung und Bewegung hervor, da zwischen diesem „Sinnesorgan" und dem Hirnstamm enge funktionelle Verbindungen bestehen [145] (s. Kap. 23.2.6).

Einfluss der kurzen Nackenmuskeln auf den Körper

Die Position des Körpers im Verhältnis zum Kopf wird ununterbrochen vom Gleichgewichtsorgan (Vestibularapparat), dem Sehorgan und den propriozeptiven Reflexen aus der kurzen Nackenmuskulatur feinjustiert. Das Gleichgewichtsorgan vermittelt kontinuierlich Informationen über das Körpergleichgewicht, über die Stellung unseres Körpers im Raum und darüber, wie sich unser Körper gegen die Schwerkraft verhält.

Zusätzlich steht der Sympathikus, unser „Fluchtnerv", in direkter Verbindung zur kurzen Nackenmuskulatur. Er versteift sie in Situationen von Stress, Wut oder Angst.

Reaktionskette

Auch die direkte Reaktionskette zwischen Kiefergelenk, kurzer Nackenmuskulatur und Mundboden spielt eine zentrale Rolle. Ist eines dieser Teile hyperton, reagieren die anderen ebenfalls mit Überspannung. Eine Verspannung in der kurzen Nackenmuskulatur oder in der Kaumuskulatur führt reaktiv zur Überspannung im vorderen Hals. Die Kehlkopfaufhängung und die inneren Kehlkopfmuskeln werden hyperton (s. Kap. 23.2.6).

Aufhängung des Kehlkopfs zwischen Brustbein und Schädelbasis

Die vordere Halsmuskulatur wird von verschiedenen Muskelgruppen gebildet, in die Kehlkopf und Zungenbein als Funktionseinheit eingebunden sind. Der Kehlkopf ist in diesem System elastisch und frei aufgehängt. Er agiert in einer Art muskulärer und faszialer „Gleitröhre" [204], die zwischen Brustbein und Schädelbasis verankert ist. Sie macht die vielfältigen Bewegungen beim Schluckakt, die Anpassungen des Kehlkopfs bei Körper- und Kopfbewegungen und Formveränderungen des Rachenraums mit entsprechenden Auswirkungen auf die Stimm- und die Lautproduktion möglich.

Welche Abweichungen können den Stimmapparat stören?

- Spannungsveränderungen in der vorderen Halsmuskulatur zwischen Zungenbein und Brustbein (prälaryngeale Muskulatur) verändern den Abstand zwischen Schild- und Ringknorpel (Rahmeneinstellung) und beeinflussen die passive Spannung der Stimmlippen und damit Stimmhöhe, Stimmstärke und Klangqualität.

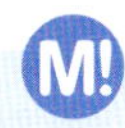

Merke

Überspannungen der vorderen Halsmuskulatur zusammen mit dem Mundboden verengen den Rachenraum (supraglottischer Raum). Dadurch wird die Resonanz- und Klangentfaltung eingeschränkt, der Kehlkopf in seiner Beweglichkeit behindert. Oft sind damit auch Missempfindungen im Kehlkopf und Globusgefühle verbunden.

- Jede Spannungsveränderung in der Muskulatur des Kiefergelenks bewirkt gleichzeitig eine Spannungserhöhung im Mundboden und in der Nackenmuskulatur in Form einer Reaktionskette. Diese Kette kann auch im Mundboden oder in der Nackenmuskulatur beginnen.
- Verkürzt sich die Muskulatur im Mundboden, kann dies zu einer reaktiven Überspannung in der Muskulatur führen, die den Kehlkopf senkt.
- Eine Überspannung des Kapuzenmuskels (M. trapezius) hat oft eine Spannungserhöhung der Rachenmuskeln zur Folge. Deren Nerven treten gemeinsam aus dem Schädel, durch das Foramen jugulare. Störungen des Kapuzenmuskels können das Foramen einengen. Es kommt zu einer Innervationsstörung, die Rachenmuskeln ziehen sich zusammen. Die Resonanz kann sich nicht angemessen entfalten.
- Jede Spannungserhöhung in den Kiefermuskeln beeinträchtigt die artikulatorischen Abläufe und die flexible Aufhängung des Kehlkopfs.
- Eine Überspannung des schräg verlaufenden Kopfwenders (M. sternocleidomastoideus) hemmt die flexible Aufhängung des Kehlkopfs. Es kann zu faszialen Verklebungen zwischen diesem Muskel und den Kehlkopfsenkern (infrahyoidale Muskulatur) kommen.
- Eine unphysiologische Haltung des Kopfes bedingt Haltungsänderungen anderer Körperteile, um das Gleichgewicht des Körpers gegen die Schwerkraft aufrechtzuhalten. Der dadurch veränderte Muskeltonus in der Halsmuskulatur hat ungünstige Auswirkungen auf den stimmbildenden Apparat.

Leitlinien für die Therapie

- Für ein ökonomisches Zusammenspiel von vorderem Hals, Kiefergelenk, Nacken und Kopf ist es notwendig, die Statik und Beweglichkeit des Körpers in ein ausgeglichenes Verhältnis zu bringen.
- Verspannte aufsteigende hypertone muskuläre Ketten, die in den Bereich vorderer Hals, Nacken und Kiefergelenk einstrahlen und dort die Funktion stören, müssen entspannt und in ein eutones Funktionsgefüge gebracht werden.
- Der Nacken ist in eine aufgerichtete eutonische Bewegungsfunktion zu bringen, damit der Kopf im Kopfgelenk balancieren kann. Nur so lässt sich die Stellung des Kehlkopfs angemessen steuern und ein Spannungsgleichgewicht in der Mund- und Gesichtsmuskulatur erreichen.

Therapeutische Anwendung im Beispiel

Wahrnehmen und Entspannen

▸ **Ihr Kopf schaukelt auf einem Luftkissen.** In Rückenlage liegt Ihr Kopf auf einem weichen Luftkissen. Kleinste Bewegungen lassen ihn langsam und subtil von einer Seite zur anderen rollen. Erspüren Sie seine Schwere und die feinen Veränderungen im Bereich der Kopfgelenke.

▸ **Ihr Kopf balanciert auf einem Stab.** Stellen Sie sich Ihren Kopf als Kugel vor, die HWS als elastischen Stab. Nehmen Sie wahr, wie die Kugel schwerelos auf dem Stab balanciert. Singen Sie währenddessen ausgehaltene Töne. Finden Sie heraus, wann Kopfstellung und Klang optimal harmonieren. Spüren Sie, wann minimale Veränderungen welche Auswirkungen auf den Klang haben.

▸ **Stellen Sie sich einen drehbar gelagerten Kopf vor.** Stecken Sie jeweils einen Finger in beide Ohren. Stellen Sie sich vor, die Finger wären eine Achse, um die der Kopf sich drehen kann (▸ Abb. 16.21). Der Bereich, der über der Achse liegt, ist der Kopf, der darunter ist der Hals. Drehen Sie Ihren Kopf sehr langsam und aufmerksam ein wenig um diese Achse und wieder zurück. Singen Sie eine kleine Melodie. Nehmen Sie wahr, ob die Bewegung weiter fließen kann oder eher stockend ist. Erspüren Sie, wo Spannungen sind, die die Bewegung hemmen.

▸ **Lauschen Sie in verschiedene Richtungen.** Spüren Sie, wie sich Ihr Kopf langsam zur imaginären Tonquelle bewegt. Je aufmerksamer Sie lauschen, desto mehr wird die Intention des Lauschens die Bewegung des Kopfes leiten, Nacken und Wirbelsäule sich von innen aufrichten.

▸ **Mit Kopf und Gesicht auf Wellness-Tour.**
- Lösen Sie mit kreisenden, dehnenden und die Haut verschiebenden Massagebewegungen Kopf, Nacken und Gesicht. Klopfen Sie feinfühlig mit den Fingerkuppen auf Kopf und Gesicht.
- Nicken Sie bei aufgerichteter HWS. Bewegen Sie Ihren Kopf nickend zu beiden Seiten.
- Lassen Sie den Kopf im Kopfgelenk nach vorne sinken. Spüren Sie, wie die Schwere des Kopfes feinste Spannungen im Nacken löst. Lassen Sie kleine, sehr langsame Pendelbewegungen des Kopfes folgen.
- Schneiden Sie genussvoll Grimassen.
- Schnipsen Sie mit den Fingern gegen Ihre aufgeblähten Wangen und achten Sie auf den Klang.
- Blasen Sie Luft durch Ihre locker aufeinanderliegenden Lippen. Spüren Sie, wie sich Ihre Wangen durch die gestaute Luft blähen. Lassen Sie tiefe resonanzreiche Brummtöne hörbar werden.
- Lassen Sie die Lippen flattern wie ein Kutscher, der mit einem „Brrr“ seine Pferde zügelt.

Mobilisieren

▸ **Bilden Sie eine Nackenschale.** Verschränken Sie, auf dem Rücken liegend, Ihre Hände hinter dem Kopf. Lassen Sie ihn in die Schale der Hände sinken. Heben Sie die Händeschale langsam nach vorne-oben an. Spüren Sie, wie sich die Nacken-

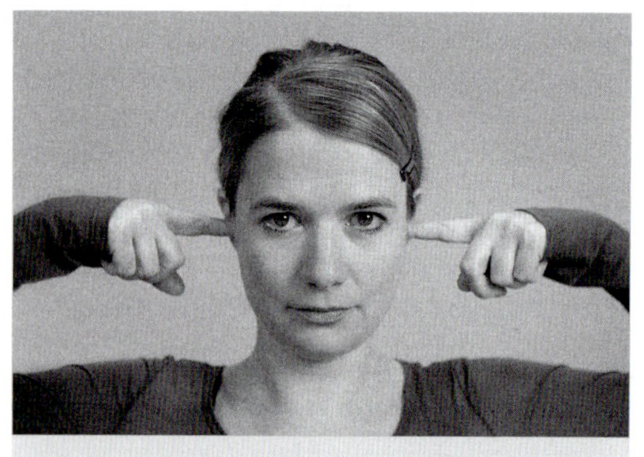

Abb. 16.21 Der Kopf dreht sich um eine imaginäre Achse (Foto: www.iriswolf-fotografie.de).

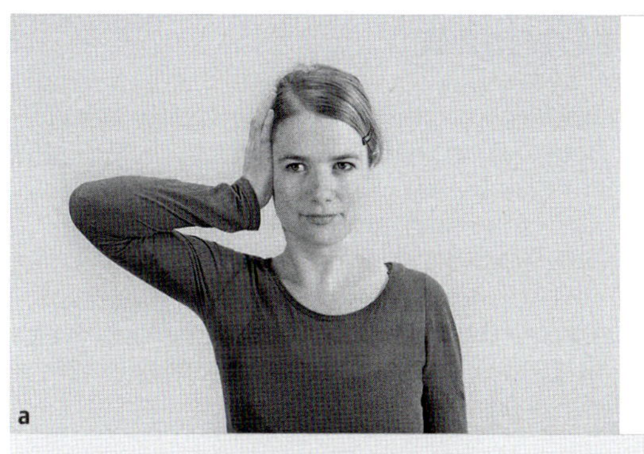
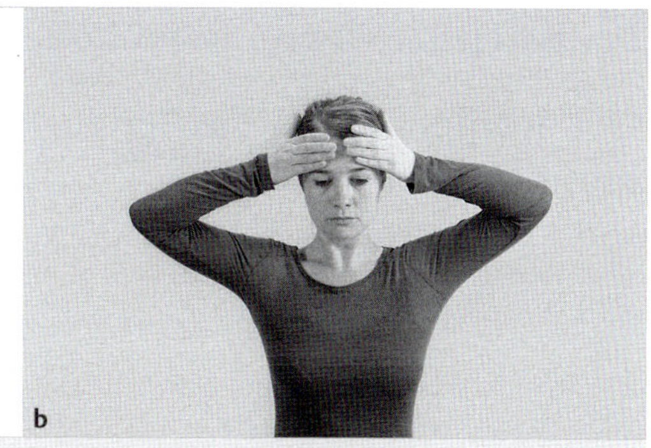

Abb. 16.22 Isometrisches Kräftigen der Halsmuskulatur (Foto: www.iriswolf-fotografie.de).
a Kräftigung der seitlichen Halsmuskulatur.
b Kräftigung der vorderen Halsmuskulatur.

muskulatur dehnt. Verharren Sie in dieser Stellung und lassen Sie dann die Hände im Zeitlupentempo sinken. Ihr Mund ist dabei leicht geöffnet, sodass sich die Kiefergelenke lösen und der Unterkiefer der Schwerkraft nachgeben kann. Erweitern Sie die Übung, indem Sie in der Nackenschale leichte Drehbewegungen des Kopfes vollziehen.

▸ **Bewegen Sie Ihren Kopf in Achten.** Setzen Sie sich in aufgerichteter Haltung auf einen Hocker. Stellen Sie sich vor, Ihre Nase ist zu einem Pinsel verlängert, der bis zur Wand reicht. Zeichnen Sie langsam imaginäre liegende Achten an die Wand. Beginnen Sie mit der Bewegung des Kopfes von oben nach unten. Lassen Sie die Bewegung fließend im Atemrhythmus geschehen. Verändern Sie die Größe der Acht, um nicht nur in den Kopfgelenken, sondern auch in der HWS eine harmonische Mobilisation auszulösen.

▸ **Bringen Sie Kopf und Schultern zum Rendezvous.** Lassen Sie Ihren Kopf bei aufgerichteter HWS ausatmend zur Seite sinken. Je mehr Sie der Schwerkraft nachgeben, je länger der Kopf in der Endposition verharrt, desto intensiver dehnt sich die gegenüberliegende Seite des Halses. Richten Sie, während Sie einatmen, den Kopf wieder auf. Balancieren Sie ihn auf dem Kopfgelenk, so als läge er auf einem Luftpolster. Führen Sie die Übung zunächst mehrmals auf einer Seite durch, bevor Sie zur anderen Seite wechseln.

▸ **Ja, ja – nein, nein.** Legen Sie Ihre Fingerkuppen in die Vertiefung unterhalb der Schädelbasis. Machen Sie im Zeitlupentempo mit dem Kopf feinste „Ja-ja-nein-nein"-Bewegungen. Erspüren Sie mit Ihren Fingern die Bewegungen und erforschen Sie das muskuläre Spiel. Lassen Sie den Kopf auch nach rechts und links schaukeln. Was geschieht, wenn jetzt die Stimme dazukommt? Ist der Bewegungsfluss gehemmt oder gar blockiert? Finden Sie heraus, bei welchem Balancespiel des Kopfes Ihre Stimme am besten klingt.

Kräftigen

Stabilisieren Sie Ihre HWS mit spannungshaltenden (isometrischen) Übungen bei mittlerem Gegendruck der Hände:
- Wenn die Hand seitlich am Kopf ansetzt, kräftigen Sie die seitliche Halsmuskulatur (▸ Abb. 16.22a).
- Wenn die Hände gegen den Hinterkopf drücken, kräftigen Sie die hintere Halsmuskulatur.
- Wenn die Hände gegen die Stirn Druck ausüben, kräftigen Sie die vordere Halsmuskulatur (▸ Abb. 16.22b).

Halten Sie die Spannung bei allen Übungen für ca. 8–10 Sekunden, ohne dabei die Kopfposition zu verändern. Atmen Sie gleichmäßig weiter. Bei einer sehr verspannten Muskulatur sollten Sie nach Dehnung der Muskulatur den Händedruck zunächst nur bei der Ausatmung einsetzen.

17 Körperarbeit: Ansätze, Methoden

17.1 Körperarbeit – das Tor zur Stimmtherapie

Habe ich meinen Körper verloren, so habe ich mich selbst verloren, finde ich meinen Körper, so finde ich mich selbst. (Vladimir Iljine)

Der Körper ist neben seiner grundsätzlichen biologisch-existenziellen Bedeutung für den Menschen der Produzent all unserer emotionalen und kognitiven Fähigkeiten. Er drückt unser Wesen, unsere Gestimmtheit und die Klangfarbe unseres Lebensgefühls aus. Mit unserem Körper stellen wir uns der Welt dar: Haltung, Gestik, Mimik, Bewegung sind körperliche Eigenschaften, die uns für die Mitwelt wahrnehmbar machen.

Auch unsere Stimme ist, physiologisch gesehen, ein „Körperorgan". Willkürlich und unwillkürlich geben wir mit ihrer Hilfe unseren Gefühlen, Emotionen und Stimmungen Ausdruck. Um einen einzigen Laut von uns zu geben, setzen wir mehr als 100 Muskeln koordiniert in Bewegung.

Unser Körper ist aber nicht nur Klang- und Aktionsraum für unsere Stimme. Er erfüllt auch unzählige andere Aufgaben, die für jeden Menschen von besonderer Bedeutung sind.

Ob Körper, Seele oder Geist: Jede Veränderung auch nur eines Faktors wirkt auf alle anderen Faktoren unweigerlich ein. Erfahrungen aus der Vergangenheit beeinflussen die Menschen ebenso wie ihre Wünsche, Hoffnungen und Ängste. Diese Komponenten bilden unverwechselbare Kategorien im biopsychosozialen Modell, wie Leiblichkeit, Umweltbezogenheit, Sozialität und Zeitlichkeit. Im Leben jedes Individuums sind sie einzigartig und wirken prägend – vor allem auch auf den Körper, seine Funktionalität und den Ausdruck seines stimmlichen Selbst.

Definition

Der Körper als multifunktionaler Raum

Der Körper ist ein soziales Organ.
Er nimmt die Signale, Stimmungen und Gefühle anderer Menschen auf und reflektiert unser Erleben, Fühlen und Denken für den anderen nachvollziehbar. Er ist ein Mittler nichtsprachlichen Ausdrucksgeschehens, sichtbar in Mimik, Gestik, Bewegung und Haltung. Der Körper vermittelt den Mitmenschen unser Erleben.

Der Körper ist ein historischer Ort.
In ihm lagert sich unsere Lebensgeschichte ab, unsere Haltung, unsere Bewegungen, auch unsere Kommunikationsnarben zeugen davon, Gesichtsausdruck und Gesamterscheinung und zeigen jeden als denjenigen, der er ist.

Der Körper ist unsere Schnittstelle zur Außenwelt.
Er lässt uns die Dinge miterleben und Empathie entwickeln. In Atmung und Stimme entfalten wir unser Inneres nach außen. Wir vollziehen mit ihrer Hilfe Ereignisse der Außenwelt kinästhetisch nach. Wenn wir jemanden sprechen oder singen hören, imitieren unsere Stimmlippen die Motorik des anderen (inneres Sprechen, inneres Singen, innerer Monolog).

Der Körper ist eine Denkhilfe.
In vielerlei Hinsicht wirkt die Art der Gedanken auf die Befindlichkeit des Körpers. Auch beim Nachdenken oder Schreiben billigt oder missbilligt er im stillen artikulatorischen Nachvollzug den Denkprozess. Manchmal ist die Motorik am Denkprozess sogar direkt beteiligt – bspw., wenn wir beim Lösen schwieriger Denkaufgaben die Zunge in den Mundwinkel stecken und sie leicht hin und her bewegen.

Der Körper hat eine eigene Stimme.
Alles, was wir erleben und fühlen, vermitteln wir den anderen über die Körpersprache, dies wiederum ganz wesentlich über die Stimme. Zur körperlichen Ausdrucksdynamik zählt immer auch die Stimmdynamik. Sie ist der Resonanzboden der individuellen Befindlichkeit.

17.2 Vox sana in corpore sano

Eine wesentliche Voraussetzung für eine klangvolle, tragfähige und belastbare Stimme ist ein gesunder und leistungsfähiger Organismus, der sich unterschiedlichen kommunikativen Bedürfnissen souverän anpassen kann. In ihm ist jedes funktionelle Segment mit dem eines anderen in einem fein aufeinander abgestimmten Wechselspiel verbunden.

Damit jedoch alle beteiligten Funktionsbereiche – insbesondere der Atmung, Stimmgebung, Lautbildung und Körperhaltung – subtil miteinander harmonieren können, muss ein ausgeglichener muskulärer Spannungszustand die Basis bilden. Ein waches Körperbewusstsein kommt hinzu. Erst dies ermöglicht ein zielgerichtetes Zusammenwirken aller an der Phonation beteiligten Muskelgruppen. Auf dieser Basis ist es möglich, den Körper zu einem virtuosen Instrument auszubilden. Mit seiner Hilfe bringen wir überzeugende Klänge hervor, deren Dynamik wir willentlich verändern können, um emotionale Zustände und symbolische Intentionen für andere hörbar zu gestalten.

Bei dieser Komplexität beteiligter Strukturen und Körperfunktionen ist es nachvollziehbar, dass Störanfälligkeiten zahlreich und vielfältig sind.

17.2.1 Störungen im Körperinstrument

Unser „Klangapparat“ bildet eine organische Einheit aus Zunge und Lippen, aus Mundhöhle und Lunge, aus Kopf und Kehlkopf. Vielfältige muskuläre, psychische und kognitive Faktoren wirken bei der Lautgebung mit. Darum ist er auch so anfällig für Störungen der Stimmfunktion.

Als Störfaktoren wirken konstitutionelle, psychische und muskuläre Ungleichgewichte. Muskuläre Dysbalancen können in Relation zur individuellen Tonuslage entweder zu übersteigerten hyperfunktionellen oder zu verminderten hypofunktionellen Muskelaktivitäten führen. Auffällig sind oft dyskoordinierte Bewegungsabläufe, die diese Erscheinungen begleiten.

Bereits 1961 wies H. Weihs [215] auf unphysiologische Körperhaltungen hin, aus denen eine Vielzahl von hyper- bzw. hypofunktionellen Stimmerkrankungen resultieren. Sie führte insbesondere die folgenden Auffälligkeiten an:

- konstitutionsbedingte, atembehindernde Haltungsstörungen der Wirbelsäule im Sinne einer Hypolordosierung der LWS und besonders der HWS
- Haltungsstörungen des Beckens, des Brustkorbs und des Schultergürtels
- Störungen im muskulären Bereich des Abdomens, vor allem eine Erschlaffung oder Überspannung der Bauchdecke
- Lage- und Bewegungsanomalien des Zwerchfells
- Tonusstörungen der Skelett- und Atemmuskulatur

Hülse [82] bestätigt, dass funktionelle Defizite der oberen HWS, insbesondere nach Traumatisierungen, zu reflektorischen Spannungssteigerungen der Halsmuskulatur führen können. Dies äußert sich wiederum in hyperfunktionellen Stimmerkrankungen. Am Kehlkopf kommt es zu Tonusdifferenzen der Stimmlippen, zu unregelmäßigen Schwingungsbildern und Schlussinsuffizienzen der Stimmlippen.

Jäckel vermutet, dass „Funktionsstörungen der Halswirbelsäule zu muskulären Dysbalancen im Aufhängeapparat des Kehlkopfes führen und so von außen über den Kippmechanismus [...] auf den Stimmlippentonus einwirken“ [[84] S. 33].

17.3 Körperarbeit ist immer „spannend“

Der Mensch braucht Drang, Spannung – ja!
(Leo Tolstoi)

Der Spannungsausgleich ist das Ziel vieler körperorientierter Verfahren. Trotz aller Unterschiede haben sie eines gemeinsam: Der Spannungsausgleich hat nicht nur positiven Einfluss auf den muskulären Tonus, sondern gleichermaßen auf den vegetativen und psychischen Bereich.

Zunächst setzt die Körperarbeit an der Skelettmuskulatur an. Deren muskulärer Tonus wird von zentralen Schaltstellen im Zwischenhirn gesteuert, die wiederum Querverbindungen zu den Zentren des vegetativen (autonomen) Nervensystems haben. Immer hat die Körperarbeit zum Ziel, zunächst zu einer Glättung und Harmonisierung vegetativ gesteuerter Funktionskreise zu gelangen. Da diese zentralen Schaltstellen im Zwischenhirn stets auch emotionale Affekte auslösen, führt der spannungsregulierte Zustand des Gelöstseins nicht nur zu körperlichen Reaktionen. Er hat zugleich psychisch-erlebnisbezogene Effekte. Ein muskulärer Spannungsausgleich dämpft immer auch Emotionen und seelische Spannungen.

17.3.1 Spannung und Entspannung im dynamischen Wechsel

Zu den Grundfunktionen des menschlichen Körpers zählt der Wechsel von Spannung und Entspannung. Es handelt sich dabei nicht um 2 unterschiedliche Funktionen, sondern um 2 unterscheidbare Phasen eines einzigen funktionalen Geschehens. Das Spannungsgeschehen ist kein stationärer Zustand, sondern ein dynamischer Prozess, der zwischen den Polen des Ge- und Entspanntseins gewissermaßen oszilliert. Spannung und Entspannung bestimmen nicht isoliert ein Organ. Die Dynamik des Geschehens ist gesamtkörperlich: Sie findet in einem Individuum mit all seinen physischen und psychischen Bedingtheiten statt.

Spannung und Entspannung bilden aus diesem Grund nur einen scheinbaren Gegensatz. Diese Wörter bezeichnen lediglich die Pole eines rhythmisierten Geschehens, das unzählige Zwischenbereiche und Übergangsphasen kennt. Das große rhythmische Wechselspiel von Kraft und Gegenkraft, in dem jede Spannung nach Lösung verlangt und jede Lösung nach Spannung, zählt zu den Kräften des Lebens selbst.

M!

Merke

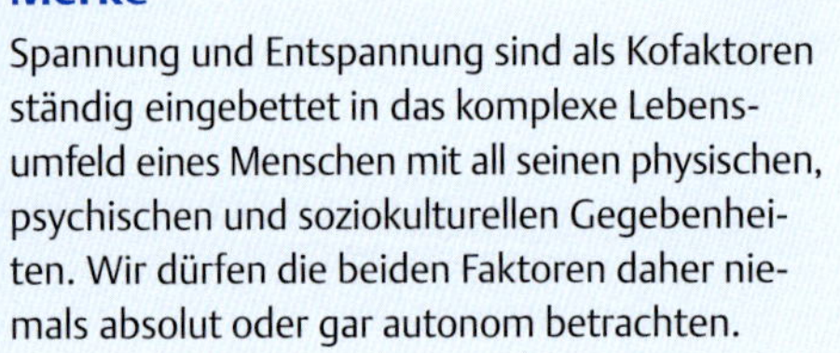

Spannung und Entspannung sind als Kofaktoren ständig eingebettet in das komplexe Lebensumfeld eines Menschen mit all seinen physischen, psychischen und soziokulturellen Gegebenheiten. Wir dürfen die beiden Faktoren daher niemals absolut oder gar autonom betrachten.

Spannung und Entspannung stehen immer in Beziehung: zum Lebensalter, zu äußeren Ereignissen, zu seelischen Vorgängen, zu der subjektiven Bedeutung, die ein Reiz für den Empfänger hat, aber auch zur unterschiedlichen Empfänglichkeit eines Individuums. Was einen hypersensiblen Menschen stört oder abstößt, was ihn sofort in einen Spannungszustand versetzt, prallt bei einem Phlegmatiker am „dicken Fell“ ab: Er bleibt entspannt.

17.3.2 Spannung kennt keine Ideale

Aus Gründen der Anschaulichkeit unterstellen wir einen ebenso hypothetischen wie idealen Spannungszustand als ein physiologisches Optimum: Von hier aus sind in beide Richtungen unterschiedlich stark ausgeprägte Abweichungen möglich. Es handelt sich also nicht um ein therapeutisches Ideal. Der Maßstab ist immer jener Spannungszustand, der einen Menschen zu einem gegebenen Zeitpunkt und in einer bestimmten Situation kennzeichnet. Ein Mehr, bis hin zur völligen Verkrampfung, ist unter veränderten Umständen ebenso möglich wie auch ein Weniger, bis hin zur absoluten Erschlaffung.

Merke

Ebenso besteht die optimale Entspannung keineswegs darin, wie oft fälschlicherweise unterstellt, einen Zustand völliger Erschlaffung zu erreichen. Stets geht es um das Auflösen einer unangepasst großen Spannung hin zu einer individuellen Grund- bzw. Bereitschaftsspannung, aus der wiederum die Energie für neue zielorientierte Spannungen flexibel fließen kann.

Grundsätzlich lassen sich muskuläre, vegetative und psychische Spannungszustände nicht klar voneinander trennen. Zwar spielt jedes System seine individuelle Rolle. Trotzdem stellt es keinen säuberlich abgegrenzten, autonomen Bereich dar. Daher müssen wir immer mit fließenden Übergängen und gegenseitigen Wechselwirkungen rechnen: Die Steuerungsmechanismen des vegetativen Bereichs üben auf die muskuläre Tonuslage nachweislich einen Effekt aus. Auch die emotionale Stimmungslage beeinflusst den Muskeltonus. Jede intensive Emotion erhöht regelhaft die muskulären Spannungsverhältnisse.

17.3.3 Das Nervensystem als Kontrollzentrum

So mancher meint, ein gutes Herz zu haben, und hat nur schwache Nerven. (Marie von Eber-Eschenbach)

Das Nervensystem ist in unserem Körper allgegenwärtig. Es besteht aus dem Gehirn, dem Rückenmark und aus zahllosen hochspezialisierten Nervenzellen. Jeden Winkel des Organismus versehen sie mit Gefühl und Leben, vermitteln Meldungen und Anweisungen in die Organe hinein und aus ihnen heraus. Über das Nervensystem und das Kommunikationssystem des menschlichen Körpers lenkt, integriert und koordiniert der Organismus alle Körperfunktionen.

Unter morphologischen Gesichtspunkten lässt sich das Nervensystem in einen zentralen und einen peripheren Teil gliedern.

Das *Zentralnervensystem* hat dabei insbesondere 3 Aufgaben:

- Es integriert alle sensiblen Reize, die ihm afferent, von der Körperperipherie her, zugetragen werden, von innerhalb und von außerhalb des Organismus. Es erzeugt gewissermaßen ein Gesamtbild der Ereignisse.

- Es koordiniert sämtliche motorischen Eigenleistungen. Dadurch können wir nicht nur erst das rechte Bein heben und dann das linke, sondern sogar „Tango tanzen".
- Es reguliert die Aufgabenverteilung zwischen den Organen, vor allem die Hexenküche der zahllosen Hormone in unserem Körper. Denn das Nervensystem ist keineswegs nur elektrisch und informationell aufgebaut, sondern gleichermaßen chemisch und gefühlig.

Das *periphere Nervensystem* hingegen ist vor allem für die sensorischen Oberflächen unseres Körpers zuständig. Es teilt sich in das somatische und in das autonome Nervensystem auf. Wo das somatische Nervensystem unserem Willen unterliegt – „Meine Finger sollen dies jetzt tippen" –, kontrolliert das nimmermüde autonome Nervensystem die unbewussten Körperfunktionen, bspw. die Darmperistaltik oder die Atmung im Schlaf.

Das autonome Nervensystem wird unterteilt in 2 Subsysteme, die sich durch ihre anspannende und entspannende Funktion unterscheiden: den Sympathikus und den Parasympathikus.

- Der *Sympathikus* ist der Alarmierer, Wachmacher und Stresserzeuger in unserem Körper. Er setzt alle organischen Funktionen in Hochspannung, kann Fluchtreflexe auslösen oder Kampfbereitschaft wecken.
- Der *Parasympathikus* dagegen ist der ruhige Typ in unserem Innern. Er lässt alles locker angehen, bleibt „cool". Er ist derjenige, der die Ruhe schätzt und Pausen genießt.

Wie bei vielen organischen Funktionen bewegen wir uns immer in einem Wechselspiel dieser Nervensysteme, Sympathikus und Parasympathikus werfen sich gewissermaßen gegenseitig die Bälle zu und wechseln sich in ihren Funktionen ab. Das ungestörte Wechselspiel von Anspannung und Entspannung deutet auf ein gesundes Verhältnis der beiden nervösen Typen in uns allen hin.

17.3.4 Spannung und Entspannung im muskulären System

Schnell wirst du den Bogen brechen, wenn du ihn immer gespannt hältst. (Phaedrus: Fabeln)

Zur Beschreibung muskulärer Spannungen verwenden wir den Begriff des Tonus, das altgriechische Wort für Spannung. Physiologisch bezeichnet der Tonus den messbaren Wert jener Eigen- oder Grundspannung, die ein muskuläres Gewebe in der Ruhephase aufweist. Der Tonus beruht auf einer reflektorischen Dauererregung von Muskelfibrillen. Diese wird über die Muskelspindeln gesteuert und aufrechterhalten. Ein Strom kleiner nervaler Reize bewirkt auf diese Art eine ständige muskuläre Grundspannung, aus der heraus ein Handeln jederzeit möglich ist.

So unterschiedlich wie die Menschen, so unterschiedlich ist auch dieses Spannungsniveau zwischen Individuen. Der persönliche Tonus prägt ganz wesentlich den Haltungstyp eines Menschen. Viele charakteristische Differenzen zwischen einer eher schlaffen oder straffen Körperhaltung sind auf den Individualtonus des Menschen zurückzuführen.

Der Tonus ist zudem der Gegenspieler der Schwerkraft. Er sorgt dafür, dass unser Körper unter dem Einfluss der Gravitation stets in einer dynamisch ausgeglichenen Stellung verharrt. Als Teil unseres Nervensystems ist er mittelbar und unmittelbar mit dem Erregungszustand anderer Steuerungsmechanismen des Körpers gekoppelt:

- vegetatives System
- psychisches System
- emotionales System

Eine klare Trennung zwischen diesen Systemebenen ist weder möglich noch sinnvoll. Im Gegenteil: Es lassen sich auf einer Ebene Wirkungen erzielen, indem wir andere Ebenen bewusst beeinflussen. Dieses dynamische Wechselspiel ist auch hör- und spürbar. Es wird so zu einem diagnostischen Hilfsmittel: Die muskuläre Spannung färbt unsere Stimme, die psychische Befindlichkeit erklingt, Ungleichgewichte im vegetativen System äußern sich dissonant.

17.3.5 Grundspannung und Arbeitsspannung

Der Tonus wirkt vor allem auf die quergestreifte Skelettmuskulatur unseres Körpers ein. Sie wird von den Nerven des somatischen Systems gesteuert und als willkürliche Muskulatur bezeichnet. Diese quergestreifte Skelettmuskulatur umfasst etwa 300 Muskeln des Bewegungsapparats. Zu ihnen zählen u.a. die Muskeln des Gesichts, der Zunge, des Schlunds, des Kehlkopfs und des Beckenbodens.

Wenn wir uns bewegen, Worte bilden, die Stimme erklingen lassen oder den Topf auf den Herd stellen: Immer müssen wir unsere Muskeln anspannen und muskuläre Kraft entwickeln. Den Tonus, die Grundspannung der Muskeln, unterscheiden wir daher von der Arbeitsspannung. Diese setzt in den Muskeln jene Energie frei, die wir benötigen, um unser Leben zu organisieren. Sie setzt sich aus einigen physiologischen Grundelementen zusammen:

- Ausdauer
- Beweglichkeit
- Schnelligkeit
- Koordination
- Kraft

Jeder Muskel erhält sich durch Bewegung, sie ist sein Lebenselixier. Ihre zahllosen Aufgaben können unsere Muskeln nur erfüllen, indem sie sich periodisch anspannen (verkürzen) und erschlaffen (dehnen). Mehr als einmal in jeder Sekunde zieht sich unser Lebensmotor, der Herzmuskel, zusammen, um sich dann wieder auszudehnen, bis er sein natürliches Ruhevolumen erreicht. Ohne Pause, ein Leben lang.

Merke

M!

Formen muskulärer Tätigkeit

- Die *tonische Muskulatur* (statische Haltearbeit) stützt alle Ruhepositionen wie Sitzen, Stehen durch eine isometrische Muskelanspannung. Sie leistet keine Muskelarbeit im Sinne einer Veränderung, sie hält ein Spannungsniveau aufrecht und die Länge des Muskels annähernd konstant (s. Kap. 16.3.1).
- *Phasische Muskulatur* (dynamische Arbeitsleistung) setzt den Körper in Bewegung. Die Muskelfasern werden isotonisch gespannt, d. h., sie verkürzen (kontrahieren) sich und dehnen sich danach wieder aus. Mit diesem periodischen Geschehen verändert sich auch die Muskellänge (s. Kap. 16.3.2).

Tonische Haltearbeit

Der größte Teil unserer Muskelleistungen verrichtet statische Haltearbeit. Ob wir am Schreibtisch sitzen, an der Haltestelle warten oder im Fernsehsessel ruhen, diese Haltearbeit sorgt für unsere konstante Stellung im Raum und hält uns im Gleichgewicht. Deshalb wird sie mit einem konkurrierenden Ausdruck auch als „Stützmotorik“ bezeichnet.

Zielmotorik

Demgegenüber ist die Zielmotorik intentional ausgerichtet. Mit ihrer Hilfe versuchen wir, etwas zu erreichen. Wir gehen, werfen einen Ball oder umarmen einen Freund. Diese dynamische Arbeitsleistung unserer Muskeln hat aktive Bewegungen zur Folge. Die Muskeln spannen sich periodisch an, um einen Kraftimpuls zu erzeugen, der bestimmte Skelettteile und damit auch unseren Körper dynamisiert.

So säuberlich, wie dies hier aus modellhaften Gründen geschildert wird, lassen sich die beiden Komponenten der Muskelarbeit in der Realität allerdings nicht trennen: Zwischen den beiden muskulären Wirkungsweisen gibt es fließende Übergänge. Die Zielmotorik interveniert ständig, um die Stützmotorik zu entlasten und zu korrigieren. So tritt selbst die königliche Wache vor dem Buckingham Palast unauffällig auf der Stelle: Sie befindet sich in keinem absolut statischen, sondern in einem labilen Gleichgewicht. Es gibt zahlreiche Muskelgruppen, die aus funktionellen Gründen ständig beide Aufgaben verrichten: Beispielsweise gewährleistet die Rumpfmuskulatur nicht nur ein stabiles Gleichgewicht und eine aufrechte Körperhaltung. Sie wirkt zugleich auf die periodischen Bewegungsabläufe der Atmung ein, verhält sich also zielmotorisch.

Steuerung und Kontrolle

Der Tonus eines Muskels wird durch den Einfluss der γ-Motoneuronen verändert. Dieser Regelkreis nutzt einerseits Sensoren in den Muskeln (Muskelspindeln) sowie die Sehnenspindeln (Golgi-Rezeptoren) am Übergang vom Muskel- zum Sehnengewebe, andererseits die in den Faszien befindlichen Mechanorezeptoren (Pacini- und Ruffini-Körperchen) und freie Nervenenden. Die motorischen Interventionen steuern Motoneuronen im Rückenmark, die über afferente und efferente Nervenfasern von spinalen Zentren aus das Geschehen leiten. Aus dem Rückenmark erreichen Nervenbahnen die Formatio reticularis des Hirnstamms, die Leitstelle aller muskulären Prozesse. Hier stimmen sich die Dehnungen, Kontraktionen und Spannungen unserer agonistisch und antagonistisch wirkenden Muskeln aufeinander ab. Das Resultat ist eine feindosierte optimale Halte- und Bewegungsmotorik, die es uns auch erlaubt, Klaviersonanten zu spielen oder Tischtennistuniere zu gewinnen.

Definition

Begriffe des Spannungsgeschehens

Da die Begriffe des Spannungsgeschehens oft uneinheitlich gebraucht werden, werden sie zusammenfassend definiert, wie sie im fortlaufenden Text verwendet werden.

- *Tonus:* Spannungszustand der Muskulatur.
- *Spannung* (Anspannung): Zustand muskulären Gewebes in der Kontraktionsphase. Die sympathische Aktivität des Nervensystems steigt.
- *Entspannung* (Lösung): Die Spannung der Kontraktionsphase wird wieder aufgegeben und auf die Grundspannung zurückgeführt.
- *Grundspannung:* Physiologisch-individuelles Spannungsmaß eines Menschen.
- *Ruhespannung* (Pause oder 0-Punkt): Zustand nach abgeklungener muskulärer Erregung, er mündet in die parasympathische Aktivitätsphase. Der in der Regel benutzte Begriff „Pause“ suggeriert dabei fälschlicherweise, dass keine Kraft mehr vorhanden sei.
- *Erwartungsspannung:* Die muskuläre Grundspannung erhöht sich über das normale Maß hinaus und macht den Körper aktionsbereit. Es herrscht eine parasympathische Aktivität.
- *Spannungsausgleich:* Angestrebter Gleichgewichtszustand von Spannung und Lösung.
- *Restspannung:* Nicht vollständig gelöste Spannung aus der Aktivitätsphase. Der nächste Reiz trifft ein, bevor die Ruhespannung erreicht ist, er setzt auf der Restspannung auf.
- *Intention:* Spannungsregulator, der im Tonus sichtbar und in der Stimme hörbar ist.
- *Vordehnung:* Voraussetzung für optimale muskuläre Arbeitsleistungen. Der Stimmeinsatz wird im Zwerchfell „vorgedehnt“, der Ton kann unter besten physiologischen Bedingungen einsetzen.
- *Fehlspannung:* Muskuläres Spannungsgeschehen, das von physiologischen Abläufen abweicht. Die unabgearbeiteten Reize summieren sich, das Gesamtniveau der Spannung steigt und damit die Ineffektivität der Muskelarbeit.

Der normale Spannungsverlauf

Ein natürlicher und normgerechter Spannungsverlauf besteht immer aus 4 Phasen (▶ Abb. 17.1a):

1. *Bereitschaft:* Alle Energien für die Anspannungsphase sind bereit. Es herrscht parasympathische Aktivität.
2. *Anspannung:* Der Muskel spannt sich an und verkürzt sich (Kontraktion). Die sympathische Aktivität des Nervensystems steigt, damit die notwendige Energie für diese Leistung abgerufen werden kann.
3. *Lösung:* Der Muskel löst die vorherige Anspannung, er erschlafft, er dehnt sich aus und geht in die Ruhespannung über.
4. *Ruhespannung:* Sie tritt ein, wenn keine weiteren Reize mehr erfolgen, wenn die Periodizität der Anforderungen endet, wenn die Arbeit vorbei ist. Die vegetative Erregung klingt ab, eine parasympathische Nervenaktivität begleitet diesen Ruhezustand.

Pathologische Spannungsverläufe

Das regelgerechte Spannungsgeschehen kann ins Krankhafte abgleiten, abhängig von der subjektiven Bedeutung, die wir einer muskulären Arbeitsanforderung zuerkennen. Physis und Psyche können sich wechselseitig hochschaukeln und eine derart intensive Spannung erzeugen, dass die Harmonie des agonistischen und antagonistischen Muskelsystems gestört wird. Die Bewegungen verlaufen nicht länger harmonisch und flüssig. Sie fordern zunehmend Energie und kosten weit mehr Kraft, als erforderlich ist.

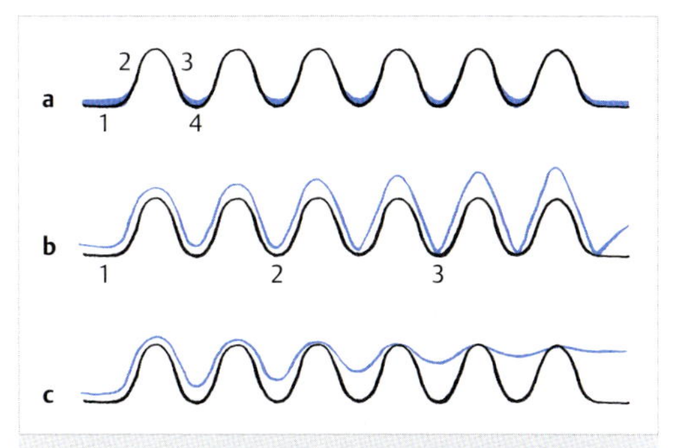

Abb. 17.1 Spannungsverläufe (Erklärung der Ziffern s. Kap. Der normale Spannungsverlauf u. Kap. Pathologische Spannungsverläufe). (Grafik: Sieghild Pieper)
a Normaler Spannungsverlauf.
b Übergang zum pathologischen Spannungsverlauf.
c Pathologischer Spannungsverlauf.

Übergang zum pathologischen Spannungsverlauf (▶ Abb. 17.1b):

1. Entsprechend den Anforderungen ist eine erhöhte muskuläre Leistung notwendig. Sie verläuft parallel zum Normalverlauf und löst sich bis in die Ruhespannung. Eine physiologische Komponente in der parasympathischen Erholung bleibt jedoch erhalten.
2. Es wird mehr Kraft aufgewendet, als nötig wäre. Der Lösungsprozess verläuft aber weiterhin bis in die Phase der Ruhespannung hinein, die jedoch verkürzt ist.
3. Die Entspannung erreicht verzögert die Ruhespannung. Der Abstand zum erneuten Reizimpuls ist gering, die parasympathische Phase erheblich verkürzt oder aufgehoben.

Tritt aufgrund eines unaufhörlichen Reizgeschehens (Stress) ein neuer Reiz schon auf, bevor die alte Reaktion enden konnte, haben wir es mit einem pathologischen Spannungsgeschehen zu tun.

Der pathologische Spannungsverlauf (▶ Abb. 17.1c):

- Unvollständig abgearbeitete Reize summieren sich. Das Gesamtniveau der Spannung steigt kontinuierlich an, die Arbeit wird immer anstrengender. Die sympathische Erregung kann nicht mehr parasympathisch abklingen, der gesamte Organismus bleibt in Hochspannung.
- Chronifiziert sich diese Situation, dringt die Symptomatik nicht mehr auf die Wahrnehmungsebene vor. Der Mensch erkennt seinen Zustand nicht. Er hat sich an eine schleichende Entwicklung gewöhnt und hält seine ständige Überforderung und schnelle Erschöpfung für normal.
- Im Körper kommt es zu kompensatorischen muskulären Reaktionen, weil unerwünschte Restspannungen im Gewebe verbleiben, die sich aufschaukeln bis auf ein chronifiziertes Spannungsniveau. Der Mensch wirkt verkrampft. Er gewöhnt sich stressbedingt immer mehr unphysiologische Bewegungsabläufe an, die auch seine Stimmfunktion beeinträchtigen können.

17.4 Spannungen im vegetativen System

Der Mensch ist gut, nur seine Nerven sind schlecht. (Moscheh Ya'akov Ben-Gavriel)

Viele Vorgänge im Inneren unseres Körpers bemerken wir im gesunden Zustand kaum. Unser Herz schlägt, ob wir wachen oder schlafen. Wir atmen, ohne darüber nachzudenken. Unsere Körpertemperatur passt sich den Anforderungen selbsttätig an. Ebenso regulieren sich Verdauung, Stoffwechsel, Hormon- oder Wasserhaushalt. Alles funktioniert scheinbar wie von selbst. Der Herrscher dieses autonomen Geschehens ist das vegetative Nervensystem.

Das vegetative oder autonome Nervensystem umfasst die Gesamtheit jener Nerven und Ganglienzellen, die dem Einfluss des Willens und damit des Bewusstseins nicht unmittelbar unterworfen sind. Dieses System reguliert die körperlichen Vitalfunktionen. Es bildet eine funktionelle Einheit mit den Systemen der endokrinen Drüsen und der Körperflüssigkeiten. Zugleich steht es mit dem zentralen (zerebrospinalen) Nervensystem und den seelischen Vorgängen in einer engen Wechselbeziehung. Bei einer ganzheitlichen Betrachtungsweise zeigen sich hier erneut Abhängigkeiten und Rückkopplungen von variabler Dominanz.

M!

Merke

Sympathikus und Parasympathikus

Das vegetative Nervensystem umfasst 3 Teilsysteme: Sympathikus, Parasympathikus und intramurales System. Letzteres umfasst die Welt der autonomen Ganglien in der Wand der Körperhohlorgane. Sympathikus und Parasympathikus arbeiten wie spannungs- und entspannungsbezogene Gegenspieler, ähnlich wie die Schalen einer Waage.

- Der *Sympathikus* zeigt dabei eine arbeitsgerichtete (ergotrope) Wirkung: Er sorgt für eine erhöhte Emotionalität, für reflexhafte Mobilisierung und Spannung. Dieses aktivierende Nervensystem setzt an seinen Nervenenden den Neurotransmitter Adrenalin frei. Es erhöht damit die muskuläre, vegetative und psychische Spannung sowie generell die Leistungsfähigkeit des Organismus.
- Der *Parasympathikus* hat eine ernährungsgerichtete (trophotrope) Wirkung: Er bewirkt Energiespeicherung, Erholung und Entspannung im System. Ist das parasympathische System erregt, wird Azetylcholin als Neurotransmitter ausgeschüttet.

Zu einer absoluten Dominanz eines Systems kann es nie kommen. Unter alltäglichen physiologischen Bedingungen tritt eine gleichzeitige, sich gegenseitig beeinflussende Wirkung auf. Im Körper besteht ein dynamisches Gleichgewicht.

Ein Mensch kann primär eher ergotropen oder trophotropen Merkmalen zugeneigt sein. Diese bestimmen dann seine psychophysischen Reaktionen mehr oder minder weitgehend. Auch der Ausdruck der Stimme ist durch solche Dispositionen gekennzeichnet, der Duktus kann bspw. „mitreißend“ sein oder eher „einschläfernd“.

17.4.1 Steuerung, Kontrolle und Stress im autonomen Nervensystem

Die Steuerung und Kontrolle des vegetativen Geschehens erfolgt in bestimmten Zonen des Gehirns:

- Hypothalamus
- limbisches System
- Hirnstamm

In diesem Trio ist der Hypothalamus die übergeordnete zentrale Kontrollstelle. Er wiederum wird von den emotionalen Zentren beeinflusst, die ihrerseits dem Einfluss der Großhirnrinde unterliegen. Der Hypothalamus greift auf 2 Arten in das Geschehen ein: Zum einen neurochemisch und humoral (Flüssigkeit ausschüttend), indem er das Blut mit Hormonen anreichert. Zum anderen digital und neuroelektrisch, indem die Neuronen des Hypothalamus elektrische Erregung zu den limbischen und vegetativen Zentren senden [156].

▸ **Stress im vegetativen System.** Unter Stress treten in diesem System verstärkt vegetative Spannungsänderungen auf. Die evolutionäre Aufgabe des Stressmechanismus ist es, dem Körper für ein plötzliches Leistungsextrem alle notwendigen Kräfte zur Verfügung zu stellen. Gewöhnlich folgt eine Regenerationsphase, wenn sich die Effekte der übermäßigen Anspannung wieder normalisieren können. In einer Stresssituation spielen jedoch nicht nur muskuläre, physikalische und chemische Phänomene eine Rolle. Von entscheidender Bedeutung sind auch psychische Anlässe für das vegetative Nervensystem, bspw. Erwartungsängste oder innere Konflikte, die gleichfalls Stress erzeugen können.

Der Stress selbst ist völlig normal. Problematisch wird es, wenn er chronisch wird. Ein Übermaß aus Hetze, Überlastung im Beruf, Aufregung oder ungeklärten Konfliktsituationen im Alltagsleben versetzt das vegetative Nervensystem dauerhaft in erhöhte Erregung: Ein Reiz folgt dem nächsten, die Reize überlagern sich, die erforderlichen Erholungsphasen dazwischen fallen aus. Ein solcher unphysiologischer Aufschaukelungsprozess erhöht den muskulären Tonus dauerhaft und irritiert Organbereiche, zu denen natürlich auch die Funktionsebenen des Stimmapparats gehören.

▸ **Bevorzugtes Reaktionssystem.** Hat sich unser Körper dann erst einmal daran gewöhnt, mit einer bestimmten unphysiologischen Muskelspannung auf unangenehme äußere oder innere Zustände zu reagieren, entwickelt sich der erworbene „Muskelkomplex“ zum bevorzugten Reaktionssystem [135]. Das Anormale wird zur Normalität und Gewohnheit. Immer wieder wird der Patient in gleicher Weise reagieren, wenn er in Erregung gerät. Dieser Mechanismus trifft auch auf Stimmstörungen zu. Auf dem Weg zu einem ausgeglichenen Tonusgeschehen ist die Auflösung solch erworbener Blockaden primär notwendig. Anders kann der Bewegungs- und Energiefluss nicht wieder in normale Bahnen gelenkt werden.

Diese vegetativ-physische Beeinträchtigung kennt nahezu keine Regenerationsphasen mehr; das erholungsarme Verhaltensmuster bewirkt einen allgemeinen Leistungsabfall, mit Auswirkungen auch auf die Stimmfunktion.

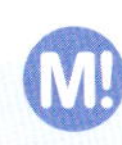

Merke

Jeder Versuch zur Kompensation verstärkt noch die Überforderung und die seelische Belastung. Der Patient gerät in einen Teufelskreis, in einen Circulus vitiosus, aus dem es keinen Ausweg mehr zu geben scheint. Nicht selten kommt es zu einem Zusammenbruch, der häufig auch die Stimme schädigt.

▸ **Teufelskreise.** Überforderung im Beruf, Ärger in der Familie, finanzielle Sorgen, zwischenmenschliche Probleme, psychosomatische Störungen, übermäßiger Konsum von Genussmitteln und Lifestyle-Drogen: Beim modernen Menschen kommen meist mehrere Ursachen zusammen, wenn chronischer Stress zuschlägt. Diese Faktoren haben die unangenehme Eigenschaft, sich spiralförmig aufzuschaukeln. So wächst ein Teufelskreis heran. Die Auslöser wirken immer verhängnisvoller aufeinander ein, immer stärker und belastender. Kein

Ausweg scheint aus dem rasenden Karussell der Ereignisse herauszuführen.

Mit chronischem Stress verbunden sind massive Erschöpfungszustände, die oft nervöse Paradoxien zeigen: Schlaflosigkeit, Müdigkeit und Kraftlosigkeit gehen dann Hand in Hand. Der Leistungsabfall verstärkt das Überforderungssyndrom, die seelische Anspannung steigt, die muskuläre Schwäche wächst, weil die Muskeln keinen physiologischen Ruhetonus zur Regeneration erreichen. Nur der (zeitweise) Ausstieg aus solch einem Teufelskreis kann Hilfe bringen.

▸ **Fehlende Rückkehr ins Gleichgewicht.** Oft liegen überfordernde soziale Situationen einem Tonusproblem zugrunde, wenn bspw. die Arbeitsbelastung die individuellen Möglichkeiten übersteigt. In der Folge wachsen negative Gefühle heran: Angst und innere Anspannung bilden ein Zwillingspaar, der Körper versteift sich zusehends durch muskuläre Kontraktion.

Unter normalen Umständen würde unser Organismus nach einem alarmierenden Ereignis in den alten Gleichgewichtszustand zurückkehren. Der tonusgemäße Ausgleich zwischen Muskelstreckern und -beugern wäre wiederhergestellt. Wenn aber diese Rückkehr ins Gleichgewicht nicht erfolgt, weil wir negativen Gefühlen, Ängsten oder Überlastungssituationen nicht mehr ausweichen können, chronifizieren sich auch die körperlichen Folgen. Unsere Beugemuskulatur ist dann chronisch und übermäßig beansprucht.

Auch unser Phonationsapparat wird von einer chronisch gesteigerten Muskelspannung beeinträchtigt. Oft bemerken wir dies noch nicht einmal, weil unser Gehirn die Fehlspannung nicht mehr registriert. Der dauernde Spannungszustand und die vermehrte Aktivität des sympathischen Nervensystems haben sich verfestigt, sie sind zu unerwünschten Dauergästen geworden. Auch deshalb gehören stressmindernde Interventionen zu fast jeder Stimmtherapie, wie das Wasser zum Tee.

Stressreaktionen, die eine physiologische Folgereaktion auslösen, können jedoch auch höchst angenehm sein. Liebe oder beruflicher Erfolg können solche Wirkungen haben. Sie aktivieren ebenfalls das Stresssystem. Als sog. Eustress zeigen sie positive Wirkung für das psychophysische Gesamtsystem.

▸ **Stress wird sichtbar.** Dauerhafter, chronifizierter Stress lässt sich für den Patienten sichtbar machen, selbst wenn physiologisch keine direkte Verbindung von autonom innervierten Organen und dem Kortex vorhanden ist. Auch stimmtherapeutisch sind solche Methoden üblich. „Voraussetzung dafür ist eine direkte oder indirekte afferente Verbindung aus den viszeralen Strukturen und eine (meist) indirekte efferente Verbindung vom Kortex auf tiefer gelegene Steuerzentren und Ganglien" [[13] S. 151]. Solche Verbindungen nutzt bspw. auch die Biofeedback-Therapie: Eine nicht wahrnehmbare Körperfunktion wird über die Wahrnehmungsschwelle geführt und damit der Kontrolle zugeführt. So kann der Patient auf einem Messgerät sehen, wie sich seine Muskelspannung erhöht oder erniedrigt, was ihm vorher nicht bewusst war. Das, was er hier sieht, lernt er nun auch zu spüren.

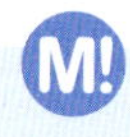

Merke

Symptome als Symbole

Unsere Organe sind immer an emotionalen Reaktionen beteiligt. Sie haben neben ihrer anatomisch-physiologischen Funktion auch eine symptomatische Bedeutung. Symptome wiederum können in ihrem Symbolcharakter gedeutet werden. Sie sind Ausdruck einer Angst, eines Mitteilungsbedürfnisses, oft auch ein Hilferuf, durch den der Betroffene unbewusst seinen seelischen Zustand der Umwelt offenbart. Der Volksmund hat solche psychosomatischen Zusammenhänge in vielen tiefsinnigen Redewendungen zum Ausdruck gebracht. Beispiele sind:

- „Er lässt den Kopf hängen."
- „Sei doch nicht so verbissen."
- „Sie fühlt sich in ihrer Haut nicht mehr wohl."
- „Es hat mir die Stimme verschlagen."
- „Ich glaubte, ersticken zu müssen."
- „Meine Kehle ist wie zugeschnürt."
- „Die Angst sitzt mir im Nacken."

17.5 Spannungen im psychischen Bereich

Der Körper ist der Übersetzer der Seele ins Sichtbare. (Christian Morgenstern)

Es wäre falsch und überzogen, alle körperlichen Spannungszustände auf seelische Dispositionen und Erlebnisse zurückzuführen. Ganzheitlichkeit meint ja gerade, dass psychische und somatische Faktoren in einem komplexen System wechselseitiger Abhängigkeit stehen. Körper und Seele reagieren gleichzeitig und gleichermaßen auf Außenreize, sie sind interdependent.

17.5.1 Willkür der Körperreaktionen

Wir müssen nicht erst erkranken, um den Zusammenhang von psychischer Erregung und körperlicher Reaktion. zu erfahren: Wenn uns bspw. in freudiger Erwartung das Herz klopft, wenn uns vor Aufregung die Hände feucht werden, wenn der Mund austrocknet oder sich die Magengrube zusammenzieht, wirken sich psychische Zustände körperlich aus. Wenn es darauf ankommt, selbstsicher zu wirken und die Schokoladenseite zu zeigen, etwa in einer Prüfung oder während eines Vortrags, kann uns die psychische Spannung auf körperlichem Weg überwältigen. Alle Selbstsicherheit ist plötzlich dahin, unser Verhalten wirkt verkrampft und somatisch: Die Stimme zittert, Röte überzieht das Gesicht, die Bewegungen wirken ungelenk, fahrig, verunsichert. Wir erfahren am eigenen Leib, wie sehr wir unserem Körper ausgeliefert sind, wie sehr er uns verraten kann.

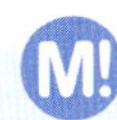

Merke

Grundsätzlich gibt es keinen seelischen Konflikt und auch keine psychische Reaktion, die sich nicht im Körper spiegelt. Immer ist ein komplexes System wechselseitiger Abhängigkeiten vorhanden. Derjenige, der seine Gefühle gewaltsam unterdrückt, versetzt unwillkürlich seine Muskeln in eine Erwartungsspannung. Jeder einzelne Umweltreiz wird durch eine Muskelspannung oder -entspannung beantwortet.

17.5.2 Verspannung als Erscheinungsbild

Oft stehen die versteinerte Miene, die Unterdrückung des Gefühls und ein eingeschränkter Stimmausdruck in engem Zusammenhang. Auf alle Emotionen reagiert der Mensch expressiv. Sollte aber die Übermittlung von Informationen aus dem muskulären Bereich gestört sein, kann der Patient eine stressbedingte Mehrspannung nicht mehr adäquat wahrnehmen. Das Urteil über die Wirkung, die er auslöst, ist gestört. Zugleich fehlt ihm die Möglichkeit, regulierend diesen Prozess zu lenken. Je länger der körperlich-expressive Anteil einer emotionalen Reaktion unterdrückt wird, desto mehr verlernt das Individuum, eine Situation angemessen zu bewerten. Generell kommt es zu einer Unterschätzung stresshafter Ereignisse: Der Patient spürt nicht mehr, wie angespannt er ist, wie sehr seine Funktionen beeinträchtigt sind.

Wir unterscheiden beim Stressgeschehen zwischen den gewohnten Reizen, auf die kaum eine Reaktion erfolgt, und jenen außerordentlichen Reizen, die den Muskeltonus wie auch die vegetative Steuerung erheblich verändern. Wenn wir uns freuen, wird diese Freude unmittelbar als positive Körperreaktion, als physisches Gefühl erfahren: „Freude ohne Dehnungs- und Weitungsempfinden in der Brustgegend ist keine Freude“ (Plessner, zit. n. [[21] S. 162]).

Die Angst dagegen empfinden wir als einen negativen körperlichen Zustand: Der Körper versteift sich, durch Kontraktion ziehen sich die Glieder zusammen, Bewegung, Atmung, Stimme und Gefühl sind in ihrem Ausdrucksvermögen eingeschränkt. Wiederum anders äußern sich Wut und Zorn: Nicht jedem platzt gleich der Kragen. Stattdessen somatisieren sich die Aggressionen oft in einer reaktionsbereit verspannten Schulter- und Nackenmuskulatur.

Der Kehlkopf als Stressmelder

Psychische Spannungen sind häufig der Ausgangspunkt einer Ereigniskette, die sich auch akustisch auswirkt. Spannungen finden im Kehlkopf ihren Ausdruck. Sie kommen dort „zu Wort“ und münden in eine stimmliche Dysfunktion. Derartige Spannungen können ihren Ursprung schon im Kindesalter haben, wenn Eltern die Bedürfnisse ihrer Kinder nicht beachten und deren Appelle überhören. Diese Kinder lernen früh, ihre Emotionen zu unterdrücken. Sie stehen unter einem ständigen Befehlsdiktat:

- „Halt den Mund!“
- „Hör auf zu heulen!“
- „Reiß dich zusammen!“
- „Lach nicht so laut!“
- „Sei ruhig!“
- „Sitz gerade!“

Die asymmetrische Kindesrolle erlaubt es nicht, die Auseinandersetzung und den Konflikt zu suchen. Stattdessen erfolgt der Rückzug in den muskulären Halt, in eine erhöhte habituelle Muskelspannung, um unterdrückte Gefühle unter Kontrolle zu halten.

Auch die natürliche Ausdrucksfreude leidet unter den Repressionen:

- „Hör endlich mit dem Geträller auf!"
- „Du brummst!"
- „Du singst falsch!"

Vielen Menschen wird schon früh jeder Mut genommen, einfach nur für sich zu singen bzw. sich an die Entwicklung der Stimme heranzuwagen. Das Gefühl für die eigene Stimme versiegt oft in frühen Jahren.

Hat sich der Körper an solche Reaktionsweisen erst einmal gewöhnt, entwickelt sich dieser Organbereich zu einem bevorzugten Reaktionssystem in vergleichbaren Situationen: Missempfindungen im Halsbereich und Heiserkeit können die Folge psychisch induzierter Reaktionsweisen sein.

Der Muskelpanzer

Zwischen dem expressiven Verhalten und den physischen Prozessen besteht eine unauflösliche Beziehung: Menschen mit gehemmter Expressivität, die ihren Gefühlen keinen freien Lauf lassen können, die ihre Erinnerungen verdrängen oder ummauern, weisen gleichzeitig eine erhöhte muskuläre Aktivität auf. Wilhelm Reich vermutet, dass es infolge unterdrückter bzw. blockierter Gefühle zu einer Somatisierung in Form chronischer Verspannungen kommt, für die er den Begriff „Muskelpanzer" prägte [142]. Er benennt bestimmte muskuläre Segmente im Körper, in denen sich Spannungen bevorzugt festsetzen. Solche Panzerungen seien immer auch mit lebensbiografischen Faktoren verknüpft, die ihre Spuren im Körper wie auch in der Seele hinterlassen haben.

Bezeichnenderweise sind fast alle Segmente direkt mit der Stimmfunktion verbunden: Alle Bestandteile dieses Muskelpanzers seien, so Reich, in eine ganzkörperliche Struktur eingebunden, die untereinander einen interdependenten Zusammenhang bilden. So kann der Nacken sich nicht lösen, wenn nicht zugleich andere Segmente in diesen Lösungsprozess einbezogen werden.

Merke

Der Muskelpanzer

Nach Wilhelm Reich [142] tragen folgenden Regionen zum Muskelpanzer bei:

- *Mimik:* Der Gefühlsausdruck ist reduziert, der Betreffende wirkt unbeteiligt.
- *Lippen und Kiefer:* Die Lippen sind zusammengepresst, die Zähne zusammengebissen. Der Betroffene ist für alles gewappnet.
- *Nacken und Hals:* Der Nacken ist steif, die Flexibilität blockiert, der Kloß im Hals und die starre Haltung verhindern den Ausbruch von Gefühlen.
- *Brustkorb und Rücken:* Ein steifer Rücken und ein verspannter Brustkorb geben dem Betroffenen Halt. Zwischen den Schultern staut sich die Energie auf.
- *Zwerchfell, Bauch und Becken:* Die Spannung in diesen Regionen dient der Emotionskontrolle.

All diese Partien des Muskelpanzers können die Stimmfunktion erheblich beeinträchtigen.

► **Muskelpanzer in der Stimmtherapie.** Die Entpanzerung, die Auflösung solch muskulärer Spannungen, erfordert therapeutisch ein subtiles Vorgehen. Der Therapeut muss sich zunächst in die Situation einfühlen, um die Art der gepanzerten Körperstrukturen zu erspüren, die für den Patienten immer auch Sicherheit bedeuten. Mit ihrer Hilfe schützt er sich vor Verletzungen durch andere, wie auch vor der eigenen Unsicherheit und Emotionalität. Der Patient empfindet die erworbene Unbeweglichkeit seines Körpers, vor allem des Brustbereichs, als hilfreiche Stütze, um sich selbst zu stabilisieren.

Alle Lösungsprozesse in der Therapie haben die Absicht, diese Stützen zu erschüttern, nicht aber den Patienten.

Vorsicht

Immer wieder wird der Therapeut verantwortungsvoll zwischen „Bewahren" und „Verändern" abwägen. Bisweilen ist es notwendig, einem Patienten seine Schutzspannung zu erhalten – zumindest solange, bis eine tragfähige Alternative existiert, die der Patient akzeptieren kann.

Erst wenn ein Vertrauensverhältnis entstanden ist, wird der Patient vom Therapeuten Hilfe annehmen. Erst dann kann er die gewohnten Stützen als bloße Krücken, als Ursachen seiner Probleme erkennen und eine Lockerung zulassen. Zeigen sich auf diesem Weg schwere psychische Traumatisierungen, ist in der Regel eine konfliktorientierte Therapie durch einen Psychotherapeuten notwendig.

Wieder zur Mitte finden

Der Weg zum Spannungsausgleich ist derjenige, der in diesem psychosomatischen Komplex zum Ziel führt. Der Patient entdeckt seine gelöste Unbefangenheit wieder. Er kann seine Mitte finden, das reguläre energetische Gleichgewicht zwischen Spannungs- und Lösungsvorgängen im Körper. Oder zwischen Yin und Yang – um hier die korrespondierenden Begriffe des asiatischen Kulturkreises zu verwenden. Hara, das In-der-Mitte-Leben, heißt dann das Ziel. Am Ende des Prozesses kann der Patient mit den Mechanismen von Spannung und Lösung im Leben so verfahren, dass ihn sein individueller Tonus wieder reguliert.

Im Vordergrund steht dabei vor allem das Erproben der parasympathischen Aktivität, die die muskulären Zustände eutonisch färbt. Den Sympathikus hingegen bringt das moderne Leben von ganz allein auf Trab. Ziel bleibt immer ein Gleichgewicht. Es liegt weder auf der einen noch auf der anderen Seite: Die positiven Kräfte des Spannens und Lösens halten sich in einem ständigen rhythmischen Wechsel die Waage.

17.6 Körperarbeit oder Körpertherapie?

Behandeln wir den Körper, behandeln wir nicht nur ihn, sondern den jeweiligen Menschen in seiner Situation und Welt. (Stokvis und Wiesenhütter)

„Körperarbeit" ist ein Leitbegriff für verschiedene Ansätze und Verfahren. Häufig wird er fälschlicherweise synonym verwendet mit dem Begriff „Körpertherapie", die stets in ein psychotherapeutisches Konzept eingebettet ist.

17.6.1 Körpertherapie

Alle Formen der Körpertherapie basieren auf einer Grundannahme: Lebenskrisen und erlebte Traumata seien körperlich verankert, sodass ihre Bewältigung und Aufarbeitung nur mit begleitender Körperarbeit erfolgen kann. Bei diesen primär konfliktorientierten Verfahren – bspw. der Bioenergetik [142], [109] und der körperzentrierten Gestalttherapie – stehen psychodynamische bzw. tiefenpsychologische Mechanismen im Blickpunkt. Insbesondere Wilhelm Reich insistierte, dass frühkindliche traumatische Erfahrungen nicht nur verdrängt würden und zu unbewussten Widerständen führen, sondern sich auch körperlich in Form bestimmter Muskelverspannungen und fehlerhafter Haltungsmuster (Charakterpanzer) ausdrücken können.

Konfliktorientierte Methoden versuchen daher, traumatische Erlebnisse über den Leib zu reaktivieren und aufzuarbeiten, um auf diese Weise die Panzerung zu lösen. Diese Methoden können stimmtherapeutische Maßnahmen allenfalls begleiten. Sie verkörpern reine Psychotherapien und sind von entsprechend ausgebildeten Therapeuten anzuwenden. Daher werden hier nur die Methoden aus dem Bereich der physiologisch orientierten Körperarbeit vorgestellt.

17.6.2 Körperarbeit in der Stimmtherapie

Die Körperarbeit kann Fehlspannungen und Dysbalancen zwischen Atmung, Stimmgebung, Lautbildung und Körperhaltung ausgleichen, um ein physiologisch angemessenes und flexibles Zusammenspiel zu erreichen.

Die verschiedenen Methoden und ihre Ausrichtungen sind nur schwer zu trennen, da sie stark überlappen. Immer setzt die Körperarbeit bei der Reprogrammierung des muskulären Apparats an, verbunden mit einem bewussteren Umgang des Patienten mit seiner Person. Bei diesen primär-funktional auf körperliche Übungen zentrierten Methoden stehen Verfahren der Tonusregulierung, verbesserter Atmung und flexiblerer Bewegungsabläufe im Mittelpunkt. Besondere Relevanz für die Praxis der Stimmtherapie und Sprecherziehung haben u. a.:

- Progressive Entspannung (Edmund Jacobson)
- Funktionelle Entspannung (Marianne Fuchs)
- Alexander-Technik (Frederick Matthias Alexander)

- Feldenkrais-Methode (Móshe Feldenkrais)
- Eutonie (Gerda Alexander)
- Atemtherapie (Ilse Middendorf)

Die Entscheidung, ob eine bestimmte Therapie indiziert ist und hilfreich sein kann, muss individuell und situativ getroffen werden. Je nach Ausrichtung des Therapeuten werden auch Elemente fernöstlicher Verfahren in den Prozess integriert, bspw. Yoga, Tai Chi, Qui Gong, Zen-Meditation.

Alle körperorientierten Methoden, die sich am Prinzip des Spannungsausgleichs orientieren, haben eines gemeinsam: Sie setzen zwar am muskulären Tonus an, beziehen aber durchaus auch den vegetativen und psychischen Bereich ein. Anders formuliert: Sie haben die Zelte ihrer Theorie nahe am Fluss des Unbewussten aufgeschlagen, denn sie schenken der unbewusst regulierten Skelettmuskulatur viel Aufmerksamkeit.

17.6.3 Methodenvielfalt als Instrumentarium

Bei allen Unterschieden der Körpermethoden teilen sie gemeinsame Grundpositionen. Sie können sich auch wechselseitig unterstützen und ergänzen. In der Hand eines erfahrenen Therapeuten ist gerade die Methodenvielfalt ein weit gefächertes Instrumentarium. Es lässt sich zu einem integrierten Konzept für den Spannungsausgleich eines bestimmten Individuums sinnvoll kombinieren. Die Wahl der Methoden ordnet sich stets dem therapeutischen Ziel unter. Das Ziel kann mithilfe dieser Vielfalt außerordentlich individuell erreicht werden.

Grundlegend ist immer die folgende Auffassung: Jede Spannungssenkung verschiebt den sympathikonen Tonus in Richtung eines parasympathikonen Zustands, der wiederum die Stimmung löst. Psychische und somatische Wirkungen gehen Hand in Hand: Die Parallelität von psychischer, vegetativer und muskulärer Entspannung stabilisiert das innere Gleichgewicht. Gelingt es, den Speicher des Muskelgedächtnisses mit neuen Inhalten zu programmieren oder zu konditionieren, gelingt auch die Therapie der Stimme.

Individuelle Ausgangslagen erfordern stets unterschiedliche Einstiegswege in die Stimmtherapie. Bei der Auswahl der richtigen Methode spielt nicht nur die Art der Erkrankung, sondern auch die Persönlichkeitsstruktur des Patienten eine zentrale Rolle.

Merke

Ziele der Körperarbeit

- *Bewusstheit:* Der Patient lernt, seine Körpersignale zu deuten, er erfährt das eigene Selbst und ist für die eigene Körperlichkeit sensibilisiert. Zugleich kann er seine Leistungsmöglichkeiten und -grenzen realistischer einschätzen.
- *Harmonie:* Die Abstimmung zwischen Haltung, Atmung, Stimmfunktion und Bewegung ist optimiert. Die sensomotorischen Fähigkeiten wachsen. Grund- und Arbeitstonus stehen in einem angemessenen Verhältnis. Die Balance zwischen Innen- und Außenwelt harmonisiert sich.
- *Gleichgewicht:* Zwischen dem psychischen, vegetativen und muskulären Bereich entsteht ein funktionales Optimum, wie auch zwischen dem Körper und seiner Stimme. Der dreiphasige Atemrhythmus zeigt ein ausgeglichenes Bild.
- *Selbstregulation:* Ungenutzte individuelle Ressourcen werden entfaltet.
- *Wandel:* Alte, unphysiologische Bewegungsmuster werden gelöscht, neue, funktionalere angebahnt. Auch die emotionale Ebene wird positiv beeinflusst: Die Körpersprache wandelt sich und wird nuancierter, die innere Befindlichkeit gewinnt einen körperlichen Ausdruck. Der Mensch „teilt sich mit".
- *Kraft:* Die körperliche Leistungsfähigkeit wird gesteigert, die funktionelle Selbstregulation des Körpers kommt in Schwung. In der Folge wächst das Selbstvertrauen und das Selbstwertgefühl des Patienten – psychophysische Grundbedingung für eine gute Stimmleistung.
- *Autonomie:* Die Verantwortung für den eigenen Körper- und Stimmgebrauch wird übernommen.

17.7 Methoden der Körperarbeit

17.7.1 Die Progressive Muskelentspannung nach Jacobson

Arm der Mensch, bei dem der Kopf alles ist.
(Johann Wolfgang v. Goethe)

Die Progressive Muskelentspannung wurde in den 1920er-Jahren von dem amerikanischen Arzt und

Psychologen Edmund Jacobson entwickelt. Hauptanliegen des Verfahrens ist, durch willentliches und bewusstes An- und Entspannen bestimmter Muskelgruppen einen Zustand tiefer Entspannung zu erreichen. Dieses Verfahren – auch Tiefenmuskelentspannung genannt – ist heute ein anerkannter Bestandteil der Verhaltens- und Stimmtherapie. Sein Hauptanliegen ist es, Muskelverspannungen wahrzunehmen und zu lokalisieren, um unnötige muskuläre Aktivitäten zu reduzieren und einen möglichst ökonomischen Einsatz des muskulären Systems zu erreichen.

Das Konzept

Die Methode verfährt in didaktisch abgestuften Schritten: Der Übungsablauf ist so aufgebaut, dass die verschiedenen Muskelgruppen nacheinander „progressiv" geübt werden. Die Entspannung der Muskeln erfolgt von den leichten zu den schwer zu differenzierenden Muskeln, wobei die dominante Körperseite des Patienten berücksichtigt wird. Immer darf nur eine Muskelgruppe angespannt werden. Die anderen Muskelgruppen sollten möglichst inaktiv bleiben.

Das bewusst langsame Vorgehen bei jeder Übung erhöht die Wahrnehmungsfähigkeit für unterschiedlich starke Muskelspannungen und die Lösung der Grundspannung der Skelettmuskulatur. Es entsteht ein konkret erfahrbares muskuläres Wechselspiel, zunächst für die großen, später für kleinere und kleinste Spannungsunterschiede. Daraus ergeben sich unmittelbare Folgen für den Patienten.

Unweigerlich sinkt das körperliche Aktivierungsniveau, wodurch eine erwünschte Entspannung auch im psychisch-geistigen Bereich eintritt. Wesentlich für einen erfolgreichen Übungsablauf ist die innere Einstellung des Patienten, seine Bereitschaft, in konzentrierter Aufmerksamkeit umgrenzte Bereiche des eigenen Körpers zu aktivieren und wieder „loszulassen".

Für die Stimmfunktion ist dieser Prozess eine unverzichtbare Voraussetzung: bspw. wenn es darum geht, beim Einsetzen der Stimme das flexible und subtile muskuläre Balancespiel zwischen Atemdruck und Stimmlippenspannung überhaupt wahrzunehmen. Auch für jede Form muskulärer Differenzierung, also für das Erlernen der Fähigkeit, bestimmte Muskelgruppen zu entspannen, während benachbarte weiterhin aktiviert bleiben, bietet das System der Progressiven Muskelentspannung wertvolle Ansätze.

Grundübungen

Da es einfacher ist, Veränderungen an großen Muskelgruppen wahrzunehmen, beginnt man in den Regionen von Händen, Armen, Gesichtsmuskulatur, Schultern, Rumpf, Beinen und schließlich an der Gesamtperson:

- *1. Phase:* Lenkung der Aufmerksamkeit auf eine bestimmte Muskelgruppe, bspw. auf die Hand und den Unterarm.
- *2. Phase:* Anspannen einer Muskelgruppe, langsam und kontinuierlich den Spannungsgrad steigern, jedoch nur so weit, dass der Patient sich dabei wohlfühlt (▶ Abb. 17.2a).
- *3. Phase:* Halten der Maximalspannung für etwa 5 bis maximal 8 Sekunden. Dabei die Luft nicht anhalten, sondern gleichmäßig weiteratmen (▶ Abb. 17.2b). Die Aufmerksamkeit ist gezielt auf den aktivierten muskulären Bereich gerichtet.
- *4. Phase:* Schlagartiges, vollständiges Loslassen der Spannung (▶ Abb. 17.2c). Den Lösungsprozess der Muskeln als ein Geschehenlassen bewusst wahrnehmen, dem Empfinden der Entspannung im Kontrast nachspüren.
- *5. Phase:* Nachspüren des muskulären Lösungsprozesses und der Empfindungen, die damit verbunden sind.

Der Übungsablauf endet mit einer Rücknahme der Entspannung, ähnlich wie beim Autogenen Training. Der Patient kommt vom Stadium verminderter Aktivität wieder auf sein alltägliches physiologisches Erregungsniveau zurück. Nach den Übungen finden Gespräche statt, über die Körpererlebnisse des Patienten, was diese in ihm ausgelöst haben und in welchen Zusammenhängen sie gesehen werden können.

Vorsicht

Jacobsons Methode ist ein effektives, leicht erlernbares Verfahren, das besonders als Einstieg in entspannende Maßnahmen geeignet ist. Sie vermittelt systematisch, was überhaupt Spannung ist.

Bei sehr ehrgeizigen Menschen ist sie jedoch mit Vorsicht anzuwenden. Bei ihnen besteht oft die Tendenz, die Phase der Spannungsaktivierung verstärkt zu betonen, weil sie alles besonders gut machen möchten. Vorsicht ist auch geboten bei Patienten mit Muskelerkrankungen und Patienten, die unter besonders starkem Stress stehen. Hier sollten zunächst Bewegungsübungen das Druckventil der Spannung öffnen, um „Dampf abzulassen".

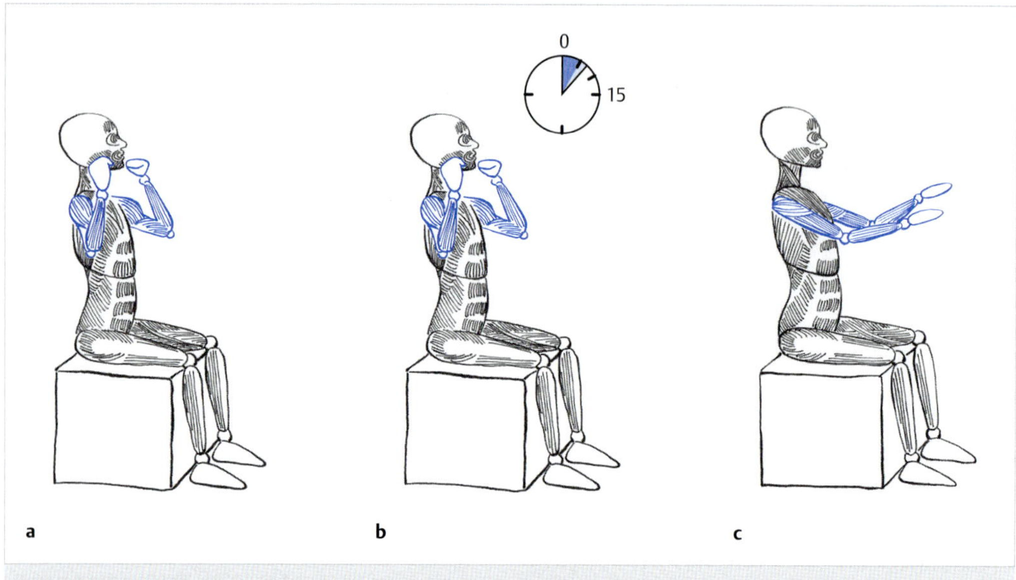

Abb. 17.2 Progressive Muskelentspannung nach Jacobson. (Grafik: Sieghild Pieper)
a Bewusstes, langsam steigendes Anspannen der Armmuskulatur.
b Maximalspannung ca. 5–7 Sekunden halten, fließend weiteratmen.
c Schlagartiges Lösen der Spannung. Auswirkungen wahrnehmen und ihnen nachspüren.

17.7.2 Die Funktionelle Entspannung nach Fuchs

Je freier man atmet, desto mehr lebt man. (Theodor Fontane)

Die Funktionelle Entspannung, wie sie Marianne Fuchs entwickelt hat, betrachtet die erwünschte Entspannung als ein dynamisches Geschehen. Es ist also kein Zustand, in den der Patient sich fallen lassen könnte. Er lernt stattdessen, feinsten inneren Veränderungen zu folgen und seinen Atem zu regulieren: „Die Funktionelle Entspannung ist eine Körpertherapie, die unbewusstes Fehlverhalten aufdecken und den gestörten Atemrhythmus indirekt in seinen autonomen unwillkürlichen Anteilen anregen kann" [[55] S. 290]. Die unverzichtbare Grundlage dieses Verfahrens ist eine intensive dialogische Beziehung zwischen dem Therapeuten und dem Patienten: ein wechselseitiges Hinhören und Sicheinfühlen, verbunden mit hellwacher Aufmerksamkeit für jene Vorgänge, die im Allgemeinen unbewusst verlaufen.

Das Konzept

Im Mittelpunkt der Funktionellen Entspannung steht das menschliche Knochengerüst mit seinen flexiblen Verbindungen von Gelenk zu Gelenk – und die Fähigkeit des Menschen, diese Verbindungen willentlich zu lockern und zu lösen. Fuchs nennt dies „die innere Struktur des Menschen". Das Leitmedium für diesen subtilen und abgestuften Lernprozess ist eine gezielte Entspannung, die an das „gelassene (Aus-)Atmen" gekoppelt ist. Zu den Schwerpunkten zählen darüber hinaus die Körperhaltung und das Gleichgewicht sowie die (Wieder-)Entdeckung des natürlichen Eigenrhythmus der Atmung. Eine verfeinerte Selbstwahrnehmung und eine ausgefeilte Methodik, die über kleine Reize vorgeht, unterstützen die Therapie.

▸ **Prinzip „Alles im Aus".** Die Methode greift nicht direkt und bewusst in den Atemprozess ein. Sie arbeitet indirekt mit Druckveränderungen. Der Patient lernt, auf die tragende Unterlage „mehr Gewicht abzugeben" und mehr nachzugeben. „Alles im Aus" lautet das Kernprinzip der Methode, die den Weg zu einem individuellen Atemrhythmus öffnet. „Nur was loslassend, ausatmend gelingt, erreicht Tiefenschichten, vermeidet die Beteiligung überflüssiger Energie“ [[55] S. 55]. Das Auflegen der Hände auf Bereiche, die sich im „Aus“ lösen sollen, unterstützt die erwünschte Spürfähigkeit in den kontaktierten Zonen. Dabei unterscheidet Fuchs ein diagnostisches Berühren, das Verspannungen ertastet, und ein Berühren, das für den Patienten einen Aufforderungscharakter hat, in dem betreffenden Bereich zu reagieren.

► **Ziel des Verfahrens.** Es soll eine weitgehende Durchlässigkeit des Körpers erreicht werden, möglichst ohne Verhärtungen und Verspannungen. Nur noch die Wirbelsäule wird als dynamischer innerer Halt gespürt. Bewusst werden unphysiologische Körperhaltungen ins Verfahren einbezogen, damit der Patient das veränderte Gefühl seiner neu gewonnenen Haltung im Kontrast wahrnehmen und positiv erleben kann.

► **Die Stimme im „Aus“.** Die Stimme wird spielerisch in das Körpergeschehen integriert. Sie begleitet es beim (Aus-)Atmen, bei dem sich auch ein entspanntes Gähnen oder Seufzen als Reaktion auf die Körperfunktion einstellen kann. Ein „abwärts“ und „einwärts“ gerichtetes Lösen des Brustbeins, verbunden mit dem Gewicht der Rippen, bestimmt dabei die Qualität des seufzerartigen Tons. Durch Konsonant-Vokal-Verbindungen lässt sich die Beweglichkeit der Mund- und Rachenmuskulatur zusätzlich mobilisieren und stärken, jedoch immer in Kombination mit der methodentypischen Lösung im „Aus“.

Grundübungen

Die Funktionelle Entspannung legt die Übungsabläufe nicht kategorisch fest. Der Therapeut ist Impulsgeber: Er vermittelt Anstöße und macht Angebote, damit der Patient selbst seine individuelle Bewegungsform findet. Es kommt darauf an, Erfahrungen zu sammeln, Körperzustände zu vergleichen und sich dann für das individuelle Optimum zu entscheiden. Die Übungen werden in umschriebenen Arealen mit geringem Bewegungsausmaß in 3 Schritten vollzogen:

- druckloses Ausatmen, bei dem der Körper der Wirkung der Schwerkraft nachgibt
- maximal 2–3 wiederholte Bewegungsabläufe, da sonst die unbewusste Reaktion gestört wird
- „Nachspüren“ des Ablaufs. Der Patient erinnert sich an sein Körpergefühl, er vergleicht, er misst den Unterschied, er kann sich entscheiden. „Lernen, sich Zeit zu nehmen und sich eine schöpferische Pause zu gönnen“ ist die Devise von M. Fuchs.

Die Methode setzt am Rumpf an. Zunächst ertastet der Therapeut an den Gelenken ihren Spielraum im „Aus“ durch Bewegungen um die vertikale, horizontale oder sagittale Achse. Je kleiner der Bewegungsreiz, desto deutlicher lässt sich die Innenbewegung anregen; das muskuläre Spiel kann ohne überflüssigen Muskelaufwand erfolgen. Zunächst erfährt der Patient die strukturellen Folgen seiner Haltung im Liegen, anschließend in aufrechter Haltung, wobei er sich dem Gefühl überlässt, der Schwerkraft zu folgen. Aus didaktischen Gründen gliedert Fuchs den Rumpf in ein oberes, ein mittleres und ein unteres Kreuz (► Abb. 17.3), um den Patienten über diese bildhafte Vorstellung konkret leiten zu können. Die verschiedenen Kreuzbereiche bestehen jeweils aus Quer- und Längsverbindungen.

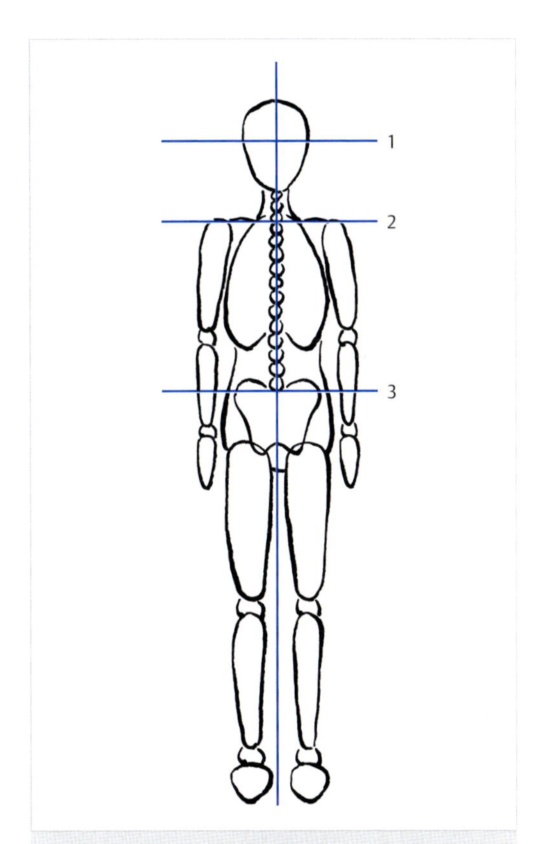

Abb. 17.3 Gliederung des Rumpfes in 3 Kreuze (1: oberes Kreuz; 2: mittleres Kreuz; 3: unteres Kreuz). (Grafik: Sieghild Pieper)

▸ **Oberes Kreuz.** In ihm ist der oberste Bereich zwischen Schädel und Atlas integriert. Primäres Ziel ist es, die unbewussten Verfestigungen innerhalb des Kopfgelenks zu lösen, damit eine flexible Verbindung von den oberen zu den unteren Körpersegmenten stattfinden kann. Dazu werden kleinste Bewegungsreize im „Aus" benutzt, wie beim nickenden „Ja – ja" oder seitlichem „Nein – nein".

▸ **Mittleres Kreuz.** Es wird gebildet aus den Verbindungen Schultergürtel und Schädelbasis bis zur Mitte der BWS. Fuchs arbeitet mit lösender Ausatmung an den gelenkigen Verbindungen, um bestehende Verhärtungen bzw. fehlgeleitete Energien aufzulösen. Der Patient lernt, sich der Schwerkraft zu überlassen und in ein flexibleres Gleichgewicht zu kommen. Wesentlich ist hier die Empfindung des „abwärts-einwärts" hängenden Brustbeins sowie die Erfahrung, wie sich der innere Raum des Brustkorbs dabei weitet und entspannt. Werden Töne mit diesem Lösungsprozess verbunden, klingen sie dunkel und voll.

▸ **Unteres Kreuz.** Hier werden Querverbindungen von Hüftgelenk zu Hüftgelenk in verschiedenen Richtungen erspürt, gedehnt und die Länge des Raums bis in ihre unteren Begrenzungen ausgelotet. Hochziehen der Sitzhöcker und Loslassen im „Aus" sensibilisieren die Wahrnehmung für den Beckenboden. Die vermehrte Beweglichkeit der Gelenke von der LWS nach unten ermöglicht das „Abgeben" des Körpergewichts an den Boden und ein frei schwingendes Zwerchfell.

Fallbeispiel

B

„Ich beginne doch tatsächlich, meinen Körper zu spüren."

Herr Günter H. ist 51 Jahre alt. Er arbeitet als Jurist und Notar in einer Gemeinschaftskanzlei.

Ärztliche Diagnose

Hyperfunktionelle Dysphonie und chronische Bronchitis. Der Patient klagt, dass ihm das tägliche Verlesen mehrerer Verträge nicht schnell genug gehe. Bereits nach kurzer Zeit verspüre er krampfartige Schmerzen im Halsbereich, sodass er den Text „nur noch gewaltsam herausdrücken" könne. Persönlich störe ihn sein gepresster Stimmklang dagegen kaum, obwohl er darauf häufig angesprochen werde.

Befund

Der Brustkorb wirkt aufgebläht, der Atemfluss staut sich, die Artikulation ist unausgeprägt. Die Stimme klingt gepresst und rau, beim Sprechen tritt schnell Ermüdung ein. Auffällig ist die monotone Sprechweise in Verbindung mit einer starren, fast eingefroren wirkenden Mimik. Die Körperhaltung vermittelt einen überstreckten und steifen Eindruck. Charakterlich ist der Patient ehrgeizig und schnell gereizt. Er berichtet von ständiger Überforderung und hektischen Stresssituationen. Beziehungsprobleme im familiären Bereich kommen hinzu.

Therapie

Die Therapie beginnt im Sitzen mit Sensibilisierungen für das Abgeben des Körpergewichts an die Sitzfläche. Ein langsames Abrollen auf den Sitzhöckern lassen Becken und Oberkörper nach hinten und abwärts gleiten, verbunden mit dem Erlebnis, der Schwerkraft zu folgen, bei einem möglichst drucklosen Atmen im „Aus". Zunächst fallen dem Patienten die subtilen Bewegungen des lösenden Nachgebens sowie das Erspüren von Druckveränderungen schwer. Herr H. fordert stets Leistung ein, die er mit Krafteinsatz identifiziert. Außerdem irritiert ihn die ungewohnte Instabilität, sodass er wieder schnell in seine überstreckte Form zurückkehren will. Bewusst werden daher die verinnerlichten Haltungen in den Veränderungsprozess integriert, um Herrn H. immer wieder seine gewohnte Sicherheit spüren zu lassen.

Der Wechsel von gelöstem Nachgeben und einem bloßen Zusammenklappen des Oberkörpers wird benutzt, um die Wahrnehmung für diese Unterschiede zu verdeutlichen. Erst wenn es gelingt, die Gelöstheit auch im aufgerichteten Zustand zu bewahren und dabei eine gewisse innere Sicherheit zu empfinden, werden die Gesichts-, Kiefer-, Lippen- und Zungenpartien in die Therapie einbezogen.

Das (Aus-)Atmen erhält jetzt Klang und Stimme – anfangs mit seufzerähnlichen Lauten bei gleichzeitiger flexibler Bewegung des Brustbeins nach innen und unten. In diesem Lösungsprozess erklingen zunehmend dunkle, resonanzreiche Töne, zunächst zaghaft, dann aber in wachsendem Selbstbewusstsein, begleitet von innerem Ausdruck, den Herr H. bisher verbarg.

Resultat

Nachdem es Herrn H. gelungen ist, über den Weg der Funktionellen Entspannung seine muskulären Blockaden zu durchbrechen, sind die Voraussetzungen für eine gezielte Therapie seiner stimmlichen Beschwerden gegeben.

17.7.3 Die Alexander-Technik

Gewohnheit umgab ihn mit hohen Mauern.
(Erich Kästner)

Die Alexander-Technik ist eine Schule der Körperhaltung. Sie wurde von dem australischen Schauspieler Frederick Matthias Alexander entwickelt, um seine Stimmprobleme auf der Bühne zu beheben. Seine Ärzte hatten ihm für längere Zeit Stimmruhe verordnet. Doch dies kam einem Berufsverbot gleich. In dieser Phase erforschte Alexander die Gewohnheiten, die er sich im Umgang mit seinem Körper angeeignet hatte. Sobald er eine von ihnen als schädlich erkannte, begab er sich auf den dornigen Weg der Veränderung: „Dazu müssen wir lernen, bewusst wahrzunehmen, wie wir uns selbst ‚gebrauchen', um dann zu entdecken, wie wir uns selbst ‚gebrauchen sollten'" [[23] S. 9].

Das Konzept

Der Alexander-Technik liegt die Erfahrung zugrunde, dass sich eine Fehlhaltung des Kopfes mit den damit verbundenen muskulären Beeinträchtigungen im Hals-, Schulter- und Rückenbereich nicht nur auf die Körperhaltung auswirkt, sondern auch auf den Phonationsapparat. Die Bewusstheit von Nacken, Kopf und Rücken nennt Alexander die „Primärkontrolle" des Kopfes.

Am häufigsten entsteht das Erscheinungsbild einer HWS-Lordose: Der Hals sinkt von der Körpermitte nach vorn, während gleichzeitig der Kopf nach hinten gezogen wird, um den Blick weiterhin geradeaus richten zu können. In der Folge verstärken sich die Spannungen in den Muskeln, die im hinteren Halsbereich verlaufen, besonders aber in den kleinen, tiefer liegenden subokzipitalen Muskeln der oberen Kopfgelenke des Atlantookzipitalsystems.

Oft wird der Kopf beim Sitzen oder Sprechen nach vorne gestreckt (▶ Abb. 17.4a, ▶ Abb. 17.4b). Dadurch muss die Nackenmuskulatur nicht nur das Gewicht des Kopfes tragen, sondern infolge der Hebelwirkung vermehrte Kraft aufwenden, um die Stabilität dieser unphysiologischen Kopfhaltung zu gewährleisten.

▶ **Schädliche Buckelbildung.** Zentraler Ansatzpunkt korrigierender Maßnahmen sind der Bereich der HWS, die oberen Kopfgelenke und der Übergang von der HWS zur BWS. Alexander weist besonders auf die schädliche „Buckelbildung" hin: das Vorspringen des Dorns des 7. Halswirbels. Er wertet diese Erscheinung als ein sichtbares Zeichen für eine lange unphysiologische Fehlhaltung des Körpers. Diese gelte es, vorrangig zu korrigieren, um positiv auf Stimmprobleme einwirken zu können. Denn in diesem Bereich erfordern die Abläufe von Atmung, Sprechen und Schlucken eine aufgerichtete Haltung der Wirbelsäule, um gut funktionieren zu können.

Es ist Alexander bewusst, dass tief sitzende, gewohnheitsmäßige Reaktionen, Einstellungen und Bewegungen nicht von heute auf morgen verändert werden können. Sie können auch als Schutz in Situationen dienen, in denen sich die Person verwundbar fühlt.

Alexander plädiert für einen „Umerziehungsprozess" in 3 Schritten, um allmählich zu einem besseren, habituellen Umgang des Körpers zu gelangen:

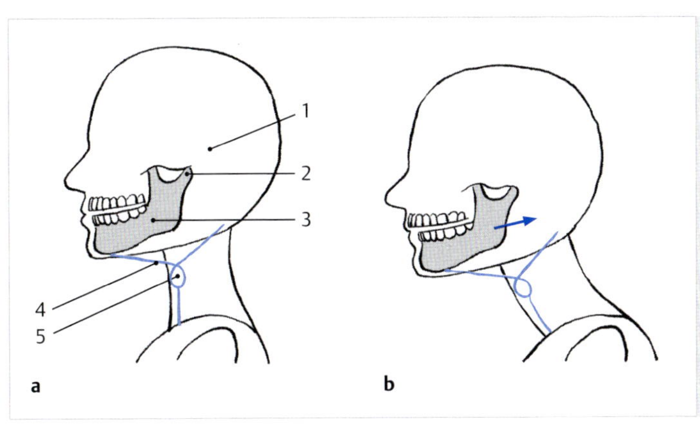

Abb. 17.4 Kieferverschiebung. (Grafik: Sieghild Pieper)
a Normale Kopfhaltung und Kehlkopfstellung (1: Schädel; 2: Kiefergelenk; 3: Unterkiefer; 4: Mundbodenmuskulatur; 5: Kehlkopf).
b Aus der Lotlinie nach vorn verschobener Kopf. Der Unterkiefer verschiebt sich nach hinten. Der Kehlkopf wird nach vorn oben gezogen.

- *1. Schritt:* bewusstes Erkennen der Gewohnheit beim Gebrauch des Körpers, d. h. beim Gebrauch des Selbst
- *2. Schritt:* Stoppen und Inhibieren (Hemmen) des gewohnheitsmäßig fehlerhaften Ablaufs
- *3. Schritt:* geistige Anweisung und Kontrolle einer besseren Haltung

„Gebrauch des Selbst" ist der Begriff, mit dem Alexander die Art und Weise bezeichnet, wie der Mensch mit seinem Körper im Lebensalltag umgehen sollte, ob nun beim Gehen, Sitzen, Stehen, Denken oder Sprechen. Alexander meint, dass unser Körper für jede Aktivität verschiedene Ausführungsweisen bereithält, dass es Funktionsweisen gibt, die gesünder und besser geeignet sind als andere.

Merke

Die große Hürde auf dem Weg zum besseren Gebrauch ist die Gewohnheit: Hat sich ein Mensch erst einmal an eine bestimmte Art des Körpergebrauchs gewöhnt, empfindet er diese als „richtig", auch dann, wenn sie völlig unphysiologisch ist.

Das *Stoppen und Hemmen der Gewohnheit* verhindert, dass gewohnte Verhaltensweisen sich reproduzieren können. Konkret bedeutet dies, dass ein eintreffender Stimulus nicht mehr unmittelbar mit der gewohnten muskulären Reaktion beantwortet werden darf. Der Zusammenhang wird unterbrochen, das gewohnte Schema unterbunden. Stattdessen tritt eine Phase des bewussten Wahrnehmens und reflektierten Beobachtens ein. Dann erst erfolgt die geeignetere Reaktionsweise auf den Reiz. Durch diese Form der Selbstkontrolle und des Unterbindens einer unmittelbaren alten Reaktion ist es möglich, habituelle neuromuskuläre „Verdrahtungen" zu blockieren. Ein neuer Schaltkreis programmiert sich – er kann habituell werden und alte Fehler ersetzen.

Geistige Anweisungen, sagt Alexander, seien in der Lage, das Gehirn in neue Bahnen zu führen, da es ansonsten dazu neigen würde, in alten Strukturen zu verharren. Es sind Formeln oder Mantras, mit deren Hilfe wir unseren Körper konditionieren können. Diese Instruktionen lösen auf muskulärer Ebene das aus, was im Körper künftig ablaufen soll. Der „innere Befehl" bringt unseren Körper in eine neue Form.

Grundübungen

Der Alexander-Lehrer arbeitet mit 2 Anweisungen:

- Der Haltebefehl *„Stopp"* durchbricht den Automatismus alter und unphysiologischer Gewohnheiten.
- Die Reflexionsaufforderung *„Wodurch"* führt den Patienten auf den Weg der Primär-Kontrolle seiner Handlungen.

Versuchen wir bspw., die Halsmuskulatur zu entspannen, indem wir den Kopf bewusst bewegen, wird dies u. U. noch mehr Spannung erzeugen: Wir verfahren nach den alten gewohnten Mustern. Begleitet eine innere, nur gedachte Anweisung diesen Prozess, die als informativer Handlungsbefehl vom Gehirn über das Nervensystem zu den Muskeln gelangt, tritt die gewünschte Entspannung und Reaktion ein.

Verdeutlicht werden soll das Prinzip an dem Ablauf vom Sitzen zum Stehen (▶ Abb. 17.5). Während der Sitzposition (etwas vor den Sitzhöckern) erfolgen die inneren Anweisungen:

- Ich lockere meinen Nacken.
- Ich lasse den Kopf nach vorne und oben gehen.
- Mein Rumpf verlängert und weitet sich.

Erst dann lehnt sich der Oberkörper langsam von den Hüften aus nach vorne, der Rücken wird lang. Der Kopf übernimmt die Führung, indem er sich in einer leichten Bewegung vom Körper weg bewegt. Sobald das Gesäß vom Stuhl hochkommt und das Gewicht auf den Füßen ruht, richtet sich der Körper unter der inneren Anweisung zur Primärkontrolle im Stand aus.

▶ **Die Alexander-Technik in der Stimmtherapie.** In der Alexander-Technik ist der Spiegel ein wichtiges pädagogisches Hilfsmittel. Mit seiner Hilfe unterstützt er den kinästhetischen Kontrollmechanismus auf der visuellen Ebene. Wesentlich sind auch die Hände, um subtile muskuläre Vorgänge im Körper des Schülers zu erspüren. Die Hände des Alexander-Lehrers dirigieren und manipulieren nicht. Sie leiten das Geschehen nur so weit, wie der Patient auch nachzugeben bereit ist. Diese Freiwilligkeit, das Zulassen und Gewährenlassen, ist besonders dann notwendig, wenn er mit seinen Händen spüren lässt, wo überflüssige Spannungen gelöst und Stellungen verändert werden können. Damit funktioniert der Körper koordinierter und kann wieder als ganzheitliche Einheit agieren.

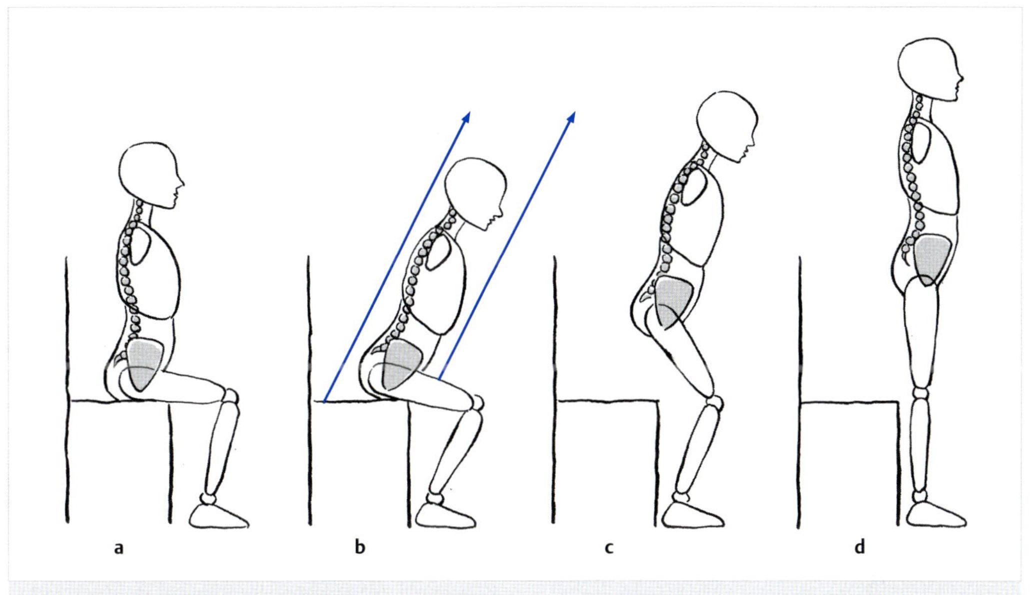

Abb. 17.5 Aufstehen nach der Alexander-Technik. (Grafik: Sieghild Pieper)

Die Methode nach F. M. Alexander in die Stimmtherapie zu integrieren, ist besonders dann günstig, wenn Fehlhaltungen und Fehlfunktionen im Bereich der Wirbelsäule eine wesentliche Ursache für die Stimmerkrankung darstellen. Die aufgerichtete HWS- und Kopfhaltung führt nicht nur in der hinteren, sondern auch in der vorderen Halsmuskulatur einen Spannungsausgleich herbei. In der Folge öffnen sich Resonanzräume im Brustraum ebenso wie im Rachen- und Kehlraum. Der Kehlkopf stellt sich tiefer, der Brustkorb hebt und weitet sich, wodurch eine erwünschte Einatmungstendenz während der Phonation beibehalten werden kann.

Fallbeispiel

„In der Steh-Sitz-Haltung lässt sich viel leichter unterrichten."

Frau Ute M. ist 38 Jahre alt. Sie arbeitet als Lehrerin in einer Realschule.

Ärztliche Diagnose

Hyperfunktionelle Dysphonie. Bereits 2-mal wurden über einen längeren Zeitraum logopädische Therapien durchgeführt. Frau M. klagt über schnelle Stimmermüdung, Brüchigkeit im Klang, der sich unter Belastung verstärke. Sie habe Angst, ihre Stimme könne ganz „wegbleiben". Belastend seien auch die Schmerzen im Nacken- und Schulterbereich. Diese steigerten sich bei längerem Sprechen zu unerträglichem Kopfschmerz. Seit Jahren bekomme sie deshalb Fangopackungen und Massagen. Bis auf eine kurzzeitige Linderung hätten ihr diese Maßnahmen aber nicht weitergeholfen.

Befund

Bei der Analyse der Körperhaltung und der verschiedenen Körpersegmente in ihren Wechselbeziehungen fallen die stark durchgedrückten Knie auf. Eine übermäßige Lordose der LWS ist die Folge. Die HWS knickt nach vorn ab, der Kopf neigt sich nach hinten, die Schultern sind angehoben. Die Motorik des Körpers lässt sich mit dem Wort „hölzern" am besten beschreiben.

Befund nach Unterrichtshospitationen

Frau M. sitzt im Klassenzimmer unverrückbar hinter ihrem Schreibtisch, der in gleicher Höhe mit den Tischen der Schüler steht. Um zu sehen, was in den mittleren und hinteren Sitzreihen geschieht, überstreckt Frau M. beim Sprechen ihren Oberkörper. Dabei zieht sie ihren Kopf nach hinten in den Nacken. Dies geschieht in extremer Form, wenn sie lauter werden muss. Gleichzeitig steigt die Tonhöhe, gelegentlich bricht die Stimme oder sie versagt. Es ist zu vermuten, dass eine wesentliche

Ursache der Stimmstörung im unphysiologischen Gebrauch des Körpers während des Unterrichts zu sehen ist.

Therapie

Das therapeutische Vorgehen richtet sich vermehrt auf die Sensibilisierung der Körperwahrnehmung. Während sich das Bewusstsein dafür langsam entwickelt, kommt es zu einer vorübergehenden Krise: Die neu angebahnten Ablaufmuster sind instabil, die bisher gewohnten irritiert. Bei der Rekonditionierung erweisen sich die Alexander-Prinzipien jedoch als außerordentlich wirksam: das „Stoppen der gewohnten Reaktion" und die „geistige Anweisung". Über sie konnten in kleinen Schritten muskuläre Verspannungen im Bereich von Schultern, Hals und Kehlkopf wahrgenommen und gelöst werden. Eine günstige Veränderung der Kopfhaltung ermöglichte entspanntere Verhältnisse im Aufhängemechanismus des Kehlkopfs mit positiven Auswirkungen auf artikulatorische, resonatorische und stimmbildende Faktoren.

Frau M. gewann dadurch allmählich an Selbstvertrauen, sodass sie zögernd der Anregung folgen konnte, ihren angestammten Platz hinter dem schützenden Schreibtisch aufzugeben. Sie begann mit der physiologisch günstigeren Position einer Steh-Sitz-Haltung auf der vorderen Schreibtischplatte, von der sie sich im Laufe der Zeit immer häufiger zu lösen vermochte.

Resultat

In diesen Prozess struktureller Veränderungen von Körperhaltung, Kopfhaltung und Bewegung konnten jetzt auch stimmtherapeutische Interventionen mit störungsspezifischer Ausrichtung eingebettet werden. Im Zentrum allen Handelns standen weiterhin die berufsrelevanten Bedürfnisse von Frau M. als Lehrerin.

17.7.4 Die Feldenkrais-Methode

Die Definition des Bewusstseins ist Klarheit und Erkenntnis. (Dalai Lama XIV.)

Moshé Feldenkrais stellte die Beziehung zwischen menschlicher Entwicklung, Erziehung und Bewegung in den Mittelpunkt seiner Überlegungen. Er war überzeugt, dass die meisten Menschen annehmen, ihr Entwicklungsprozess sei dann abgeschlossen, wenn sie ein bestimmtes Maß an körperlicher Beweglichkeit erreicht hätten. Dies führe dazu, dass diese Menschen nur einen Bruchteil der in ihnen angelegten Möglichkeiten und Fähigkeiten nutzen. Feldenkrais war der Ansicht, dass die „Einheit von Geist und Körper eine konkrete Realität ist, dass sie keine in irgendeiner Weise verbundenen Dinge sind, sondern in ihren Funktionen ein untrennbares Ganzes, und dass ein Gehirn ohne Einbeziehung der motorischen Funktionen nicht denken könne oder zumindest, dass die Kontinuität der Geistesfunktionen durch die entsprechenden motorischen Funktionen gestärkt wird" [[38] S. 176]. Flexibles Denken und Körperbewegung seien demnach nur 2 Seiten einer Medaille.

Das Konzept

Die Feldenkrais-Methode – Lehren durch Behandeln – ist ein sensomotorisches Lernsystem. Mit ihm lernt der Betreffende sich durch körperliche Bewegung auf spielerische Art und Weise kennen. Er vermag seine körperliche und geistige Bewusstheit zu schulen, sein Ich-Bild positiv zu verändern und seine neue, eigentliche Individualität zu entdecken.

Pathologische Haltungs- und Bewegungsmuster sind nach Überzeugung von Feldenkrais der Ausdruck „falscher Verkabelungen" des Nervensystems. Der Mensch sei ein auf hoher Evolutionsstufe stehendes Wesen, das mit rudimentärer Funktionsfähigkeit ausgestattet auf die Welt komme. Selbst im höheren Alter sei die „nachholende Verkabelung" des Nervensystems nicht abgeschlossen. Diese Tatsache zwinge den Menschen dazu, sein Leben lang zu lernen und sich zu entwickeln. Leider unterbrächen die meisten Menschen diesen Prozess vorzeitig und setzten sich damit unnötigerweise selbst Grenzen.

▶ **Restrukturierung des Nervensystems.** Zunächst funktioniert das Nervensystem noch optimal, sagt Feldenkrais: Trainiere ein kleines Kind eine neue Bewegung, vereinfache es diese Bewegung so lange zielgerichtet, bis diese Funktion im Nervensystem „einrastet" und damit abrufbar wird. Daraus folgt, dass alle Funktionen zwar willentlich ausgelöst, aber unbewusst gesteuert werden. Mit zunehmendem Alter verhindern gewohnheitsmäßig ausgeübte Muster die weitere Entwicklung: Wir bewegen uns ausschließlich so, wie wir es von klein auf gelernt haben. Folglich sind wir, so wie wir uns erfahren, gefangen in der Begrenzung kindlicher Bewegungsmuster.

Erst die Erkenntnis, verschiedene Dinge auf unterschiedliche Art und Weise tun zu können, transformiert die bestehende „Verkabelung" des Nervensystems. Sie durchbricht das kinetische Kostüm unserer Gewohnheiten. Damit dieser Aufbruch zu neuen Ufern gelingen kann, muss detailliert Aufmerksamkeit für das eigene Tun, für jede Bewegung geweckt werden. Diese bewusste Beobachtung – wie wir sprechen, lesen, schreiben, uns hinsetzen oder aufstehen – leitet einen erneuten Entwicklungsprozess ein. Prinzipiell können auf diese Weise alte Strukturen aufgelöst und das Nervensystem restrukturiert werden. Immer aber wird dieses Lernen mit Bewegung verbunden sein.

▸ **Die Feldenkrais-Methode in der Stimmtherapie.** Für die Stimmtherapie ist eine Reihe von Elementen der Feldenkrais-Methode besonders effektiv. Sie macht geringste Empfindungsdifferenzen bewusst und schult systematisch die Ausführung kleinster Bewegungsnuancen. Beide Elemente der kinästhetischen Sensibilität werden permanent benötigt, sowohl zur präphonatorischen Muskeleinstellung als auch während des Schwingungsvorgangs der Stimmlippen, wenn ein fein abgestuftes Gleichgewicht zwischen subglottischem Druck und Stimmlippenspannung entstehen soll.

Die Leitprinzipien des Feldenkrais-Verfahrens sind:

- erweitertes Bewusstsein
- Bewusstheit durch Bewegung
- Entdeckung des Selbstverständlichen
- Veränderung und Erweiterung des Selbstbilds

Grundübungen

Die 2 Grundformen „Funktionale Integration" und „Bewusstheit durch Bewegung" gliedern die Arbeit nach der Feldenkrais-Methode.

▸ **Funktionale Integration.** Sie verläuft in Form einer Einzelbehandlung. Mit massageartigen Bewegungen, Druckreizen und Elementen der Dehntechnik spürt der Feldenkrais-Lehrer dem Zusammenspiel der verschiedenen Körpersegmente nach. Er wiederholt gleiche Reize, um zu erforschen, ob das Nervensystem, das er behandelt, auch auf eine andere Art und Weise reagieren könnte als zuvor. „Ich kann nach zwanzig oder weniger Wiederholungen spüren, dass sich der vor mir liegende Mensch des Schemas erinnert, an das er gewohnt ist, und dass er spürt, wie eine neuronale Umorganisierung sich anbahnt" [[39] S. 194].

Merke

Niemals darf ein traumatisierter Körperbereich bzw. ein Segment behandelt werden, bevor nicht eine Verbesserung der Kopf-Hals-Verhältnisse und der Atmung erreicht wurde. Die primäre Voraussetzung dafür ist, dass Beckenhaltung, Wirbelsäule und Thoraxstrukturen korrigiert wurden.

Häufig lösen sich damit bereits Beschwerden und Spannungen in den peripheren Bereichen, den Armen und Beinen.

Um fein abgestufte Bewegungen des Beckens systematisch zu erspüren, arbeitet Feldenkrais mit der Vorstellung einer Uhr im Becken. Wird die Uhr bspw. auf die 6-Uhr-Position gebracht, rundet sich der Rücken nach hinten (▸ Abb. 16.8a), bei 12 Uhr wölbt er sich nach vorne (▸ Abb. 16.8b). Der Patient wird nachfolgend bewusst von Stunde zu Stunde geleitet.

▸ **Bewusstheit durch Bewegung.** Diese Methode wird in der Gruppe vermittelt. Das Bewegen und körperliche Handeln genießt bei Feldenkrais gegenüber anderen Sinneseindrücken ein Primat. In seinem Buch „Die Entdeckung des Selbstverständlichen" zitiert Feldenkrais dazu ein chinesisches Sprichwort: „Ich höre und vergesse, ich sehe und behalte, ich tue und verstehe."

An anderer Stelle schreibt er: „Nicht alles, was wir hören, vergessen wir, und wir behalten auch nicht alles, was wir sehen. Ich glaube jedoch, dass wir am besten das verstehen, was wir tun können" [[39] S. 131]. Das Einprägsame liege in der Art und Weise, wie der Mensch etwas tue, wie er eine Bewegung durchführe.

Während der Methode „Bewusstheit durch Bewegung" liegen die Übenden zunächst auf dem Boden. Sie erfahren diesen gewohnten Körperkontakt sehr detailreich: Wo berühren Teilabschnitte meiner Wirbelsäule den Boden und wie, welche Position haben die Schultern, das Gesäß, die Fersen?

▸ **Bewusstheit in der Drehbewegung.** Wenn dieser Kontakt eingehend erforscht wurde, gibt der Feldenkrais-Lehrer den Impuls zur Bewegung. Er nennt der Gruppe ein Thema, bspw. „Drehen von der Rückenlage in die Bauchlage". Die Gruppe muss dem Geschehen intensiv nachspüren: Wie verändert sich der Kontakt zum Boden, wenn ich die Beine aufstelle, wo spüre ich Veränderung? Was geschieht, wenn ich das rechte Bein über das linke bewege, um eine Drehung einzuleiten? Wie wirkt sich diese Drehung aus, welches Maß an Kraft wirkt auf den ganzen Körper ein? Wie verbinden sich Atmung und Bewegung, verlaufen sie fließend oder stockend?

Jede Bewegung wird so lange wiederholt, bis der Übende spürt und bewusst wahrnimmt, wie er sie bis ins kleinste Detail vollzieht. Er kennt die Bewegung jetzt, kann sie mental nachvollziehen, ohne sich dabei zu bewegen. So prägt er sich sein individuelles Bewegungsmuster ein, er nimmt seine Körperlichkeit bewusst wahr.

► **Arbeit mit einer Körperhälfte.** Um den latenten muskulären Tonus zu reduzieren, verwendet die Feldenkrais-Arbeit feinste, kaum noch wahrnehmbare Bewegungen an der Grenze zur Bewusstmachung. Oft arbeitet sie nur mit einer Körperhälfte, um den Schüler für Unterschiede zwischen seiner gewohnten und der angestrebten Funktion zu sensibilisieren. Feldenkrais ist überzeugt davon, dass unser Nervensystem, unterstützt von der Vorstellungskraft, Bewegungsmuster von einer Seite auf die andere übertragen bzw. kopieren kann. Dies eröffnet die Möglichkeit, dass die „schlechte" Seite von der „guten" lernt.

► **Langsames systematisches Vorgehen.** Welche Übungsabläufe oder Formen auch verwendet werden: Die Methode von Feldenkrais ermöglicht ein Lernen durch langsames, systematisches Vorgehen. Der Respekt vor dem Individuum muss erhalten bleiben, wie auch das eigene Tempo, das persönliche Maß beim Spüren von Unterschieden, die Individualität des spielerischen Lernens ohne Kraftaufwand. Erst dann sind neue, ungewohnte Bewegungen möglich, die den Panzer der Gewohnheit durchbrechen und das Gehirn zum „Neuverkabeln" animieren.

Fallbeispiel

B

„Es ist die Angst, die mich stumm macht."
Karin S. ist 42 Jahre alt. Als Kauffrau arbeitet sie im Fleischereifachgeschäft ihres Mannes.

Ärztliche Diagnose
Nach einer Teilresektion des Kehlkopfs links ist der Stimmklang der Patientin rau und gepresst mit aphonischen Schüben (Stimmlosigkeit).

Befund
Infolge linksseitiger Schmerzen wirkt die Kopfhaltung fixiert. Die Schultern sind nach oben gezogen. Die Patientin vermittelt einen ängstlichen Eindruck. Panikstimmungen sind ihr nicht fremd.

Therapie
Die therapeutische Intervention setzt entfernt vom operierten Kehlkopf an, da dieser hochgradig mit Angst und Schmerz besetzt ist: „Wenn ich den Kopf nur ein wenig mehr bewege, habe ich verstärkt Schmerzen, also versuche ich ihn möglichst in einer Stellung festzuhalten, dabei kaum zu reden, lieber stumm zu bleiben", sagt Frau S. Die Therapie beginnt mit Kontaktübungen im Liegen. Das Gewicht wird zunächst an den Boden abgegeben, Frau S. spürt, wo und wie ihr Körper aufliegt. Als Nächstes probiert sie unterschiedliche Bewegungsmöglichkeiten des Beckens aus. Ihre Aufmerksamkeit wird auf kleinste Bewegungsfolgen gelenkt und auf die Wirkung, die diese auf die Wirbelsäule, den Kopf und die Kehlkopfstellung haben. Zum Vergleich werden diese Erfahrungen auch auf das Sitzen und Stehen übertragen.

Insgesamt richtet sich ihr Körper jetzt besser aus. Dies wiederum löst den muskulären Tonus des Schulter-Hals-Kopf-Kiefer-Bereichs und lockert den Artikulationsapparat. Trotzdem arbeiten wir weiterhin rechtsseitig, mit der nicht operierten Seite. Linksseitig werden die Übungen kinästhetisch nachvollzogen: Frau S. wird angeleitet, sich nur mental auf imaginierte Bewegungsabläufe zu konzentrieren.

Nach dieser Vorbereitung beginnen vorsichtig Übungen auf beiden Seiten. Es gelingt, die anfänglichen Ängste zu mindern und mit störungsspezifischen Interventionen in der Glottisebene zu beginnen; einleitend mit seufzerartigen Glissandofolgen und luftigen Stimmeinsätzen, um kinästhetisch das Fließen des Luftstroms zu erspüren. Besonders geeignet waren Elemente der funktionellen Entspannung (s. Kap. 17.7.2).

Resultat
Die gewachsene Sensibilität, die an Muskelfunktionen des Körpers geschult wurde, kann Frau S. jetzt vermehrt auf den Einschwingmechanismus der Stimmgebung und auf artikulatorische Abläufe übertragen.

17.7.5 Die Systemische Atlastherapie nach Bredenbeck

Auch eine schwere Tür hat nur einen kleinen Schlüssel nötig. (Charles Dickens)

Die Systemische Atlastherapie ist ein ganzheitliches, fachübergreifendes Therapieverfahren, das von dem Arzt Ehlert Bredenbeck entwickelt wurde.

Atlas heißt in der griechischen Sage der Titan, der das Himmelsgewölbe trägt. Im medizinischen Sprachgebrauch wird der oberste Halswirbelkörper Atlas genannt: Er trägt den Kopf. Der Atlaswirbel ist ein in 3 Raumebenen frei beweglicher Gleitring in der Funktionseinheit des oberen Kopfgelenks. Das obere Kopfgelenk (Okziput, Atlas, Axis) ist für den Menschen das sensibelste und subjektiv auch verletzbarste Gelenk im Körper. Es nimmt im menschlichen Körper eine Sonderstellung aufgrund seiner biomechanischen Arbeitsweise und seiner Steuerfunktionen auf neuronaler und muskulärer Verschaltungsebene ein.

Der umgebende Muskelring des Kopfgelenks hat in dieser sehr beweglichen Gelenkstruktur sowohl eine stützende Funktion wie auch die Funktion der Feinregulierung. Die Dichte und Sensitivität seiner Rezeptoren macht die Nackenregion zu einem dritten Gleichgewichtsorgan. Es bestehen direkte Verbindungen zum Kerngebiet des Gleichgewichtsorgans, zu Hirnzentren, in denen Grob- und Feinmotorik, Bewegung (u. a. Augen- und Kiefergelenk) und Haltung verschaltet werden.

► **Atlasblockade.** Die Atlasblockade ist eine biomechanische Bewegungsstörung im oberen Kopfgelenk. In den allermeisten Fällen resultiert daraus eine Achsfehlstellung des Kopfes, die infolge der Gravitation zu einer statischen Fehlbelastung des Körpers führt. In der Regel handelt es sich um eine funktionelle Störung. Am oberen Abschnitt der HWS sind degenerative oder morphologisch-krankhafte Veränderungen sehr selten.

Merke

Ein blockiertes oberes Kopfgelenk verhindert wichtige Ausgleichsbewegungen des Kopfes im Bewegungsspiel des Körpers. Der gesamte Bewegungsapparat versucht, das blockierte Kopfgelenk vor zu großen Schwingungsimpulsen zu bewahren. Diese sind aber zur Steuerung einer harmonischen Körperdynamik außerordentlich wichtig.

Eine Bewegungsstörung im Segment Atlas/Axis bewirkt, dass eine Kopfrotation zur einen Seite biomechanisch behindert ist. Im Falle einer Blockade ist eine Rotation des Kopfes nur noch kompensatorisch durch eine Überdehnung der anderen Halswirbelgelenke möglich. Dies führt insbesondere in der mittleren und unteren HWS zu Kapsel-Band- und Muskelüberdehnungen (Hypermobilität) und zur Bildung neuer Faszien-, Muskel- und Gelenkirritationen.

Je nach Fehlstellung des Atlas oder anderer hoch sitzender Halswirbel ergeben sich Muskel- und Faszienkettensyndrome im Körper. Die typischerweise einseitigen hypertonen Spannungen führen im Körper zu Torsionen (Verwringungen) und diversen Schmerzsymptomen (s. Kap. 23.2.7).

► **Symptomatik einer Atlasblockade**
- *Erhöhter Muskeltonus* der vertebralen, paravertebralen, laryngealen, supra- und infrahyoidalen Muskeln und der Kaumuskulatur. Diese haben direkten Einfluss auf die Flexibilität der Aufhängung des Kehlkopfes, die Formung des supraglottischen Resonanzraums wie auch auf die passive Spannung der Stimmbänder.
- *Kehlkopf:* Heiserkeit, Dysphagie, Globusgefühl
- *Nacken:* Verspannungsgefühl, „Knacken", Bewegungseinschränkungen und Schmerz
- *Ohr:* Tinnitus, Schwindel, Schwanken, Geräuschempfindlichkeit
- *Kopf:* Spannungskopfschmerz, zervikale Migräne, Druckgefühl
- *Auge:* Druckgefühl, Lichtempfindlichkeit, Sehstörung
- *Mund/Kiefer:* Zähneknirschen (Bruxismus), Spannungsgefühl, Kieferschmerz, Muskelverhärtung, Fehlbiss, erhöhter Muskeltonus im Mundboden
- *Psyche:* Verunsicherung, Unentschlossenheit, Depression, Stress, Müdigkeit, bei Kindern hypermotorische Reaktionen und ADS (Aufmerksamkeits-Defizit-Syndrom). Eine Atlasfehlstellung führt bei manchen Menschen zu einer anhaltenden psychomotorischen Unsicherheit, Angst und Starre im Nacken und Körper. In anderen Fällen stehen vegetative Fehlregulationen im Vordergrund.
- *Körper:* Muskelverspannungen, (einseitige) Schmerzen, Schulterhochstand, Taubheitsgefühle in Armen und Fingern, Verwringung mit Beckenschiefstand und Skoliose, Rückenschmerz und Gangbildstörung

Patienten mit einer Blockade im oberen Kopfgelenk (Okziput, Atlas, Axis) haben oft eine Vielzahl von Symptomen. Diese sollten nicht isoliert betrachtet werden, sondern in ihrer Gesamtheit bzw. als Syndrom.

Das Konzept

Die Systemische Atlastherapie stellt nach Bredenbeck ein neurophysiologisches Konzept zur Behandlung von Körperasymmetrien (Verwringung, statische Dysbalance) und Fehlbalancen auf psychomotorischer Ebene des Bewegungssystems dar. Der Methode liegt ein kybernetisches Verständnis des Körpers mit seinen funktionellen Verknüpfungen zugrunde.

Im Rahmen einer ganzheitlichen Betrachtung werden biomechanische Gelenkblockaden und reaktive Muskel- und Funktionsketten im ganzen Körper aufgespürt und interpretiert. Es werden die wichtigsten Horizontalachsen des Körpers analysiert und Fehlstellung von Gelenksystemen auf mehreren Ebenen behandelt.

Neben dem oberen Kopfgelenk sind es die Kiefergelenke, die Augachsen, die Hüft- und Beckenstellung sowie die Beinlängen. Eine besondere Beachtung findet die psychodynamische Auswirkung von orthopädischer Achsfehlstellung auf die Körperhaltung und Psychomotorik des Menschen.

Grundlage der Systemischen Atlastherapie ist die Atlas-Repositionstechnik (ART). Das Verfahren hat seine Wurzeln in der Dorn-Therapie und in osteopathischen Verfahren. Mit dieser Technik kann eine Blockade der Beweglichkeit des oberen Kopfgelenks (Atlasblockade) weich, d. h. ohne chirotherapeutischen Impuls und ohne Verletzungsrisiko, nachhaltig gelöst werden.

▸ **Das diagnostisch-therapeutische Vorgehen.** Bei der manuellen Diagnostik wird mit den Fingern zunächst die Stellung und Beweglichkeit des obersten Wirbels an den Querfortsätzen überprüft. Ebenso werden Muskelverspannungen (Myegelosen) und der Verlauf von Muskel- bzw. Faszienketten beurteilt, dann die Rotation, Seit- und Vorwärts-Rückwärts-Beweglichkeit von oberer, mittlerer und unterer HWS.

Im zweiten Schritt erfolgt eine Untersuchung von Kieferstellung, der Körperhaltung und dessen Beweglichkeit (v. a. der Wirbelsäule), Untersuchung von Becken und Ileosakralgelenk, Bein-Hüft-Stellung und eine Beurteilung der Beinlängen.

Bildgebende Verfahren wie Röntgen, CT oder MRT erlauben zwar Aussagen zur Morphologie von Atlas und Axis, geben aber keine Hinweise auf ihre Bewegungsfähigkeit (Funktion).

▸ **Die Methode.** In der ART werden im Liegen langsame, passive und physiologische Bewegungen des Kopfes ausgeführt. Dadurch wird der lokale reflektorische Muskeltonus gesenkt. Im weiteren Verlauf wird in einer vorgestreckten Haltung des Kopfes eine physiologische Entkopplung der oberen Halswirbel erreicht. Vom Therapeuten wird dabei mit den Fingern ein leichter Akupressurdruck auf das Nackenrezeptorenfeld in Höhe des Atlasquerfortsatzes gegeben. Hierdurch wird der nervale Regelkreis verändert, es kommt zu einer Entspannung der fixierten Muskulatur. Während einer leichten Kopfrotation erfolgt die „Freigabe“ des fixierten Gelenks. Es wird kein manipulativer Impuls im Sinne einer Chirotherapie (Einrenken) ausgeübt. Die Behandlung ist schmerzfrei. Die freie Beweglichkeit des Atlas ist unmittelbar erlebbar.

In gleicher Weise werden das Becken und die Hüfte mit weichen, passiven Bewegungen und einer speziellen „Freigabetechnik“ mobilisiert. Das Becken wird entwrungen und die Hüfte mobilisiert. Dabei werden Beinlängendifferenzen ausgeglichen.

In der Regel reicht eine einmalige Behandlung für eine nachhaltige Reposition aus.

Der Umstellungsprozess (Aufrichtung) benötigt jedoch oft Wochen, bis sich Körper, Vegetativum und Gefühlswelt auf die neue symmetrische Dynamik eingerichtet haben. Dies ist auch altersabhängig. Bei chronischen und sehr komplexen Fällen mit multiplen Blockaden ist mit einer längeren Behandlung unter Einbeziehung anderer Fachdisziplinen zu rechnen. Es erfordert ein ganzheitsmedizinisches Konzept und die Zusammenarbeit verschiedener Fachgebiete wie Osteopathie, Zahnärzte, Kieferorthopäden, Schmerztherapie, Alexander-Technik, Feldenkrais und Krankengymnastik.

▸ **Behandlungsziel**

- sofortige Wiederherstellung der freien Beweglichkeit des Kopfes
- Normalisierung der Muskelspannung – der Körper kommt ins Lot (Tonusregulation)
- Korrektur von Gesichtsasymmetrien und Kieferposition
- nachhaltige Schmerzlinderung

- Verbesserung der Beweglichkeit und Koordination mit Wiederherstellung der altersentsprechenden Fähigkeiten
- Normalisierung vegetativer und emotionaler Störungen (oft auch reaktiver, scheinbar organischer Störungen)

▶ **Konsequenzen für die Praxis.** Kopf, Kiefer, Kehlkopf, HWS, obere BWS und der gesamte Schultergürtel bilden eine Funktionseinheit. Isolierte Störungen in diesem komplexen System stehen für manchen Therapeuten so sehr im Vordergrund, dass sie zum einzigen Fokus einer Problembehandlung werden. Bredenbeck weist jedoch darauf hin, dass ein einzelnes lokales Symptom oft nur Teil einer systemischen Kettenreaktion bzw. Kompensationsmuster einer anderen Störung ist. Nicht nur der empfundene Schmerzpunkt muss untersucht und behandelt werden, sondern die gesamte Funktionseinheit. Andernfalls kann eine Behandlung nicht erfolgreich sein.

Gerade Patienten mit Stimmproblemen, ob Sänger oder Sprecher, mit einer biomechanischen Blockade in den oberen Kopfgelenken berichten, sie hätten über Jahre vergeblich an ihrer Verspannung und Fehlhaltung „gearbeitet". Sie haben oft eine Odyssee an Behandlungen aus Stimmtherapie, Körperarbeit oder psychologische Interventionen hinter sich. Fatalerweise lässt sich eine Kopfgelenksblockade nicht durch Übung und Haltungsschulung lösen, sondern bestenfalls kompensieren. Manchen Therapeuten gelingt eine kurzfristige Entspannung der reaktiven Muskelstrukturen, aber in der Regel führt dies zur Dauerbehandlung im Sinne eines Drehtüreffekts.

Vorsicht

Massagen im oberen Zervikalbereich hält Bredenbeck für problematisch, da sehr häufig Schmerzverschlechterung und andere Nebenwirkungen beschrieben werden. Klassische chirotherapeutische Interventionstechniken an den oberen Kopfgelenken sind außerordentlich gefährlich, da durch die Krafteinwirkung eines chirotherapeutischen Impulses immer eine Verletzungsgefahr von Blutgefäßen, Nervenstrukturen und Halteapparat besteht.

Solange im Körper strukturelle Dysfunktionen (Blockaden bspw. im Sinne von Verspannungen, Verklebungen, Gelenkblockierungen) vorhanden sind, ist es nur unzureichend (kompensatorisch) möglich, Funktion und Gebrauch des Körpers nachhaltig zu therapieren. Sind die Dysfunktionen behoben, kann der Körper sich wieder selbst regulieren, so dass sich die Stimme in ihm klangvoll entfalten kann.

17.7.6 Die Eutonie nach Gerda Alexander

Das Gleichgewicht in den menschlichen Handlungen kann nur durch Gegensätze hergestellt werden. (Johann Wolfgang v. Goethe)

Die Eutonie ist eine pädagogisch-therapeutische Arbeitsmethode, die von Gerda Alexander als „Weg zur körperlichen Selbsterfahrung" entwickelt wurde. Über die Harmonisierung von Körperspannungen sei es möglich, ein optimales Spannungsgleichgewicht zu erreichen, das sie die „Eutonie" der Gesamtpersönlichkeit nennt [2]. Das Kunstwort Eutonie leitet sich aus dem Griechischen ab: aus der Vorsilbe „eu" für „wohl", „gut" oder „harmonisch" und dem Substantiv „tonos" für „Spannung".

Definition

Eutonie

Im Wortsinn bezeichnet Eutonie also eine „Wohlspannung", die harmonische Balance des ganzen Menschen im rhythmischen Wechselspiel von Anspannung und Lösung.

▶ **Bewusstseinsarbeit in der Eutonie.** Eutonie ist vor allem ein Bewusstwerdungsprozess: Eine fokussierte Aufmerksamkeit und die bewusste Einwirkung auf das muskuläre und neuronale System erhöhen die Sensibilität für Spannungen im gesamten Halteapparat. Dies führt zum Wahrnehmen der individuellen Tonuslage in ihrer situativen Variabilität. Diese Bewusstheit erlaubt eine regulierende Einflussnahme auf das Spannungsgefüge des Körpers.

Damit eng verbunden ist die Fähigkeit des Menschen zum „Präsentsein". Unter intentionaler Hinwendung richtet er seine Wahrnehmung sowohl auf sein Umfeld als auch auf die Vorgänge in seinem Körper und auf sein Befinden. Eine solche Präsenz setzt eine neutrale Distanz zum Selbst voraus, um die eigenen Reaktionen mit wacher Aufmerksamkeit betrachten zu können. Die nötige Wahrnehmungsintensivierung entsteht im Rahmen der Eutonie aber nicht durch die Suggestion von Inhalten. Sie ist die Folge konzentrierter Bewusstseinsarbeit, die auch als zielgerichtete Persönlichkeitsentfaltung verstanden werden kann.

Das Konzept

Hauptanliegen der Eutonie ist es, den Tast- und Fühlsinn des Menschen zu entwickeln, ihn in eine gesunde Spannung zu versetzen, einen Spannungsausgleich zwischen Innen- und Außenwelt zu bewirken. Dieser soll hinführen zum eigenen Körperbewusstsein und zu seelischem Gleichgewicht. Über die Hinwendung der bewussten Aufmerksamkeit auf die Haut kann erreicht werden, dass der Patient sich nicht mehr „in seine Haut" zurückzieht, dass er sich öffnet und im Kontakt zur Außenwelt bleibt.

Merke

Das eutonische Spannungsgleichgewicht bewirkt, dass mit einem minimalen körperlichen und seelischen Energieaufwand ein Maximum an Wirkung zu erzielen ist. Für die Stimmproduktion bedeutet es einen ökonomischen Gebrauch der Stimmorgane im Rahmen eines dynamischen Zusammenspiels der Funktionsebenen Atmung, Stimmgebung und Lautbildung.

Grundannahme der Methode ist, dass jede gerichtete Aufmerksamkeit Reaktionen im entsprechenden körperlichen Bereich hervorruft: Sobald die Aufmerksamkeit bewusst auf einen bestimmten Körperteil gelenkt wird, intensiviert sich an dieser Stelle die Blutzirkulation und verändert dadurch die Tonuslage. Das Körperbewusstsein in der Eutonie unterscheidet folgende Elemente:

- *Hautkontaktbewusstsein:* Es bildet die Basis für alle anderen Prinzipien der Eutonie. Durch das bewusste Wahrnehmen des Körpers über geistige Kontaktaufnahme zur Hautoberfläche entsteht eine intensive Beziehung zu dieser Grenzfläche zwischen dem Innen und dem Außen. Ich kann meine Form erkennen, mein „Körperbild". Dies wiederum führt zu einer größeren Präsenz, zu einem wacheren Da-Sein.
- *Verlängerungsbewusstsein:* G. Alexander versteht darunter jenes Vermögen unserer geistigen Vorstellungskraft, einen Körperteil hin zu einem Gegenstand oder zu einer Person zu verlängern. Es ist ein erweitertes „Nach-außen-Fühlen". Dadurch ist eine intensivere Kontaktaufnahme des Körpers zu seiner Umwelt gegeben, ebenso eine Erhöhung der Fühlfähigkeit und Sensibilität über das Selbst hinaus.
- *Innenraumbewusstsein:* Wir lenken unsere Vorstellung in unser Inneres hinein – in die verborgenen Körperräume, die wir bewusst erkennen und wahrnehmen. Unbewusste Verspannungen und Verhärtungen, bspw. einschränkende oder atembehindernde Strukturen, werden uns bewusst. Wir können sie durch eine Ausweitung von innen nach außen lösen.
- *Knochenbewusstsein:* Es erweitert das Innenraumbewusstsein bis hin zu unserem Körpergerüst, um seine tragenden Bestandteile, die Knochen, Gelenke und Bänder zu erspüren. So gelingt es, Schwerkrafteinflüsse auf den Körper mental mehr und mehr zu lockern.

Grundübungen

Kontrollstellungen und Körperbildtests sind die Grundlage aller therapeutischen Maßnahmen in der Eutonie. Anhand von 12 Kontrollpositionen prüft der Eutonie-Pädagoge den Spannungszustand der Muskulatur und die Mobilität der Gelenke. Folgende Übungsformen werden verwendet:

▸ **Kontaktübungen.** Sie sind ein Training des Bewusstseins, das den Muskeltonus reguliert und Energieströme freisetzt. Um die verspannten Muskelbereiche bewusst zu erleben, wird mit gerichteter Aufmerksamkeit Kontakt zum Boden oder zu einem Gegenstand aufgenommen, bspw. zu Tennisbällen, Blöcken, Stäben oder Kugeln in verschiedenen Größen.

▸ **Kontakt mit Stäben.** Der Patient legt sich auf 2 Stäbe mit einem Durchmesser von jeweils 1,5 cm zu beiden Seiten der Wirbelsäule. Er erspürt den Druck gegen seinen Rücken. Dort, wo der Druck auf verhärtete Strukturen stößt, entsteht Schmerz. Nun soll der Patient versuchen, die schmerzenden Stellen durch den Stab „in den Boden" abzuleiten.

Je mehr er sich auf diesen Vorgang konzentriert, desto leichter wird sich seine Muskulatur lösen: Er wird die Stäbe kaum noch spüren. Nun soll er den Kontakt des Rückens zum Boden einmal mit und dann ohne Stäbe vergleichen. Statt der Stäbe werden in der Eutonie auch Tennisbälle verwendet, zu Beginn seitlich der LWS, danach im Bereich der

Schulter und Schulterblätter. Der Ball dringt tiefer in die Muskulatur und erfasst gezielt bestimmte Bereiche, die sich muskulär lösen.

Auswirkungen des bewussten Kontakts sind:

- Sammlung in diesem Gebiet
- verstärkte Durchblutung, wodurch es zur Lösung der Spannung und zum Nachlassen des Schmerzes kommt
- Sensibilisierung der Innen- und Außenwahrnehmung

► **Durchströmungsübungen.** Grundübungen sind der geschlossene Kreis, bspw. Handflächen gegen Handflächen, Fußsohle gegen Fußsohle, die gekreuzten Arme über den Schultern. Fügen wir bspw. unsere Hände zusammen, spüren wir die Wärme von einer Hand in die andere fließen, auch in beide Richtungen gleichzeitig. Bei konzentrierter Hinwendung entsteht ein Ineinanderfließen, das als energetischer Fluss erlebt wird, mit dem Ruhe und innere Sammlung verbunden sind.

► **Passive Arbeit.** Der Eutonie-Pädagoge regt einen Spannungsausgleich im Körper des Patienten durch Berührung oder Bewegung an, durch rollende, dehnende oder kreisende Bewegungen in unterschiedlichen Bewegungsrichtungen bei variabler Dynamik.

► **Verlängerungstechnik und aktive Streckung.** Diese Übungen verlängern verkürzte muskuläre Strukturen, zuerst mental durch bildliche Vorstellung, dann real durch Dehnung. In seiner Vorstellung empfindet ein Patient sein Bein als erweiterten Fühler, der Kontakt mit der Wand aufnimmt. Dieses „Hineinwachsen-Lassen" des Beines in die Wand geschieht völlig bewegungsfrei. Erst nachdem sich ein kinästhetisches Empfinden entwickelt hat, erfolgen reale Dehnungen gegen einen Widerstand.

► **Wecken und Stimulieren des aufrichtenden Impulses.** Dieser wird geweckt durch die bewusste Anwendung des „propriozeptiven Haltungsreflexes". Derjenige, der aufrecht steht, muss ständig gegen die nach unten strebende Schwerkraft der Körpermasse Kräfte aktivieren. Dies wirkt als aufrichtender Impuls wie eine Kettenreaktion: vom Boden ausgehend über die Füße, die Beine, den Rücken bis hinauf zum Hinterkopf. G. Alexander führte den Begriff „Transport" für diesen Vorgang der Übertragung von Kraft in die Eutonie-Pädagogik ein.

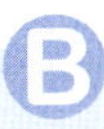

Fallbeispiel

„Die Spannung blockiert meine Sprache."
Horst B. ist 39 Jahre alt und Rundfunksprecher.

Ärztliche Diagnose
Funktionelle Dysphonie. Stimmliche Parameter zeigen eine klare, jedoch resonanzarme Stimme mit einem eingeschränkten dynamischen Sprechablauf. Nach einer Stimmbelastung von ca. 20 Minuten steigt die Tonhöhe etwa um 1 kleine Terz, die Lautstärke erhöht sich. Es kommt zu sichtbaren Stauungen der oberflächlichen Halsvenen.

Befund
Diese stimmlichen Veränderungen treten vorwiegend in beruflichen Sprechsituationen auf. Beim Warten auf das Startsignal, das grüne Licht im Studio, entwickelt Herr B. psychosomatische Symptome: Er hat Angst, seine Stimme könne belegt klingen, könne ihm versagen. Seine Atmung wird unregelmäßig, der Mund trocknet aus, die Hände sind feucht, die Pulsfrequenz steigt. Die „Radiostimme" erhält einen brüchigen, belegten Stimmklang, der Atem ist hörbar und geräuschvoll. Seine Ängste und negativen Erwartungen beeinträchtigen die Konzentration auf den Text. Mehrfach kommt es zu Versprechern. Die Nervosität steigert sich, vegetative Irritationen schaukeln sich auf.

Therapie
Folgende Übungen aus dem eutonischen Bereich werden eingesetzt:

- Bewusstmachen vegetativ-psychischer Körpervorgänge und ihrer Wechselwirkung mit Stimmfunktion und muskulärer Verspannung. Intensiviert wird das Durchströmen, um innere Ruhe und konzentriertes Sammeln zu entwickeln.
- Bewusstes Abgeben des Körpergewichts an den Boden, an die Sitzfläche des Stuhls, der Armlast an den Tisch. Herr B. lernt, das Manuskript nur mit den Händen und nicht mit angespannten Armen und Schultern zu halten. Zu Beginn wird für das Lesen der Texte ein Tischpult benutzt, während gleichzeitig lösende Maßnahmen am Oberkörper, an Armen und Schultergürtel zum Einsatz kommen.

Unterstützt werden diese Übungen durch das „Über-sich-hinaus-Dehnen", sodass sich verbliebene Restspannungen lösen können. Herr B. kann nun vermehrt in den Zustand des Gegründetseins hineinwachsen, der Sicherheit gibt und das Selbstvertrauen stärkt.

Resultat
Die Ängste vor der beruflichen Sprechsituation mindern sich. Muskuläre Lösungen im Kopf-Kiefer-Hals-Schulterbereich zeigen entlastende Wirkungen auf den Phonationsvorgang. Insgesamt vermittelt Herr B. ein positiveres Gleichgewicht zwischen psychischem Ausdruck und Stimmfunktion. Somit haben sich die Voraussetzungen erhöht, gezielt und intensiv an der Stimme und ihren speziellen situativen Bedingungen zu arbeiten.

17.7.7 Die psychophysische Atemtherapie nach Middendorf

Luft! Luft! Mir erstickt das Herz! (Richard Wagner: Tristan und Isolde)

Der Atem ist ein überaus wirksames Medium, um das Gleichgewicht zu finden und das eigene Ich gelassen anzunehmen. Auf diesen Annahmen basiert Middendorfs ganzheitliche Therapieform. Der Atem gilt ihr als Urrhythmus allen Lebens, ihm gilt es zu folgen: „Wenn ich erfahre", so Middendorf, „bin ich im Zustand des Lassens. Ich kann eine Erfahrung nicht tun, ich kann sie nicht machen" [[115] S. 18]. Die Atemart, die durch wahrnehmende Achtsamkeit erlernt werden soll, nennt Middendorf den „erfahrbaren Atem". Den Atem erfahren heißt, „ihn kommen lassen, ihn gehen lassen und warten, bis er von selbst wieder kommt" [[115] S. 27]. In seinem rhythmischen Ablauf ist er das zentrale Geschehen, das die Leib-Seele-Einheit des Menschen konstituiert.

Das Konzept

Sammeln, Empfinden, Atmen – der Wechsel dieser 3 Aktivitätsphasen ist die Grundlage der Übungen hin zum „erfahrbaren Atem".

- *Sammeln* bewirkt den Zustand geistiger Präsenz, fokussiert auf einen bestimmten Körperbereich, um so ein normalerweise unbewusstes Geschehen ins Bewusstsein zu heben.
- *Empfinden* fördert die Fähigkeiten zur Wahrnehmung und zum Bewusstmachen des Körpergefühls, zur Rückkopplung mit der Umgebung. Der Innen- und der Außenraum schließen sich kurz.
- *Bewusstes Atmen* bringt mit seinen 3 Phasen das Leben in Fluss. Mit der Einatmung dehnen und weiten sich die Körperwände und Atemräume. Bei der Ausatmung schwingen sie wieder in die Ausgangslage zurück. An diese 2 Phasen schließt sich die Atempause an, ein Zustand gelöster Entspannung und Ruhe. Jetzt gilt es zu spüren, wie der Atem von selbst kommt und nicht bewusst „geholt" wird. Die Begriffe „lassen" und „zulassen" sind Schlüsselworte für diese Art des Atmens. Das bewusste Erfahren aller 3 Komponenten ermöglicht ein ganzheitliches, psychophysisches Erleben der Persönlichkeit und damit ein Wiederentdecken eigener Potenziale.

Die Atemtherapie nach Middendorf eröffnet den Zugang zum Patienten auf einer ganzheitlichen, körperlich-geistig-seelischen Ebene. Zusammen mit anderen Methoden lässt sich dieses Verfahren besonders gut in eine ganzheitliche Stimmtherapie integrieren, die versucht, unbewusste Atemfunktionen durch das Sammeln und Empfinden kennenzulernen und deren Kräfte zu nutzen.

Grundübungen

Middendorf unterscheidet 3 Räume, die durch den Atem in ihren wechselseitigen Beziehungen physisch und psychisch bewusst erfahrbar sind:

- Der *untere* Raum umfasst Füße, Beine und Becken.
- Der *mittlere* Raum reicht vom Nabel bis zur Mitte des Brustkorbs.
- Der *obere* Raum umschließt Brustkorb, Schultergürtel, Arme und Kopf.

Zur Verdeutlichung greift Middendorf zum Bild eines Baumes: Aus dem unteren Bereich wachsen die Wurzelkräfte, darüber erhebt sich der mittlere Raum mit seiner zentralen Kraft und seinem stabilen, aber zugleich flexiblen Stamm, der sich im oberen Raum zur Baumkrone entfaltet. Jeder Atemraum setzt bei der Ausatmung unterschiedliche Kräfte frei: Aus den unteren Räumen kommen die aufsteigenden Kräfte mit aufrichtender und tonisierender Tendenz, aus dem oberen Atemraum die absteigenden mit seiner lösenden und beruhigenden Wirkung.

Mit den Übungen will Middendorf Dehnungen bewirken, Druckpunkte setzen, Vokalräume erschließen, den Atem mit Bewegungen aktivieren und Atemräume erweitern.

▸ **Dehnungen.** Sie wecken das Empfinden für den Atemraum, für das Weiten bestimmter körperlicher Bereiche während der Einatmung. Gedehnt werden vor allem jene Muskelgruppen, die unmittelbar am Atemvorgang beteiligt sind. Hierbei ist es wichtig, den Atem während des Dehnvorgangs „kommen zu lassen", ihn „zuzulassen", statt willentlich einzuatmen. Auf diese Weise gleichen sich muskuläre Dysbalancen aus, sodass ein Weiten der Innenräume während des Einatmens erfahrbar wird.

▸ **Druckpunkte.** Durch Stimulation von Druckpunkten entstehen Atemimpulse. Solche Stimuli sprechen jede Körpergegend an und erzeugen unwillkürlich auch Atembewegungen. Dabei werden immer 3 Wirkungen erzielt – eine Atemraumbildung, eine Intensivierung der Einatmung und nachfolgend eine Intensivierung der Ausatmung mit lösender Pause.

Diese Druckpunkte lassen sich an verschiedenen Körperzonen setzen, bspw. an den Fersen, Zehen oder der gesamten Fußsohle. Dabei wird jeweils ein anderer Atemraum aktiviert.

Der anschwellende Druck von Fingerkuppen löst Atembewegungen in entsprechenden Räumen aus. Diese sind abhängig davon, welches Fingerkuppenpaar den Druck ausübt. Sind es die beiden Mittelfinger, kommt es zu einer Aktivierung des mittleren Rumpfraums mit dem Zwerchfell.

▸ **Vokalraumübungen.** Nach Middendorf kann jeder Vokal einem bestimmten Atembewegungsraum im Körper zugeordnet werden. Der gewünschte Vokal wird bereits mit der Einatmung gebildet und mit der einströmenden Luft in die spezifischen Körperräume – wie Becken, Rumpf oder Brustkorb – gelenkt. Beim Ausatmen soll dieser Raum möglichst flexibel erhalten bleiben. Es wird erfahrbar, dass der Vokal [a:] einen anderen Atembewegungsraum hat als [u:] und das [i:] wiederum einen anderen als das [e:].

- Der *A-Raum* aktiviert den gesamten Körperraum und schafft eine energetische Verbindung zwischen unterem und oberem Körperraum.
- Der *U-Raum* liegt im Beckenbereich und vermittelt das „Sockelgefühl" für den oberen Atemraum.
- Der *I-Raum* entspricht dem Schulter-Hals-Kopf-Raum. In ihm potenziert sich die Klangenergie.
- Der *E-Raum* gleicht einer horizontalen Ellipse, die den Brustkorb stützt und ihm Querspannung gibt.

▸ **Bewegung aus dem Atem.** Im Raum, der durch die Einatmung entsteht, bilden sich Kräfte, die in der Ausatmung in Fluss geraten. Eine unterstützende Funktion bei dieser Atemform gewinnen die Hände. Sie lassen Atemimpulse entstehen. So dehnt sich eine Hand langsam vom Körper weg in den Raum, während die andere ausgleichend Gegenhalt gibt. Je nach Intensität der Dehnung fächert sich die Handfläche auf. Der Brustkorb weitet sich, die Luft strömt ein. Durch das Nachgeben der gedehnten Hand fließt die Atmung wieder aus. Wesentlich ist, dass zwischen dem stimulierten Atem und der Bewegung ein harmonisches Gleichgewicht herrscht.

▸ **Atembehandlung.** Die Einzelbehandlung erfolgt im Liegen. Durch kreisende, lösende oder aktivierende Bewegungen, auch durch Auflegen der Hände, verfolgt der Therapeut die Atemreaktionen des Patienten und seine psychophysische Befindlichkeit. Bei dieser Interaktion, die Middendorf „Gespräch ohne Worte" nennt, bestimmt die Reaktion des Patienten das Vorgehen des Therapeuten. Er passt sich dieser laufend an, um entsprechende Veränderungen einzuleiten.

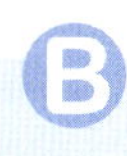

Fallbeispiel

„Ich weiß jetzt, was meine Stimme kann."
Herr Uwe K. ist 38 Jahre alt und Rechtsanwalt.

Ärztliche Diagnose
Hyperfunktionelle Dysphonie.

Befund
Der Patient hat wachsende Schwierigkeiten, seine Mandanten vor Gericht erfolgreich zu vertreten. Stimmlich kann er dort seine Argumente nicht adäquat vermitteln. Je mehr er sich bemüht, desto intensiver verspürt er einen „Kloß im Hals" und Schmerzen im Kiefergelenk: „Eine Eisenklammer zerdrückt mir fast den Brustkorb und blockiert die Luft. Ich werde zunehmend nervöser, verliere den roten Faden, habe Angst, dass die Stimme ganz wegbleibt und bekomme nur noch mit größter Anstrengung die Worte heraus." Herr K. spricht mit erheblicher Anstrengung. Die Phonationsatmung ist oberflächlich, Atempausen überspringt er, die Luft zieht er hörbar ein.

Therapie

Elemente der Atembehandlung nach Middendorf leiten die Behandlung ein. Der Therapeut erspürt den Atemrhythmus des Patienten und verstärkt ihn vorsichtig, indem er die Hände an definierte Rumpfabschnitte legt. Er unterstützt den Vorgang durch minimale Dehnbewegungen der Hände, die ein Weiten der Atemräume anregen. Ganz allmählich kommt der gestaute Atem in Fluss. Da zu Beginn der Therapie das Fließen des Atems äußerst schwierig in Gang zu bringen war, wurden vorübergehend auch Elemente der Funktionellen Entspannung – „Alles im gelassenen Aus" – eingesetzt.

Begleitende Gespräche zeigten, wie bereits die Angst, stimmlich zu versagen, krisenhafte Kommunikationssituationen auslöst. Ursächlich sind auch traumatische Erlebnisse aus der Kindheit. Seine Mutter hat Herrn K. – ein Einzelkind – gezwungen, sich sprachlich zu beweisen. In diesen für ihn „höllischen" Situationen kam es häufig vor, dass er beim Aufsagen von Gedichten den Text vergaß. Seine Mutter reagierte darauf mit Liebesentzug. Herr K. wagte es fortan nie mehr, seine Ängste mitzuteilen. Dieses Gefühl des kommunikativen Versagens reaktivierte sich, als er als Anwalt auftreten musste.

In der Therapie lässt sich ein kinästhetisches Empfinden für die vernachlässigten Mund-, Kehl- und Körperräume über die Arbeit an den Vokalräumen entwickeln. Das stumme „Vokalklingen" geht über in eine leicht überlüftete fließende Tonschwingung. Ihr schließen sich Experimente mit Vokalisen in unterschiedlichen Lautstärken, Tonhöhen und Dynamikverschiebungen an. Teilweise ist hierbei die Klangentwicklung an schwingende Armbewegungen gekoppelt.

Resultat

Die gestauten Spannungen werden allmählich in ihren Auswirkungen subjektiv erfahrbar, sie können eingeordnet und gewichtet werden. Jetzt gelingt es Herrn K. auch, neue Ausdruckselemente auf die Stimme zu übertragen. Kommunikative Strategien können therapeutisch integriert werden, die zuvor die traumatischen Situationen nur verstärkt hätten, also kontraindiziert waren. Strukturierte Übungen, die sich auf die Stimmfunktion konzentrieren und direkt auf die berufliche Situation ausgerichtet sind, vermitteln Herrn K. Schritt für Schritt jene Stimmsicherheit, die er für seinen Beruf benötigt. Diese „Bewusstheit des Könnens" im Sinne von E. M. Krech lässt Herrn K. immer mehr Vertrauen in seine Stimme fassen. Mit ihr stabilisiert sich auch sein Selbstwertgefühl.

18 Rhythmus: Ansätze und Methoden

18.1 Rhythmus und Bewegung

Als der Meister an einem Fluss stand, sprach er: ‚So fließt alles dahin, rastlos, Tag und Nacht'.
(Konfuzius)

Wir sind rhythmische Lebewesen. Bewegung und Rhythmus stehen in einem engen dynamischen Zusammenhang. Sie sind voneinander abhängig und beeinflussen sich gegenseitig. So sind es immer rhythmische Bewegungsmuster, die sich aus der menschlichen Bewegung ergeben. Wir spüren den Rhythmus unseres Körpers, das Pulsieren des Blutes in unseren Adern. Beim Gehen, beim Laufen, Tanzen, Singen und Sprechen beherrscht die rhythmische Dynamik das Geschehen. Alle Zellen und Nerven unseres Körpers sind an rhythmische Abläufe gebunden. Sind wir im Rhythmus, fühlen wir uns wohl. Geraten wir aus dem „Takt", stimmt etwas nicht mit uns, wir fühlen uns krank. Mit einem Wort: Rhythmus ist Leben.

18.1.1 Bewegung – kein Anfang, kein Ende

Jede Bewegung hat einen Ausgangs- und einen Zielpunkt. Unser Fuß drückt sich ab, er hebt sich vom Boden, er überwindet den leeren Raum, er setzt sich nieder, um sich erneut abzudrücken. Diesen speziellen in sich geschlossenen Akt aus Muskelimpulsen nennen wir einen „Schritt". Es gibt aber auch das komplizierte Muster aus Kontraktion und Relaxation, das wir den „Herzschlag" nennen, ebenso das „Händeschütteln", den „Atemzug", das „Sprechen". Jeder dieser Bewegungsakte beginnt und endet im selben Punkt – kein Anfang und kein Ende, nur Wiederkehr.

Bei solchen Prozessen, die sich selbst in Schleifen steuern, sind Wahrnehmungs- und Bewegungsebene eng verschränkt. Ein Schuss kann unseren „Atem stocken", Ärger das „Herz rasen" lassen. Beim Anblick des oder der Geliebten verwirrt sich die Stimme. Jede Bewegung erfolgt in Auseinandersetzung mit der Umwelt. Einerseits formt sie die Bewegungen mit, anderseits stören und ändern die Umgebungsreize oft die rhythmische Struktur. Eine Bewegung ist nie nur physiologisch festgelegt. Sie trifft auf einen äußeren Rahmen aus physikalischer und sozialer Umwelt.

18.1.2 Individualität der Bewegung

Jede Bewegung ist darüber hinaus immer individuell: Unsere Geschichte, die Erfahrungen, Gefühle und momentanen Befindlichkeiten sind im Körper gespeichert. Bewegung und Haltung drücken sie aus. Wir sind durch vererbte und soziale Einflüsse als Gestalt geprägt. Durch sie lässt der Mensch seine Seele sprechen, durch sie äußert er seine Gefühle. Jeden guten Bekannten erkennen wir von Weitem bereits an seinem Gang, an seiner Körperhaltung.

Allen Bewegungsabläufen, auch denjenigen im Stimmapparat, liegt ein Impuls zugrunde, der bestimmte Körperteile im Wechsel von Gegensätzen bewegt:

- kraftvoll – leicht
- gespannt – gelöst
- beschleunigt – verlangsamt

Dabei ist es von entscheidender Bedeutung, dass diese höchst unterschiedlichen Phasen harmonisch so aufeinander abgestimmt sind, dass der fließende Charakter der Bewegung, der „Flow", nicht verloren geht. Auch die Stimme muss in Bewegung kommen, muss fließen. Gewissermaßen wollen wir, vermittelt über den ganzen Körper, so auch im Stimmapparat die Verhältnisse zum Tanzen bringen.

18.2 Rhythmus und Gemeinschaft

Ganze Kulturen haben ihren sozialen Zusammenhalt auf rhythmische Rituale gegründet – auf ekstatischen Tanz, auf die Magie des Trommelschlags, auf gemeinschaftlichen Gesang (s. Kap. 1, (S. 17)). Es ist viel mehr als nur ein Wortspiel, wenn es heißt, es sei der Rhythmus, wo jeder mit muss. Der Rhythmus teilt sich dem Individuum mit als vorgegebene Abfolge von Spannung und Lösung, von Klang und Pause, von laut und leise, von schwer und leicht. Er zwingt ihm seine Dynamik auf. Der Mensch kann sich dem Geschehen nicht mehr entziehen. Der Grundschlag, den der Rhythmus vorgibt, zwingt ihn dazu, mit den Fingern zu schnippen, sich im Takt zu wiegen, mitzuklatschen oder mit dem Fuß zu stampfen. Jeder Rhythmus besitzt eine eigene Magie und Kraft.

18.2.1 Vom Rhythmus getragen

Zunächst spüren wir, wie eine rhythmisch-dynamische Grundschwingung unseren Körper erfasst, ihn zunehmend lenkt. Wir erleben das Gefühl von Anspannen und Lösen, die Wellenbewegung zwischen schnellen und langsamen Passagen, die Erwartungshaltung, die sich aufbaut, wenn plötzlich eine Pause eintritt, bevor der erlösende Beat wieder einsetzt. Denn inzwischen haben wir uns längst eingependelt auf das rhythmische Geschehen. Wir gehen mit, wir kommen in Schwung, ähnlich einer Schaukel. Auch diese müssen wir zunächst in Bewegung setzen, ehe das Schaukeln uns bewegt. Lassen wir uns ein, verzaubert uns der Rhythmus nach kurzer Frist. Wir tanzen nicht länger. Der Tanz hat begonnen, unseren Körper zu bewegen. Wir sind in der Bewegung aufgegangen. Bewegung, Rhythmus tragen uns.

18.2.2 Rhythmus – der perfekte Koordinator

Auf diese Weise wirkt der Rhythmus wie ein sozialer Stimulator. Er koordiniert perfekt komplexe Bewegungsmuster. Wie im Tanz, bindet er auch alle an Atmung und an Stimmgebung beteiligten Organe zu einem systemischen Geschehen. Wenn wir sprechen oder singen, haben wir keinerlei Bewusstsein mehr für die Einzelaktivitäten von Muskeln, Nerven und Organen. Unser Gehirn hat die gezielte zerebrale Kontrolle über ein komplexes rhythmisches Geschehen an eine unbewusste und automatisierte Kontrollinstanz abgegeben. Vergleichbar dem Autofahren, wo Schalten, Lenken oder Blinkersetzen meist keine bewussten Handlungen sind. Unbewusst verhalten wir uns sozial und verkehrskompatibel.

Es können sich allerdings auch falsche Automatismen einschleichen, die eine Ursache vieler Stimmprobleme sind. Denn die rhythmischen Komponenten im Verlauf eines Zyklusdurchlaufs sind zunächst nur Phasen vermehrter oder verminderter Anspannung für die beteiligten Einzelkomponenten, die ökonomisch wie auch stimmverschleißend erfolgen können.

18.3 Rhythmus und Sprache

Schon früheste kindliche Bewegungsversuche sind mit elementaren Ausdruckslauten verbunden. Sie spiegeln die jeweilige Befindlichkeit wider. Auch die spätere Sprachentwicklung des Kindes beruht auf wiederkehrenden Rhythmen und Reimen, die zur Nachahmung verführen („Mamamam", „Wauwau" etc.). (s. Kap. 3, die Onkologie der Stimme)

Spielerisch übt das Kind die reflektorische Koordination von Stimme, Sprechbewegung und muskulärem Handeln. Auch bei den Erwachsenen finden wir die funktionelle Einheit von Rhythmisierung und Wortprägung wieder. Beispielsweise im „Hau-ruck" sozial koordinierter Arbeitsanstrengung, wodurch die Arbeit in Fluss gerät. Der Rhythmus eines Shanties verbessert die kollektive Bewegungskoordination, der Blues der Baumwollarbeiter intensiviert den Atem und mobilisiert körperliche Kraftreserven. Auch viele Wiegen- oder Kinderlieder sind mit charakteristischen rhythmischen Akzenten und Bewegungsabläufen verbunden, wie etwa im Lied „Hoppe, hoppe, Reiter".

18.3.1 Das Phänomen der Ordnung

Generell liegt jeder Sprache ein Rhythmus zugrunde, der die Organisation und zeitliche Abstimmung der zahlreichen artikulatorischen Bewegungen ermöglicht: „Der Rhythmus wird als der zeitliche Steuerungsmechanismus betrachtet, der das Phänomen der Ordnung physisch ermöglicht. Der Rhythmus ist sozusagen das Gitter, in dessen Spalten die Ereignisse eingefügt werden können" [[106] S. 151].

Die Intonationsmuster der Sprache heben die Bedeutung des Gesagten hervor, der Rhythmus hat eine erläuternde Funktion. Unwillkürlich formulieren wir unsere Sätze dabei so, dass die Betonungen auf die sinntragenden Silben fallen. Ein Phänomen, das übrigens für die germanischen Sprachen zutrifft. In den romanischen Sprachen wandert die Betonung oft mit dem Silbenfall. Deshalb gelten diese Sprachen als melodischer, sie fügen sich müheloser rhythmischen Bedürfnissen: Roma, romani, romanorum. Im Deutschen bleibt die Betonung dagegen sinnverhaftet: Rom, römisch, römischerseits. Dadurch bleibt der Text immer so akzentuiert, dass die Betonung auf der Semantik liegt.

18.3.2 Die rhythmisierende Kraft der Sprache

Gerade Kernaussagen („Slogans") haben oft ein klares rhythmisches Versmaß. Solche Sätze zielen darauf, dass wir uns dauerhaft merken, was gesagt wurde. Als Beispiel der vierhebige Trochäus der Firma Mars: „Kátzen wúerden Whískas káufen.“ Oder das daktylische Sprichwort: „Es íst noch kein Méister vom Hímmel gefállen.“ Kurz: Der Rhythmus ist nichts, was Sprache und Stimme aufgezwungen wird, er ist vielmehr integraler und unverzichtbarer Bestandteil des Sprachphänomens selbst.

Es ist das unwillkürliche Fortschreiten, der Schwung, der die Kraft des Rhythmus ausmacht. Das Sichwiegen im Rhythmus kann dazu führen, dass die Dynamik des prosodischen Geschehens den Gedanken mit sich fortreißt. Heinrich von Kleist hat dies „die allmähliche Verfertigung der Gedanken beim Reden“ genannt. Der Sprechrhythmus bewirkt paradoxerweise dann ein Fortdenken, die Akzentuierung der Sprache treibt die Kognition regelrecht an. Wie den Skifahrer beim Wedeln, trägt uns der Schwung der Sprache im Sprechakt.

18.4 Rhythmus und Gestik

Rhythmisch zeigt sich auch der Bereich der Gestik, der die Artikulation begleitet: jener Bereich, wo die Stimme vom Körper sinnverstärkend untermalt wird. Je exakter wir unser Sprechen auf den Inhalt des Textes und auf den Kommunikationspartner ausrichten, je stärker wir uns engagieren, desto prononcierter wird der Duktus unserer Rede. Differenzierter werden dann auch körperlich-rhythmische Aktionen, die unsere Inhalte unterstreichen und vermitteln. Bei dieser rhythmisch-dynamischen Hervorhebung der Wortakzente kommt es zu einer Summierung aller an der Phonation beteiligten muskulären und emotionellen Kräfte auf einen Kulminationspunkt hin. Sprachlich, gestisch und emotional-lautmalerisch bringen wir unser Anliegen ganzheitlich zum Ausdruck.

▶ **Rhythmus reißt mit.** Dieses sprachliche Engagement, dieses Hineinknien in ein Thema oder in eine ritualhafte Stimmimprovisation ist immer über den Motor des Rhythmus vermittelt. Es erzeugt in uns eine psychophysische Gelöstheit. Der mitreißenden Wirkung können wir uns irgendwann nicht mehr entziehen. Das ansteckende Geschehen zwischen Spannung und Lösung, die stimmliche Artikulation zwischen laut und leise, zwischen höher und tiefer, weicher und härter versetzt uns in eine Art Trance, die uns von den Haar- bis in die Fußspitzen elektrisiert.

Dass rhythmische und geistige Prozesse in einem engen Zusammenhang stehen, ist unter neurobiologischen Gesichtspunkten keineswegs überraschend. Das gesamte zentrale Nervensystem arbeitet auf einer rhythmischen Grundlage, vom Herzschlag bis hin zu den Gedächtnisleistungen. Erregung, Hemmung, aber auch Speicherung unterliegen einer strikten Periodik. Rhythmische Strukturen sind daher ein unverzichtbarer Teil unseres vitalen Lebens.

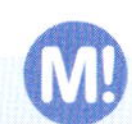

Merke

Rhythmus und Wirkung

- *Semantisch:* Die Prosodie, der regelmäßig akzentuierende, rhythmische Sprachgebrauch, gibt jeder Kommunikation Eindeutigkeit. Der Rhythmus unterstreicht den Sinn, hebt wichtige Gedanken hervor und differenziert die Aussagen.
- *Emotional:* Der Duktus der Aussagen, so wie er sich in der prosodischen Gestaltung akzentuiert, laut – leise, fest – brüchig, hoch – tief, informiert über die Gefühlslage des Sprechenden und vermittelt dessen Befindlichkeit.
- *Individuell:* Ein regelmäßiger Rhythmus mit seinem Wechsel von spannungssteigernden und -lösenden Phrasierungen wird als angenehm empfunden. Der Sprecher eutonisiert sich selbst im Sprechakt, fühlt sich aufgehoben in seinem eigenen Sprechrhythmus.
- *Physiologisch:* Der ständige Wechsel von Spannung und Entspannung gleicht dem von Arbeit und Erholung. Ein solcher Aktivierungswechsel sorgt für systemischen Ausgleich: Im akzentuierten Modus befinden sich subglottischer Druck und Stimmlippenspannung gewissermaßen in ihrem Element, sie durchlaufen einen wechselseitigen flexiblen Anpassungsprozess. Die Folge: Eine Stimme im Rhythmus ist weniger verspannt, sie ist stärker belastbar.
- *Therapeutisch:* Der Rhythmus wirkt selbstregulierend, er führt zu einer störungsarmen Phonation. Die Stimmleistung ist im Rhythmus gut aufgehoben, sie arbeitet ökonomisch. Kontrollfunktionen lockern sich, sodass verfestigte Muster sich lösen können. Die neuen kinästhetischen Erfahrungen stimulieren neue klangliche Ressourcen.

18.5 Rhythmus in der Stimmtherapie

Im Rahmen einer optimalen Lautbildung und Stimmgebung ist es oft notwendig, verfestigte Sprech- und Stimmmuster aufzugeben. Der Stimmapparat wird in einen selbstregulierenden Zustand zurückversetzt. Unökonomische Stimmkontrollsysteme werden durch effizientere ersetzt. Darin liegt der Kern jeder stimmtherapeutischen Arbeit mit Rhythmus, Ritual und Tanz.

Primär geht es zunächst darum, die automatisierten Regelkreise von Atmung, Stimmgebung und Lautbildung aus gewohnten und vertrauten Ablaufmustern zu lösen. Hierzu führt der Weg über die Synchronisation der Stimme mit kortikal gesteuerten Bewegungsabläufen der Extremitäten. Schwingen und Tanz drücken einer blockierten Stimme durch Sinneserfahrungen den Stempel neuer rhythmischer Gesetzmäßigkeiten auf.

▸ **Was Bewegung verrät.** Prinzipiell haben Bewegungen einen „aufdeckenden Charakter“. Der Intellekt kann vieles bewältigen oder auch verdecken. Die Bewegung jedoch kann dies nicht. Stimmpatienten, die sich auf diese Weise öffentlich präsentieren sollen, erleben die resultierende Furcht am eigenen Leib: Viele haben Angst, ihr Inneres nach außen zu tragen, sich „zu zeigen“. Sie versuchen weiterhin, ihre Bewegungen zu beherrschen und zu kontrollieren. Die daraus folgenden Etikettierungen – hölzern, eckig oder plump – spielen eine zusätzlich verfestigende Rolle. Oft können diese Patienten nur ihre Kräfte nicht richtig dosieren, sie haben ihre Gestalt noch nicht gefunden, ein unharmonischer Bewegungsablauf verrät uns dies.

Der Therapeut muss die Blockaden „nachvollziehend erspüren“ und zugleich offene Ohren besitzen. Nur dann kann er erfassen, was im Ausdrucksverhalten eines Menschen sichtbar und hörbar mitschwingt, um ihn entsprechend seiner Ausdrucksmöglichkeiten zu fördern. Im Vordergrund der Therapie steht immer das bewusste mentale Miterleben positiver Emotionen.

▸ **Effektives Zusammenwirken bewusster und unbewusster Prozesse.** Hier erweist sich die Parallelschaltung von Rhythmus, Dynamik, Emotion und Stimmgebung als besonders wirkungsvoll, denn:

- Der Rhythmus strukturiert und automatisiert die Bewegungsabläufe.
- Spannungs- und Entspannungsvorgänge werden durch die Rhythmisierung unbewusst optimiert und mentalen Einflüssen entzogen.
- Die Aufmerksamkeit des Patienten ist nahezu mühelos auf den dynamischen Impuls fokussiert. Dieser löst einen selbstregulierenden Vorgang aus, der Bewegung und Stimmgebung koordiniert.
- Fixierte Muster oder hemmende Überwachungstendenzen bei Phonationsprozessen schlägt der Rhythmus buchstäblich aus dem Feld, neue Abläufe können sich perpetuieren, die sich den physiologischen Voraussetzungen mehr und mehr annähern.
- Wer wahrnimmt, wie die eigene Stimmgebung durch rhythmische Qualität gewinnt, der gewinnt auch neues Selbstvertrauen in die eigene Stimmleistung.

18.6 Bewegungs- und Tanzimprovisation

Tanz ist Esperanto mit dem ganzen Körper.
(Fred Astaire)

In der Bewegungs- und Tanzimprovisation zeigt sich deutlich der enge Bezug zwischen Emotion, Stimme und Körperausdruck. Gleichzeitig entsteht ein besonders geeigneter Erfahrungsbereich zur Sensibilisierung des Körperbewusstseins. Die Improvisation erlaubt ein spielerisches Suchen, Ausprobieren, Erfinden, Zulassen, Verwerfen und Neufinden. Tanz ist körperzentrierte Lust, sich synchron mit der Musik und den Tönen rhythmisiert zu bewegen.

Therapeutisch führt dies zu einer Balance von physischem und psychischem Bereich. So entsteht ein Königsweg tief hinein in unbewusste Schemata des Patienten, zur Quelle des Ausdrucks innerer Erlebnisse im spontanen Körpergefühl, wie es auch Kindern und Naturvölkern eigen ist. Die improvisatorische Mobilisierung, das spielerische Experimentieren mit der Bewegung, bietet faszinierende Möglichkeiten, fest gefügte Muster „zu überspielen“ und neue physiologische Aktionsformen zu erproben.

▸ **Die Suche nach dem Körpergefühl.** Die Aufforderung, Bewegungen einfach zuzulassen, löst zunächst häufig Ängste und Abwehr aus. Denn der

Patient empfindet diese Freiheit nicht als Freiheit, sondern als Pflicht oder gar als Entblößung. Er sucht zunächst nicht sich und sein natürliches Körpergefühl, oft will er die Umwelt beeindrucken und sucht daher krampfhaft nach Ideen: „Was kann ich machen? Was ist originell? Was ist mir schon einmal gut gelungen? Wie werde ich dabei wirken? Blamiere ich mich etwa?" Hemmungen und Verlegenheit steuern als Zensoren bewusst die Bewegung, der „Tänzer" wirkt befangen und uninspiriert. Auch bewegungsgewohnte Menschen haben plötzlich keine Einfälle mehr.

Bei Stimmpatienten ist dieser Mangel an spontaner rhythmischer Begabung besonders häufig zu finden. Eine große Unbeholfenheit bei der Parallelschaltung von Rhythmen und Laut- bzw. Wortimpulsen ist zu beobachten. Der therapeutische Hinweis, dass alles, was kommen will, richtig und gut sei, stößt bei ihnen auf eine eher verhaltene Resonanz. Was für das Kind noch selbstverständlich war, sich die Welt spielerisch und erforschend anzueignen, das ist für die Erwachsenen oft kaum mehr möglich.

▶ **Hilfreiche Rhythmuselemente.** Zu Beginn der Bewegungsimprovisation ist es daher gut und richtig, Rhythmusinstrumente in den Prozess zu integrieren. Dadurch fällt es Patienten leichter, sich zu artikulieren, weil sie ihre eigene Stimme dem Klang eines Instruments „beimischen", statt sie allein erklingen zu lassen.

Zunächst gilt es, jenes Vertrauen zu gewinnen, das dem Patienten die Angst nimmt, sich in irgendeiner Form bloßzustellen. Danach erst können wir mit einer systematischen Bewegungs- und Tanzimprovisation beginnen, um die räumlichen, zeitlichen und dynamischen Parameter auf den Gebieten von Bewegung, Atmung, Stimme und Emotion als Einheit zu stabilisieren. Zentrale therapeutische Ziele können so vermittelt werden:

- wie sich die Körperteile koordinieren und eine gesamtkörperliche Dynamik erzeugen
- welchen Einfluss dies auf Atmung und Stimme hat
- wie die Ausrichtung im Raum die stimmliche Funktion beeinflusst
- welche Auswirkungen verschiedene Tempi und rhythmische Formen auf die Bewegungsabläufe und die Koordination von Haltung und Stimme haben
- wie sich die Gesamtkörperbewegung auf die Stimme und den Sprechakt überträgt
- wie viel Freude die Bewegung des Körpers, der Stimmgebrauch und die zahllosen Artikulationsmöglichkeiten vermitteln
- wie wohltuend es sein kann, Emotionen nicht nur durch Bewegung, sondern auch mit der Stimme auszudrücken
- wie fördernd es ist, die eigenen emotionellen Ausdrucksmöglichkeiten zu erweitern und sich darin zu üben, diese auch stimmlich zu vermitteln

Vor allem die Gefühlsqualität der Freude, dieser „schöne Götterfunken", ist mit einer Erlebnisdynamik gekoppelt, die immense Auswirkungen auf physische Parameter des Phonationsapparats und des Klangbilds hat: Zu den positiven Folgen zählen dynamische muskuläre Spannungsverschiebungen im Bereich der Atemmuskulatur, Ausweitung des Rachen-, Kehl- und Brustraums, klangvollere Stimme durch ein ökonomischeres Zusammenspiel von subglottischem Druck und Stimmlippenspannung. Der euphorisierte Emotionszustand vermittelt darüber hinaus ein Gefühl der Stärke, Selbstsicherheit und der Fähigkeit, zuvor scheinbar unverrückbare Grenzen überschreiten zu können.

Erst wenn es problemlos möglich ist, sich auf diese Gefühlsebene zu begeben, können – in Anlehnung an Trojan – auch Affektäußerungen mit negativem Charakter in die Behandlung einfließen, um das ganze Repertoire unterschiedlicher Gefühlszustände in ihren psychischen wie physischen Auswirkungen zu erfahren.

18.7 Rhythmuszentrierte Methoden

18.7.1 Schwingen nach Schlaffhorst-Andersen

Es ist so schwer, etwas von Mustern zu lernen, als von der Natur (Johann Wolfgang v. Goethe).

Das Schwingen ist eine Methode, die sich bei therapeutischen Interventionen in stimmlichen und sprachlichen Abläufe bewährt hat. Änderungen der Phonationsabläufe werden auf indirektem Wege angesteuert, indem der Therapeut die Regelkreise von Atmung, Stimmgebung und Lautbildung zunächst mit den Bewegungsabläufen der Extremitäten synchronisiert. Dadurch sind sie dem bewussten Zugriff entzogen. Die rhythmische Bewegung der Körperglieder führt zu einer regelgerechten Phonation, ohne direkte Intervention am Sprechapparat. Blockaden und habituelle Verspannungen können so gelockert oder aufgehoben werden.

Das rhythmische Schwingen wirkt wie ein Stimulus und Koordinator für komplexe Bewegungsmuster, die alle Bereiche des Körpers umfassen. Auch alle an der Atmung und der Stimmgebung beteiligten Organe werden zu einem systemischen Ganzen verbunden. Jedes Gefühl für Einzelaktivitäten hebt sich im resultierenden Einheitserleben idealerweise auf. Unser Gehirn gibt die bewusste zerebrale Kontrolle über den Gesamtvorgang ab an eine weitgehend unbewusste Automatik. Die rhythmischen Komponenten, die jeder Zyklus durchläuft, sind gleichsam Phasen vermehrter und verminderter Anspannung. Die Wiederholung dieser Abfolge wirkt eutonisierend und gestaltet zugleich den Bewegungsablauf ökonomischer. Alle Einzelbewegungen stimmen sich präzise aufeinander ab.

Das Konzept

Das Schwingen nach Schlaffhorst-Andersen wird entweder als Partnerschwingen zu zweit oder zu mehreren im Kreis durchgeführt. Stets verläuft die schwingende Bewegung in einem Rhythmus, der 3 Grundformen umfasst, die miteinander kombiniert sind und immer in Begleitung von Phonation erfolgen:

- Vor-, Zurück- und Seitwärtsschwingen
- kreisende Bewegung
- Beuge- und Streckbewegung der Extremitäten und der Wirbelsäule

Jede dieser Bewegungsformen löst unterschiedliche Atemreize aus: Verlagert sich der Körper des Schwingenden aus der Achse heraus nach hinten, erfolgt die Einatmung, beim Rückschwung in die Ausgangslage die Ausatmung.

Die körperlichen Zustände von Spannung und Lösung sind verbunden mit der inneren Dynamik des Stimmimpulses als treibender Kraft. Sie lässt die Stimme automatisch im Fluss der Bewegung aufwärts und abwärts gleiten, laut oder leise erklingen. Beginnend mit Strömungskonsonanten, dann mit Silbenvariationen, Wörtern und fortlaufenden Texten, wird die Stimme mehr und mehr in das dynamische Rhythmusgeschehen eingebunden.

Das Schwingen nach Schlaffhorst-Andersen strebt folgende Ziele an:

- Entwicklung eines individuellen dreiphasigen Atemrhythmus, bei dem der Impuls zur Einatmung unwillkürlich erfolgt
- Kräftigung der Atemmuskulatur
- Entfaltung von Atemräumen in verschiedenen Rumpfabschnitten
- erhöhte Wahrnehmung für Atem, Phonationsablauf und Bewegung
- Erfahrung des In-Fluss-Bleibens während des Sprechens und Singens
- Entwicklung einer gesteigerten Sensibilität für subtile Spannungsänderungen im Rahmen ständiger Gewichtsverlagerungen und die Entfaltung sensomotorischer Fähigkeiten
- Ausgleich muskulärer Dysbalancen
- Reduzierung einer übermäßigen Aufmerksamkeit auf das Phonationsgeschehen, vielmehr gilt es, die Stimme durch die Koordination von Schwingung und Phonation in einen rhythmischen Gesamtfluss einzubinden, sodass eine gesamtkörperliche Phonationsbewegung erfahrbar wird

Grundübungen

Bei den Partnerübungen steht der Patient dem Therapeuten gegenüber. Beide halten sich an den Händen, sie haben guten Bodenkontakt, sodass die Sprunggelenke flexibel auf die schwingenden Bewegungen reagieren können.

Diese elastische Balance zwischen Therapeut und Patient gewährleistet, dass intermittierende Zug- oder Druckkräfte ausgeübt werden können. Exzentrische Gewichtsverlagerungen erweitern den Radius der Bewegung immer mehr vom Körpermittelpunkt nach außen. Es kommt zu einer Schrägstellung des Körpers, während der Therapeut für den sicheren Gegenhalt sorgt.

Eine andere Situation ist gegeben, wenn der Therapeut seitlich oder hinter dem Patienten steht. Durch kleine Impulse (Stöße) regt er Schwingungen des Körpers zur Seite, nach vorn und hinten an, oder aber er bewirkt ein Kreisen um die Körperachse. Dieses subtile Umspielen des Gleichgewichts fördert die Wahrnehmung für sensomotorisch abgestimmte Wechselbeziehungen. Zugleich wächst das Gefühl gelassener Passivität, die Selbstkontrolle tritt zurück: „Ich werde bewegt."

Die folgenden 3 Beispiele vermitteln einen Eindruck in verschiedene Schwingungsformen.

▶ **Aufeinander zu-, voneinander wegschwingen.** Der Therapeut steht der Patientin in Schrittstellung gegenüber. Er fasst sie an beiden Händen. Durch Gewichtsverlagerung auf den Vorderfuß schwingt die Patientin auf den Therapeuten zu, bis dieser durch impulshaften Gegendruck den Rückschwung einleitet und am Wendepunkt durch Anziehen der Arme den erneuten Schwung nach vorne in Gang setzt (▶ Abb. 18.1).

Die fließende Bewegung des Vor und Zurück, die ihren dynamischen Impuls in den Fußgelenken hat, ist mit Phonation im Atemrhythmus der Patientin verbunden. Der Stimmklang gewinnt an Durchlässigkeit und Resonanz.

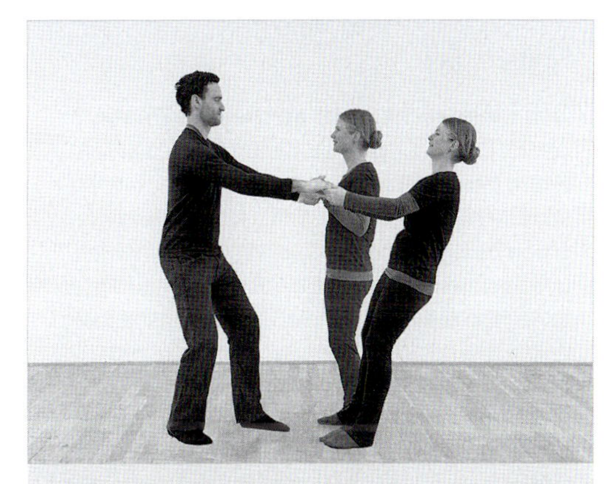

Abb. 18.1 Aufeinander zu- von einander wegschwingen. (Foto: www.mariannemenke.de).

▶ **Nach rückwärts und seitwärts schwingen.** Beide Partner stehen sich gegenüber und halten sich an den Händen. Während die Patientin zurückschwingt, löst sie eine Hand vom Therapeuten. In einem weiten Bogen, bei dem sich der Körper nach hinten und seitwärts verlagert, schwingt sie den Arm nach unten, hinten nach oben und wieder nach vorne auf den Therapeuten zu, bis sich die Hände treffen (▶ Abb. 18.2). Eine vertiefte Einatmung ist die Folge, eine Dehnung des vorderen Brustkorbs und Weitung des unteren Atemraums.

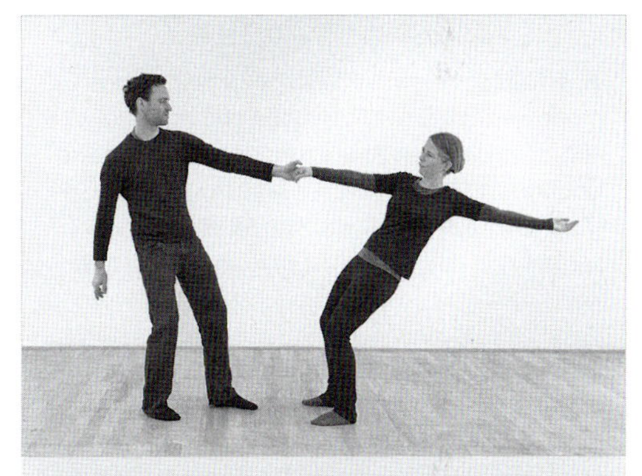

Abb. 18.2 Nach rückwärts und seitwärts schwingen (Foto: www.mariannemenke.de).

▶ **Schwingen in der Beuge-Streck-Bewegung.** Patientin und Therapeut halten sich an den Händen. Der Therapeut gibt Gegenhalt, während die Patientin langsam, der Schwerkraft folgend, in die Hocke geht. Diese Bewegung wird von Glissandofolgen in höhere Tonbereiche begleitet, die anschließende Aufrichtbewegung von Glissandofolgen in tiefere Bereiche (▶ Abb. 18.3).

Die LWS mit den Zwerchfellschenkeln wird aktiviert, reaktiv stellt sich eine erwünschte Tiefatmung ein.

Es stehen verschiedene Hilfsmittel zur Verfügung, sodass auch ohne Partner geschwungen werden kann, bspw. beim Schwingen gegen eine Wand. Auch Türgriffe, Geländer, elastische Bänder oder ein Fahrradschlauch können den Partner ersetzen. A. Hild-Gempf hat als Partnerersatz einen Schwingegurt entwickelt. Er besteht aus einem festen Mittelgurt, an dessen Enden Jutehüllen befestigt sind, in denen Spiralfedern verlaufen. Der Schwingegurt lässt sich entweder mittig an der Wand befestigen oder aber an den Handschlaufen der federnden Enden.

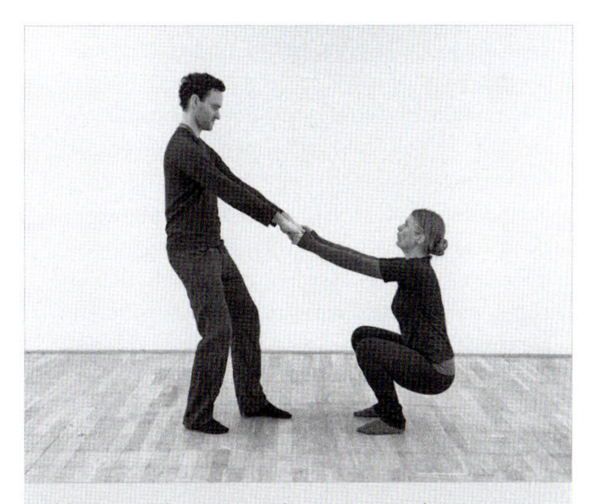

Abb. 18.3 Schwingen in der Beuge-Streck-Bewegung (Foto: www.mariannemenke.de).

B

Fallbeispiel

„Ich klebe nicht mehr an meinen Tönen."
Die 23-jährige Gesangsstudentin Frau J. hat seit einem Jahr zunehmend Schwierigkeiten, mit ihrer Stimme höhere Frequenzbereiche zu erreichen. Schon bei Quintläufen in der Mittellage mehren sich Spannungen im Bauch-, Schulter- und Kieferbereich so sehr, dass sie die Töne nur mit starkem Kraftaufwand und steigender Lautstärke produzieren kann. Je höher die Stimmlage steigt, desto mehr drückt Frau J. den Kopf nach vorne-unten, wobei sie die Töne teilweise durch die Nase presst.

Übungen mit Elementen der Funktionellen Entspannung und Eutonie lockern die Muskulatur und schulen die Wahrnehmung für physiologische Abläufe im eigenen Körper. Erst dann können beim instabilen Sitzen auf Bällen Schwingungen innerhalb des eigenen Gleichgewichtsraums erprobt werden. Gewichtsabgabe und muskuläre Lösung im unteren Atemraum stehen bei diesen Übungen im Fokus. Hier – wie auch später bei Übungen im Stehen – experimentieren wir mit stimmlosen und stimmhaften Reibelauten, mit Konsonant-Vokal-Verbindungen aus der dunklen Vokalreihe, in einer Frequenzlage und Lautstärke, in der die Patientin sich wohlfühlt.

Anfangs lassen die Schwingungsabläufe nur geringe Gewichtsverlagerungen zu. Je mehr aber Bewegung und Atmung in Fluss kommen, desto fließender erfolgt auch die Zuschaltung der Stimme: „Ich habe das Gefühl, dass meine Stimme sich immer mehr aus mir herausbewegen will", sagt die Patientin. „Bisher spürte ich nur, wie ich mich auf jeden Ton draufsetzte und auf ihm kleben blieb."

Beugende und streckende Bewegungsabläufe werden mit Vokalisen verbunden. So bewegt sich bspw. die Stimme nach oben, während der Körper nach unten geht. Modifikationen dieser Bewegungsform, die von der Patientin als besonders günstig empfunden werden, vermindern den unangemessenen Kraftaufwand und unterstützen gleichzeitig die Entwicklung des Stimmumfangs.

18.7.2 Die Akzentmethode nach Svend Smith

Alles ist in uns selbst vorhanden. (Buch Meng-zi)

Der dänische Phonetiker und Sprachheilpädagoge Svend Smith entwickelte auf phonetischer und stimmphysiologischer Basis die Akzentmethode. Primär handelt es sich um ein pädagogisches Verfahren. Vermittelt über rhythmische Übungen, werden stimmliche, sprachliche und sprecherische Funktionen verbessert. Eingesetzt wird die Methode vorwiegend zur Prävention und Therapie von hyper- und hypofunktionellen Dysphonien, aber auch während der Basisbehandlung von Störungen des Redeflusses.

Das Konzept

Svend Smith strebt eine dynamische, gesamtkörperliche Ausdrucksbewegung an. Sie soll Atmung, Stimmgebung, Artikulation und Intention flexibel koordinieren. Aus ihren Wechselwirkungen heraus entsteht eine optimierte funktionelle Einheit. Zu diesem Zweck lernt jeder Schüler zunächst, seine eigenen Möglichkeiten auszuschöpfen, ohne sich an Idealwerten zu orientieren. Der pädagogische Ablauf vollzieht sich in einem unbewussten Lernprozess, in den sensomotorische, visuelle und auditive Wahrnehmungen systematisch einbezogen werden.

▸ **Kommunikatives Wechselspiel.** Im Mittelpunkt steht das kommunikative Wechselspiel zwischen Therapeut und Patient. Hierbei sind beide in ständigem Blickkontakt intentional aufeinander ausgerichtet. Körperbewegung, Atmung, Stimmfunktion, Sprechablauf und emotionaler Ausdruck werden durch Rhythmen in Schwung gebracht. Subglottischer Druck und Stimmlippenspannung agieren in einem selbst regulierten Zusammenspiel.

Der Rhythmus trägt bei Svend Smith gewissermaßen die Therapie ans Ziel. Alle lautsprachlichen Äußerungen, also auch das spontane Sprechgeschehen und das Rezitieren von Texten, vollziehen sich – ebenso wie die Körperbewegungen – in den 3 Grundtempi:

- Largo
- Andante
- Allegro

▶ **Im Windschatten der Bewegung.** Gesteuert von Körperbewegungen, lassen sich subkortikale Bereiche wie die Atmung und Stimmgebung quasi „im Windschatten" kortikaler Bewegungsaktivität physiologischer gestalten. Der individuelle Atemrhythmus pendelt sich ein. Die Sensibilität für den Rhythmus von Einatmen, Stimmansatz und Stimmeinsatz wächst. Die subglottischen Druckverhältnisse regulieren sich mithilfe aktiver Kontraktionen der Bauchmuskulatur während der Impulsphase, was sich auch auf eine flexiblere Stimmgebung auswirkt.

Die Übungen bestehen aus einem betonten und einem unbetonten Element, wodurch ein dynamischer Wechsel von Spannung und Lösung entsteht. Geht es um spannungslösende Aspekte, werden zu Beginn Silben in Kombination von Hauchlaut und Hinterzungenvokal („h-u", „h-o") in luftiger, entspannter und tiefer Stimmlage phoniert. Bei den eher spannungsaktivierenden Maßnahmen fällt die Lautkraft des Vokals mit dem rhythmischen Impuls zusammen.

Die Intention der Methode ist, durch eine flexibel wechselnde Dynamik die Klangmuster zu einem flüssigen Stimmablauf zu verschmelzen und die individuelle Kommunikation durch ein unbewusstes Lernen zu verbessern.

Die therapeutischen Ziele der Smith-Methode sind:
- Elastizität
- Durchdringung
- Leichtigkeit
- Klangreichtum
- Kommunikation

Folgende Merkmale charakterisieren die Akzentmethode:
- Die kommunikative Pendelbewegung mit wechselseitiger Rezitation wird sprechpädagogisch durch den Therapeuten vorgegeben.
- Der Wechsel von Spannung und Lösung bewirkt eine höhere Flexibilität beim Zusammenwirken von Sprechorganen und Körpermuskulatur.
- Die individuellen Möglichkeiten der Kommunikation verbessern sich wie auch die intentionale Ausrichtung auf den Partner.
- Präzise, flüssige Sprechabläufe werden angestrebt.
- Prosodische Elemente gestalten und akzentuieren den Sprechvorgang.
- Ein kommunikatives Selbstbewusstsein entwickelt sich.

Grundübungen

Die 3 Smith-Tempi – Largo, Andante und Allegro – dienen dazu, das Sprechen mit den rhythmisch akzentuierten Bewegungen als flüssige Einheit zu gestalten.

▶ **Largo.** Patient und Therapeut stehen sich im kommunikativen Wechselspiel gegenüber, sie haben ständigen Blickkontakt, was dem Patienten oft schwerfällt.

Die Übung beginnt mit langsamen, fließenden Bewegungen, besonders der Arme und des Schultergürtels. Sie verbinden sich mit leisen Vokalen und Strömungskonsonanten im unteren Drittel des Stimmumfangs zu einem entspannten Phonationsgeschehen.

Zu Beginn werden die Vokale [u:], [y:], [o:] oder Strömungskonsonanten wie [v] oder [j] mit sehr luftigem Stimmeinsatz zum Klingen gebracht. Durch die geringe Spannung der Stimmlippen während der Phonation vermag der Luftstrom, die bewegliche Schleimhautschicht der Stimmlippen flexibel zu bewegen. Dieser nahezu massageartige Effekt, den die ausströmende Luft erzeugt, fördert die Elastizität der Schleimhaut, das Gleichmaß der wellenartigen Verschiebung und das Zusammenspiel von subglottischem Druck und Spannung der Stimmlippen.

▶ **Andante.** Der schnellere Rhythmus des Andante verlangt eine höhere Präzision und eine explosivere Phonation. Therapeut und Patient agieren im Wechsel. Der Therapeut gibt den Rhythmus und die Lautfolge vor, die der Patient imitiert. Der Therapeut phoniert, wenn der Patient pausiert, und umgekehrt. Die Art der Phonation hängt von den Beschwerden des Patienten ab. Bei der hyperfunktionellen Dysphonie werden bspw. die Silben mit einem hohen Anteil strömender Luft vermischt. Die Stimme klingt leise und entspannt, sie seufzt sich luftig aus: – „h-o" – „h-o" – „h-o" –.

▶ **Allegro.** Im Zentrum stehen jetzt Sätze und zusammenhängende Texte. Die Körperbewegungen sind schnell und elastisch, das Sprechen soll sich flüssig, akzentuiert und präzise vollziehen. Dadurch werden die selbstregulierenden Prozesse aktiviert und die Belastbarkeit der Stimme gesteigert. Auch bei diesen Übungen, die in gelungenen Phasen fast an die Rezitative der Stand-up-Poetry-Bewegung erinnern, sind Therapeut und Patient ständig intentional aufeinander bezogen.

B

Fallbeispiel

„Ich war wieder im ganzen Raum zu hören."

Anneliese K. ist 34 Jahre alt. Sie ist in beratender Funktion als Sozialarbeiterin an einem Ort mit viel Publikumsverkehr tätig. Der HNO-Arzt diagnostizierte eine hypofunktionelle Dysphonie.

Ihre Stimme klingt leise und überlüftet, die Artikulation wirkt „verwaschen", ihre Körperhaltung ist schlaff. Frau K. leidet ständig unter der Angst, nicht verstanden zu werden: „Ich muss mich sehr oft wiederholen, was mir unangenehm ist. Innerlich fühle ich mich dann ganz zitterig. Ich habe Mühe, mich überhaupt noch auf den Sinn des Gesagten zu konzentrieren." Ihre Stimme erlebt Frau K. als unzureichend für ihre Aufgabe: „Es strengt mich an, zu sprechen, oft muss ich lauter werden, weil 2 weitere Kolleginnen im Raum tätig sind. Dann bleibt die Stimme manchmal auch ganz weg."

Die Interventionen beginnen mit einer Aktivierung des Körperinstruments. Besonders wichtig ist die Sensibilisierung der Wahrnehmung für die Unterschiede zwischen eingesunkener und aufgerichteter Körperhaltung und den damit verbundenen Auswirkungen auf Atmung, Stimmgebung und Artikulation.

Die Akzentmethode setzt ein mit ausladenden Armbewegungen im Largo-Tempo, unterstützt von akzentuierten Trommelschlägen, kombiniert mit weich schwingenden Vokalsilben im Anlaut: „op", „öp", „up", „üp", „ap", „ep", „ip". Der Vokalimpuls wird durch eine Zwerchfellaktivierung ausgelöst, die sich auf die Lautkraft überträgt. Es entsteht ein selbstregulierendes Zusammenspiel von subglottischem Druck und Stimmlippenspannung. Kommunikative Abläufe, in die auch Sprechhandlungen aus dem beruflichen Feld aufgenommen werden, steigern die Lautkraft, Resonanz und die Sprechmelodie. Das verlorene Selbstwertgefühl und das Vertrauen in die eigene Stimme kehren langsam zurück, sodass die Patientin wieder Freude an ihrer beruflichen Tätigkeit gewinnt.

18.7.3 Die Atemschriftzeichen nach Schümann

Die Schrift hat das Geheimnisvolle, dass sie redet. (Paul Claudel)

Gertrude Schümann war eine Schülerin von Clara Schlaffhorst und Hedwig Andersen. Über Jahrzehnte erforschte sie intensiv die Wechselwirkungen von Atem und Stimme. Ihre zentrale These lautet: Rhythmisierung und Stärkung des respiratorischen Geschehens haben immer auch eine Stärkung der Stimmfunktion zur Folge. Aus ihren Erkenntnissen entwickelte sie phonationsunterstützende Bewegungsformen, die rhythmische, schwingende und kreisende Elemente vereinen. Sie nannte diese Abläufe „Atemschriftzeichen".

Das Konzept

Der Patient zeichnet mit schwunghaften Impulsbewegungen Figuren entweder mit Wachskreide auf große Papierbögen oder imaginär in die Luft. Vorgegeben sind dabei einfache Grundformen, bspw. Kreis oder Halbkreis. Diese Impulsphasen wechseln sich ab mit Lösungsphasen. Der ausgelöste körperliche Impuls überträgt sich dabei auf die Artikulation und die Stimme. Atemschriftzeichen sind ein didaktisches Mittel, „verloren gegangene Gesetzmäßigkeiten der Atem- und Stimmorgane wiederherzustellen." „Bei dieser Handhabung", sagt Gertrude Schümann, „werden Atem und Stimmübungen miteinander verbunden. Sie vereinigen in einem Übungsablauf alle Regenerationswege: Kreisen, Schwingen, Rhythmus, Atmen und Tönen" [[168] S. 12 f.].

Die Methode überträgt den rhythmischen Impuls der Bewegung auf die Lautkraft von Silbe und Wort. Das rhythmische „Sprechmalen" nach Schümann unterstützt die Entwicklung eines prosodischen Sprachgebrauchs, aber auch das physiologische Ausschwingen in die Atempause mit reflektorischer Atemergänzung. Aus einem systematisch betriebenen physiologischen Einschwingen folgt intuitiv ein proportional angepassteres Verhältnis von Sprechakt, Pausensetzung und Akzentuierung beim Stimmgebrauch.

Grundübungen

In der Praxis lassen sich die Atemschriftzeichen auf wenige Grundformen reduzieren, die sich jedoch nahezu beliebig miteinander kombinieren lassen [168]. Beispielhaft werden der Kreis, das Schwingen im Halbkreis, die liegende Acht (Lemniskate) und das Atemschiff beschrieben.

▶ **Der Kreis.** Hauptmerkmal ist die einseitig gerichtete Bewegung, in der die Wiederkehr deutlich erfahrbar ist (▶ Abb. 18.4). Am tiefsten oder am höchsten Punkt treffen Bewegungsenergie und Lautkraft zusammen. Das redundante Ineinanderfließen des Kreises führt hinein in die Automatisierung und in das „Geschehenlassen".

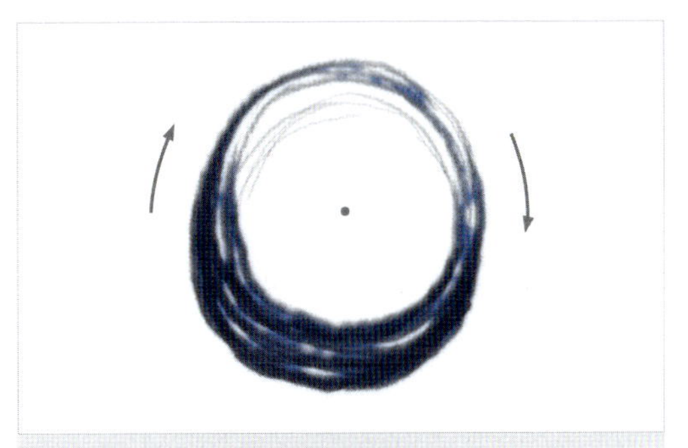

Abb. 18.4 Kreisen mit Schwerpunkt am unteren Rand. (Grafik: Sieghild Pieper)

▶ **Das Schwingen im Halbkreis.** Das Schwingen verläuft bipolar, es gibt kein endloses Weiterfließen, sondern eine Bewegungsumkehr, die an 2 Eckpunkten erfolgt (▶ Abb. 18.5). An ihnen wird jeweils die Akzentuierung für Bewegung und Stimme eingeleitet.

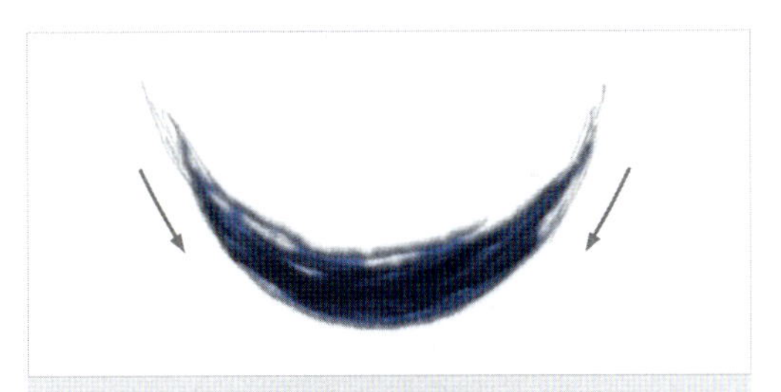

Abb. 18.5 im Halbkreis. (Grafik: Sieghild Pieper)

▶ **Die liegende Acht.** Die liegende Acht (Lemniskate) beginnt ihren Schwung von links oben in den rechten unteren Bogen. Von dort geht sie nach rechts oben, nimmt Schwung zum linken unteren Bogen und steigt dann wieder auf zum Ausgangspunkt (▶ Abb. 18.6). Bei zugeschalteter Phonation liegen die Betonungen jeweils am Kreuzungspunkt der Bögen. Dieser Ablauf trainiert die Sprechmelodie der Sprache und die Lautkraft.

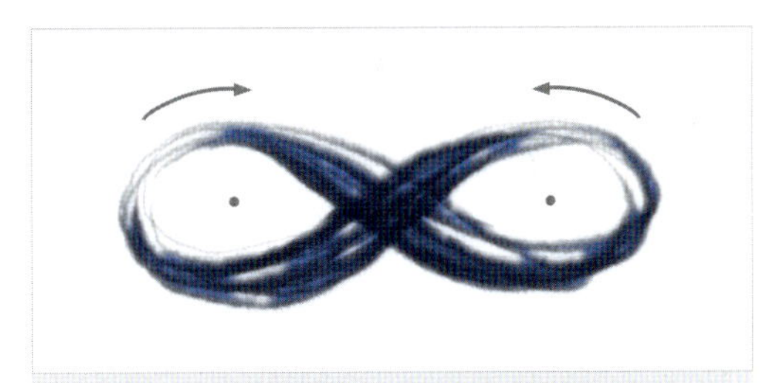

Abb. 18.6 Die Lemniskate (liegende Acht). (Grafik: Sieghild Pieper)

▶ **Das Atemschiff.** Das Atemschiff reguliert den dreiphasigen Atemrhythmus. Am Punkt A setzen Phonation und Bewegung ein, der Schwung führt über das „Deck und das Segel" zum Punkt B (▶ Abb. 18.7). Dort erfolgt die Atempause. Der neue Einatmungsimpuls setzt die Bewegung über den „Kiel des Schiffes" zum Ausgangspunkt A in Gang. Die Phonation erfolgt also auf dem Deck des Atemschiffs, während die reflektorische Einatmung über den Kiel verläuft.

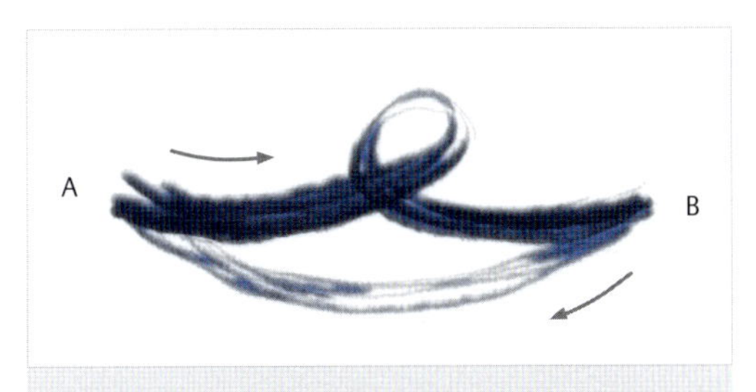

Abb. 18.7 Das Atemschiff. (Grafik: Sieghild Pieper)

▶ **Das Atemschiff im Textbeispiel:**
„Man braucht nur eine Insel
allein im weiten Meer.
Man braucht nur einen Menschen,
den aber braucht man sehr."
(Mascha Kaléko [90])

▶ **Anweisung für die erste Zeile:** Während der Bewegung von A nach B wird phoniert: „Man braucht nur eine Insel". Die Betonung „braucht" und „Insel" liegt im Aufschwung des Segels jeweils am Kreuzungspunkt. In Punkt B setzt das Abspannen des L-Konsonanten ein, das die reflektorische Atemergänzung auslöst. Diese läuft im Kiel zum Ausgangspunkt A.

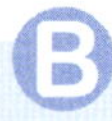

Fallbeispiel

„Meine Stimme läuft mir nicht mehr weg."
Carmen G., 29 Jahre, gebürtige Spanierin, seit 5 Jahren in Deutschland lebend, arbeitet in einer Bäckerei im Verkauf. Ärztlicherseits wurde eine hyperfunktionelle Dysphonie diagnostiziert.

Die Stimme der Patientin klingt angestrengt und rau, das Sprechtempo überhastet. Zurzeit befindet sich Frau G. in einer Beziehungskrise. Sie klagt über Schlafstörungen und quälende Magenbeschwerden. „Ich fühle mich unruhig, nervös und gestresst, finde keinen Halt. Bei der Arbeit kann ich mich nicht konzentrieren, sodass ich vermehrt Ärger bekomme."

Therapeutisch wird zunächst ein indirekter Weg gewählt, mit autosuggestiven Elementen, um eine vegetative Umschaltung von sympathischer zu parasympathischer Ebene einzuleiten. Frau G. kann sich jedoch nur schwer auf diesen Prozess einlassen, dagegen gut auf dynamische Kreisbewegungen mit Silben und Wörtern.

Die gleichmäßige, sich wiederholende Bewegung auf einer Kreislinienbahn bewirkt eine Pulsation von Getragensein, Gesammeltsein, Leichtigkeit und Kraft. Langsam stellt sich bei Frau G. ein Zustand rhythmischen Fließens ein. Der eigene körperliche Rhythmus wird erspürt, indem die Hände an eine Pulsstelle gelegt werden, an atemrelevante Bereiche des Körpers oder an Hals und Brust, um die Schwingungen beim Tönen wahrzunehmen.

Hinzu kommt Klatschen in der Grundpulsation mit ausschwingenden Armbewegungen, bspw. „hopp-hopp-bob-bob", mit einsilbigen Wörtern und dem Setzen von Schritten. Das Bewusstwerden der sich verbindenden rhythmischen Elemente – Kreisen, Stimme, Klatschen und Gehen – der bewusste Kontakt zum Boden, die Erfahrung des Gewichtabgebens, das Finden eines eigenen Tempos für schnell und langsam, geben Frau G. mehr innere Struktur. So entsteht Ruhe und die Basis für eine gezielte stimmtherapeutische Intervention.

19 Funktionskreis Atmung

19.1 Einleitung

Don't push the River, it flows by it self! (F. Perls)

Die Atmung (Respiration) beeinflusst nicht nur unsere Körperfunktionen. Sie ist darüber hinaus die Verbindung zwischen unserer inneren und äußeren Welt, die Schnittstelle zwischen Unbewusstem und Bewusstem. Sie verbindet unsere Gedanken mit Gefühlen, vermittelt unsere Stimmungen, formt Sprache durch die Stimme und ist zentral am kommunikativen Verhalten beteiligt.

Die Atmung steht mit vielen Bereichen in Wechselwirkungen, so hängt die Körperhaltung von der Atmung ab, die Atmung wiederum von der Körperhaltung. Reflektorisch ist der Atem mit der Stimme verbunden, er vertieft die Entspannung und intensiviert emotionales Erleben.

„Der Atem ist wie der Herzschlag eine schweigende Selbstverständlichkeit; er ist der Zustand des neutralen Wohlbefindens" [[21] S. 256]. Schon geringste Störungen im psychosomatischen Gleichgewicht eines Menschen lassen den Atem wie einen Seismografen auf alle Einflüsse des Lebens reagieren. Sichtbar werden diese an Veränderungen der Atemfrequenz, der Atemtiefe, dem Verhalten bei Ein- und Ausatmung, der mittleren Atemruhelage, bis hin zur reflektorischen Atemblockierung in Angst oder Schrecksituationen. „Der Atem stockt vor Schreck", sagt dann der Volksmund. Ist die Gefahr vorüber, gibt es ein befreiendes Aufatmen.

Mit der Atmung wird oft körperliche Erregung unter Kontrolle gehalten, um sich nach außen stark zu zeigen, seine Gefühle nicht sichtbar werden zu lassen. Unerwünschte Gefühle werden hinuntergeschluckt. Die Kontrolle der Atmung bei bestimmten Gefühlen führt zu Spannungsmustern, die in Zusammenhang mit gewohnheitsmäßigem Verhalten chronisch werden können (s. Kap. 17.5.2).

Die Atmung kann aber auch als explodierendes Herauslassen von Energie hörbar werden, etwa dann, wenn der Tennisspieler die gestaute Kraft beim Schlag herauslässt.

Die Vielfältigkeit und die Bedeutung der unterschiedlichen Ausdruckserscheinungen des Atemablaufs offenbaren sich primär im situativen Kontext und in entwickelten Lebensstrategien. Nur in diesem Zusammenhang kann die Atmung beurteilt, verstanden und gewertet werden.

19.2 Physiologische Grundlagen der Atmung

19.2.1 Allgemein

Lebenserhaltende Funktion

Die Atmung dient dem vitalen Prozess des Gasaustauschs. Unterschieden wird zwischen äußerer Atmung (Gasaustausch in der Lunge) und innerer Atmung (Sauerstoffversorgung und Kohlendioxidentsorgung der Gewebe). Bei der Einatmung wird lebensnotwendige sauerstoffreiche Luft bis in die Alveolen eingesogen. Dort findet die Aufnahme von Sauerstoff ins Blut statt. Über den Blutkreislauf wird er zu den Geweben des Körpers transportiert. Im Austausch geben diese Kohlendioxid ins Blut ab. Parallel zum Sauerstoffaustausch von den Alveolen ins Blut diffundiert Kohlendioxid aus dem Blut in die Alveolen und wird zusammen mit Wasser in die Umgebungsluft abgeatmet.

Antriebselement für die Stimmgebung

Gleichzeitig ist die Atmung ein Teil der wechselseitig aufeinander bezogenen Funktionsebenen des Stimmapparats:

Atmung – Stimmgebung – Lautbildung – Resonanz

Sie hat die Aufgabe

- eine ausreichende Luftmenge für die Lautproduktion zur Verfügung zu stellen,
- den situativ erforderlichen Luftdruck unterhalb der Stimmlippen in der Luftröhre (subglottischer Druck) zu gewährleisten und in Zusammenarbeit mit den Stimmlippen zu regeln. Optimale Verhältnisse sind dann gegeben, wenn sich subglottischer Druck und muskuläre Spannung der Stimmlippen in einem dynamischen Gleichgewicht befinden.

Atemmechanik

Grundlage der Atmung ist der rhythmische Wechsel von Einatmung, Ausatmung und Pause (Ruhespannung) bzw. die Vergrößerung und Verkleinerung des Brustkorbvolumens und damit des Lungenvolumens.

- Die *Vergrößerung* des Lungenvolumens führt zu einer Senkung des Druckes in der Lunge. Luft wird eingesaugt – Einatmung/Inspiration.
- Die *Verkleinerung* des Lungenvolumens führt zur Erhöhung des Druckes in der Lunge. Luft wird herausgedrückt – Ausatmung/Exspiration.

Transportwege der Atmung

Für die Atemwege wird ein Rohrsystem benutzt. Die eingeatmete Luft gelangt von der Nasenhöhle über die hinteren Nasenlöcher (Choanae) in den oberen Rachenraum (▸ Abb. 19.1). Von dort strömt sie über den Schlund in den Kehlkopf, die Luftröhre, die Bronchien und in die Lunge zu den terminalen Lungenbläschen (Alveolen), wo der Gasaustausch stattfindet. Ihre beiden engsten Stellen, die Nase und die Stimmritze, wirken dabei als „regulierendes Ventil" [[131] S. 33].

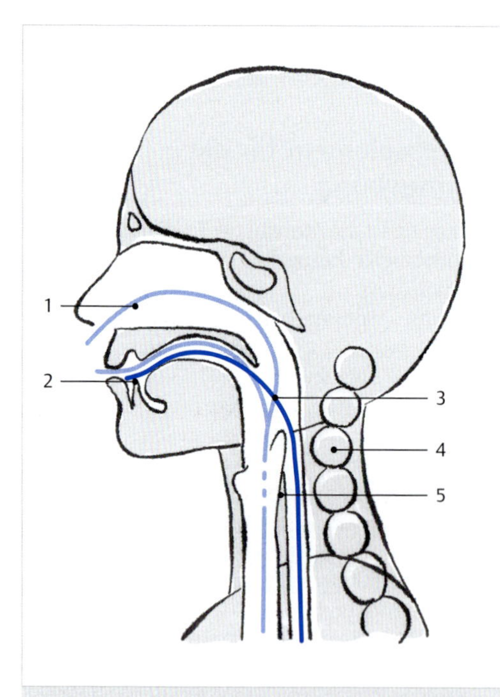

Abb. 19.1 Atemweg (1: Atemweg über Nase und Mund (hellblau); 2: Speiseweg (dunkelblau); 3: Kreuzung des Atem- und Speisewegs; 4: 3. Halswirbel – auf Höhe des Zungenbeins; 5: Kehlkopf). (Grafik: Sieghild Pieper)

Atemregulation

Die Atmung wird durch ein differenziertes Regelsystem gesteuert und überwacht. Dieser Vorgang bleibt normalerweise unbewusst. Es ist jedoch jederzeit möglich, diese Automatik zu unterbrechen, den Atemablauf bewusst werden zu lassen und ihn unter kortikaler Leitung weiterzuführen. Über diesen Weg sind auch Veränderungen an pathologischen Atemabläufen möglich. Hat die Atmung jedoch bestimmte Aufgaben zu erfüllen, wie beim Sprechen, Singen oder im Rahmen sportlicher Leistungen, benötigt die Atemfunktion Training und bestimmte Techniken.

Atemrhythmusgenerator

Der Atemrhythmusgenerator ist zuständig für die Ein- und Ausatmung. Er wird durch das Zentralnervensystem gesteuert und befindet sich im verlängerten Mark (Medulla oblongata). Von dort sendet er Impulse an die Ursprungszellen des Zwerchfellnervs (N. phrenicus) sowie an die Interkostalnerven und initiiert dort einen Atemzyklus.

Die Atemfrequenz ist abhängig von den Meldungen der Rezeptoren an das Zentralnervensystem, die den Sauerstoffgehalt und den pH-Wert des Blutes messen. Zusätzlich wird die Frequenz beeinflusst von Dehnungsrezeptoren in der Lunge, Kälterezeptoren der Haut, aber auch von Verbindungsbahnen zur Hirnrinde, zum limbischen System und zum Hypothalamus.

Lungenvolumina

Beim Atmen wird eine bestimmte Luftmenge bewegt, deren Größe sich danach richtet, ob ausreichend ein- und ausgeatmet wird. Verschiedene Lungenvolumina sind zu unterscheiden (▸ Abb. 19.2):

- Das *Atemzugvolumen* ist die Luftmenge, die bei jedem physiologischen Ein- und Ausatmungsvorgang in mittlerer Lage ausgetauscht wird.
- *Inspiratorisches Reservevolumen* ist die Luftmenge, die nach normaler Inspiration noch zusätzlich eingeatmet werden kann.
- *Exspiratorisches Reservevolumen* ist die Luftmenge, die nach normaler Exspiration noch in der Lunge verbleibt und zusätzlich ausgeatmet werden kann.

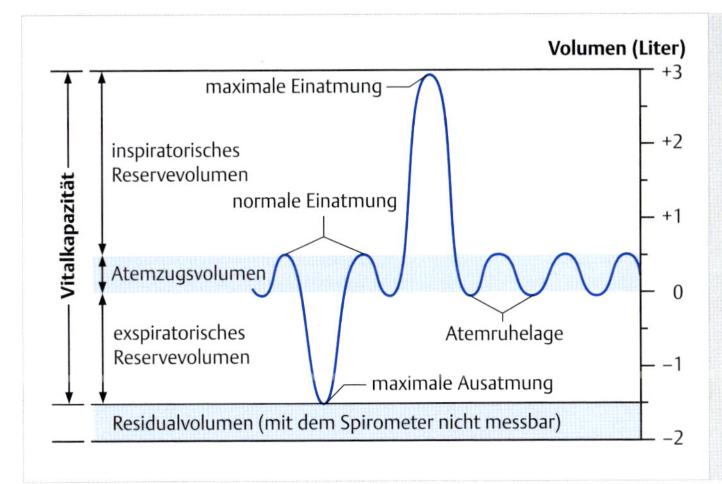

Abb. 19.2 Atemverlaufskurve und Atemvolumina.

Diese 3 Komponenten bilden gemeinsam die Vitalkapazität. Je größer die Vitalkapazität, je besser sie ausgenutzt werden kann, desto mehr Luft steht für die Stimmgebung zur Verfügung. „Für die Stimmlippenfunktion ist jedoch nicht die Luftmenge entscheidend, sondern wie ökonomisch die exspiratorische Luft in Schallenergie umgesetzt werden kann" [[122] S. 17], also wie präzise die Steuerung des subglottischen Druckes erfolgt.

19.2.2 Atemmuskulatur

Der wichtigste Einatmungsmuskel ist das Zwerchfell (s. Kap. 16.7.4). Zur Atemmuskulatur gehören außerdem die Zwischenrippenmuskeln (Mm. intercostales). Sie verlaufen schräg zwischen den Rippen in einer äußeren und inneren Schicht. Ihre Aufgabe ist es, den Abstand zwischen den Rippen während der Atmung entweder zu vergrößern oder zu verkleinern.

Äußere Zwischenrippenmuskeln (Mm. intercostales externi)

Die Kontraktion der äußeren Zwischenrippenmuskeln hebt die Rippen an, erweitert den Innenraum des Brustkorbs, vergrößert das Lungenvolumen und erleichtert dadurch wesentlich die Einatmung.

Innere Zwischenrippenmuskeln (Mm. intercostales interni)

Die Kontraktion der inneren Zwischenrippenmuskeln senkt die Rippen, verengt den Innenraum des Brustkorbs, verringert das Lungenvolumen und erleichtert dadurch wesentlich die Ausatmung.

Atemhilfsmuskeln

Neben den inspiratorischen äußeren Zwischenrippenmuskeln können Atmungshilfsmuskeln aktiv werden. Sie setzen am Brustkorb an und können ihn bei Bedarf (bspw. bei extremer körperlicher Belastung) zusätzlich anheben und dadurch erweitern. Die wesentlichen inspiratorischen Atemhilfsmuskeln sind die Mm. pectorales major und minor, der M. sternocleidomastoideus, die Mm. serrati und die Mm. scaleni.

Wichtigste Atemhilfsmuskeln für die Ausatmung sind die Bauchmuskeln (s. Kap. 16.7.4). Spannen sie sich an, können sie die Baucheingeweide gemeinsam mit dem Zwerchfell nach oben schieben und dadurch den Brustraum verkleinern. Gemeinsam mit dem inneren Brustkorbmuskel (M. thoracis transversus) unterstützen sie wesentlich die Ausatmung.

19.2.3 Dreiphasiger Atemzyklus

Die Atmung bewegt sich in einem dreiphasigen Zyklus:

- Einatmung
- Ausatmung
- Atemruhelage (Atempause, Regenerationsphase)

Meistens spüren wir die Atmung nicht, bspw. wenn wir entspannt in einem Sessel sitzen. Und dennoch bewegen sich Zwerchfell, Brustkorb und Bauchdecke in einem regelmäßigen Ablauf etwa 15- bis 18-mal in der Minute. Die Phasen von Ein- und Ausatmung sind dabei annähernd gleich lang. Mit jedem Atemzug gelangt ungefähr ein ½ Liter Luft in die Lungen. Der Mensch atmet pro Tag in Ruhe mindestens 10 000 Liter Luft ein und die gleiche Menge als CO_2-angereicherte Luft wieder aus.

Die Stimmritze (Glottis) ist während der Atmung weit geöffnet. Es entsteht eine dreieckige Öffnung, durch die die Atemluft mit geringstem Widerstand ein- und ausströmen kann.

Einatmung

Voraussetzung für eine ökonomische Einatmung ist ein aufgerichteter Oberkörper und ein gelöster Schultergürtel.

Mit Beginn der Einatmung spannt sich das Zwerchfell. Sein zentraler sehniger Anteil, das Centrum tendineum, senkt sich, die Wirbelsäule streckt sich. Dadurch wird der vertikale Durchmesser des Brustraums erweitert, die Lunge dehnt sich aus, es entsteht ein Unterdruck. Die Einatmung setzt ein. Insgesamt kann sich das Zwerchfell bei tiefer Atmung bis zu 10 cm nach unten verschieben (Putz in [10]).

Die Abwärtsbewegung des Zwerchfells drückt die Baucheingeweide nach unten, Bauchdecke Flanken und die Rückenpartie wölben sich nach außen, sodass ringsherum ein gewisses Spannungsgefühl vorhanden ist. Die Kompression der Bauchorgane und die Bauchdeckenspannung bilden einen zunehmenden Widerstand, der das Zwerchfell an einem Tiefertreten hindert. Jetzt stützt es sich mit seinem Centrum tendineum auf den Bauchorganen ab und ist in der Lage, den unteren Rippenbogen mit seinen muskulären Anteilen zur Erweiterung des Brustraums anzuheben.

Je tiefer die Einatmung ist, desto mehr wird das Zwerchfell von den Zwischenrippenmuskeln (Mm. intercostales externi), die die unteren Rippen anheben, und den Atemhilfsmuskeln unterstützt (▶ Abb. 19.3). Mit der vermehrten Kontraktion des Zwerchfells während der Einatmung wird der Kehlkopf durch den Zug von Luftröhre (Trachea) (s. Kap. 20.1.6) und Speiseröhre (Ösophagus) nach unten gesenkt.

Die synchrone Aktivierung von Zwerchfell und den Zwischenrippenmuskeln, die den Brustkorb heben, hat folgende Auswirkungen:

- Erweiterung der Querspannung des unteren Brustkorbs durch Senkung des Zwerchfells. Die Flanken bewegen sich nach außen.
- Erweiterung des sagittalen Durchmessers im oberen Brustkorb. Das Brustbein hebt sich nach oben und vorn durch die Aktivierung der Mm. intercostales externi und der Atemhilfsmuskeln.
- Aufrichtung der BWS und des Brustkorbs aufgrund des Streckreflexes des Rückenstreckers.

Ist mit der Einatmung eine geistige Ausrichtung (Intention) auf eine bevorstehende Handlung verbunden, optimiert sich das funktionelle Geschehen zu einem harmonischen Zusammenspiel.

Einatmung durch die Nase

▶ **Aufgabe der Nase.** Die Nase stellt den Beginn des Atemorgans dar, ist Sitz des Geruchssinns und an der Bildung der Stimme und Sprache beteiligt. Die Luft wird in der Nase erwärmt, befeuchtet und von Staubteilchen gereinigt. Durch die Eustachi-Röhre (röhrenartige Verbindung zwischen Mittelohr und Nasenrachen) stehen die Nasenhöhlen

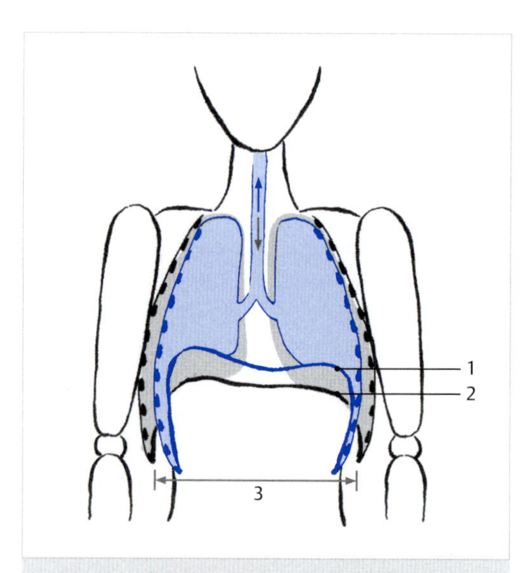

Abb. 19.3 Stellung des Zwerchfells bei maximaler Ein- und Ausatmung (1: Zwerchfell in Ausatemposition; 2: Zwerchfell in Einatemposition; 3: Erweiterung des unteren Rippenbogens bei maximaler Einatmung). (Grafik: Sieghild Pieper)

und der obere Rachen in offener Verbindung mit dem Mittelohr.

Die Nasenhöhlen werden durch die Nasenscheidewand (Septum nasi) in 2 Hälften geteilt. Häufig gibt es Abweichungen in der senkrecht stehenden Wand, sodass die Nasenhöhlen von ungleicher Größe sind. Durch die kleinere kann die Luft oft nicht ausreichend fließen. Sie wird dann als „verstopft" empfunden, oft hörbar in der Veränderung des Stimmklangs.

▶ **Steuerung des Atemstroms durch die Nase.** Die Atemluft wird in der Nase bis in die hinter ihr liegende Rachenkuppel gesteuert. Besonders der vordere obere Teil der Nase wirkt dabei wie ein veränderbares Ventil.

Der Saugwiderstand der Nase bewirkt eine Hebung und Tonisierung des weichen Gaumens. Dadurch verengt sich die Rachenkuppel, sodass ihr auch eine gewisse Ventilfunktion zukommt.

Durch diese Ventilfunktionen werden Einatmungsmuskulatur und Zwerchfell aktiviert, gekräftigt und während der Phonation in einer regulierenden Spannungsbalance gehalten. In der Nase ist die Einatmungsluft wie ein leichtes Ansaugen spürbar, am oberen Rachen und der Rachenkuppel wie ein komprimierter kühler Luftstrahl, wenn gleichzeitig Luft durch den Mund aufgenommen wird.

Fehlt die Nasenenge, verliert die Einatmungsmuskulatur an Spannkraft und Leistungsfähigkeit. Die Phonationsluft kann nicht ausreichend gebündelt werden. Es besteht die Gefahr, dass die Stimmritze zur Stelle des größten Widerstands in den oberen Luftwegen wird, mit der Folge, dass die Stimmlippenmuskulatur in eine Überspannung kommt.

Einatmung durch den Mund

Bei der Mundatmung besteht ein geringer Luftwiderstand, dem Luftstrom fehlt der Gegenhalt. Die Atemmuskulatur kann sich nicht ausreichend tonisieren, sodass vermehrt Atemhilfsmuskeln aktiviert werden. Die Atmung wird vorwiegend thorakal akzentuiert. Dies hat zur Folge, dass der Kehlkopf sich nicht angemessen absenken kann. Seine notwendige Flexibilität im phonatorischen Ablauf ist behindert.

Vermehrte Atmung durch den Mund führt zum Austrocknen der Schleimhäute. Besonders unter Stimmbelastung können dadurch Missempfindungen im Rachenraum und/oder Reizungen der Kehlkopfschleimhaut auftreten.

Einatmung durch Nase und Mund

Um zum Sprechen und Singen schnell genügend Luft zur Verfügung zu haben, muss gleichzeitig durch Nase und Mund eingeatmet werden. Durch die Beteiligung der Nase ist eine reaktive Regulierung der Spannung in den Atemmuskeln und im Zwerchfell gegeben. Diese bleibt auch während der Phonation aktiviert.

Einatmen durch Nase und Mund bedeutet, den Schlundraum zu öffnen. Bei intentionaler Ausrichtung hebt sich der weiche Gaumen, der Rachenraum vergrößert sich, der Kehlkopf bewegt sich nach unten.

Ausatmung

In der Regel ist die Ausatmung ein rein passiver Vorgang. Das Zwerchfell erschlafft. Der bei der Einatmung erhöhte Innendruck des Bauchraums gleicht sich aus, das Zwerchfell geht nach oben. Der Brustkorb sinkt aufgrund seines Eigengewichts bei aufrechter Körperhaltung nach unten. Zusammen mit den elastischen Rückstellkräften der Lunge und der knorpeligen Rippenanteile verkleinert sich der Innenraum des Brustkorbs.

Bei verstärkter Ausatmung kontrahieren sich die Bauchmuskeln entsprechend den körperlichen oder stimmlichen Anforderungen. Dabei drücken sie die Baucheingeweide mit dem Zwerchfell nach oben in den Brustkorb und ziehen den unteren Rippenbogen nach unten. Der vertikale Durchmesser des Brustraums wird zusätzlich verkleinert durch Anspannung der inneren Zwischenrippenmuskeln (Mm. intercostales interni) und des M. thoracis transversus.

Atempause

Ist die Phase der Ausatmung beendet oder die Lautbildung eines Wortes, erfolgt durch das Lösen der artikulatorischen und/oder phonatorischen Hemmstellen unmittelbar ein Ausströmen von Restluft im Nachhauch.

Es ist die Phase, in der sich die elastischen Kräfte der Atemorgane in einem Gleichgewicht befinden und die muskulären Elemente der Atmung entspannt sind. Dadurch sind optimale Voraussetzungen für die Bereitstellung eines neuen Atemimpulses- bzw. Stimmeinsatzes gegeben.

Synonym werden für diesen Vorgang Begriffe verwendet wie Atempause, Atemruhelage, Regenerationsphase, Lösungsphase, Balance der Kräfte, Abfedern am Ende der Phonation in die Pause, in der die „reflexartige Luftergänzung" eingeleitet wird [25].

19.2.4 Atmungstypen

Brust-Rippen-Atmung (thorakokostale Atmung)

Die Erweiterung des Brustraums erfolgt überwiegend durch Hebung der Rippen. Dabei ist das Zwerchfell oft in Hochstellung, im Bauchraum herrscht ein hoher Innendruck. Beim Einatmen wird das Zwerchfell schnell in seiner Abwärtsbewegung durch den hohen Druck im Bauchraum aufgehalten. Es stützt sich auf dem Bauchraum ab und hebt den unteren Rippenbogen zur Seite und nach vorn an. Mit zusätzlicher Unterstützung der Zwischenrippenmuskeln und der Atemhilfsmuskulatur wird nur der Brustkorb stark erweitert (▸ Abb. 19.4a).

Bauchatmung (abdominale Atmung)

Beim abdominalen Atmungstyp ist die Bewegung des Bauches vorherrschend. Das Zwerchfell befindet sich oft in Tiefstellung, die Rippen- und Brustbeinbeweglichkeit ist eingeschränkt, die Bauchmuskulatur schlaff und der Bauchinnendruck niedrig. Die Erweiterung des Atemraums findet hauptsächlich über den Bauchraum statt (▸ Abb. 19.4b).

Bauch-Flanken-Atmung (kostoabdominale Atmung)

Die Kombination von kostaler und abdominaler Atmung gilt als die effektivste und energetisch sparsamste Form. Sie besteht in einer ausgewogenen, gleichzeitigen Anhebung und Senkung von Brust- und Bauchwand (▸ Abb. 19.4c). Dabei liegt die Betonung auf „ausgewogen", da alle Menschen unter Normalbedingungen Brust- und Bauchatmung gemeinsam anwenden. Die Tendenz zur einen oder anderen Form ist jedoch individuell unterschiedlich [175].

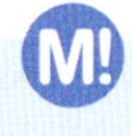

Merke

Effektive Spannungsverhältnisse im Atemapparat

Der Atemapparat arbeitet optimal, wenn sich Brust- und Bauchdurchmesser beim fortlaufenden Sprechen und Singen ungefähr parallel zur sog. Relaxationslinie bewegen. Auf dieser Linie benötigt der Atemapparat die geringsten muskulären Kräfte. Jedes Abweichen erfordert einen erhöhten Einsatz von Muskelkräften, bspw. bei überwiegender Bauch- oder Brustatmung.

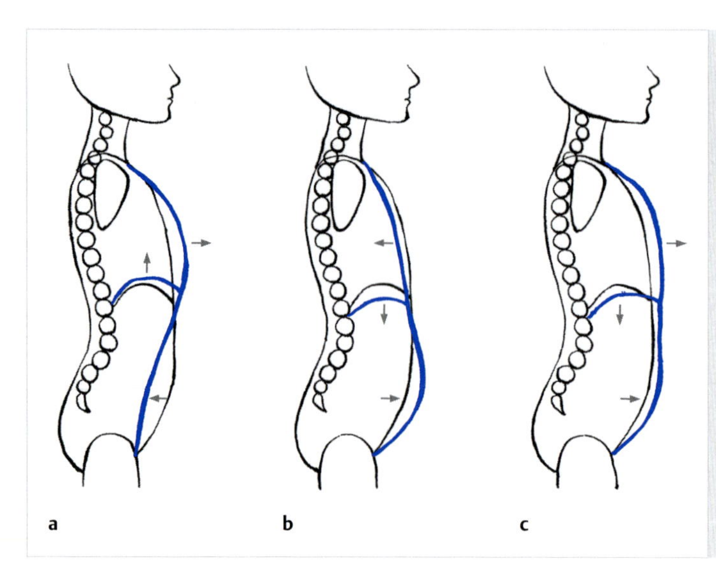

Abb. 19.4 Atmungstypen. (Grafik: Sieghild Pieper)
a Brust-Rippen-Atmung.
b Bauchatmung.
c Bauch-Flanken-Atmung.

19.3 Atmung: Sprechen und Singen

Ich atme nie mehr Luft ein, als ich brauche, um an einer Rose zu riechen. (Mattia Battistini)

Sobald die Phonation in den Vordergrund tritt, kommt es zu einer völligen Veränderung der Prioritäten in der Atmung. Die Bedürfnisse der Phonation bestimmen jetzt weitgehend den Ablauf von Ein- und Ausatmung. Die Einatmung muss schnell erfolgen, um rasch die notwendige Luftmenge für die Stimm- und Lautproduktion bereitzustellen. Die Ausatmung ist dagegen beim fortlaufenden Sprechen verlangsamt. Das Aushalten eines Tons ist nicht nur vom Luftverbrauch und der Funktion der Stimmlippen abhängig, sondern auch von der Höhe der CO_2-Spannung im Blut. Es erfolgt automatisch der Impuls für eine neue Einatmung, wenn der CO_2-Gehalt der Ausatemluft 5–7 Vol.-% erreicht hat [110].

19.3.1 Phonationsatmung im Verbund mit Kehlkopf und Rachenraum

In dieser Systemeinheit haben die Organe folgende Funktionen:

- Das *Atemorgan* stellt die erforderliche Luftmenge zur Verfügung, um die Stimmlippen in Schwingung zu versetzen. Sie sorgt für den notwendigen Druck unterhalb der geschlossenen Stimmlippen (subglottischer Anblasedruck). Dieser regelt und optimiert die Anpassungsverhältnisse zwischen Luftdruck und Stimmlippenfunktion und dient der energetischen Aufrechterhaltung des Schwingungsvorgangs der Stimmlippen.
- Der *Kehlkopf* mit seinen Stimmlippen fungiert als Generator zur Erzeugung des Rohschalls. Die schwingenden Stimmlippen wandeln den aus der Lunge herausströmenden Luftstrom in akustische Energie (Primärklang). Sie komprimieren den Luftstrom, der gebündelt den angrenzenden Rachenraum durchläuft. Gleichzeitig wirken die Stimmlippen für die durchströmende Luft als steuerndes Ventil.
- Der *Rachenraum*, Mundhöhle und Nasenhöhle sind die Räume für die Lautbildung und Resonanz. Dort wird der Primärklang verstärkt oder gedämpft. Koordinierte artikulatorische Bewegungen bilden Vokale, Konsonanten und Sprechabläufe.

▸ **Subglottischer Druck und Stimmlippenspannung.** Der subglottische Druck (Luftdruck unterhalb der Stimmlippen) bewirkt einen permanenten Antrieb in Richtung Öffnung der Stimmlippen. Die muskuläre Spannung der Stimmlippen und ihre variablen Möglichkeiten der Formveränderung werden fein abgestimmt mit dem Luftdruck, der sich unter ihnen aufbaut. Um die Stimmlippen zum Schwingen anzuregen, ist ein Druck von 2–3 cm H_2O notwendig. Für einen leisen Ton werden 5–7 cm H_20 benötigt. Beim spontanen Sprechen liegt dieser Wert nur unwesentlich höher [94]. Bei fortlaufendem Sprechen „wird die stark verlängerte Exspirationskurve oft erst unterhalb der Atemruhelage abgebrochen, d.h. die Sprechatmung findet genau in dem Bereich statt, in dem sich das respiratorische System am leichtesten bewegen lässt“ [[173] S. 16 f.].

19.3.2 Stützfunktion für die Phonation – ein Balanceakt

Auf die Sekunde vor dem Ton kommt es an. (Lilly Lehmann)

Damit sich beim Sprechen die subglottischen Druckverhältnisse den unterschiedlichen Anforderungen der Phonation ökonomisch und situationsgerecht anpassen können, muss die Ausatmung verlangsamt und aktiv gebremst werden.

Zu Beginn der Tongebung sind daher Aktivitäten der inspiratorischen Zwischenrippen- und Hilfsmuskeln und des Zwerchfells erforderlich, die den exspiratorisch wirkenden Rückstellkräften von Lunge, Rippenknorpeln, Gewicht des Brustkorbs und dem Bauchinnendruck entgegenwirken. „Unterhalb der Atemruhelage müssen jedoch zusätzliche exspiratorische Kräfte wirksam werden, um den erforderlichen subglottischen Anblasedruck gegen die zunehmend stärkeren inspiratorisch wirkenden Rückstellkräfte aufrechterhalten zu können“ [[175] S. 24].

Wesentlich dabei ist, dass der initiale Einsatz inspiratorischer Kräfte und der Wechsel zwischen inspiratorischen und exspiratorischen muskulären Aktivitäten ökonomisch und gleitend geschieht. Dieses funktionelle Gleichgewicht, eingebunden in die Funktionskreise Körperhaltung, Atmung, Stimmgebung und Lautbildung, wird allgemein als Atemstütze bezeichnet.

► **Gebräuchliche Begriffe für die Atemstütze.** Viele Autoren sind bemüht, für „Atemstütze" einen anderen Begriff zu finden, da dieser „Festigkeit" suggeriert und somit Missdeutungen nahelegt. Synonym werden Begriffe gebraucht wie Atemhalt [131], „Stütze ist der Halt, den die Einatmungsmuskulatur dem Zusammensinken des Atembehälters entgegensetzt" [[222] S. 105], Atembalance [25], elastische Spannhalte oder „Stütze, das Schweben zwischen Ein- und Ausatmung" [[192].

Alle Begriffe können jedoch ebenso wenig die Vielschichtigkeit des Vorgangs aufzeigen, sondern bedürfen einer Erklärung. Da Atemstütze jedoch als Begriff fest verankert ist, wird er im Folgenden weiter verwendet.

19.3.3 Wahrnehmen des Stützvorgangs in Bauchraum, Brustkorb und Rachen

Bauchraum

Unmittelbar vor Tonbeginn (präphonatorisch) spannen sich die unteren inneren Bauchmuskeln und die Lendenmuskulatur durch Erhöhung des Bereitschaftpotenzials an. Im Moment der Tongebung drücken diese Muskeln, entsprechend den Erfordernissen der Phonation, den unteren Bauchraum etwas nach innen. Dies ist spürbar als Querspannung oberhalb der Leisten und im unteren Brustkorb. Der Bauchinnendruck erhöht sich.

Die obere Bauchmuskulatur erfährt reaktiv eine leichte Anspannung, sodass der erhöhte Bauchinnendruck gezielt auf das Zwerchfell gerichtet ist. Es entsteht ein ausbalanciertes Zusammenspiel zwischen erhöhtem zielgerichtetem Bauchinnendruck und dem kontrollierten exspiratorischen Nachgeben des Zwerchfells, um den subglottischen Druck fein dosiert regeln und steuern zu können.

Ohne die eutonische Spannungserhöhung der oberen Bauchwand ginge der aufgebaute Druck im Bauchraum für die Stimmfunktion verloren.

Ist die obere Bauchwand jedoch überspannt, zieht sie den unteren Rippenbogen nach unten und behindert die für die Zwerchfellaktivitäten notwendige Querspannung im unteren Brustkorb.

Brustkorb

Die inspiratorische Gegenaktivität der Zwischenrippen- und Hilfsmuskeln verhindert ein Zusammensinken des Atemapparats während der Phonation. Sie ist spürbar in einer Erweiterung des Brustkorbs, die während der Phonation permanent elastisch vorhanden bleibt.

Der Toneinsatz beginnt mit dem Gefühl des Einsaugens und der Empfindung, dass sich der Brustkorb leicht weitet und das Brustbein sich anhebt.

Rachen

Ebenso wie die Atemmuskulatur spannt sich beim Einsetzen des Tons präphonatorisch die Muskulatur des Rachens an, die zu einem gut tonisierten Rohr wird. Dieses Rohr muss ebenso wie die Atemmuskulatur ihre Spannung halten, so lange der Ton klingt.

Alle Teilbereiche optimieren sich zu einem ganzheitlichen Prozessgeschehen, wenn der Lautäußerung eine intentionale Richtung gegeben wird.

Luftströmung zwischen den Stimmlippen während der Phonation

Die Stimmritze ist die engste Stelle im Kehlkopf. Die Luft durchströmt sie mit hoher Geschwindigkeit, die in der Mitte zwischen den Stimmlippen höher ist als am Rand. Dadurch entsteht ein Unterdruck an ihren Randkanten, sodass die Stimmlippen durch die quer zur Strömungsrichtung wirkende Kraft zueinander gezogen werden. Diese Kraft wird als Sogkraft oder Bernoulli-Kraft bezeichnet.

Die Sogkraft verengt die Stimmritze, sodass sich die Strömungsgeschwindigkeit noch mehr steigert. Der Unterdruck an den Randkanten erhöht sich und führt zum Schließen der Stimmlippen. Dadurch sind optimale Voraussetzungen für das Zusammenwirken von Luftstrom, Stimmlippenbewegung und der die Stimmlippen überlagernden Schleimhaut gegeben (s. Kap. 20.1.6).

19.4 Welche Abweichungen können den Ablauf der Atmung stören?

19.4.1 Funktionelle Störungen der Atmung

Mangelhafte Aufrichtung des Körpers

Die Folgen einer mangelhaften Aufrichtung des Körpers sind:

- Der Brustkorb sinkt ein, der Abstand zwischen unterem Rippenbogen und Becken verringert sich. Die Bauchmuskulatur ist schlecht tonisiert (s. Kap. 16.2.3).
- Durch das Einsinken des Brustkorbs fehlt dem Zwerchfell die erforderliche Spannung. Es kann den unteren Rippenbogen bei der Einatmung nicht genügend anheben. Eine Querspannung des unteren Brustkorbs ist nicht ausreichend möglich. Das Zwerchfell kann nicht optimal eingespannt werden.
- Der notwendige Streckreflex der BWS bei der Einatmung erfolgt nicht. Dadurch wird das Anheben der unteren Rippen nur unzureichend unterstützt. Die Atemhilfsmuskulatur des Schultergürtels muss verstärkt arbeiten und verspannt sich.
- Die Atemräume werden nicht ausreichend entfaltet.

Überhöhte bzw. verminderte muskuläre Spannung im Rumpf

Die Folgen einer überhöhten oder verminderten muskulären Spannung im Rumpf sind:

- Reduzierte Atemexkursionen mit eingeschränkter Vitalkapazität bei vermindertem Lungenvolumen.
- Verlust der Querspannung im unteren Brustkorb. Eine in Längsspannung auf- und abgehende Bewegung des Brustkorbs ist kompensatorisch vorherrschend.
- Das reflektorische Zusammenspiel zwischen subglottischem Druck und Stimmlippenspannung wird hyperfunktionell, bzw. hypofunktionell beeinträchtigt.
- Ein überspannter Schultergürtel hat ein verspanntes, unelastisches Zwerchfell zur Folge. Beide Bereiche werden aus den gleichen HWS-Segmenten nerval versorgt (C 3, 4, 5).

Erhöhte Spannung in der Bauchmuskulatur

Durch eine schlecht tonisierte Bauchdecke werden Ausatmung und Steuerung des subglottischen Druckes erschwert.

Ist der Bauchinnendruck erhöht, drückt er das Zwerchfell in einen Hochstand. Es verliert an Flexibilität und muss vermehrten Arbeitsaufwand betreiben, um den subglottischen Druck entsprechend den Erfordernissen zu steuern. Im Stimmlippenbereich kann eine übermäßige Gegenspannung mit reduziertem Schwingungsverhalten entstehen.

Paradoxe Atembewegung

Man unterscheidet 2 Formen der paradoxen Atembewegung:

- *Thorakal akzentuiert:* Bei der Einatmung werden Brustkorb und Schultergürtel übermäßig angehoben. Gleichzeitig wird die Bauchdecke nach innen gezogen, anstatt sie nach außen vorzuwölben.
- *Abdominal akzentuiert:* Bei der Einatmung wird die Bauchdecke übermäßig vorgewölbt, gleichzeitig sinkt der Brustkorb ein.

Unzureichende Atempause

Ist die Atempause unzureichend, kann die Atemruhelage nicht angemessen erreicht werden. Das exspiratorische Reservevolumen erhöht sich. Es kommt zu einer verminderten Einatmung und sympathikotoner Überspannung aller atemrelevanten Strukturen. Dies führt zu erhöhten Druckverhältnissen unterhalb der Stimmlippen, der Kehlkopf kann sich nicht flexibel absenken. Der Rachenraum wird verkürzt und eingeengt. Hals-, Schulterbereich und Zwerchfell reagieren vermehrt mit muskulärer Spannung.

Ungenügende Nasenenge

Der Luftstrom wird unzureichend komprimiert und gesteuert, die Atemmuskulatur mangelhaft tonisiert. Dadurch kann die Stimmritze zur Stelle des größten Widerstands im Luftstrom werden, mit entsprechenden hyperfunktionellen Folgeerscheinungen.

19.4.2 Glottogene Störungen der Atmung

Forcierte Ausatmung während der Phonation

Im gesamten Atem- und Stimmapparat wirkt eine nach außen schiebende Kraft. Sie führt zu einer gesteigerten Atemfrequenz, zu kompensatorisch erhöhten Muskelspannungen und zu einem überlüfteten Stimmklang. Luft, die nicht in Klangenergie umgewandelt wird, passiert die Stimmritze.

Überhöhter Tonus der Stimmlippenmuskulatur

Die Ausatmung wird in ihrem Fluss gehemmt. Der subglottische Druck muss vermehrt gesteigert werden, um die Stimmlippenschwingung anzuregen. Die Stimmlippenmuskulatur muss dem erhöhten Luftdruck standhalten, mit der Folge, dass die Amplituden der Stimmlippen reduziert und die Randkantenverschiebungen vermindert sind. Oft werden die darüberliegenden Taschenfalten mit aktiviert.

Verminderter Tonus der Stimmlippenmuskulatur

Der Ausatmung kann kein ausreichender Widerstand (Glottisenge) entgegengesetzt werden, bspw. bei Stimmlippeninsuffizienz oder einseitiger Stimmlippenlähmung. Die Folgen: erhöhter Luftverbrauch, gesteigerte Atemfrequenz, überlüfteter Stimmklang und verkürzte Tonhaltedauer. Oft sind diese Erscheinungen die vorherrschende Symptomatik einer hypofunktionellen Stimmerkrankung.

19.4.3 Weitere Störfaktoren

Psychogene Faktoren

Diese Faktoren haben Auswirkungen auf den Rhythmus, die Frequenz und den Ablauf der Atmung. Eine Hochatmung ist dabei vorherrschend. Das Zurückhalten von traumatischen Ereignissen, oft mit Zusammenpressen der Lippen, bremst den Atemfluss und das Herausfließen von Emotionen.

Pathologische Störungen

Handelt es sich um ernstere Atemstörungen wie obstruktive und restriktive Ventilationsstörungen, mangelhafte Lungenbelüftung, Störungen des Gasaustauschs oder der Lungendurchblutung, erfolgt keine Behandlung durch einen Stimmtherapeuten. Es wird hier nur auf solche Atemstörungen hingewiesen, die im direkten Zusammenhang mit der Stimmfunktion stehen.

19.5 Leitlinien der Therapie

Alle Atemübungen sind einbezogen in die Gesamtheit von Körperhaltung, Stimmfunktion und Lautbildung. Es ist jeweils mit der Ausatmung zu beginnen, um von der Atemruhelage, in der alle an der Stimmgebung beteiligten Strukturen in Ruhespannung sind, die Einatmung kommen zu lassen. Dadurch wird vermieden, sich zu Beginn „vollzupumpen", mehr Luft aufzunehmen, als für die situative Stimmfunktion notwendig ist.

► **Atemübungen und Phonation.** Atemübungen sind mit Phonation zu verbinden, um einerseits über Reibelaute den Luftfluss zu aktivieren und andererseits die herausströmende Luft durch den glottalen bzw. artikulatorischen Widerstand zu bündeln und die subglottischen Luftdruckverhältnisse zu optimieren.

► **Dreiphasiger Atemrhythmus.** Erreichen einer individuellen, ausgewogenen kostoabdominalen Atmung (s. Kap. Bauch-Flanken-Atmung (kostoabdominale Atmung)) in den Phasen:
- Ausatmung
- Ausschwingen lassen in die Atemruhelage
- Einatmung

► **Effizienter Regelkreis.** Zwischen den Muskeln der Atmung, dem subglottischen Druck und der Stimmlippenspannung (mediale Kompression) muss während des Sprechens, des Singens und bei emotionalem Ausdrucksgeschehen ein psychophysisches Gleichgewicht bestehen.

► **Komprimierte Luftsäule.** Die gleichmäßige komprimierte Abgabe von Luft ist entscheidend für einen Ton von hoher Klangdichte und Schallkraft. Jedes Nachschieben von Luft würde erheblich die Schwingungen der Stimmlippen stören. Je komprimierter die Luftsäule, umso ökonomischer kann die innere und äußere Kehlkopfmuskulatur arbeiten. Wesentlich für die Kontrolle der Luftkomprimierung und Atembalance ist der Ton selbst.

▶ **Bereitschaftsatem für die Phonation.** Die vorbereitende Spannung der Atemmuskulatur ist für das präzise Einsetzen der Stimme von entscheidender Bedeutung. Aufgrund eines intentionalen Aktes steigert sich wenige Millisekunden vor Phonationsbeginn das Bereitschaftspotenzial der Atem- und Phonationsmuskulatur zu einer initialen Aktivität. Spürbar ist ein Gefühl der Weite im Rumpf, bevor die Stimme einsetzt.

▶ **Kräftigung der Einatmungsmuskeln.** Um ein flexibles Weithalten des Brustkorbs während der Phonation zu gewährleisten, ist eine gekräftigte Einatmungsmuskulatur notwendig.

▶ **Einatmungstendenz.** Sie optimiert die Balance zwischen subglottischem Luftdruck und medialer Kompression der Stimmlippen im Rahmen einer flexibel tonisierten Rumpfmuskulatur. Dadurch erhalten die den Kehlkopf senkenden Muskeln eine bessere Spannkraft gegen den Zug der hebenden Muskeln. Das Zwerchfell kann differenziert gezügelt werden, sodass die Luft komprimiert und damit der Ton klangdicht erfolgt.

▶ **Querspannung des unteren Brustkorbs.** Die Querspannung beruht auf der haltenden Tätigkeit der Muskeln des unteren Brustkorbs, des Zwerchfells und der Bauchmuskulatur. Diese 3 Bereiche müssen sich die Waage halten für eine Weitung des Brustkorbs, Vergrößerung des Lungenvolumens und ein tonisiert eingespanntes Zwerchfell.

▶ **Längsspannung des Brustkorbs.** Verbesserung des Streckreflexes der Wirbelsäule bei der Einatmung. Der Brustkorb richtet sich auf. Wesentlich ist eine Harmonie zwischen Quer- und Längsspannung.

▶ **Mit der Engstelle Nase das Zwerchfell trainieren.** Durch den Widerstand in der Nase wird die Spannkraft von Zwerchfell und Brustkorb aktiviert. Schlüsselfunktion hat dabei die sich im vorderen, oberen Bereich der Nase bildende Enge.

19.6 Therapeutische Anwendung im Beispiel

Atemabläufe sind eingebunden in den individuellen Atemrhythmus des Patienten und die Phonation. Im Vordergrund der Therapie stehen zu Beginn lösende Maßnahmen. Es bietet sich ein vielfältiges Übungsrepertoire an:

- Elemente der Funktionellen Entspannung von Fuchs (s. Kap. 17.7.2)
- Methode „Der erfahrene Atem" von Middendorf (s. Kap. 17.7.7)
- Therapieelemente nach Schlaffhorst-Andersen (s. Kap. 18.7.1)
- Atemschriftzeichen nach Schümann (s. Kap. 18.7.3)

Diese Verfahren sind auch gut geeignet, um blockierte, unbewusste, psychosomatisch wirksame Emotionen des Patienten über die Atmung abzuleiten.

19.6.1 Wahrnehmen und Entspannen

Finden Sie Ihren eigenen Atemrhythmus

▶ **Ausgangspunkt Ruheatmung.** Lagern Sie Ihre Beine auf einen Ball. Lassen Sie Rumpf und Kopf in den Boden sinken (▶ Abb. 19.5). Geben Sie das Gewicht Ihrer Beine an den Ball ab. Ihre LWS ist gedehnt, die Rückenmuskulatur gestreckt. Bauchmuskeln und Zwerchfellschenkel entspannen sich.

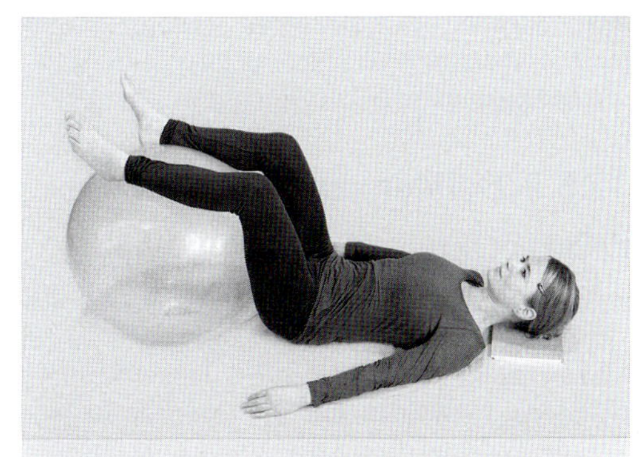

Abb. 19.5 Kastenlagerung: Die Unterschenkel geben Gewicht in den Ball ab, der Kopf ist zu unterlagern (bspw. mit einem Buch), um ein Abknicken der HWS zu vermeiden (Foto: www.iriswolf-fotografie.de).

Brustbein und BWS geben der Schwerkraft nach. Körperlich und psychisch herrscht ein gelöstes „Getragenwerden“. Nehmen Sie wahr, wie Ihr Atem frei bis ins Becken fließt, sich einatmend Ihr Rumpf weitet. Das fließende Ausströmen der Luft lässt Sie in die nachgebende Unterlage sinken und in eine gelöste Gelassenheit gleiten, bevor der Reiz zur neuen Einatmung einsetzt.

Benutzen Sie diese Lagerung mit dem Ball auch für feinste Bewegungen des Beckens (bspw. Beckenuhr, s. ▶ Abb. 16.8a, ▶ Abb. 16.8b).

▶ **Atmen Sie in Ihre Fußgewölbe.** Nehmen Sie ohne Schuhe Kontakt mit dem Boden auf. Lenken Sie Ihre Aufmerksamkeit auf Ihre Füße, die eine wesentliche Schaltstelle für Beine und Rücken sind. Spüren Sie, wie sich beim Einatmen die Fußgewölbe etwas nach unten senken, als würden Sie vom Boden angesaugt. Bei der Ausatmung heben sie sich leicht an. Nehmen Sie wahr, wie sich die rhythmische Bewegung des Atems, von den Fußgewölben ausgehend, durch Ihren Körper bewegt. Sobald die Füße ein gewisses Maß an flexibler Qualität erreicht haben, wird der obere Körper entsprechend an Stabilität gewinnen, sodass er sich von innen lotrecht aufrichten kann.

▶ **Atem und Intention.** Stellen Sie sich vor, Sie bekommen unerwartet einen wunderschönen Blumenstrauß überreicht. Freudig überrascht rufen Sie: „Oh, wie schön!“

Von der Emotion gesteuert, weiten sich bereits vor dem Ausruf Rachenraum, Brustkorb und unterer Rücken. In diese Weite setzt intentional nach außen gerichtet Ihre Stimme ein, von der ein Teil in den sich weiter dehnenden Brust- und Beckenraum reflektiert wird. Sie spüren bei dem erstaunten Ausruf die gute Verankerung Ihrer Stimme besonders im unteren Teil des Rumpfes.

19.6.2 Dehnen und Mobilisieren

Reize setzen

Dehnlagerungen, bspw. die Päckchenlage, verbessern durch Widerstand die Atembewegungen im Rücken und Flankenbereich, die Halbmondlage aktiviert die Flankenatmung, die Hocklage mobilisiert die LWS und die dorsale Atmung. Da eine optimale Zwerchfellspannung eine Weite im unteren Brustkorbbereich erfordert, ist es günstig, Bewegungsketten von den Zehen oder Fingern mit drehenden Bewegungen einzuleiten. Packegriffe im Flanken- und seitlichen Brustkorbbereich dehnen und spreizen die Rippen. Aktive Bewegungen aus der Dehnlagerung entfalten besonders die Gebiete, die in den Atemvorgang unzureichend eingebunden sind.

Bewegen, Atmen, Tönen

Bewegung, Atmung und Phonation verbinden sich optimal, wenn die Bewegung aus dem zentralen Bereich unterhalb des Bauchnabels tief im inneren Becken eingeleitet wird. Dann kann ein harmonisches Spiel mit Teilbereichen des Körpers stattfinden, bei dem Rumpf, Schultergürtel und Arme gelöst agieren. Variable Möglichkeiten von Bewegungen in atemrhythmischen Abläufen finden sich in Verbindung mit dem Schwingegurt (s. Kap. 18.7.1), elastischen Terrabändern, Schwungbändern, Jonglierbällen, warmen Sandsäcken, die zur Entspannung auf die Schultern gelegt werden, oder schaukelnden Bewegungen.

Lösen Sie Ihren unteren Rippenbogen

Stellen Sie in Rückenlage Ihre Beine auf. Greifen Sie mit den Fingern unter den vorderen Rippenbogen und lösen Sie durch kleine kreisende und seitwärts verschiebende Bewegungen Verklebungen zwischen Rippenbogen und Zwerchfell (▶ Abb. 19.6). Sie verbessern die Rippen- und Zwerchfellbeweglichkeit und damit die Abläufe der Ein- und Ausatmung.

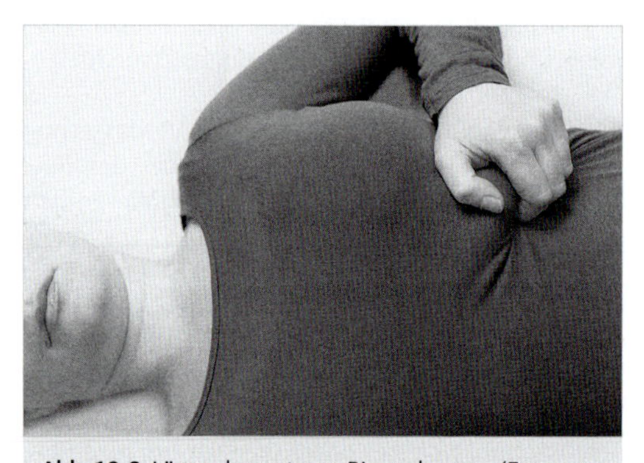

Abb. 19.6 Lösen des unteren Rippenbogens (Foto: www.iriswolf-fotografie.de).

Mobilisieren Sie Ihren hinteren unteren Atemraum

Sinken Sie vom Fersensitz, Wirbel für Wirbel abrollend, in die Päckchenlage (▶ Abb. 19.7). Untere Rückenmuskulatur und Gesäß werden gedehnt, die Zwerchfellschenkel entspannen sich. Da Bauch und Brustkorb auf den Oberschenkeln liegen oder zwischen ihnen, richten sich die Aktivitäten der Atmung auf die untere und seitliche Rückenpartie. Atmen Sie tief ein. Spüren Sie, wie sich Flanken und unterer Rücken nach außen dehnen. Der hintere Atemraum wird erweitert, sodass die Atmung leicht in den Rücken und Beckenboden gelenkt werden kann.

Sie können Ihre Atmung in den unteren Rücken intensivieren, indem Sie die Zehen mit der Einatmung langsam steigernd gegen den Boden drücken. Verweilen Sie auf der Höhe der Einatmung. Lösen Sie den Druck mit der Ausatmung und genießen Sie das sich anschließende Ausschwingen in die Atempause.

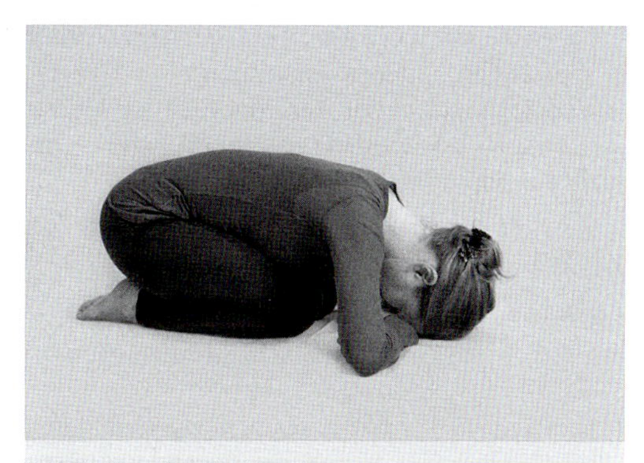

Abb. 19.7 Päckchenlage (Foto: www.iriswolf-fotografie.de).

Dehnen Sie Ihre rechte Flanke

Werden Sie ein Halbmond (▶ Abb. 19.8): Legen Sie sich auf den Rücken. Spreizen Sie das linke Bein seitwärts ab, führen Sie das rechte an dieses heran. Bewegen Sie den rechten Arm über den Kopf, der sich nach links dreht. Dehnen Sie den linken Arm nach unten, lassen Sie den Schultergürtel dem Dehnzug folgen. Atmen Sie intensiv in die gedehnte Flanke. Halten Sie auf der Höhe der Einatmung die Spannung. Die Dehnung verstärkt sich.

Gleiten Sie nach 5–10 Atemzügen langsam in die gerade Lage zurück und vergleichen Sie beide Seiten miteinander. Wiederholen Sie den Vorgang mit der linken Flanke.

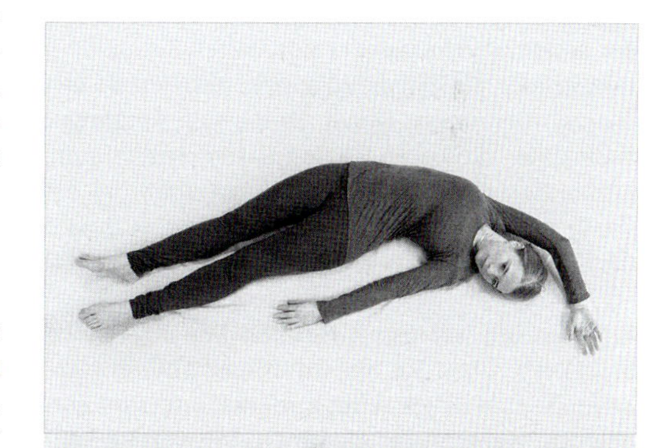

Abb. 19.8 Mondlage: Dehnung der rechten Flanke und Erweiterung des Atemraums (Foto: www.iriswolf-fotografie.de).

Drehen Sie sich zwischen Hüfte und Brustkorb

Bringen Sie in Rückenlage Ihre Arme in U-Haltung. Hocken Sie Ihre Beine an.

Lassen Sie mit der Ausatmung Ihre Knie seitwärts zu Boden sinken, während sich Ihr Kopf zur anderen Seite dreht (▶ Abb. 19.9). Können Ihre Schultern nicht gleichmäßig auf dem Boden liegen, unterlagern Sie die abgehobene Schulter mit einem Kissen. Verharren Sie in dieser Lage und atmen Sie intensiv in die gedehnte Seite.

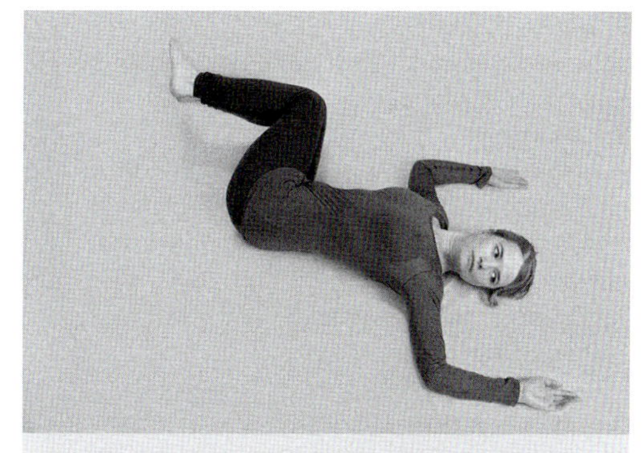

Abb. 19.9 Hockdrehlage: Dehnung der linken Körperseite (Foto: www.iriswolf-fotografie.de).

Geben Sie mit Ihren Knien einen leichten Druck in den Boden, um den Einatmungs- und Bewegungsimpuls auszulösen, der Ihre Knie zur Mittellage bewegt. Wiederholen Sie diese Übung mehrmals, ehe Sie zur anderen Seite wechseln.

Mobilisierung von Atemräumen

Setzen von Reizen durch Dehnung, Dehnstellungen, Druck und Zug, um die Atmung anzuregen.

▸ **Drücken Sie Ihre Fingerkuppen gegeneinander.** Wird Druck von 2 aneinander liegenden Fingerkuppen beider Hände langsam gesteigert, setzt in einem umgrenzten Bereich eine Atembewegung ein.

Drücken Sie Ihre Zeigefinger anschwellend mit der Einatmung aneinander und halten Sie auf dem Höhepunkt die Spannung. Sie aktivieren den oberen Atemraum. Durch Druck der Ringfinger aneinander aktivieren Sie den unteren Atemraum. Atmen Sie auf Reibelauten aus. Erhalten Sie die Weite des aktivierten Atemraums auch während der Phonation (s. Kap. 17.7.7).

▸ **Geben Sie mit Ihren Händen Druck auf den Brustkorb.** Üben Sie mit Ihren eingerollten Händen mittleren Druck seitlich auf die untersten Rippen aus, während Sie einatmen. Sie werden spüren, wie sich der Innenraum des Brustkorbs gegen den Druck erweitert und vermehrt Luft einströmt. Gehen Sie mit dem Druck von Rippe zu Rippe langsam in Richtung Achselhöhle.

Sie erreichen eine Aktivierung des Atemraums in einem umschriebenen Bereich und eine vertiefte Atembewegung. Gleichzeitig erhöhen Sie die Flexibilität der Rippen.

▸ **Lassen Sie sich dehnen über Züge von Armen und Beinen.** Diese werden vom Therapeuten im dreiphasigen Atemrhythmus ausgeführt. Der dehnende Zug bewirkt Einatmung und Weite der Atemräume, der nachgebende Zug Ausatmung und Lösung in die Atemruhelage.

Dehnzüge, von den Armen eingeleitet, entspannen die Muskulatur des Schultergürtels. Der obere und mittlere Atemraum erweitern sich. Dehnzüge, von den Beinen eingeleitet, entspannen die Bauch- und Lendenmuskulatur. Der untere Atemraum wird aktiviert.

19.6.3 Kräftigen

Kräftigen Sie Ihre Brustwandmuskulatur mit Tönen

Winkeln Sie Ihre Arme an, Ihre Handflächen sind seitwärts gerichtet (U-Haltung). Bewegen Sie diese langsam vom Körper weg gegen einen imaginären Widerstand, den Sie wegschieben wollen. Setzen Sie in diese Bewegung den Ton ein, bspw. die Silbe „do“. Halten Sie ihn gegen den Widerstand und entwickeln Sie langsam ein Crescendo. Sie kräftigen dabei Ihre Brustwandmuskulatur und Ihr Zwerchfell.

Verstecken Sie Ihr Gähnen

Atmen Sie gähnend bei geschlossenem Mund ein. Halten Sie die Spannung auf Höhe der Einatmung. Rachen-, Brustwandmuskulatur und Zwerchfell sind dabei isometrisch gespannt und werden gekräftigt. Gleichzeitig kommt es zu einer Verbesserung der Querspannung des unteren Brustkorbs. Atmen Sie mit Lippenflattern (Kutscher-„Brrr“) aus.

19.6.4 Steuern des Atems in den oberen Atemwegen

Aktivieren Sie Ihre Nase

- Massieren Sie Ihre Nase mit den Fingerkuppen, machen Sie kleine kreisende Bewegungen rund um die Nase.
- Stellen Sie Ihre Nasenflügel abwechselnd eng und weit.
- Rümpfen Sie mehrmals Ihre Nase, als wollten Sie einen strengen Geruch wahrnehmen.
- Schnuppern Sie den Duft einer Blüte bewusst in den oberen Teil der Nase, schnuppern Sie an einer Speise, ob sie noch gut ist, schnüffeln Sie wie ein Hund an verschieden Gegenständen usw. Mit jedem Schnüffeln spannt sich die untere Bauchdecke leicht an und löst sich wieder.

Durchlüften Sie Ihre Nase

- Halten Sie Ihr linkes Nasenloch zu, schnüffeln Sie durch das rechte Luft ein.
- Halten Sie dann das rechte Nasenloch zu und stoßen Sie durch das linke die Luft aus. Schnüffeln Sie durch dieses wieder ein, durch das rechte aus usw.

Das Durchlüften ist auch gut geeignet, um die Nase mit leichtem Salzwasser zu „duschen“. Sie befreien Ihre Nase von vermehrtem Schleim bzw. befeuchten Ihre Schleimhaut.

Steuern Sie Ihren Atem in Nase und Rachen

Die Atemluft wird in der Nase bis in die hinter ihr liegende Rachenkuppel gesteuert. Die vordere obere Nase wirkt bei Verengung wie ein variables Ventil. Dies ist gut spürbar, wenn Sie die Fingerkuppen von Daumen und Mittelfinger mit leichtem Druck an die vordere obere Nasenflügel legen.

Atmen Sie gleichmäßig durch die Enge der Nase und den Mund mit einem stummen „hi“ ein. Sie spüren den Atem gleichzeitig an beiden Stellen – in der vorderen Nase und in der Rachenkuppel. Es ist, als ob Sie genüsslich an einer Rose riechen würden. Lassen Sie in diese Riechempfindung einen Ton gleiten.

19.6.5 Komprimieren der Luft für die Phonation

Wesentlich ist die Balance zwischen komprimierter Luft und ihrer gleichmäßigen sparsamen Abgabe. Das Stimmband muss sich dabei auf eine dichte Luftsäule stützen können, damit der Ton als komprimiert klingende Luftsäule hörbar wird.

Komprimieren mit Konsonanten und Vokalen

▸ **Komprimieren Sie mit stimmlosen Konsonanten.** Der Widerstand des Luftstroms liegt an der artikulatorischen Hemmstelle.

- Schlürfen Sie die Luft gegen den artikulatorischen Widerstand des [f]-Lautes ein. Sie spüren den komprimierten Luftstrom als saugende Kraft in der Nasenenge und als kühlen Strahl in der sich verengenden Rachenkuppel. Lassen Sie den Luftstrom während des Ein- und Ausatmens ohne Unterbrechung kontinuierlich weiterfließen. Während des Einschlürfens ist er stärker, beim Ausatmen entspannt und leiser.
- *Phonieren Sie mit stimmlosen Reibelauten [f], [s], [ʃ], [ç] (China):* Lassen Sie die Luft gleichmäßig und gebündelt fließen. Je enger Sie die Artikulationsstelle bilden und dem Laut inspiratorische Kräfte entgegensetzen, desto kontrollierter und länger ist die Ausatmung.

Von der herausströmenden Luft wird ein Teil nach innen reflektiert. Es ist ein Gefühl des „Ansaugens“ von Luft, beginnend an der Artikulationsstelle bis in den Kehlkopf. Dieses Sauggefühl, das im Stimmlippenbereich eine Unterdruckfunktion auslöst, bleibt so lange erhalten, wie der Ton klingt.

Stellen Sie sich vor, den Ton als süßes, dickliches Getränk zu trinken und ihn gleichzeitig zu duften. Oder lassen Sie eine Luftkugel in Richtung Stimmlippen rollen. Dabei wird gleichzeitig der hintere Rachenraum weit gehalten.

Wesentlich ist, dass eine Balance besteht zwischen Fließenlassen der Luft (nicht die Luft herausschieben) und gleichzeitigem Ansaugen (Unterdruck).

▸ **Kombinieren Sie stimmlose und stimmhafte Konsonanten.** Der Widerstand des Luftstroms liegt an der artikulatorischen Hemmstelle und der Stimmritze.

- *Gleiten Sie vom stimmlosen [f] zum stimmhaften [v],* ohne beim Übergang das Strömen zu unterbrechen und die Komprimierung des Luftstroms zu verlieren. Lassen Sie die Luft gleichmäßig und konzentriert fließen.

▸ **Komprimieren Sie Luft mit geschlossenen Vokalen.** Der Widerstand des Luftstroms liegt in der Stimmritze.

- *Bilden Sie geschlossene Vokale [o:], [u:], [Ø], [y:] (im Wort = Ofen, Uhr, Öl, Übel):* Stellen Sie sich vor, Ihr Rachenraum ist ein Rohr, durch das die Luft herausströmt und ein Teil zurück in das Rohr angesaugt wird. Sie vermeiden dadurch eine schnelle Ausatmung und beeinflussen günstig die Randkantenfunktion.

Benutzen Sie Ihre individuelle Sprechstimmlage. Es ist der Bereich im unteren Drittel des Stimmumfangs. Hier können die Stimmlippen in ihrer gesamten Masse entspannt und elastisch schwingen.

▸ **Kombinieren Sie geschlossene und offene Vokale.** Der Widerstand des Luftstroms liegt in der Stimmritze.

- *Artikulieren Sie den Vokal [o:]:* Behalten Sie die Rohreinstellung und die Bündelung der Luft bei, wenn Sie den Vokal [a] phonieren (im Wort = Ofen, Affe). Kontrollieren Sie, ob der Ton klangdicht bleibt oder ein Geräusch beigemischt ist.

Reflektorisches Ergänzen von Phonationsluft

▸ **Prinzip des Abspannens.** Stellen Sie sich vor, Sie blasen mit einem kräftigen [f] eine heiße Suppe kalt und lösen am Ende des Lautes prägnant seine Artikulationsstelle. Mit der Druckentlastung entspannt sich die Muskulatur von Unterkiefer und Bauchdecke. Der Kehlkopf tritt tiefer, die Stimmritze öffnet sich weit. Der Brustkorb bleibt flexibel aufgerichtet. Nur das Zwerchfell spannt sich an und bewegt sich nach unten. In den Lungen entsteht ein Unterdruck, durch den die Luft reflexartig eingesogen wird.

Diesen Vorgang, der die Luft reflektorisch ergänzt, nennen Coblenzer und Muhar „Abspannen". Das Abspannen beinhaltet ein plötzliches Lösen der artikulatorischen Hemmstelle und/oder des Stimmlippenschlusses mit Abgabe von Restluft.

In der Regel werden dazu 0,2 Sekunden benötigt. Es wird jeweils nur so viel Luft ergänzt, wie für die nächste Phonation benötigt wird. Dadurch wird vermieden, dass zu viel Luft eingeatmet wird, die die Stimmlippen unter Druck setzt. Das Gegenteil ist der Fall: Es sind optimale Voraussetzungen für das Sprechen und Singen gegeben, da durch das Abspannen eutone, muskuläre Verhältnisse für den folgenden Stimmeinsatz geschaffen werden.

Spannen Sie ab mit Reibelauten

▸ **Seien Sie eine Dampflock.** Arme in Brusthöhe nach vorne strecken, Hände zu Fäusten schließen. Mit [ʃ] die Arme kraftvoll an den Körper heranziehen. Auf dem Höhepunkt der Anspannung die Hände impulshaft öffnen und nach vorne schnellen lassen. Gleichzeitig löst sich die artikulatorische Spannung des [ʃ]-Lautes, Luft strömt reflektorisch ein. Wiederholen Sie diesen Vorgang mehrmals erst langsam unter wahrnehmender Kontrolle, dann schneller in rhythmischen Abläufen.

▸ **Abspannen mit Intention.** Sie haben ein Fläschchen mit Seifenblasenflüssigkeit. Tauchen Sie einen kleinen Plastikring oder einen Strohhalm in die Flüssigkeit und blasen Sie einen schillernden Ball. Verfolgen Sie ihn mit gerichteter Aufmerksamkeit, wie er durch den Raum schwebt und wie sich dabei einatmend Ihr Rumpf weitet.

Seien Sie ebenso intentional ausgerichtet bei folgenden Tätigkeiten:
- Feuer anblasen
- Suppe kaltblasen
- Kerzen am Tannenbaum ausblasen
- Luftmatratze aufblasen mit einer Fußpumpe

▸ **Erleben Sie die intentionale Ausrichtung bei der Phonation und das Abspannen am Ende des Konsonanten.**
- „Halt, pass doch auf!"
- „Lass mich in Ruh!"
- „Fahr doch endlich!"
- „Gib mir das Blatt!"
- „Geh mir aus dem Weg!"
- „Ich glaub das nicht!"

▸ **Abspannen mit Explosivkonsonanten im Auslaut.** Treiben Sie jemanden an: „Hopp, hopp!" Verharren Sie etwas auf der auslautenden Phase des [p]-Lautes. Nehmen Sie wahr, wie sich Ihre untere Bauchmuskulatur etwas nach innen spannt, die Luft sich hinter den Lippen staut. Mit Erhöhung des Bauchinnendrucks werden die Lippen auseinandergesprengt, die untere Bauchmuskulatur löst sich nach außen, das [p] wird hörbar.

Wesentlich ist, dass bei der Druckentlastung des [p] ein rückfedernder Effekt eingeleitet wird. Dadurch kommt es anstatt zu einer Explosion des Lautes zu einem implodierenden Ablauf, bei dem Luft in den sich weitenden Rachen- und Brustraum reflektiert wird.

Erleben Sie diese Funktion, wenn Sie:
- jemanden wegscheuchen („Weg, weg!")
- jemanden um Ruhe bitten („Scht, scht!")
- jemanden antreiben („Flott, flott!")
- jemanden aufhalten („Stopp, stopp!")
- jemandem hinterherrufen („Dieb, Dieb!")

▸ **Abspannen mit unbetonten Silben.** Benutzen Sie zweisilbige Wörter wie „bitte", „danke", „backe", „blicke". Unterstützen Sie den Abspannvorgang durch schwingende Bewegungsabläufe (▸ Abb. 19.10).

Als Beispiel das Wort „bitte":
- Werfen Sie ein Sandsäckchen mit der Silbe „bit" in die Luft.
- Verharren Sie auf dem [t]-Laut bis zum Greifen des Säckchens mit der anderen Hand. Im gleichen Moment löst sich der artikulatorische Verschluss, die Silbe „te" (Schwa-Laut) erklingt.
- Lassen Sie Ihren Arm mit dem Säckchen am Körper vorbei nach hinten schwingen. Im Umkehrpunkt des Armschwungs nach vorne strömt reflektorische neue Luft ein.

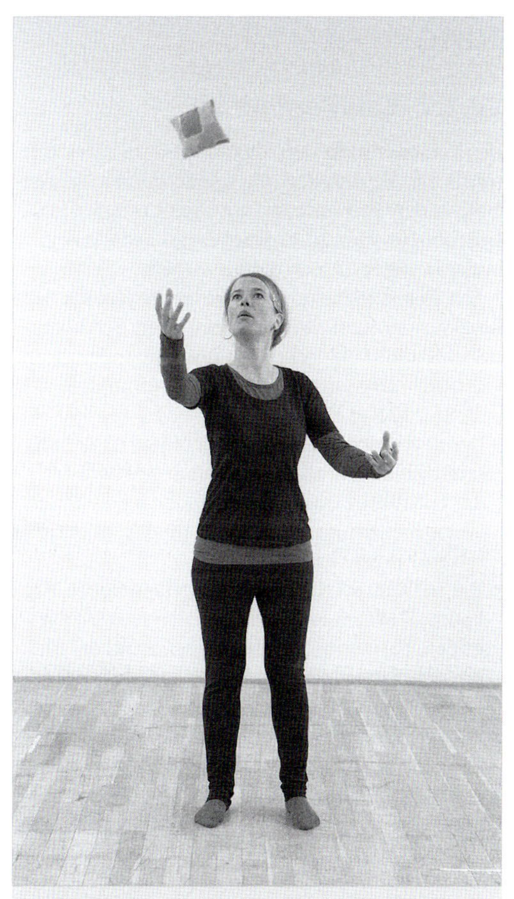

Abb. 19.10 Abspannen durch schwingende Bewegungsabläufe (Foto: www.mariannemenke.de).

Die Wiederholung des Ablaufs vereinigt Körperbewegung, Atmung und Stimme zu einem selbstregulierenden, dynamischen Prozess.

Verbinden Sie das Abspannen auch mit dem Prellen eines Balles auf den Boden.

▸ **Abspannen in Texten und Liedern.** Lesen Sie Texte, erzählen Sie ein Märchen. Gehen Sie im Raum umher, diktieren Sie mit intentionaler Ausrichtung einen Text oder einen Brief. Verbinden Sie Texte oder Erzählungen mit Schritt- oder Schaukelbewegungen. Bleiben Sie im Fluss der Bewegung von Stimme und Text.

Setzen Sie sich auf einen Tisch, lassen Sie Ihre Beine baumeln und den Oberkörper leicht vor- und zurückschwingen (Schaukelstuhlbewegung). Beginnen Sie mit: „Es war einmal ...". Dabei schwingt der Oberkörper leicht nach vorne. Spannen Sie im vorderen Umkehrpunkt das [l] präzise ab. Mit Beginn des Rückschwungs erfolgt reflektorisch die Einatmung usw.

Verbinden Sie schaukelnde Bewegungen mit Gedichten. Beispielsweise mit dem Gedicht „Der Mann im Mond" von Mascha Kaléko [89]:

Der Mann im Mond hängt bunte Träume,
die seine Mondfrau spinnt aus Licht,
allnächtlich in die Abendbäume,
mit einem Lächeln im Gesicht.
Da gibt es gelbe, rote, grüne
und Träume ganz in Himmelblau.
Mit Gold durchwirkte, zarte, kühne,
für Bub und Mädel, Mann und Frau.
Auch Träume, die auf Reisen führen,
in Fernen, abenteuerlich.
Da hängen sie an Silberschnüren!
Und einer davon ist für Dich.

20 Funktionskreis Stimmgebung

20.1 Der Kehlkopf

Der Kehlkopf ist primär ein Lebensschützer und sekundär der große Kommunikator.
(Horst Gundermann)

20.1.1 Mehrfachfunktionen des Kehlkopfs

► **Primäre Funktionen: Überlebensfunktionen des menschlichen Organismus.** Es sollte im Gedächtnis bleiben, dass sich unsere Stimme und damit auch unsere Kommunikations- und Kulturfähigkeiten erst im Laufe der Jahrtausende aus phylogenetisch älteren Primärfunktionen des Körpers entwickelt haben. Die primäre Aufgabe des Kehlkopfs als Sphinkter ist es, durch reflektorisches Verschließen der Stimmritze die unteren Atemwege vor eindringenden Fremdkörpern zu schützen und diese durch reflektorisch ausgelöste Hustenstöße explosionsartig herauszuschleudern.

Diese blitzschnell ablaufenden kräftigen Verschlussbewegungen erfordern eine hohe Koordination des Steuer- und Sicherungssystems, wie auch in den darüberliegenden Teilbereichen von Mundhöhle, Nase, Rachen und Kehlkopfeingang (s. Kap. 2).

► **Sekundäre Funktionen: kommunikative Leistungen.** Im Gegensatz zu den entwicklungsgeschichtlich alten Primärfunktionen ist die Sprache eine relativ junge evolutionäre Entwicklung. Die neuen Funktionen einer differenzierten Stimmerzeugung und des Sprechens wurden in das fertige Gerüst des vorhandenen primären Organsystems hinein entwickelt. Der Kehlkopf ist gleichzeitig Barometer unserer körperlichen und seelischen Befindlichkeiten. Er ist wesentlich am Ausdruck unserer Emotionen und der Vermittlung unserer Gedanken beteiligt.

Zwischen den verschiedenen Aufgaben der gleichen Organe kann es leicht zu Störungen kommen. Der ältere Mechanismus des Verschlusses ist gegenüber der Öffnungsfunktion deutlich kräftiger ausgelegt. Nur 1 Muskel (M. posticus) öffnet die Stimmritze, alle anderen inneren Kehlkopfmuskeln verschließen sie.

20.1.2 Kehlkopfgerüst

Der Kehlkopf stellt den oberen Abschluss der Luftröhre dar. Er mündet mit seiner oberen Begrenzung in den Rachenraum, mit seiner unteren in die Luftröhre (► Abb. 20.1). Beim Erwachsenen liegt er in der Höhe des 3. und 4. Halswirbels.

Der Kehlkopf besteht im Wesentlichen aus dem Ringknorpel, den Stellknorpeln, dem Schildknorpel und dem Kehldeckel, die untereinander gelenkig durch Bänder und Muskeln verbunden sind (► Abb. 20.2a, ► Abb. 20.2b):

- Der *Ringknorpel* (Cartilago cricoidea) ist der unterste Kehlkopfknorpel, der bindegewebig mit der Luftröhre (Trachea) verbunden ist. Er ähnelt einem Siegelring, der vorne schmal ist und hinten eine hohe Platte hat.
- Die *Stellknorpel* (Cartilagines arytaenoideae, Aryknorpel) bestehen aus kleinen dreiseitigen Pyramiden, die paarig auf dem oberen Rand der Ringknorpelplatte sitzen. An ihren muskulären Fortsätzen ist jeweils ein Stimmband befestigt. Kombinierte Scharnier-, Gleit- und Schraubenbewegungen der Stellknorpel können die Stimmritze bei der Einatmung öffnen und bei der Phonation verengen bzw. schließen, die Stimmlippenmuskulatur verkürzen oder verlängern.
- Der *Schildknorpel* (Cartilago thyreoidea) besteht aus 2 Platten, die zu einem Winkel verbunden sind. Die Rückseite ist offen. Den vorderen oberen Winkelbereich bildet die Prominentia laryn-

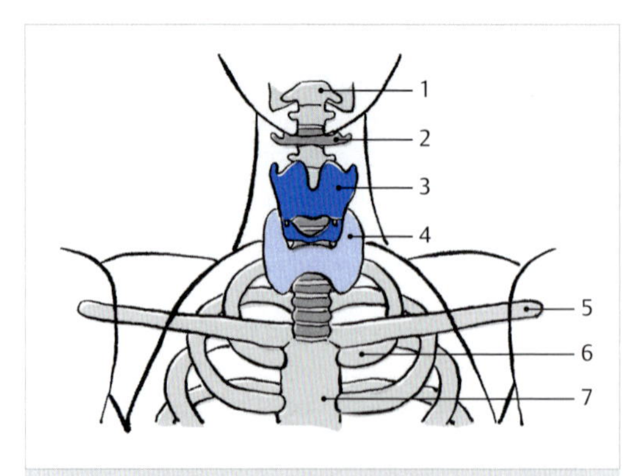

Abb. 20.1 Lage des Kehlkopfs von vorne (1: 1. Halswirbel; 2: Zungenbein; 3: Schildknorpel; 4: Schilddrüse; 5: Schlüsselbein; 6: 1. Rippe; 7: Brustbein). (Grafik: Sieghild Pieper)

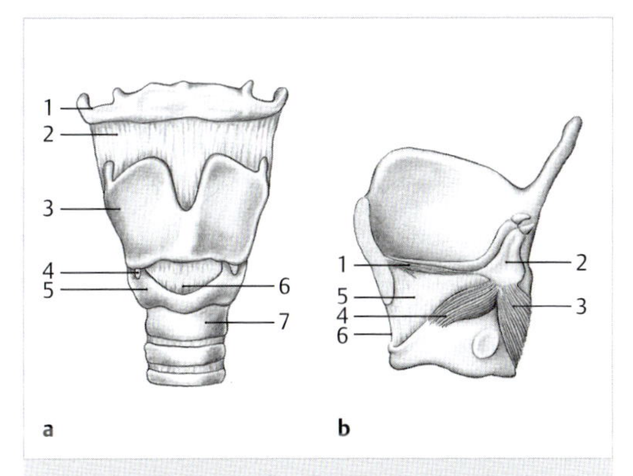

Abb. 20.2 Kehlkopfanatomie. (Grafik: Sieghild Pieper)
a Kehlkopf von vorne (1: Zungenbein; 2: Membrana thyrohyodiea; 3: Schildknorpel; 4: unteres Horn, Verbindung zwischen Schild- und Ringknorpel; 5: Ringknorpel; 6: Lig. cricothyreoideum; 7: Luftröhre).
b Kehlkopfausschnitt seitlich links (1: M. vocalis; 2: Stellknorpel; 3: M. cricoarytaenoideus posterior; 4: M. cricoarytaenoideus lateralis; 5: Conus elasticus; 6: Lig. cricothyroideum medianum).

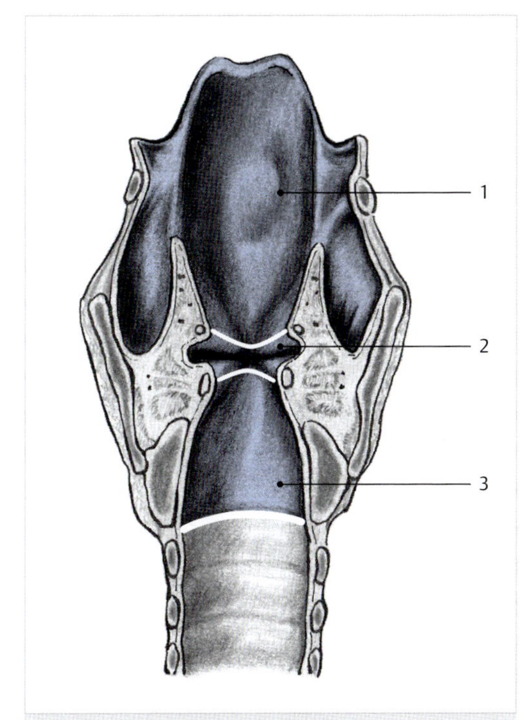

Abb. 20.3 Etagen des Kehlkopfs (1: oberer Raum; 2: mittlerer Raum; 3: unterer Raum). (Grafik: Sieghild Pieper)

gea, umgangssprachlich bei Männern der „Adamsapfel". Zwischen dem inneren Winkel des Schildknorpels und den Stellknorpeln sind die Stimmbänder ausgespannt.
- Der *Kehldeckel* (Cartilago epiglottica, Epiglottis) ist an der Innenseite des Schildknorpelwinkels befestigt und ragt löffelförmig frei in den Rachenraum. Er bildet die vordere Umrandung des Kehlkopfeingangs und verschließt den Kehlkopf beim Schluckakt.

20.1.3 Gelenkige Verbindungen

▶ **Schildknorpel – Ringknorpel.** Die hinteren unteren Hörner des Schildknorpels bilden mit den seitlichen Flächen des Ringknorpels eine gelenkige Verbindung (Cricothyroidalgelenk), sodass Kippbewegungen zwischen beiden Knorpeln möglich sind (▶ Abb. 20.2a, 4).

▶ **Ringknorpelplatte – Stellknorpel.** Die gelenkigen Verbindungen der Stellknorpel führen Kipp-Gleit-Bewegungen aus, sodass die Stimmlippen bei der Einatmung geöffnet und bei Phonation verengt bzw. geschlossen werden (▶ Abb. 20.2b).

▶ **Zungenbein – Kehlkopf.** Das Zungenbein (Os hyoideum) ist ein u-förmig gebogener Knochen unterhalb des Mundbodens. Er ist nicht mit dem übrigen Skelett verbunden, sondern durch Muskeln und Bändern zwischen Schädelbasis und Mundboden einerseits und Brustbein andererseits schwebend aufgehängt.

Zungenbein und Kehlkopf sind durch eine muskulär-fasziale Membran (Membrana thyrohyoidea) zu einer funktionellen Einheit verbunden. Kontrahiert sich diese, wird der Kehlkopf zum Zungenbein gezogen, es kommt zu einem Kehlkopfhochstand (▶ Abb. 20.2a).

Wird das Zungenbein durch einen überspannten Mundboden angehoben, hebt sich gleichzeitig auch der Kehlkopf.

▶ **Luftröhre – Kehlkopf.** Den Übergang von der Luftröhre zum Kehlkopf bildet eine elastische Membran, das Lig. cricotracheale (▶ Abb. 20.2a, 6).

20.1.4 Etagen des Kehlkopfs

Wird bei der Phonation die Stimmritze geschlossen, ergeben sich folgende Räume, die bei jedem Klang von Bedeutung sind (▶ Abb. 20.3):

- Der *obere Raum* (supraglottischer Raum) reicht von den Stimmlippen bis in den Rachenraum.
- Der *mittlere Raum* (transglottischer Raum) reicht von den Stimmlippen bis zu den Taschenfalten. Er verbindet den Brustraum (Brustresonantor) mit den Hohlräumen des Rachen-Nasen-Raums (Kopfresonator). Diese Resonatoren stehen über die Glottis miteinander in Kontakt. „Sie werden im ständigen Wechsel der Schwingungszyklen mit neuer kinetischer Energie versorgt, synchron angeregt, in der Offenphase miteinander gekoppelt und in der Schlussphase voneinander funktionell getrennt“ [[60] S. 161].
- Der *untere Raum* (subglottischer Raum) reicht von den Stimmlippen bis in den Brustraum, dem Brustresonator.

20.1.5 Aufhängung des Kehlkopfs

▸ **Kräftespiel zwischen Brustbein und Mundboden/Schädelbasis.** Die funktionelle Einheit Zungenbein – Kehlkopf ist in einer Art „Gleitröhre“ [204] von lockerem Bindegewebe durch Muskeln und Bänder so aufgehängt, dass sie durch Muskelkräfte aktiv nach oben und unten, passiv bei allen Körperbewegungen und Phonationsvorgängen verschoben werden kann. Lageveränderungen des Kehlkopfs sind gut zu tasten und zu sehen an den Bewegungen des „Adamsapfels“ beim Schlucken und beim Sprechen.

Das muskuläre Bewegungssystem für die Einheit Zungenbein – Kehlkopf besteht aus hebenden und senkenden Muskeln (supra- und infrahyale Muskeln), der Rachenmuskulatur und den Zugkräften von Luft- und Speiseröhre.

▸ **Hebende und senkende Muskulatur des Kehlkopfs.** Die Muskeln können den Kehlkopf anheben, ihn senken und ihn in einer bestimmten Position halten. Sie sind zwischen Unterkiefer/Schädelbasis und Brustbein/Schulterblatt in einer y-ähnlichen Form angeordnet.

▸ **Hebende (suprahyoidale) Muskulatur.** Die Muskeln, die den Kehlkopf heben, setzen oberhalb des Zungenbeins an (▸ Abb. 20.4). Sie ziehen zum Unterkiefer, zur Schädelbasis und üben eine nach oben gerichtete Kraft aus. Sie sind maßgeblich am Aufbau der Mundbodenmuskulatur beteiligt, die den Kiefer öffnet.

Werden diese Muskeln verkürzt, wird das Zungenbein mit dem Kehlkopf nach oben gezogen. Es entsteht ein Kehlkopfhochstand, der Rachenraum verkleinert sich. Die Folge sind negative Auswir-

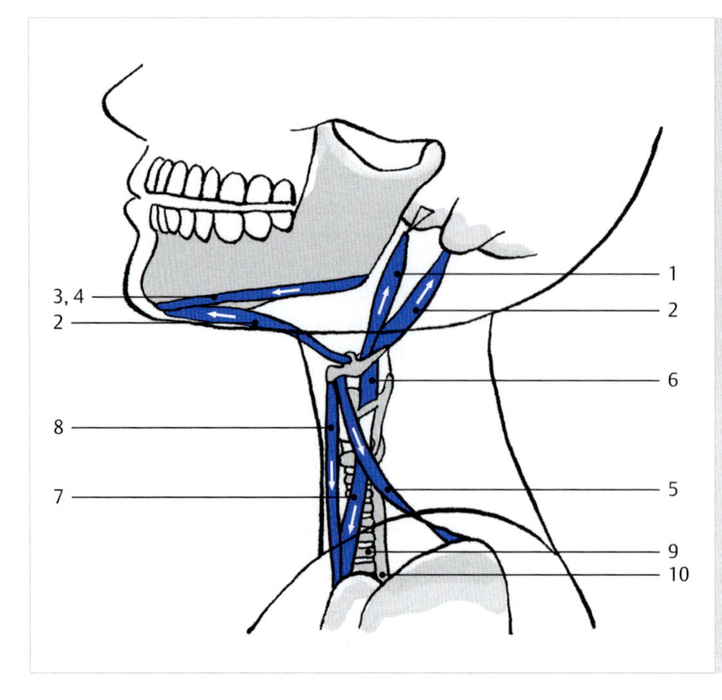

Abb. 20.4 Kehlkopfaufhängung mit kehlkopfhebenden Muskeln (1: M. styloideus; 2: M. digastricus; 3: M. geniohyoideus; 4: M mylohyoideus) und kehlkopfsenkenden Muskeln (5: M. omohyoideus; 6: M. thyrohyoideus; 7: M. sternothyroideus; 8: M. sternohyoideus; 9: Luftröhre; 10: Speiseröhre). (Grafik: Sieghild Pieper)

kungen auf die Schwingungsabläufe der Stimmlippen, auf lautbildende Prozesse und die resonatorische Entfaltung des Stimmklangs.

► **Hebende Muskeln**

- *Griffelfortsatz-Zungenbein-Muskel* (M. stylohyoideus) und *zweibäuchiger Kaumuskel* (M. digastricus) heben das Zungenbein beim Schlucken nach oben und unterstützen die Kieferöffnung.
- *Kinn-Zungenbein-Muskel* (M. geniohyoideus) und *Kiefer-Zungenbein-Muskel* (M. mylohyoideus) sind Mundöffner, sie spannen, heben den Mundboden und ziehen das Zungenbein bei der Schluckbewegung nach vorn.

► **Senkende (infrahyoidale) Muskulatur.** Die Muskeln, die den Kehlkopf senken, setzen am Zungenbein und Schildknorpel an. Sie ziehen zum Brustbein, zum Schulterblatt und üben eine nach unten gerichtete Kraft aus. In geringem Maße werden sie durch die Zugkraft von Luft- und Speiseröhre unterstützt. Der Kehlkopf bewegt sich nach unten, der Raum oberhalb der Stimmlippen (supraglottischer Raum) vergrößert sich. Dadurch sind günstige Voraussetzungen für Resonanz, Klangentfaltung und Lautbildung gegeben.

► **Senkende Muskeln**

- Der *Schulterblatt-Zungenbein-Muskel* (M. omohyoideus) senkt und fixiert das Zungenbein nach unten, er zieht bei der Phonation und am Ende des Schluckakts Kehlkopf und Zungenbein nach unten. Die Stellung des Schultergürtels, Tief- oder Hochstand, hat entscheidenden Einfluss auf die Funktion dieses Muskels.
- Der *Schildknorpel-Zungenbein-Muskel* (M. thyrohyoideus) senkt das Zungenbein bei fixiertem Kehlkopf nach unten. Beim Schlucken hebt er den Kehlkopf an.
- Der *Brustbein-Schildknorpel-Muskel* (M. sternothyreoideus) senkt den Kehlkopf nach unten und kann ihn in dieser Position halten. Er kann den Schildknorpel nach hinten kippen, sodass die Stimmlippen passiv gespannt werden. Dadurch schafft er gute Voraussetzungen für einen reibungslosen Registerausgleich und eine gedeckte Tongebung [204].
- Der *Brustbein-Zungenbein-Muskel* (M. sternohyoideus) zieht Zungenbein und Kehlkopf nach unten und kann beide in der Position fixieren.

► **Senkender Zug von Luftröhre und Speiseröhre**

- Die *Luftröhre* (Trachea) setzt vor dem Cricothyreoidalgelenk am Ringknorpelbogen an.
  - Der Trachealzug erhöht sich bei Kehlkopfhochstand infolge eines verspannten Mundbodens, bei Fehlhaltungen des Kopfes oder bei tiefer Einatmung (Zwerchfelltiefstand). Der Ringknorpelbogen wird nach unten gezogen, die Ringknorpelplatte mit den Stellknorpeln nähert sich dem Schildknorpel an, die Stimmlippen entspannen passiv.
  - Werden bei Kehlkopfhochstand hohe Töne gesungen, muss der M. cricothyroideus die durch den vermehrten Trachealzug bedingte Tiefstellung des Ringknorpelbogens rückgängig machen, um durch Verlängerung der Stimmlippen die nötige Spannung für hohe Töne zu erreichen. Dies führt zu einer Überforderung des Muskels, die sich auch auf benachbarte muskuläre Strukturen überträgt. Die Folge ist eine Einengung des Artikulations- und Resonanzraums.
- Die *Speiseröhre* (Ösophagus) senkt den Kehlkopf durch den Zug am M. constrictor pharyngeus inferior. Gleichzeitig zieht seine Pars cricopharyngea den Ringknorpelbogen nach unten und die Ringknorpelplatte nach oben. Die Stimmlippen werden passiv entspannt.

► **Synergistisches Gleichgewicht.** Hebende und senkende Muskeln wirken immer gemeinsam. Das synergistische Gleichgewicht ist die Voraussetzung für eine koordinierte und ausgeglichene Bewegung des Kehlkopf-Zungenbein-Systems und für die Kau- und Schluckfunktion. Sie stehen in einer Kette mit den Muskeln des Rachens, des weichen Gaumens, der Kau- und Gesichtsmuskulatur und haben großen Einfluss auf Stimmklang, Resonanz und Artikulation.

20.1.6 Äußere und innere Kehlkopfmuskulatur

Die Kehlkopfmuskeln werden in äußere und innere Muskeln unterteilt. Sie bewegen die verschiedenen Teile des Kehlkopfskeletts gegeneinander, erweitern, verengen oder schließen den Raum zwischen den Stimmlippen (Glottis). Nach ihrer Funktion lassen sich 3 Muskelgruppen innerhalb des Kehlkopfs unterscheiden: Öffner, Schließer und Spanner der Stimmlippen.

► **Sensorische und motorische Innervation der Kehlkopfmuskulatur.** Der Kehlkopf wird sensibel (Schleimhaut) und motorisch (Muskeln) vom N. vagus innerviert. Auf der Höhe des Zungenbeins spaltet er sich in einen N. laryngeus superior und einen nach unten ziehenden Ast, den N. laryngeus inferior (N. laryngeus recurrens, kurz Recurrens).

► **Aufspaltung des N. laryngeus superior in 2 Anteile**

- Der *motorische* R. externus zieht an der Seite des M. constrictor pharyngeus inferior zum M. cricothyroideus (äußerer Kehlkopfmuskel, Grobspanner der Stimmlippen). Beide Muskeln werden von ihm innerviert.
- Der *sensible* R. externus versorgt die Kehlkopfschleimhaut oberhalb der Glottis.

► **N. laryngeus recurrens.** Der N. laryngeus recurrens (rückläufiger Nerv) ist Endast des N. laryngeus inferior. Sein Verlauf geht hinab in den Brustraum, er windet sich links um den Aortenbogen und zieht dann als N. laryngeus inferior an der Luftröhre vorbei zum Kehlkopf. Auf dem Weg dorthin verläuft er hinter der Schilddrüse. Durch den langen Verlauf besteht die Gefahr einer Schädigung mit typischen Erkrankungen im Brustraum. Der N. laryngeus recurrens versorgt alle inneren Kehlkopfmuskeln motorisch, über seinen Endast N. laryngeus inferior die Kehlkopfschleimhaut unterhalb der Glottis sensibel.

Äußere Kehlkopfmuskeln

► **Ringknorpel-Schildknorpel-Muskel (M. cricothyreoideus).** Er zieht fächerförmig von der Außenfläche des Ringknorpels nach oben zum unteren Rand des Schildknorpels und dessen Unterhorn. Der größte Teil seines Ansatzes liegt innerhalb des Kehlkopfs. Er reguliert die Grundspannung der Stimmlippen und die Grobregulation der Tonhöhe durch Veränderung der Rahmeneinstellung des Kehlkopfgerüsts (Neutrale Rahmeneinstellung ► Abb. 20.5b).

- Bei *Anspannung* des M. cricothyreoideus wird der Ringknorpelbogen gegen den fixierten Schildknorpel gekippt. Die Ringknorpelplatte verlagert sich mit den auf ihr sitzenden Stellknorpeln nach hinten und unten. Dadurch werden die Stimmlippen verlängert und angespannt. Die Stimme wird höher (► Abb. 20.5a).
- Bei *Entspannung* des Muskels kippt der Ringknorpelbogen vom Schildknorpel weg nach unten. Die Stimmlippen entspannen und verkürzen sich, die Stimme wird tiefer (► Abb. 20.5c).

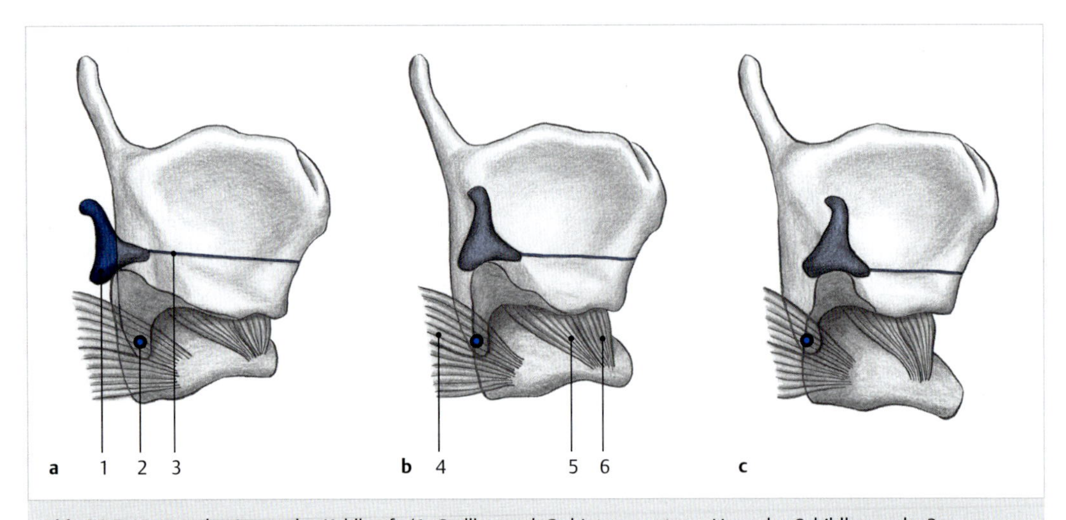

Abb. 20.5 Kippmechanismus des Kehlkopfs (1: Stellknorpel; 2: hinteres unteres Horn des Schildknorpels; 3: Stimmlippen; 4: M. cricopharyngeus; 5: M. cricothyrioideus pars obliqua; 6: M. cricothyrioideus pars recta) (Grafik: Sieghild Pieper). In Anlehnung an Nawka/Wirth, 2008, S. 34.

a Der Ringknorpel kippt zum Schildknorpel.

b Neutrale Stellung.

c Der Ringknorpel entfernt sich vom Schildknorpel.

- M. cricothyreoideus und der zur inneren Kehlkopfmuskulatur gehörende M. vocalis (feinabgestufte Spannung der Stimmlippen) bilden eine *Funktionseinheit* gemeinsam mit den anderen inneren Kehlkopfmuskeln.
- *Funktionsstörung:* Ist der N. laryngeus superior geschädigt, kommt es zu Einschränkungen der Stimme im hohen Frequenzbereich, die Stimme klingt leicht überlüftet, die stimmliche Leistungsfähigkeit ist reduziert.

▸ **Ringknorpel-Rachen-Muskel (M. cricopharyngeus).** Er ist Teil des unteren Schlundschnürers (M. constrictor pharyngis inferior) und Gegenspieler zum Ring-Schildknorpel-Muskel (M. cricothyreoideus). Seine Fasern entspringen an der Seitenfläche des Ringknorpels, größtenteils unterhalb des Cricothyroidalgelenks, und ziehen zur Rachenhinterwand (▸ Abb. 20.5b, 4b).

- *Funktion:* Bei Kontraktion wird der Bogen des Ringknorpels nach unten gekippt. Seine Platte wird mit den Stellknorpeln nach oben vorne gehoben. Die Stimmlippen werden im unteren Stimmlippenbereich verkürzt und damit entspannt.
- *Innervation:* Plexus pharyngeus und N. laryngeus superior.
- *Funktionsstörung:* Der Kippmechanismus zwischen Ring- und Schildknorpel (▸ Abb. 20.5a, ▸ Abb. 20.5b, ▸ Abb. 20.5c) ist nur eingeschränkt funktionsfähig.

▸ **Brustbein-Schildknorpel-Muskel (M. sternothyreoideus).** Er ist neben seiner Funktion als Senker des Kehlkopfs auch Antagonist des M. cricothyroideus. Sein Ansatzpunkt am Schildknorpel liegt hinter dem Drehpunkt des Cricothyroidalgelenks (▸ Abb. 20.4, 7).

- *Funktion:* Er zieht den Kehlkopf nach unten und kann ihn in tiefer Position halten. Seine Kontraktion kippt den Schildknorpel nach hinten, sodass die Stimmlippen passiv entspannt werden. Er unterstützt die Senkung der Tonhöhe im unteren Drittel des Stimmumfangs.
- *Innervation:* Halswirbelsegmente 2–3.
- *Funktionsstörung:* Die Stimmleistung ist bei Belastung und lang anhaltender Lautstärke reduziert.

Innere Kehlkopfmuskeln

Die inneren Kehlkopfmuskeln setzen an den Stellknorpeln an. Sie können die Spannung und Stellung der Stimmlippen verändern.

▸ **Öffner der Stimmlippen.** Der *Ring-Stellknorpel-Muskel* (M. cricoarytaenoideus posterior/posticus) setzt an der hinteren Fläche der Ringknorpelplatte an und zieht zum Processus muscularis der Aryknorpel (▸ Abb. 20.2b, 3).

- *Funktion:* Seine Kontraktion dreht die Stellknorpel nach außen und leicht zur Seite. Dadurch öffnet er als einziger Muskel die gesamte Stimmritze.

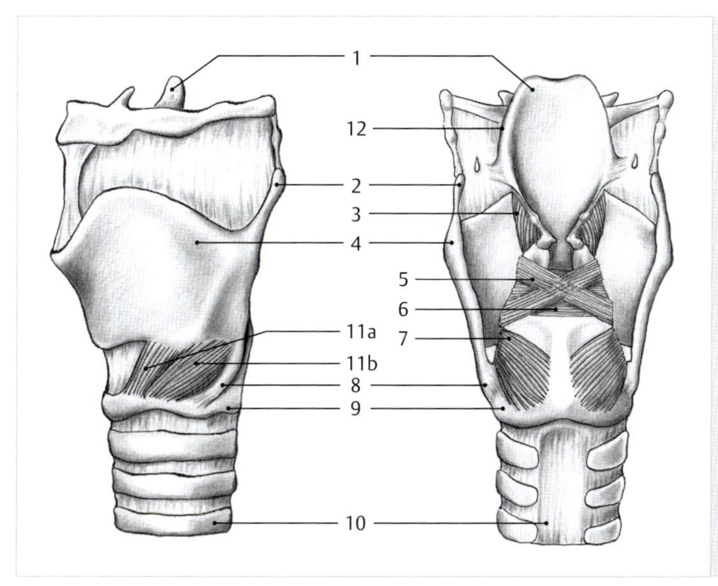

Abb. 20.6 Kehlkopf, von der Seite (links) und von hinten (rechts) (1: Kehldeckel; 2: oberes Horn; 3: M. thyroarytaenoideus; 4: Schildknorpel; 5: M. arytaenoideus obliquus; 6: M. transversus; 7: M. posticus; 8: unteres Horn; 9: Ringknorpel; 10: Luftröhre); 11: Mericothyroideus; 11a: Pars recta; 11b: Pars obliqua; 12: Plica aryepiglottica. (Grafik: Sieghild Pieper)

- *Funktionsstörung:* Die Stimmritze kann nicht geöffnet werden, akute Atemnot.

► **Schließer der Stimmlippen.** Der *seitliche Ring-Schildknorpel-Muskel* (M. cricoarytaenoideus lateralis/Lateralis) ist der unmittelbare Gegenspieler zum Posticus, der die Stimmlippen öffnet. Er verläuft vom oberen Rand der Außenfläche des Ringknorpelbogens zum Processus muscularis der Stellknorpel, die er nach vorn unten zieht (► Abb. 20.2b, 4).

- *Funktion:* Er schließt die Stimmritze im vorderen schwingenden Teil. Der hintere Teil (pars intercartilaginea) bleibt offen. Es entsteht eine dreieckige Öffnung, das sog. Flüsterdreieck.
- *Funktionstörung:* Ein Stimmlippenschluss ist nicht mehr möglich, es entsteht ein ovalärer Glottisspalt.

M. arytaenoideus, Pars transversa und *obliqua* – die queren und schrägen Muskeln verlaufen zwischen den Stellknorpeln an deren hinteren Fläche. Sie schließen den hinteren Teil der Stimmritze.

- *Funktionsstörung:* Es besteht ein offener dreieckiger Spalt zwischen den Stellknorpeln bei der Phonation, die Stimme klingt leicht heiser.

► **Spanner der Stimmlippen.** Der *Schild-Stellknorpelmuskel* (M. thyreoarytaenoideus/vocalis) zieht vom Processus vocalis der Stellknorpel zum inneren Winkel des Schildknorpels (► Abb. 20.2b, 1).

- *Funktion:* Die Aktivität des M. vocalis bewirkt Änderungen in der Stimmlippenspannung (► Abb. 20.7a, ► Abb. 20.7b, ► Abb. 20.7c, ► Abb. 20.7d, ► Abb. 20.7e) und der Stimmlippendicke. Mit dem M. cricothyreoideus, der ebenfalls die Spannung und Länge der Stimmlippen ändert, besteht ein fein abgestimmter Regelkreis.

20.1.7 Stimmlippen

Sie sind paarig angelegt und verlaufen im Innenraum des Kehlkopfs von den Stellknorpeln zum inneren Winkel des Schildknorpels, wo sie inserieren. Es wird ein vorderer, frei schwingender Anteil (Pars intermembranacea) abgegrenzt gegen einen hinteren, nicht schwingenden (Pars intercartilaginea), der an der Innenseite der Stellknorpel verläuft. Der Spalt zwischen den Stimmlippen wird als Stimmritze (Glottis) bezeichnet (► Abb. 20.7a).

► **Aufbau der Stimmlippen.** Die Stimmlippen sind schichtenförmig aufgebaut. Die untere Schicht bildet der M. vocalis, die darüberliegende die Lamina propria, das Stimmband. Zum Innenraum wird die Stimmlippe von einer gut verschiebbaren Schleimhaut bedeckt.

Hirano [80] gruppierte die Schichten der Stimmlippen nach ihren funktionellen Einheiten zum Body-Cover-Modell. Es zeigt die unterschiedlichen Eigenschaften der Bewegungsabläufe innerhalb der Stimmlippen:

- *Untere Schicht – M. vocalis (Body):* Die Fasern des M. vocalis „liegen zwar überwiegend parallel in Richtung der Stimmfalten, die einzelnen Fasern überkreuzen sich jedoch nach Art eines Zopfmusters“ [[204] S. 1.57], sodass bei Kontraktion

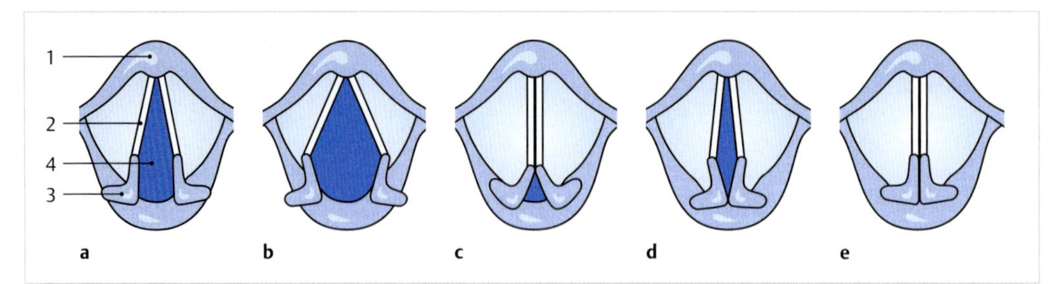

Abb. 20.7 Einstellungen der Stimmlippen in Abhängigkeit von der Position der Stellknorpel.
a Stimmlippen in Ruhestellung (1: Kehldeckel; 2: Stimmband; 3: Stellknorpel; 4: Stimmritze).
b Tiefe Einatmung: Die Stellknorpel drehen sich nach außen. Die Stimmlippen nehmen eine fünfeckige Form an.
c Flüsterstellung: Die Stellknorpel drehen sich nach einwärts. Die Stimmlippen schließen im schwingenden Anteil, zwischen den Stellknorpeln bleibt eine dreieckförmige Öffnung (Flüsterdreieck).
d Hauchstellung: Die Stellknorpel gleiten aufeinander zu, es entsteht eine spindelförmige Öffnung.
e Die Stimmlippen schließen in ihrer gesamten Länge.

kein Muskelbauch entsteht, sondern eine gerade Fläche. Die kreuzenden Muskelbündel dehnen bzw. kontrahieren sich einzeln oder in ihrer Gesamtheit. Dadurch sind differenzierte Feinsteinstellungen der Stimmlippenspannung und subtile Anpassungsprozesse an subglottische Druckverhältnisse möglich.
- *Mittlere Schicht – Stimmband:* Über dem M. vocalis liegt die Lamina propria. Sie ist reich an elastischen Fasern und bildet das eigentliche Stimmband (Lig. vocale). Es ist der freie obere Rand des Conus elasticus, der bis in die Trachea reicht.
- *Obere Schicht – Epithel (Cover):* Zum Innenraum des Kehlkopfs wird die Stimmlippe von einer gut verschiebbaren Schleimhaut aus geschichtetem Plattenepithel bedeckt. An der Oberfläche der Stimmlippen besteht zwischen Epithel und Bindegewebe ein schmaler Zwischenraum, der Reinke-Raum. Er gewährleistet die Verschiebbarkeit des Stimmlippenepithels während der Phonation. Diese obere Epithelschicht wird auch Randkante genannt. Sie führt bei festem Gegenhalt des M. vocalis eine gleichmäßige, locker verschiebbare Eigenbewegung aus. Ihre Ausprägung hängt von der Frequenzlage, der Stimmstärke und von einer überhöhten bzw. verminderten Spannung der Stimmlippen ab.
  - Im tiefen Frequenzbereich sind die Abrollbewegungen der Schleimhaut besonders ausgeprägt.
  - Im mittleren Bereich verringern sich diese.
  - Im hohen Bereich sind nur noch Vibrationen vorhanden.

▶ **Taschenfalten (Plica vestibularis).** Sie liegen als drüsenreiche Vorwölbungen oberhalb der Stimmlippen (sog. falsche Stimmlippen), die normalerweise nicht an der Stimmgebung beteiligt sind. Sie produzieren wichtigen Schleim für die Stimmlippen und können bei übermäßiger Hyperfunktion an der Phonation beteiligt sein.

▶ **Morgagni-Taschen (Ventrikel).** Es sind seitliche Ausbuchtungen zwischen Stimmlippen und Taschenfalten, die ihre Form variabel verändern können. Diskutiert wird, ob ihre Form Einfluss auf die Schallabstrahlung hat.

Die Morgagni-Taschen gewährleisten den Stimmlippen und den Taschenfalten eine weitgehende unabhängige Bewegungsmöglichkeit. Habermann nimmt an, dass die sich verändernden Ventrikelformen mitbestimmend für die persönliche Klangfarbe eines Menschen sind.

▶ **Plica aryepiglottica** ist eine Schleimhautfalte, die vom Kehldeckel zu den Stellknorpeln zieht und den seitlichen Rand des Kehlkopfeingangs begrenzt (▶ Abb. 20.6, 12). Sie ist mit dem Kehldeckel wesentlich am Schluckakt beteiligt. Werden ihre Strukturen überspannt und durch Spannungen des Mundbodens und der Zungenwurzel verstärkt, kann sich der Kehldeckel nicht vollständig aufrichten. Die Stimme klingt resonanzarm.

Stimmlippenschwingung

Die Schwingung der Stimmlippen (▶ Abb. 20.8) beruht auf myoelastischen und aerodynamischen Kräften, die sich wechselseitig bedingen [118]. Wesentliche Parameter für den Antrieb des Glottisgenerators sind folgende aerodynamische Größen:
- subglottischer Druck
- Strömungsgeschwindigkeit
- Glottiswiderstand

Die Bewegungsform der Stimmlippen setzt sich aus einer horizontalen und einer vertikalen Komponente zusammen, die von Schönhärl als „Grundbewegung" bezeichnet wird. „Weitgehend unabhängig davon lässt sich die Formveränderung und Verschiebung der Schleimhaut an den Stimmbandrändern, die sogenannte ‚Randkantenverschiebung' als eigene zusätzliche Bewegungsform erkennen" [[166] S. 31].

Die Wiederholung der Offen- und Schlussphase der Stimmlippen führt zu periodischen Verdichtungen der ausströmenden Luft und zum Erzeugen des obertonreichen *Primärschalls* der Stimme, dem akustischen Rohmaterial. Er versetzt die Luftsäule im Rachen und der Mundhöhle in Schwingungen. Dort wird er in einem Filterprozess zur beabsichtigten Lautgestalt geformt. Die Frequenz der Glottisimpulse entspricht der Stimmlippenfrequenz und wird als Tonhöhe empfunden. Soll bspw. der Kammerton a phoniert werden, müssen die Stimmlippen 440-mal in der Sekunde schwingen.

Phasen im Schwingungsablauf der Stimmlippen

Jedes phonatorische Ereignis hat einen bestimmten strukturierten Ablauf, der hier nur vereinfacht vermittelt werden kann. Seine Gliederung lässt zunächst eine Dreiteiligkeit erkennen, die sich wechselseitig beeinflusst:

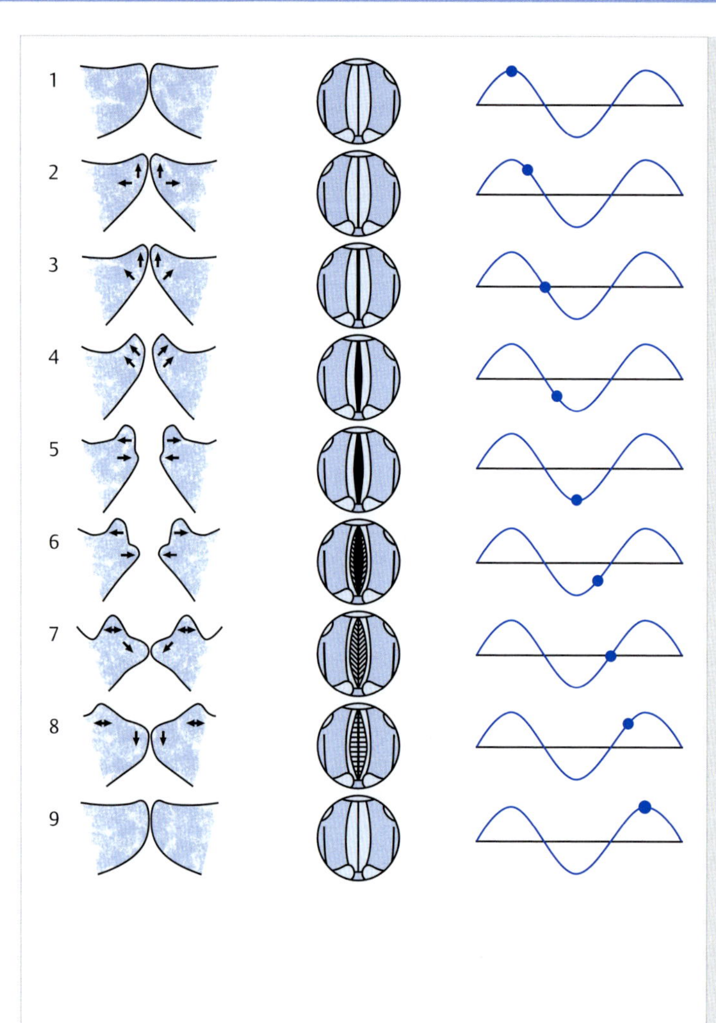

Abb. 20.8 Schwingungsablauf der Stimmlippen (links: Randkantenverschiebung; Mitte und rechts: Grundbewegung).

- Reihe 1: Ausgangsstellung in der Schlussphase.
- Reihe 2: Beginn der Bewegung nach oben mit Aufwulstung der Stimmlippenränder.
- Reihe 3: Ende der Berührung und Beginn der explosivartigen Öffnung.
- Reihe 4: Die Stimmlippen sind geöffnet. Die Luft kann wie durch eine Düse in den Rachenraum entweichen.
- Reihe 5: Die maximale Öffnung ist erreicht.
- Reihe 6: Beginn der Schlussbewegung: Es wird ein Unterdruck ausgelöst. Die unteren Randkanten (schräg schraffiert) bewegen sich aufeinander zu, während die oberen weiter nach lateral abweichen.
- Reihe 7: Berührung und Schließung der unteren Randkanten (schräg schraffiert), weiteste Amplitude der oberen Randkanten.
- Reihe 8: Während die Masse der Stimmlippen nach unten gezogen wird, vollzieht sich, scheinbar nach oben abrollend, der Glottisschluss (waagerecht schraffiert).
- Reihe 9: Vollständiger Stimmlippenschluss, Rückkehr in die Ausgangsstellung. (Quelle: Schönharl E. Die Stroboskopie, Thieme 1960, S. 28)

- präphonatorische Phase
- phonatorische Phase (Öffnungs- und Schließungsphase der Stimmlippen)
- postphonatorische Phase

Präphonatorische Phase

Sie umfasst alle vorbereitenden Maßnahmen, die Voraussetzung für die angestrebte Phonation sind. Am Anfang steht die Intention der Sprechabsicht, der Gedanke, der dem Partner mitgeteilt werden soll. Dies betrifft nicht nur die inhaltliche Information, sondern auch die begleitenden emotionalen beziehungsbestimmenden Komponenten.

▸ **Unterschiedliche Innervationszeiten der Muskeln.** Für das Sprechen sind mehr als 100 Muskeln tätig – die des respiratorischen, thorakalen und abdominalen Bereichs, des Gesichts, des Rachens, der Mundhöhle und der artikulatorischen Organe. Sie alle müssen präphonatorisch so eingestellt werden, dass es zu einem koordinierten reibungslosen Ablauf kommt. Dieser Anspruch birgt etliche Probleme in sich, da die Innervation der Muskeln für den Sprechvorgang nicht gleichzeitig erfolgt.

Verschiedene Muskelgruppen (▸ Abb. 20.9) unterliegen einer besonderen zeitlichen Steuerung. Einige von ihnen werden kurz vor Beginn eines Lautes innerviert, einige während der Lautgebung, andere kurz nach Ende des Lautes. Das liegt daran,

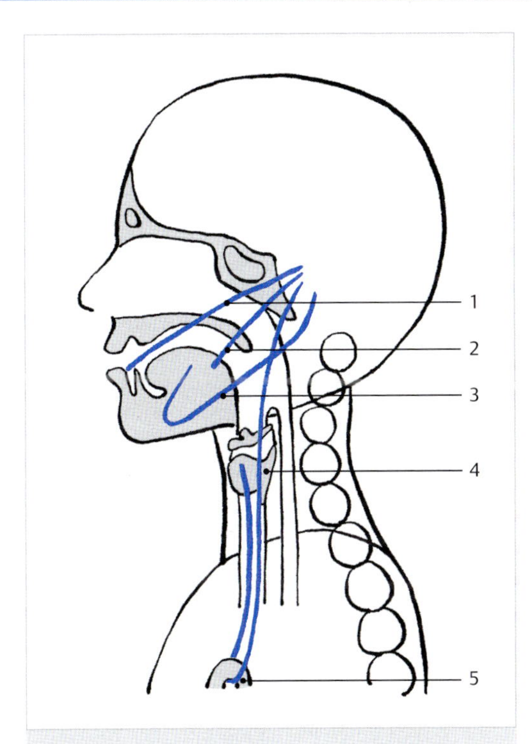

Abb. 20.9 Länge verschiedener Nerven, die für die Phonation wesentlich sind (1: zu den Muskeln der Lippen; 2: zu den Muskeln des Kiefers; 3: zu der Zungenmuskulatur; 4: zu den Muskeln des Kehlkopfs; 5: N. recurrens, ebenfalls zum Kehlkopf). (Grafik: Sieghild Pieper)

dass die nervalen Bahnen zu den einzelnen Muskelgruppen ungleiche Leitungsgeschwindigkeiten haben, die von der Länge und dem Durchmesser der betroffenen Nervenbahnen abhängen (▶ Abb. 20.9). Sind die Fasern dünn, ist die Übertragung entsprechend langsam. So ist im Vergleich „die Innervationszeit für die Muskeln innerhalb des Kehlkopfes leicht bis zu 30 Millisekunden länger, als die Innervationszeit für die Muskeln in und um die Mundhöhle" [[106] S. 123]. Dies bedeutet, dass die zeitliche Steuerung äußerst präzise und zielgerichtet sein muss, um mit den Funktionsabläufen in der Mundhöhle koordinativ zu harmonisieren.

▶ **Präphonatorische Bereitstellung.** Etwa 30–200 Millisekunden vor Bewegungsbeginn erfolgt unter Mitwirkung des kinästhetisch-reflektorischen Steuerungssystems eine Reihe von präphonatorischen Einstellungen („Prephonatory Tuning"), die Voraussetzung für die Durchführung der angestrebten Phonation sind [226].

- Einstellung einer ökonomischen gesamtkörperlichen Aktivitätsspannung
- Aufrichtung der Körperhaltung mit Streckung der HWS und Hebung des Brustbeins
- inspiratorisches Weiten der Atemräume mit Bereitstellung der notwendigen Phonationsluft
- spannungsmäßige Vorbereitung der Bauchdecken- und Brustkorbmuskulatur zur Vordehnung des Zwerchfells und Aufbau des subglottischen Druckes
- Formung des Rachenraums, insbesondere im Lippen- und Zungenbereich, entsprechend der beabsichtigten Klangvorstellung und Artikulation
- kinästhetisch gesteuerte Einstellbewegungen der Stimmlippen
- präzise Vorbereitung zur Abstimmung von subglottischem Druck und Glottiswiderstand entsprechend dem zu erwartenden Stimmeinsatz in Bezug auf Tonhöhe, Lautstärke und intentionale Ausrichtung

Diese Einstellungsbewegungen bereiten in einer fein abgestimmten Koordination die Phonation so weit vor, dass nur noch der Luftstrom einsetzen muss, um das Phonationsziel zu verwirklichen. Sobald die Lautgebung erfolgt, setzen audiophonatorische und kinästhetische Kontrollmechanismen ein, die reflektorisch eventuelle Abweichungen vom Phonationsziel regulieren.

Phonatorische Phase

▶ **Öffnungsphase der Stimmlippen.** Die Stimmlippenschwingung wird eingeleitet durch den Schluss der Stimmlippen, damit sich ein subglottaler Luftdruck aufbauen kann. Der Druck unterhalb der Stimmlippen übt eine nach oben und seitlich gerichtete Kraft auf die untere Fläche der Stimmlippen aus. Die unteren Stimmlippenhälften weichen nach seitwärts aus. Gleichzeitig werden die medialen Stimmlippenränder etwas nach oben geschoben und schmaler. Der nach seitwärts gedrängten unteren Hälfte folgt die obere, sodass sich die Stimmritze öffnet. Luft strömt aus. Der erhöhte Luftdruck unterhalb der Stimmlippen sinkt, gleichzeitig erhöht sich der Druck im Vokaltrakt. Die Luftströmung durch die sich weiter öffnende Glottis beschleunigt sich. Die Geschwindigkeit des Luftstroms zwischen den Stimmlippen ist erhöht, da der Glottisquerschnitt kleiner ist als der Querschnitt unter- und oberhalb der Stimmritze (▶ Abb. 20.8, Reihe 1–5).

► **Schließungsphase der Stimmlippen.** Es entsteht ein schließender Sog (Bernoulli-Kraft) (► Abb. 20.10), sodass sich die Randkanten schnell aufeinander zubewegen. Je mehr dabei die Glottis verengt wird, umso schneller strömt die Luft über die Stimmlippen hinweg, umso schneller wird durch die immer stärker werdende Sogkraft der Stimmlippenschluss herbeigeführt. Dabei wird in der Randkante eine Schleimhautfalte aufgerichtet, die sich in Richtung des Luftstroms bewegt. Sie eilt der Schließbewegung des übrigen Stimmlippenkörpers voraus. In der Folge zieht sie die tiefer gelegenen Teile der Stimmlippe nach. Der relative Unterdruck in der Glottis zusammen mit der Stimmlippenspannung ist die zum Verschluss führende Kraft (► Abb. 20.8, Reihe 6–9). „Der transglottale Luftstrom reißt plötzlich ab und verursacht supraglottisch eine Schockwelle, die sehr schnell den Vokaltrakt durchläuft und an der vorderen Vokaltraktöffnung reflektiert wird" [[59] S. 6].

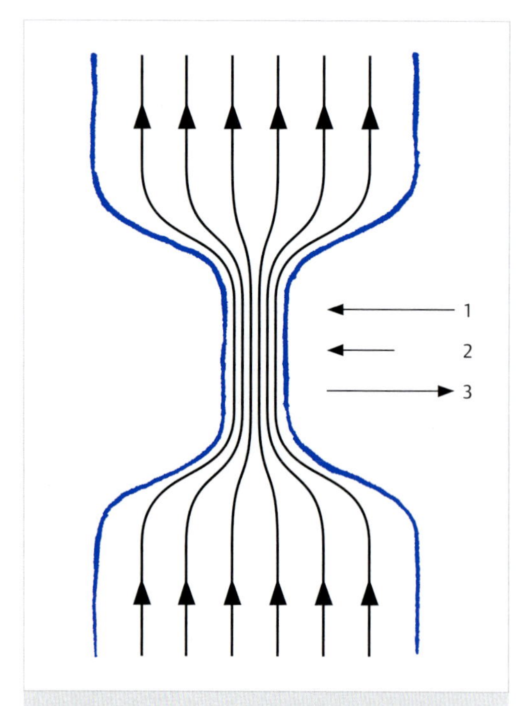

Abb. 20.10 Kräftespiel in der Glottis (1: muskuläre Rückstellkraft; 2: Bernoulli-Kraft, Unterdruck durch schnelle Luftströmung; 3: öffnende Kraft durch den subglottischen Druck). (Grafik: Sieghild Pieper)

Postphonatorische Phase

In Abhängigkeit von der weiteren phonatorischen Gesamtplanung können die muskulären Funktionen in einer flexiblen Spannung bleiben, aus der der Impuls zur nächsten Phonation erwächst.

Die postphonatorische Phase kann aber auch schnell beendet werden, um reflexartige Bewegungsaktionen zuzulassen, wie sie für die sich reflektorisch ergänzende Phonationsatmung notwendig sind. Dieser Vorgang gelingt nur, wenn in der Endphase der Phonation die nächste Handlung rechtzeitig antizipiert wird. Dazu muss der subglottische Druck reduziert werden, damit die vorhandene Energie nicht mit einem unerwünschten Entlastungsgeräusch abgegeben wird. Diese Bremsarbeit ist besonders dann groß, wenn ein starker emotionaler Ausdruck an die Stimmproduktion gekoppelt ist.

An die postphonatorische Phase schließt sich eine bewusste kritische Bewertung der abgelaufenen Phonation an mit Bezügen zu den Ausgangserwartungen und mit eventuellen Konsequenzen für zukünftige Klangproduktionen. Dadurch wird das Ergebnis einer Phonation zu einer Mischung unwillkürlicher und willkürlicher Vorgänge.

Einschwingungsvorgänge der Stimmlippen

Beim Einsetzen der Stimme ist eine äußerst genaue Abstimmung aller beteiligten Teilsysteme notwendig, sodass bereits präphonatorisch grobmotorische Einstellbewegungen in Gang kommen und wahrnehmbar sind.

Die Art und Weise, wie sich die Stimmlippen von der respiratorischen Stellung in die phonatorische bewegen, ist je nach Art des Stimmeinsatzes unterschiedlich. Sie geben qualitative Hinweise auf das neuromuskulär kontrollierte präphonatorische Einstellungsverhalten des Stimmapparats, auf den präzisen Abstimmungsgrad von subglottischem Druck und Glottiswiderstand.

► **Gehauchter Stimmeinsatz.** Während sich die Stimmlippen einander nähern, strömt bereits unmodulierte Luft durch die Glottis. Je nach Intensität des anblasenden Luftstroms wird vor Stimmbeginn ein entsprechendes Hauchgeräusch hörbar. Der gehauchte Stimmeinsatz ist in der Regel ein Symptom bei hypofunktionellen Stimmerkrankungen.

▸ **Weicher Stimmeinsatz.** Die Stimmlippen schließen sich langsam bis auf einen schmalen elliptischen Spalt. Die Schwingungen beginnen, ohne dass vorher ein kompletter Glottisschluss zustande gekommen ist. Akustisch ist ein leises Beginnen des Tons zu hören. Erst nach einigen glottalen Zyklen kommt es zur Vollstimmfunktion. Diesen charakteristischen Bewegungs- und Einstellungsvorgang der Glottis vor Beginn des Schwingungsablaufs der Stimmlippen bezeichnete Forchhammer [46] als „Stelleinsatz".

▸ **Physiologischer prägnanter (fester) Stimmeinsatz.** Die Stimmlippen bewegen sich von der Einatmungsstellung nach medianwärts zu einem vollständigen, lockeren Schluss. Der subglottale Druck wird kurzfristig so weit erhöht, dass die Stimmlippenbewegungen sofort einsetzen.

Prägnante Einsätze beeinflussen maßgeblich die Qualität der nachfolgenden Töne. Sie sind ein charakteristisches Merkmal der deutschen Hochsprache. Dieser Stimmeinsatz wird vielfach als stimmbildendes Element verwendet, nachdem er von Schilling und Fernau-Horn als „Ventiltönchen" in die Stimmtherapie eingeführt wurde.

▸ **Pathologischer harter Stimmeinsatz.** Die Stimmlippen werden mit übermäßigem Kraftaufwand fest und lange geschlossen, sodass sich ein hoher subglottischer Druck aufbaut. Dieser sprengt die Stimmritze, die Luft strömt mit hoher Geschwindigkeit durch die Glottis. Die dadurch entstehende Sogwirkung und die muskulär-elastischen Rückstellkräfte führen zu einem schnellen Stimmlippenschluss, bei dem die Stimmlippenränder mit erhöhter Kraft gegeneinanderschlagen.

Die Stimmeinsätze klingen gepresst, knarrend oder knallend, die als „Glottisschlag" (Coup de Glotte), bezeichnet werden. Der harte Stimmeinsatz findet sich gehäuft im Zusammenhang mit hyperfunktionellen Stimmerkrankungen, psychisch angespannten Sprechsituationen und forciert akzentuierter Kraftstimme.

Schwingungsverhalten der Stimmlippen im tiefen und hohen Frequenzbereich

Wesentlichen Einfluss auf die Funktion der Stimmlippen haben primär die Parameter Tonhöhe und Lautstärke. Sie beeinflussen die Form der Glottis und den Schwingungsablauf der Stimmlippen, bedingt durch Veränderungen der Muskulatur bezüglich Spannung, Länge und Massenverschiebung innerhalb der Stimmlippen. Das Verhältnis von Schließungs- und Öffnungsdauer der Stimmritze beeinflusst die akustischen Bedingungen der schwingenden Luftsäule im Ansatzrohr und damit den Stimmklang.

▸ **Schwingungsverhalten im tiefen Frequenzbereich.** Die Stimmlippen schwingen im unteren Drittel des Stimmumfangs in ihrer ganzen Länge und muskulären Breite. Die Randkantenverschiebung ist besonders stark ausgeprägt. Während der Offenphase ist die Stimmritze vollständig geöffnet. Die Schlussphase ist lang und erfolgt im gesamten Bereich der Stimmlippen. In diesem Frequenzbereich, dem unteren Drittel des Stimmumfangs, befindet sich die mittlere Sprechstimmlage.

▸ **Schwingungsabläufe bei Steigerung der Tonhöhe.** Die Tonhöhe hängt von der Zahl der Stimmlippenbewegung pro Sekunde ab. Mit zunehmender Tonhöhe verlängern sich die Stimmlippen und verlieren an muskulärer Dicke. Gleichzeitig verringert sich die Randkantenverschiebung. Es schwingt ausschließlich der freie Rand der Stimmlippen und zwar im Bereich der vorderen 2 Drittel. Der hintere Abschnitt der Glottis (Pars intercartilaginea) ist durch die aneinanderliegenden Aryknorpel geschlossen.

Die Schlussphase wird mit steigender, d.h. mit zunehmender Spannung der Stimmlippen immer kürzer, die Offenphase dagegen immer länger. Es kommt zu keinem Stimmlippenschluss mehr. Ein sehr schmaler Spalt bleibt offen, den Sopko [185] als „haardünne Ritze" bezeichnet. Die Steigerung der Tonhöhe erfordert eine entsprechende Vergrößerung des subglottischen Druckes und eine erhöhte Muskelaktivität aller Kehlkopfmuskeln.

Stimmstärke

Die Stimmstärke (Lautstärke) ist der Dynamikumfang vom leisesten bis zum lautesten Ton. Sie steht in direktem Verhältnis zum anblasenden Druck und wird primär über exspiratorische Muskelkräfte geregelt. Je nach steigender Lautstärke nimmt die Schwingungsamplitude der Stimmlippen zu, entsprechend steigert sich der subglottische Druck, entsprechend muss die Kehlkopfmuskulatur für einen angemessenen Glottiswiderstand sorgen.

Merke

Die Erfahrung zeigt, dass eine Steigerung der Lautstärke zur Überwindung eines erhöhten Lärmpegels in der Regel auch mit einer deutlichen Erhöhung der Sprechstimmlage korrespondiert. Eine Gegebenheit, die häufig bei Lehrern zu beobachten ist, die dadurch ihre Stimmfunktion einer ständigen überhöhten Belastung aussetzen.

Mittlere Sprechstimmlage

Sie bezeichnet den Tonbereich im unteren Drittel des Stimmumfangs, in dem sich die Sprechstimme mit kurzzeitigen Abweichungen mühelos nach oben oder unten bewegt; bei Frauen etwa in dem Intervall von g bis c1, bei Männern 1 Oktave tiefer.

Wie variabel dieser Bereich aktiviert wird, hängt von der Intention des Sprechenden ab, von seinen individuellen psychischen und physischen Faktoren wie auch von dem Störlärm, in dem sich dieser befindet.

Ist das Sprechen allerdings besonders emotionsbetont, kann dieser Bereich wesentlich überschritten werden. Damit kennzeichnet sich die veränderte, von der mittleren Sprechstimmlage abweichende Stimmlage als sprecherisches Ausdrucksmittel.

Vorsicht

Es ist notwendig, die Sprechstimmlage immer wieder in den physiologischen Bereich zurückzuführen, um eventuelle Fixierungen in einem höheren Frequenzbereich zu vermeiden. Anhaltende Abweichungen der Sprechstimmlage können vermehrte Spannungen im Phonationsapparat verursachen und zu Irritationen im Schwingungsablauf der Stimmlippen führen.

Tragfähigkeit der Stimme

Ihr Durchdringungsvermögen bzw. ihre Durchschlagskraft gilt als besondere Qualität der Stimme. Sie ist hörbar als brillanter, heller, oft metallischer Klang, der unterschiedlich starken Störlärm übertönt. Die hohe Energiebündelung für die gute Tragfähigkeit und Prägnanz der Stimme liegt im Frequenzbereich von 3 000–4 000 Hertz. Dieser Bereich wird allgemein auch als Sängerformant bezeichnet.

Je tragfähiger eine Stimme ist, desto geringer ist ihr energetischer Aufwand bei der Vermittlung von Informationen. Dies bedeutet für die Stimmtherapie, vorrangig die Tragfähigkeit und Resonanz der Stimme zu entwickeln, damit sich bspw. der Lehrer im Schulbetrieb stimmschonender durchsetzen kann.

Timbre der Stimme

Mit Timbre wird die spezifische Klangqualität einer Stimme bezeichnet, die sie unverwechselbar macht. „Sie wird überwiegend durch das Teiltonspektrum bestimmt. Maßgebend sind Anzahl (Ordnung) und Stärke (Intensität) der Teiltöne (Partialtöne), die einen bestimmten Klang prägen (Formanten)" [[122] S. 51]. Die Klangfarbe wird beeinflusst durch die anlagebedingten anatomischen Gegebenheiten des Kehlkopfs, die Beschaffenheit der supraglottischen Räume und die resonatorischen Verhältnissen in ihnen.

Vibrato

Beim Aushalten eines Tons sind bei einer geschulten Stimme periodische Schwankungen mit einer mittleren Frequenz von ca. 6,5 Hertz hörbar, die man Vibrato nennt. Unterschieden wird ein Vibrato bezüglich der Tonhöhe, der Lautstärke und der Klangfarbe. Die Tonhöhenschwankung liegt in der Größenordnung bis zu einem ½ Ton. Die Intensitätsabweichung beträgt 2–5 Dezibel und kann parallel oder entgegengesetzt zur Tonhöhenveränderung erfolgen.

Das Vibrato ergibt eine Klangmodulation, die als ästhetisch schön und als Ausdruck besonderer Klangqualität empfunden wird. Die funktionelle Bedeutung des Vibratos liegt im gleichmäßigen Wechsel von minimalen Spannungs- und Entspannungsvorgängen der Stimmlippen. Diese rhythmisch-dynamischen Abläufe gewährleisten eine ständige Flexibilität aller beteiligten Elemente in feinst koordiniertem Zusammenspiel. Abweichungen werden als Tremolo oder Wobbel bezeichnet.

Stimmregister

Wird eine Tonskala vom tiefsten bis zum höchsten Ton und wieder zurück gesungen, kommt es bei unausgebildeten Stimmen an umschriebenen Stellen zu mehr oder weniger deutlichen Änderungen des Stimmklangs. Die Bereiche, die unter sich homogene Klangeigenschaften aufweisen, werden allgemein als Register bezeichnet. „Die gleichartigen Klänge beruhen auf analogem Obertonverhalten, auf jeweils gleicher Schwingungsweise der Stimmlippen, einem bestimmten Kopplungsmechanismus zwischen Kehlkopf, Ansatzrohr und Luftröhre, charakteristischen Resonanz- und Abstrahlungsbereichen“ [[122] S. 95].

Bei der Benennung, ihrer Ausdehnung, ihren Grenzen und Übergängen gibt es eine Vielzahl von Bezeichnungen und offenen Fragen, die teilweise kontrovers diskutiert werden.

Vielfach werden bei Männerstimmen Strohbassregister, Modalregister und Falsett, bei Frauenstimmen Brustregister, Kopfregister und Pfeifregister verwendet.

In der praktischen stimmbildnerischen und der sängerischen Arbeit hat sich die vereinfachende Sicht der 2-Register-Theorie bewährt: Ein tiefes Brustregister, ein hohes Kopfregister und ein zwischen ihnen liegendes Mittelregister:

- *Mittelregister* (Mittelstimme): Es ist nach Klingholz jedoch „kein selbständiges Register, da es auf keiner eigenständigen laryngealen Konfiguration oder keinem Mechanismus beruht, wie die Kopf- und Brustregister. Es ist ein Übergangsregister und damit im Vergleich zum Brust- und Kopfregister sehr variabel bezüglich seiner Grenzen. Die Mittelstimme klingt voll mit einer gewissen Durchschlagskraft, sie hat ‚Kern‘“ [[96] S. 102].
- *Brustregister* (beim Mann Modalregister, bei der Frau Bruststimme, Vollstimme): Die Vollstimmfunktion ist im unteren Drittel des Stimmumfangs angesiedelt, in dem sich auch die Indifferenzlage der Sprechstimme befindet. Infolge der primären Aktivität des M. vocalis schwingen die Stimmlippen in ihrer gesamten Länge und muskulären Breite. Der Stimmlippenschluss ist relativ lang, die Randkantenverschiebung ausgeprägt. Die Stimme ist reich an Obertönen, sie klingt resonanzreich und voll. Ihre Vibrationen sind gut im Bereich des Brustbeins zu spüren.
- *Kopfregister* (Randstimme, das obere Register der Frauenstimme): Die Stimmlippen sind lang, schmal und gespannt. Es schwingt nur das Stimmlippenepithel, die Randkante. Der M. cricothyreoideus ist gegenüber dem M. vocalis vorherrschend. Mit steigender Tonhöhe wird der Glottisschluss immer geringer, es bleibt ein haardünner Spalt offen. Der Klang ist hell, schwebend, die höher frequenten Harmonischen (besonders um 3 000 Hertz) sind deutlich ausgeprägt [122].

▸ **Ausgleichende Prozesse bei Registerübergängen.** Für Sänger ist der Ausgleich von Registern Grundlage ihrer Ausbildung, sodass Registergrenzen in der Regel nicht mehr hörbar sind. Bei ungeübten Stimmen dagegen sind die Grenzen zwischen 2 Registern verhältnismäßig gut nachweisbar. „So kommt es bei diesen Stimmen in den Übergangsbereichen teilweise zum Wegspringen der Stimme in ein anderes Register“ [[31] S. 122].

Schwierigkeiten an den Registergrenzen entstehen durch Umstellungsprozesse der Stimmlippen, bedingt durch Veränderungen der muskulären Massenbeteiligung der schwingenden Stimmlippen, durch Verschiebung der Offen- und Schlussphasen der Glottis und die Einflüsse des Vokaltrakts. Außerdem spielen aerodynamische Aspekte eine Rolle, da größere Tonhöhen eine andere Glottisform, gesteigerten subglottischen Druck und höhere Strömungsraten verlangen.

▸ **Sprechstimme und Registergrenzen.** Die Sprechstimme bewegt sich in der Regel im Vollstimmbereich, im unteren Drittel des Stimmumfangs. Sie kann aber auch im Rahmen prosodischer Tonhöhensteigerungen bis in die Mittelstimme, teilweise bis in die Kopfstimme hineinreichen. Es ist daher notwendig, auch für die Sprechstimme muskuläre Umstellungsprozesse zu berücksichtigen, die bei Registerübergängen auftreten können. Dies bedeutet ein ständiges Mischen von Vollstimm- und Randstimmfunktionen, um durch Ausgleichen zwischen tonisch und phasisch anspannenden Komponenten des M. vocalis und M. cricothyroideus [96] vom feinen Anschwingen der Randstimme langsam und unter kontinuierlichem Nachlassen der Spannung in die weite Schwingungsamplitude der Vollstimmfunktion überzugleiten. Wesentlich ist dabei immer die subtile Abstimmung von subglottischem Druck, Stimmlippenspannung und einer flexibel schwingenden Schleimhaut.

▸ **Probleme an Registerübergängen.** Probleme der Sprechstimme an den Registerübergängen können über Glissandofolgen vom hohen zum tiefen Frequenzbereich verringert werden. Gegenüber isoliert einsetzenden Tönen haben sie den Vorteil, dass die Rahmeneinstellung der Resonanzräume weitgehend konstant bleibt und die Randkantenfunktion höherer Tonbereiche in einem gewissen Maße bis ins Brustregister erhalten bleibt. Bei aufsteigenden Tonskalen sind die muskulären Verschiebungen in den Stimmlippen deutlich schwieriger auszuführen, da die größere schwingende muskuläre Masse im Vollstimmbereich durch steigende Anspannung kontinuierlich reduziert werden muss, damit sich die Stimmlippen in die Länge dehnen können. Günstig ist es, an den Registerübergangsstellen die Lautstärke etwas zu vermindern, die Massenbeteiligung der Stimmlippen zu verringern. Die Schwingungsabläufe müssen gezielt Tonhöhe, Lautstärke und bestimmte Vokale berücksichtigen, wobei der Vokal [u:] die günstigsten Voraussetzungen bietet.

Kontrollmechanismen der Phonation

Die Stimm- und Lautproduktion wird vorwiegend durch das audiophonatorische und das kinästhetisch-reflektorische Kontrollsystem überwacht und gesteuert:

- Das *audiophonatorische Kontrollsystem* bewertet in zeitlicher und klanglicher Hinsicht die eigene Lautproduktion und vergleicht diese mit den gespeicherten Mustern bzw. mit den angestrebten Klangvorstellungen. Über die auditive Wahrnehmung werden primär Parameter wie Lautstärke, Tonhöhenveränderung, prosodische Merkmale und rhythmische Akzente des Sprechablaufs erfasst.
- Die *kinästhetisch-reflektorische (neuromuskuläre) Phonationskontrolle* gewährleistet differenzierte Einstellungs- und Abstimmungsvorgänge der am Phonationsvorgang beteiligten Muskelgruppen. Diese Vorgänge erfolgen mit großer Schnelligkeit über multipolare Reflexbögen. Die kinästhetisch-reflektorische Kontrolle ist so weit verselbstständigt, dass sie auch ohne begleitende auditive Überwachung die Phonation mit ausreichender Genauigkeit gewährleistet. Zu berücksichtigen ist dabei die ungleich entwickelte Leistungsfähigkeit dieses Kontrollsystems.

Schultz-Coulon [173] konnte nachweisen, dass eine proportionale Beziehung zwischen der kinästhetisch-reflektorischen Kontrollfähigkeit und der Qualität der Stimmfunktion besteht. Unter binauraler Vertäubung ließ sich eine objektive Bewertung der stimmlichen Leistungsfähigkeit in den Parametern Tonhöhe, Lautstärke, Stimmgenauigkeit und Stimmstabilität erreichen.

Die Abstimmung auf das aktuelle Phonationsziel bezüglich Glottisweite, Stimmlippenspannung und Anblasdruck erfolgt reflektorisch über ein afferent-efferentes Regelsystem. Wesentlich sind dabei:

- submuköse Mechanorezeptoren der glottischen Schleimhaut
- dehnungsempfindliche Rezeptoren in den Kehlkopfmuskeln
- Stellungsrezeptoren in den Kapseln der Kehlkopfgelenke

In die Regelkreise sind außerdem die Stammganglien, die motorischen Kerne des Mittelhirns, das Kleinhirn und die vegetativen Zentren des Zwischenhirns primär mit einbezogen [30], [226], [227].

Für die Stimmfunktion bedeutet es, die Kontrollfähigkeit des kinästhetisch-reflektorischen Systems so zu verfeinern, dass der Betreffende in der Lage ist, auch ohne ausreichende Überwachung des Gehörs, bspw. in der Lärmkulisse des Berufsalltags, Lautstärke und Sprechstimmlage in den physiologischen Funktionsbereichen zu halten.

Bei geringer Leistungsfähigkeit des neuromuskulären Systems tritt im Lärm oder beim Singen im Chor gehäuft eine Reduzierung der Stimmgenauigkeit auf, wenn keine ausreichende Kontrolle über das Gehör vorhanden ist.

Gleichzeitig sind diese Personen Übertragungseffekten des jeweiligen Nachbarn ausgesetzt. Im negativen Sinne kann dies so weit führen, dass fehlerhafte Spannungen zwanghaft übernommen werden. Dadurch können die eigenen kinästhetischen Muster nachhaltig gestört werden, sodass die Stimmleistung zusätzlich darunter leidet. Auf der anderen Seite ist natürlich auch eine positive Beeinflussung durch eine gute gesangliche Leistung des Nachbarn möglich, die sich auf die eigenen Leistung positiv auswirkt (s. Kap. Die neuronale Resonanz).

20.2 Therapeutische Anwendung im Beispiel

Sämtliche Interventionen an der Stimme sind wechselwirksam vernetzt mit den Teilbereichen:

- Atmung
- Kehlkopffunktion – Stimmgebung
- Ansatzrohr – Lautbildung
- Brust- und Kopfresonator
- Körperhaltung und Bewegung

Oft müssen Einzelfunktionen in die Bewusstheit gehoben werden, um unter kinästhetischer Leitung einen fehlerhaften Ablauf in eine regelrechte Form zu bringen. Nach dem „Aufpolieren" sind sie wieder in das funktionelle Ganze zu integrieren. Mit fortschreitendem Erlernen der Funktionen bauen sich Leitvorstellungen auf – ein individuelles mentales Konzept für eine bewusste Steuerung und Kontrolle von Bewegungsabläufen, Resonanz und Klang (▶ Abb. 19.1).

Die Anbahnung neuer Muster läuft zu Beginn spürbar im Zeitlupentempo ab. Sie werden so lange wiederholt, bis die Funktion verankert ist und unbewusst abläuft. Die Kontrolle der Stimme wird auditiv und kinästhetisch gesteuert. Jeder Übungsablauf beginnt mit der Bewusstheit der Vorbereitung (Präphonation) und endet mit einem reflektierenden „Nachlauschen" und „Nachspüren" wie auch mit einem Vergleich zu vorherigen Abläufen.

Wesentlich ist immer das Bewusstmachen von Empfindungen bei den Übungen: Wie fühle ich mich bei ihnen, wo verspüre ich Veränderungen?

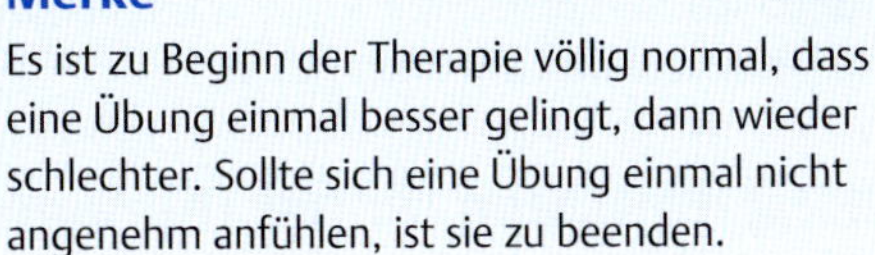

Merke

Es ist zu Beginn der Therapie völlig normal, dass eine Übung einmal besser gelingt, dann wieder schlechter. Sollte sich eine Übung einmal nicht angenehm anfühlen, ist sie zu beenden.

Oft ist es auch günstig, sich den Ablauf nur kinästhetisch vorzustellen, bspw. das Einsetzen der Stimme. Üben Sie zu Beginn in kleinen Einheiten: 5 Minuten, aber mehrmals am Tage. Vertrauen Sie auf Ihr eigenes Gefühl während der Übungen.

20.2.1 Die eigene Stimme entdecken

Vorsprachliche Klangmodulationen

Wenn wir lachen, jauchzen, seufzen, stöhnen, schluchzen, schnalzen, blubbern, prusten oder brummen, sind es jene elementaren Ausdruckselemente, die in der vorsprachlichen Phase der Kindheit verwurzelt sind. Sie vermischen sich mit körperlichen Bewegungen, dem Schwingen, dem Pendeln, dem Schaukeln und dem Sichwiegen. Sie entstehen spontan. Ihre Elemente sind den Ritualen der frühen Völker vergleichbar (s. Kap. 3). Sie sind genetisch verankerte vorsprachliche Signale, die funktionell der Tiervokalisation entsprechen.

Es gilt daher, die Urfunktionen, die wir nicht erst lernen müssen, neu zu reaktivieren. Dann können auch Teilbereiche oder zentrale Ausdruckselemente für die Therapie der Stimme nutzbar gemacht werden.

Wecken von Lust an Bewegung und Stimme

▶ **Haben Sie Lust auf Ihre Stimme.** Haben Sie Freude daran, im Rhythmus zu schwingen, die Luft durch Ihre locker aufeinanderliegenden Lippen zu blasen. Es wird ein dunkler, luftiger Ton, wie bei einer Tuba hörbar. Lassen Sie ihn langsam in einem [u:]-ähnlichen Ton hinauf- und hinuntergleiten, werden Sie lauter und leiser.

Genießen Sie die ungewohnten blubbernden und prustenden Töne, die hörbar werden, wenn Ihre Finger mit Ihren Lippen spielen.

▶ **Erleben Sie Befindlichkeitsgesänge.** Lassen Sie sich ein auf frühkindliche Lallgesänge mit ihrem kreativen nahezu unerschöpflichem Potenzial. Es sind Befindlichkeitsgesänge mit glissandoähnlichen Verläufen, verbunden mit geringer Lautstärke und weicher Tongebung. Sie gleiten in eine wohlige psychophysische Entspannug, die das innere Ich berührt.

▶ **Murmeln Sie Selbstgespräche.** Schlendern Sie durch den Raum und führen Sie murmelnd Selbstgespräche mit den Silben „mjam-mjam", „mjom-mjom" usw. mit allen Vokalen.

Murmeln Sie einen Vers immer wieder, bis er tief in Ihrem Körper klingt. Haben Sie dabei das Gefühl, Sie würden auf dem Wort „herumkauen".

Sprechen Sie den Vers dann lauter, hören Sie bewusst auf Ihre Stimme und nehmen Sie wahr, wie Sie sich jetzt fühlen.

▶ **Tönen Sie in Ihren Körper.** Legen Sie Ihre Finger dicht vor Ihre nach vorn gestülpten Lippen. Summen Sie einzelne Töne und kleine Melodien in sie hinein mit dem Gefühl, als würden Sie die Töne einduften. Das spielerische Erproben der stimmlichen Möglichkeiten wird zu einem sinnlichen Vergnügen. Finden Sie Ihren Tonbereich, in dem Sie sich wohlfühlen.

▶ **Schicken Sie Ihre Stimme auf Tour.** Stimmen Sie einen luftigen tiefen Brummton an, Ihr Körper wird zum Gefäß des Klangs. Schicken Sie je einen Stimmstrahl durch beide Ohren mit intentionaler

Ausrichtung an die gegenüberliegende Wand. Spüren Sie die quere Weitung im Rachenraum. Nehmen Sie wahr, wie jetzt Ihr Ton klingt. Erfahren Sie Raum und Klang auch in der Intentionalität der Polaritäten:

- Schädeldecke – Füße
- vordere – hintere Körperhälfte

Die heilsame Wirkung des Singens

Singen war in allen Zeiten mit Magie und Zauberei verknüpft. Bereits bei den frühen Völkern spielte Gesang mit ekstatischem Tanz eine zentrale Rolle bei den Heilungsritualen (s. Kap. 1).

Singen hat Einfluss auf das psychophysische Wohlgefühl eines Menschen. Im Singen drücken wir unsere Befindlichkeiten aus, was uns psychisch belastet, was wir nicht in Worte fassen können. Singen wird zu einem emotionalen Ventil, das der Seele Flügel verleiht. Klangliche Vokalspiele versetzen den Körper in Schwingung, oft leiten sie uns zurück in frühe Erlebnisse.

Singen kann Emotionen regulieren und die Energie gegensätzlicher Emotionen ins Gleichgewicht bringen. Der psychophysische Zustand ist dann in Harmonie, wenn Singen die positiven (Glück, Freude) und die negativen Gefühlsenergien (Wut, Ärger) integriert. Singen kann bei Trauer und Mutlosigkeit neue Lebenskraft geben.

Adamek stellt Singen anhand seiner Studien als „psychische Bewältigungsstrategie" heraus und folgert: „Singen als Energieintegrator bedeutet Entspannung für Psyche und Physis. Singen als Energietransformator kann Prozesse der Selbstreflexivität fördern, bzw. initiieren, d. h., eine Bewusstwerdung und konstruktive Umformung des eigenen augenblicklichen psychophysischen Zustandes unterstützen" [[1] S. 210].

Singen fördert die Produktion von Immunglobulin A, das die Krankheitserreger bereits an den Schleimhäuten der oberen Rachenwege abwehrt. Bei andauerndem Stress und Ärger überhöhter stimmlicher Belastung verringert sich das Immunglobulin A (s. Kap. 7.3). Das Immunsystem ist geschwächt, wir werden anfällig für Krankheiten, die bevorzugt im Hals-Nasen-Bereich auftreten.

Ich habe die Erfahrung gemacht, dass tägliche Rituale mit trophotropem Singen einerseits stressmindernde Reaktionen zeigen, andererseits regt es den Parasympathikus an. Über dessen Aktivierung verringert sich nicht nur die muskuläre Spannung der Skelettmuskulatur, sondern auch die Anspannung im psychischen Bereich. Insgesamt konnten positive Auswirkungen auf die psychophysische Situation des Patienten beobachtet werden, wie auch eine Reduzierung der Infektanfälligkeiten der oberen Atemwege.

Wiegenlieder haben nach unten gleitende entspannende Melodien. In Verbindung mit schaukelnden Bewegungen wirken sie beruhigend und vermitteln Geborgenheit: Wiegenlieder, gesungen auf Vokalsilben mit leiser Stimme, fließendem Legato und schwingenden Bewegungen des Körpers und der Arme. Viele Kinderlieder enthalten von den 7 Tönen einer Tonleiter nur 5 Töne (Pentatonik). Sie sind geeignet für Laut- und Wortspiele. Sie beruhen auf der Regelmäßigkeit der Wiederkehr von Bewegungen, auf Improvisation und Lust.

Beginnen Sie mit den faszinierenden Gesangsformen des Psalmodierens oder liturgischem Rezitierens, anfangs in gleichbleibender Dynamik, um in einer meditativen Ruhe die klangliche Gestalt zu spüren. Bei Versen und Gedichten heben Sie dynamisch Wortakzente durch Lautstärkeverschiebungen hervor. Die Melodie bewegt sich vorwiegend im Terz- und Quintrahmen. Nehmen Sie den Unterschied im Körper und Klang wahr, wenn Sie dem Wort Sinn und Intention geben.

20.2.2 Leitlinien für die Therapie in der Glottisebene

- Ausgleich unregelmäßiger Schwingungen. Sie entstehen durch unangepassten subglottischen Druck, durch Asymmetrie von rechter und linker Stimmlippe, oft mit Schwingungsabläufen in unterschiedlichen Frequenzen. Die Kräfte in der Stimmlippenebene sind seitengleich und muskulär so fein aufeinander abzustimmen, dass symmetrische Schwingungen ablaufen können.
- Balanceregelung zwischen dem äußeren Kehlkopfmuskel M. cricothyreoideus und dem inneren Kehlkopfmuskel M. vocalis. Beide sind entscheidend für die Höhe der Stimme.
- Regelung der Stimmlippeneinsätze und -schwingungen über das kinästhetisch-reflektorische System.
- Vollständiger Stimmlippenschluss für ein klangdichtes Einsetzen der Stimme. Kräftigung der inneren Kehlkopfmuskeln, M. lateralis und M. voalis.
- Gleichmäßige und flexible Abrollbewegung der Stimmlippenschleimhaut, auf der Basis eines festen Widerlagers durch den M. vocalis.

- Optimale Beschaffenheit der Stimmlippenschleimhaut an Elastizität, einer gewissen Dicke und Zähflüssigkeit (Viskosität). Diese Eigenschaften sind entscheidend für ein kontinuierliches Aneinandergleiten der Stimmlippenschleimhaut während der Phonation.
- Optimierung des reflektorischen Zusammenspiels zwischen subglottischem Druck und Glottiswiderstand.
- Weiter Raum zwischen Ring- und Schildknorpel. Der Ringknorpel kann dann bei steigender Tonhöhe gegen den Schildknorpel kippen, sodass es zu einer stärkeren Spannung der Stimmbänder kommt. Das Singen in die Höhe wird dadurch erleichtert.
- Komprimierte Luftsäule mit der Fähigkeit, die Luft dosiert abzugeben.
- Balance zwischen Überdruck im Atemapparat und Unterdruck im Kehlkopf/Ansatzrohr, zu regeln durch eine ständige Einatmungstendenz.

20.2.3 Therapeutische Hinweise

► **Stimmlippenschleimhaut.** Lässt sich die Eigenbewegung der Schleimhaut (Randkante) gleichmäßig und flexibel verschieben, sind die Strömungswiderstände gering: Die aerodynamischen Kräfte laufen effektiv ab, hörbar an der optimierten Qualität des Klangs. Es ist daher notwendig, dieser Funktion bezüglich ihrer Mobilisierung besondere Aufmerksamkeit entgegenzubringen.

► **Massage für die Schleimhaut.** Blasen Sie Luft gegen die locker aufeinanderliegenden Lippen, ohne diese zu „schieben“. Hörbar wird ein voller, dunkler, sehr luftiger Ton. Bleiben Sie anfangs im unteren Bereich Ihres Stimmumfangs, denn hier ist die Abrollbewegung der Schleimhaut am stärksten. Genießen Sie den Brummton, der sich von selbst einstellt, und die Vibration der sich ausbreitenden Schwingungen im Brustraum. Lassen Sie nun auch blasende Töne wie auf einer Rutschbahn hinauf- und hinuntergleiten. Erspüren Sie, wie das Blasen sich verändert, wenn Lautstärke, Dynamik und Tonhöhe sie leiten.

Bewegen Sie sich langsam mit fließenden Bewegungen im Rhythmus des Largo der Akzentmethode (s. Kap. 18.7.2). Tönen Sie luftige Silben, sodass die Schleimhautschicht der Stimmlippen wellenartig bewegt wird.

► **Störfaktor trockene Schleimhaut.** Ist die Schleimhaut trocken, ist ihre Oberfläche nicht mehr gleitend. Verändert zäher Schleim die Strömungsverhältnisse am Stimmlippenprofil, kommt es zu Verwirbelungen. Die Stimme kann belegt klingen, unterbrochen von häufigem Räuspern.

► **Einsetzen der Stimme.** Mechano-, Druck- und Dehnungsrezeptoren in der Haut, der Schleimhaut und den Muskeln vermitteln ein kinästhetisches Empfinden für differenzierte muskuläre Abläufe in der Glottisebene. Sie vermitteln aber auch Empfindungen für unterschiedlichen subglottischen Druck und muskulären Widerstand der Stimmlippen. Dadurch sind präzise Einstellungen und Abstimmungen jener Muskelgruppen möglich, die am Stimmvorgang beteiligt sind.

Durchgängig ist zu beachten, dass sich vor Beginn des Tons das Kiefergelenk löst, damit er in eine elastische Federung einsetzen kann. Also: Den Ton in die Lösung der Kiefergelenke setzen!

► **Weicher Stimmeinsatz mit anlautendem Vokal [u:]**

- Präphonatorisch nehmen Zunge, Lippenrundung, Grad der Kieferöffnung und Rachenraum die Form des Vokals ein. Die Stimmlippen bewegen sich in ihre Ausgangsstellung. Mit Einsetzen der Atmung werden bereits muskuläre Tendenzen des Unterdrucks im Kehlkopf/Ansatzrohr aktiviert sowie ein Senken des Kehlkopfs.
- Erspüren Sie beim langsamen Nähern der Stimmlippen das hörbare Fließen der Luft, diesen kleinen Hauchlaut, bevor die Stimmlippen weich zum Schluss angesaugt werden. Beim Lösen des Verschlusses erklingt ein weicher Vokal [u:].

► **Physiologischer prägnanter Stimmeinsatz mit anlautendem Vokal [u:]**

- Die Stimmlippen bewegen sich zu einem lockeren Schluss.
- Nehmen Sie den Schluss der Stimmlippen bewusst wahr, indem Sie in ihm etwas verharren und ihm Intensität geben.
- Lösen Sie den Verschluss weich beginnend, aber präzise, sodass der Vokal wie ein komprimierter Ball in den Körper fällt.

► **Stimmeinsatz im Wort mit langen (geschlossenen) Vokalen.** „Uhr“ – „Uhu“ – „Ute“ – „Udo“ – „Ufer“.

- Zwischen Einatmen und Einsetzen der Stimme liegt ein Moment des Anhaltens bei offenem Kehlraum. Bevor die tönende Ausatmung beginnt und der Verschluss sich löst, muss die Einatmungsspannung bereits gut wahrnehmbar sein.
- Erspüren Sie unter kinästhetischer Bewusstheit unterschiedliche Schlussfunktionen der Stimmlippen. Variieren Sie die Länge der Verschlussdauer, ihre Intensität nehmen Sie wahr, wie sich die Stimmlippen lösen und wie die Stimme klingt.

▸ **Stimmeinsatz mit langen (geschlossen) und kurzen (offenen) Vokalen.** Artikulieren Sie lange und kurze Vokale: „Uhu – Ulla", „Ute – Ulrich", „Ufer – Ulme".

Der anlautende Vokal in „Uhu" ist lang, der in dem Wort „Ulla" kurz. Vergleichen Sie miteinander die Art des Einsetzens der Stimme, den unterschiedlichen Öffnungsgrad des Kieferwinkels, die Lage der Zunge, die Ausformung des Mundvorhofs und den Klang.

Sind diese Funktionsabläufe weitgehend verinnerlicht, benutzen Sie auch andere Vokale.

▸ **Unterdruck in der Glottis – komprimierte Luftsäule.** Beginnen Sie den Ton mit dem Gefühl des Einsaugens bereits in der Nase und an den Mundlippen. Haben Sie dabei das Empfinden, als würden Sie während des Tönens weiterhin durch die Nase einatmen.

Die Unterdruckfunktion bewirkt:

- Komprimierung der Phonationsluft. Die Stimmlippe kann sich dann auf eine dichte Luftsäule stützen. Die Ausatmung verlängert sich.
- Balance zwischen komprimierter Luftsäule und ihrer gleichzeitigen sparsamen Abgabe für die Tonerzeugung. Stellen Sie sich einen Gartenschlauch vor. Wenn Sie die Düse fast zudrehen, ist der Wasserstrahl gebündelt und zielgerichtet, drehen Sie sie auf, ist er breitflächig und diffus. Nehmen Sie wahr, wie Ihre Stimme im Vergleich klingt, wie sich der Wechsel beider Funktionen jeweils in der Glottisebene anfühlt und welche Auswirkungen er hat (s. Grundbewegung der Stimmlippen in ▸ Abb. 20.8).
- Genau aufeinander abgestimmtes Gleichgewicht zwischen subglottischem Druck und der Schließfunktion der Stimmlippenspannung im Sinne einer effizienten Regelung.
- Ständige flexible Einatmungstendenz im Brustkorb.

▸ **Unterscheiden Sie verschiedene Schwingungsarten.** Nehmen Sie wahr, wie sich die Schwingungen bei der Vollstimme und der Randkantenstimme anfühlen.

Tönen Sie in tiefen Frequenzlagen. Erspüren Sie die schwingende lockere muskuläre Masse beim Einsetzen des Tons und die Vibrationen im Hals und Brustkorb. Gleiten Sie mit Ihrer Stimme in die Höhe. Je höher die Töne, umso mehr werden die Stimmlippen gespannt. Hier spüren Sie die „schlanke" Schließkraft und die Vibrationen im oberen Rachenraum und Kopf. Tönen Sie in unterschiedlichen Stimmlagen, um ein Gefühl für beide Schwingungsarten zu erhalten.

▸ **Halten Sie einen Ton aus.** Die Auslösung für das Einsetzen eines Tons ist die intentionale Ausrichtung.

- Artikulieren Sie die stimmhaften Reibelaute [v] oder [z]. Die glottale und artikulatorische Hemmstelle komprimiert die Luftsäule und verhindert eine allzu schnelle Ausatmung.
- Benutzen Sie eine mittlere Lautstärke und Stimmlage, da sich unter diesen Bedingungen synchrone Schwingungsabläufe zwischen rechter und linker Stimmlippe am günstigsten entwickeln.
- Lassen Sie die Luft strömen, während ein Teil nach innen reflektiert, sodass ein ruhig stehendes Medium für den Ton spürbar wird. Armbewegungen von vorne gegen einen imaginären Widerstand zum Brustkorb unterstützen den Vorgang.
- Halten Sie den Ton nicht fest. Bringen Sie ihn in eine sich schnell drehende Spindel, die intentional gesteuert ist. Verankern Sie den Ton in der Gegenbewegung: Die Schulterblätter ziehen nach innen-unten bis in die „Hacken", während sich das Brustbein von innen aufrichtet. Lassen Sie den Ton als „Kugel" über den Schlund in den Körper rollen.
- Machen Sie Pausen während des Tönens, damit Sie den Ton immer wieder neu ansetzen, ihn innerlich nachklingen lassen, um erneut zu beginnen.
- Die Gleichmäßigkeit des ausgehaltenen Tons bietet eine gute Kontrolle für die Atembalance.

▸ **Geben Sie dem Laut Widerstand.** Die Lautkraft entwickelt sich am Widerstand. Dehnen Sie während der Silbe „na" Ihre Handflächen etwas vom Körper weg gegen einen imaginären Widerstand, bspw. vom Bereich der Flanken nach außen. In Koordination mit dem Widerstand weitet sich der Brustkorb, die innere Spannkraft während des Tons erhöht sich – sichtbar und spürbar an der vermehrten Querspannung im Flankenbereich und dem sich aufrichtenden Brustbein, hörbar an einem kraftvollen, resonanzreichen Klang.

Dehnen Sie in polaren Zügen: mit einer Handfläche nach unten, mit der anderen in einem diagonalen Zug nach oben. Spüren Sie die innere Spannkraft zwischen beiden Polen: die Verwurzelung im unteren Klangraum, die im Gegendruck aufblühende Strahlkraft.

Benutzen Sie den Widerstand zur Entwicklung von Dynamik (Crescendo/Decrescendo). Beginnen Sie mit einer Lautstärke im Piano, die kontinuierlich zunimmt (Crescendo), bis ein Forte erreicht ist. Gleiten Sie von dort gleichmäßig zurück ins Piano (Decrescendo). Der Ton bleibt stabil, wenn währenddessen eine gewissen Gegenkraft erhalten bleibt.

▸ **Welche Vokale begünstigen die Stimmfunktion?** Die Vokale [a:] und [ɛ:] aktivieren die Vollstimmfunktion. Der M. vocalis wird gespannt, die Stimmlippen verkürzen und verdicken sich. Im Brustbereich sind ausgeprägte Vibrationsempfindungen vorhanden.

Der Vokal [u:] ist besonders geeignet zur Aktivierung einer flexiblen und symmetrischen Randkantenfunktion im unteren Drittel des Stimmumfangs. Er begünstigt die Entfaltung der Kopfstimmfunktion, fördert die Tendenz zu einer tiefen Kehlkopfposition sowie zu einem weichen Einsetzen der Stimme.

Die Vokale [i:] und [e:] haben durch die vorne gelegene Zungenposition im Mundraum und dem kurzen Abstand zu den Lippen eine hohe Frequenz des zweiten Formanten (ca. 3 000–3 500 Hertz). Daraus resultiert ein hoher Brillanzanteil mit einer gewissen Durchschlagskraft der Stimme. Intensive Vibrationen sind während der Vokalisierung des [i:]-Lautes am harten Gaumen wahrzunehmen.

▸ **Was passiert, wenn die Stimme gepuscht wird?** In diesem Fall ist der subglottische Druck hoch, die Stimmlippen können nicht mehr selbstregulierend schließen. Die Stimmlippenmuskulatur muss als Gegenhalt vermehrte Kraft aufwenden. Die mediale Kompression und die Randkante der Stimmlippen verlieren an Flexibilität.

Verstärkt sich der Druck, werden die Taschenfalten mit aktiviert. Die Spannung kann sich bis in die Gesichtsmuskulatur fortsetzen.

- *Folge:* Jetzt muss die Stimmlippenmuskulatur ausgleichen, sie muss noch mehr Gegenkraft aufwenden. Die unter Spannung stehende mediale Kompression kann der Öffnung der Glottis nur dann nachgeben, wenn sich der subglottische Druck weiter verstärkt.
- *Lösung:* Um den Druck unterhalb der Stimmlippen abzufangen, muss primär die Einatmungstendenz der Atemmuskeln aktiviert werden, damit er sich verringern kann. Die Glottis muss wieder die notwenige Unterdruckfunktion herstellen können. Dann kann die Phonationsluft von der breitflächigen Schiebekraft in eine Bündelung des Luftstroms gelangen.

21 Funktionskreis Lautbildung

21.1 Der Rachen

Nicht die Kraft, sondern die Resonanz ist anzustreben, dann kommt die Kraft allein.
(Johannes Messchaert)

21.1.1 Rachen – Raum für primäre Funktionen

Grundsätzlich sind alle Organe, die der stimmlichen Artikulation dienen, „multifunktional" aufgebaut. Trinken, Essen, Atmen, Schlucken – all diese Funktionen verlaufen parallel auf den gleichen Bahnen wie die Artikulation, einige können sogar zeitgleich erfolgen. Das Sprechen ist bloß eine Sekundärfunktion, die sich im Rahmen der Evolution spät entwickelte, wodurch sie, weil sie auf anderen Vitalfunktionen „aufsetzt", auch besonders störanfällig ist.

21.1.2 Rachen – Raum für Resonanz und Artikulation

Alle lufthaltigen Räume im Rachen, die oberhalb der Stimmritze in der Mundhöhle und im Nasen-Rachen-Raum liegen, bilden das Ansatzrohr für Resonanz und Artikulation. In der Literatur werden mit gleicher Bedeutung für diese Räume auch Vokaltrakt und Artikulationstrakt gebraucht. Im Folgenden wird durchgängig der Begriff „Ansatzrohr" benutzt.

Die Bewegungen von Unterkiefer und Gaumensegel, wechselnde Zungenpositionen, die unterschiedlichen Wandspannungen des Rachenraums sowie die verschiedenen Öffnungsgrade des Mundes mit Ausbildung des Lippentrichters formen einen flexiblen Resonanz- und Artikulationsraum, der ursächlich für die große Vielfalt der menschlichen Lautgebung ist.

Der Kehlkopf ist das Bindeglied zwischen dem Brustresonator, der unterhalb des Kehlkopfs liegt, und dem Kopfresonator oberhalb des Kehlkopfs. In der Offenphase der Stimmlippen sind untere und obere Resonatoren miteinander gekoppelt, sodass sie durch den ständigen Wechsel der Schwingungszyklen jeweils mit neuer kinetischer Energie angeregt werden. In der Schlussphase sind beide Resonatoren voneinander getrennt.

21.1.3 Brustresonator

Der Raum der Brustresonanz unterhalb der Glottis umfasst das baumartige Röhrensystem von Luftröhre und Bronchien. Der Brustraum kann seine Hohlraumgestalt kaum verändern. Eine gewisse Beeinflussung haben die Bewegungen der Atmung primär in horizontaler Richtung (Flankenbereich) und durch eine gewisse Tiefstellung des Zwerchfells in vertikaler Richtung. Wesentlich ist das Abspannprinzip zum Erreichen der Atemmittellage bei der Phonation. In dieser Situation ist der Brustresonator besonders lang, sodass die Klänge an Volumen gewinnen.

Beim Stimmlippenschluss kommt es zu reflektierten Schallwellen, die sich bis in die Peripherie der Lungen ausbreiten. „Diese Pulswelle benötigt für den Weg zur reflektierenden Peripherie des Brustresonators etwa 1 Millisekunde, so dass sie nach 2 Millisekunden bereits vollständig zurückgefedert ist und bei weiter verschlossener Glottis erneut reflektiert wird" [[59] S. 8]. Die Brustresonanz ist leicht zu spüren, sobald wir die Hand unterhalb des Kehlkopfs auf den oberen Brustkorb legen.

21.1.4 Kopfresonator

Das luftgefüllte Ansatzrohr ist ein mit mehreren Eigenfrequenzen versehener schwingungsfähiger Hohlraum, der mit dem Kehlkopf resonatorisch gekoppelt ist. Die impulsartig durch die geöffnete Glottis strömende Luft versetzt die Luftsäule des Ansatzrohrs in Schwingungen. Der entstehende Primärklang wird erst durch die Sprechorgane im Ansatzrohr zum gewünschten Klang oder Sprachlaut geformt. Die Sogwirkung (Unterdruckfunktion), die den Schluss der Stimmlippen wieder herbeiführt, ist wesentlich für die Anregung von stehenden Wellen im Ansatzrohr.

21.1.5 Physiologische Grundlagen

Das Atmen, die Nahrungsaufnahme und die Kommunikation – alles durchläuft unseren Rachen, der auch Schlund oder Pharynx genannt wird (▸ Abb. 21.1). Es handelt sich um einen schlauchförmigen, lufthaltigen Hohlraum mit stark verformbarem Durchmesser. Er liegt vor der HWS und erstreckt sich von der Glottis bis zu den Lippen auf einer Länge von ca. 12–16 cm.

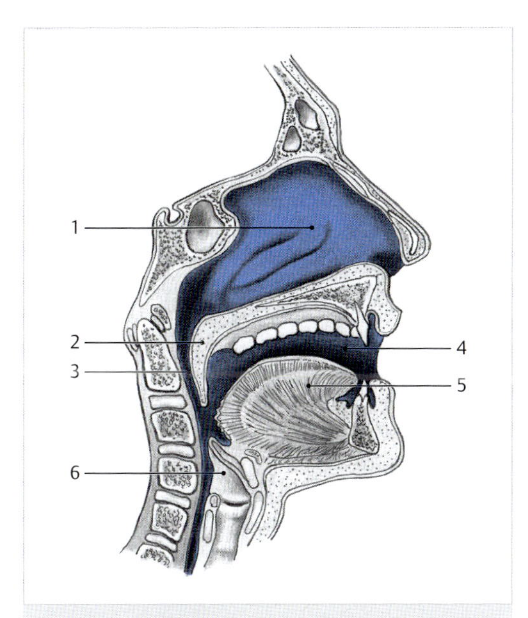

Abb. 21.1 Rachenraum (1: Nasenraum; 2: weicher Gaumen; 3: Zäpfchen; 4: harter Gaumen; 5: Zunge; 6. Kehldeckel). (Grafik: Sieghild Pieper)

Vorn formt der Rachenraum die Mundhöhle, die der harte Gaumen nach oben abschließt. Seitlich bilden die aufsteigenden Äste des Unterkiefers und die Wangen, unten der Mundboden mit der Zunge, vorn die Lippen physiologische Grenzen. Ein Heben und Senken des weichen Gaumens kann den Nasen-Rachen-Raum entweder sperren oder ihn öffnen, also den Rachenraum erweitern oder verengen.

21.1.6 Hohlräume und Muskeln im Rachen

Wir unterscheiden 3 Hohlräume:

- Der *obere Hohlraum* (Epipharynx) erstreckt sich vom Velum, dem Gaumensegel, bis zu den Choanen, den hinteren Nasenöffnungen.
- Der *mittlere Hohlraum* (Mesopharynx) reicht vom Zungenbein bis zum weichen Gaumen. In ihm liegen die Rachenmandeln und kreuzen sich Luft- und Speiseweg.
- Der *untere Hohlraum* (Hypopharynx) erstreckt sich von den Stimmlippen bis zum Zungengrund.

Der hintere Rachentrakt schließt sich an den Gaumen an. Er wird von 3 ringförmigen Muskelbündeln geformt, den oberen, mittleren und unteren Schlundschnürern (Mm. constrictores pharyngis). Hierbei handelt es sich um großflächige, flache Muskeln, die ziegeldachartig übereinanderliegen. Die Schlundschnürer verengen periodisch den Schlund und unterstützen so primär den Schluckvorgang. Durch Heben des Rachens tragen sie aber auch zum Verschluss des Kehlkopfs beim Eindringen von Fremdkörpern bei.

Die Schlundschnürer verengen den Rachenraum vor allem von den Seiten her. Eine rein isometrische Muskelspannung dieses Systems führt dadurch „zu einer Versteifung der Rachenwände, was einen entscheidenden Einfluss auf die Resonanzfarbe hat" [[111] S. 58].

- Der *obere Schlundschnürer* (Constrictor superior) liegt dem weichen Gaumen gegenüber. Nach oben ist er an der Schädelbasis befestigt und funktionell mit der kurzen Nackenmuskulatur verbunden. Wird er aktiviert, wölbt er sich nach vorn und bildet den Passavant-Wulst, der den weichen Gaumen bei der Abschottung des Nasen-Rachen-Raums unterstützt.
- Eine Überspannung des *mittleren Schlundschnürers* (Constrictor medicus) hindert das Zungenbein in seiner Beweglichkeit. Durch Einstrahlung seiner Fasern in den weichen Gaumen beeinflusst er Resonanz und Klangbildung.
- Der *untere Schlundschnürer* (Contrictor inferior) nimmt Einfluss auf das Schild-Ringknorpel-System. Arbeitet er dysfunktional, behindert er die Arbeit der Stimmlippen.

Öffnet sich die Glottis, strömt Luft in den Rachenraum und bewirkt dort eine Druckerhöhung. Die maximale Freisetzung akustischer Energie erfolgt jedoch erst nach erneutem Verschluss der Glottis. Der schnelle Strömungsabbruch beim Schließen der Glottis reflektiert die Wellen in den Räumen des Rachen-Mund-Raums, aber auch an den Zahnreihen und Lippen. Luftpartikelchen erfahren hierbei eine Richtungsumkehr und „schaukeln sich auf". Die Enge des supraglottischen Raumes oberhalb der Stimmlippen (epilaryngeale Tube) bündelt die kinetische Energie und sorgt für einen Verstärkungseffekt, also für höhere Lautstärke. Durch variable Bewegungen der Zunge, Aktivitäten des Gaumensegels, unterschiedliche Öffnungsgrade des Kiefers und durch die Lippenformung wird im Ansatzrohr der Klang modifiziert und kinästhetisch kontrolliert.

► **Lautbildung.** Unter Lautbildung/Artikulation verstehen wir die feinmotorische Leistung aller an der Lautbildung oberhalb des Kehlkopfs beteiligten Organe. Es lassen sich 2 Klassen von Lauten differenzieren:
- Konsonanten
- Vokale

Konsonanten – Verschlüsse sprengen, Hemmstellen überwinden

Als Konsonanten werden jene Laute bezeichnet, zu deren Artikulation das Ansatzrohr eine Enge bzw. einen Verschluss bilden muss. Regelhaft wird der Atemstrom ganz oder teilweise blockiert, sodass es zu Luftverwirbelungen (Turbulenzen) kommt. Wir nehmen diese Verwirbelungen als Zisch-, Fauch- oder Plopp-Laute wahr. Die charakteristischen Merkmale der Bildung solcher Konsonanten sind:
- Artikulationsmodus
- Artikulationsstelle
- Artikulationsorgan
- Stimmbeteiligung

Artikulationsmodus

Er gibt an, auf welche Weise der Luftstrom das Hindernis überwindet – mit einer Reibung, einer Sprengung oder unter Flattern. Wird bspw. der Luftstrom durch die Enge von Unterlippe und oberen Schneidezähne gehemmt, entsteht das Reibegeräusch des labiodentalen stimmlosen [f]-Lautes. Wird diesem Laut Stimme beigemischt, erklingt der stimmhafte [v]-Laut. Dieser entsteht durch einen doppelten Filterungsprozess, in dem „einmal der stimmhafte Schall der Glottis vom ganzen Ansatzrohr und außerdem der frikative von dem kürzeren Rohrstück zwischen Konstriktion und Mundlippen gefiltert wird" [[210] S. 33].

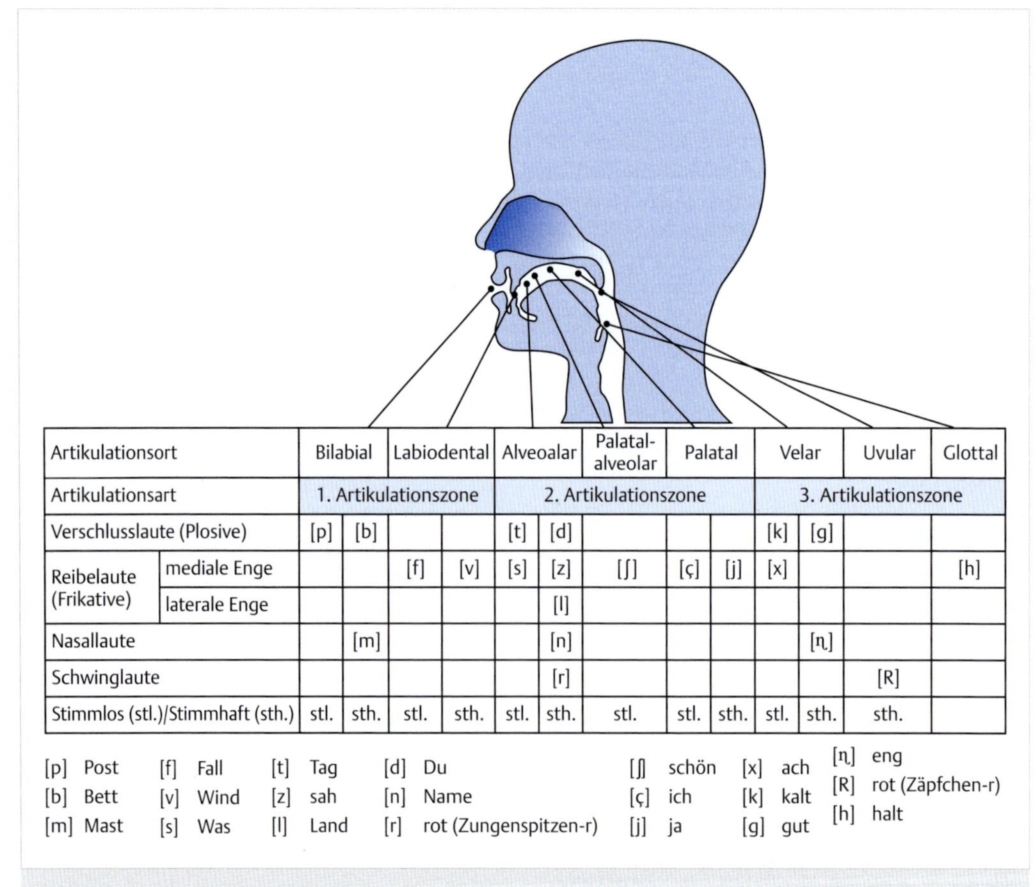

Artikulationsort		Bilabial		Labiodental		Alveoalar		Palatal-alveolar	Palatal		Velar		Uvular	Glottal
Artikulationsart		1. Artikulationszone				2. Artikulationszone					3. Artikulationszone			
Verschlusslaute (Plosive)		[p]	[b]			[t]	[d]				[k]	[g]		
Reibelaute (Frikative)	mediale Enge			[f]	[v]	[s]	[z]	[ʃ]	[ç]	[j]	[x]			[h]
	laterale Enge						[l]							
Nasallaute			[m]				[n]					[ɳ]		
Schwinglaute							[r]						[R]	
Stimmlos (stl.)/Stimmhaft (sth.)		stl.	sth.	stl.	sth.	stl.	sth.	stl.	stl.	sth.	stl.	sth.	sth.	

[p] Post
[b] Bett
[m] Mast
[f] Fall
[v] Wind
[s] Was
[t] Tag
[z] sah
[l] Land
[d] Du
[n] Name
[r] rot (Zungenspitzen-r)
[ʃ] schön
[ç] ich
[j] ja
[x] ach
[k] kalt
[g] gut
[ɳ] eng
[R] rot (Zäpfchen-r)
[h] halt

Abb. 21.2 Einteilung und Lautbezeichnung der Konsonanten. (modifiziert nach Friedrich 2000, S. 53)

Je weiter der Raum zwischen Stimmlippen und Hemmstelle ist, desto tiefer liegen die für die Klangfarbe des abgestrahlten Signals relevanten Frequenzen.

Artikulationsstelle

Sie ist der Ort der Lautbildung (Zähne, Zahndamm, Gaumen, Rachen), wo das artikulierende Organ (Unterkiefer, Lippen, Zunge) der Luft, die durch das Ansatzrohr strömt, eine Hemmstelle oder einen Verschluss entgegensetzt. Artikulationsstellen lassen sich nie ganz exakt festlegen. Im Kontinuum zwischen einem maximalen Verschluss bei den Lauten [p], [k] und einer maximalen Öffnung wie beim Vokal [a:] gibt es unterschiedliche Engegrade. Trotzdem gibt es relativ feste Artikulationsstellen, die Zielpunkt artikulierender Organe (Sprechorgane) sind. Alle Laute lassen sich bestimmten Bildungsstellen zuordnen (▸ Tab. 21.1).

Tab. 21.1 Einteilung der Konsonanten nach Artikulationsstelle und Bildungsart (modifiziert nach [50]).

Artikulationsstelle	Bildungsart	Konsonant
Lippen	labial	[p], [b], [m]
obere Schneidezähne	addental	[f], [v]
Zahndamm	alveolar	[t], [d], [n], [s], [z]
harter Gaumen	palatar	[c], [j]
weicher Gaumen	velar	[k], [g], [ŋ], [x]
Zäpfchen	uvular	[ʀ]
Glottis	glottal	[h]

Artikulierende Organe (Sprechorgane)

Als artikulierende Organe bezeichnen wir jene aktiven Rachenraumpartien, die gemeinsam mit der Artikulationsstelle in Kontakt treten, um für den bestimmten Laut die erforderliche Enge zu bilden. Hierbei kann es sich um Lippen, Zunge, Unterkiefer, um den weichen Gaumen mit dem Zäpfchen und um die Stimmritze handeln.

▸ **Die Lippen (Labia).** Sie bilden den vorderen Verschluss des Mundes. Wesentlich für die Artikulation ist die Rundung der Lippen bzw. ihr Vorstülpen und die Verschlussbildung, die vorwiegend durch den ringförmigen M. orbicularis oris ermöglicht wird. Zusätzlich beteiligen sich eine Anzahl von Gesichtsmuskeln, welche die Verformung der Lippen unterstützen (▸ Abb. 21.3). Die Lippen verkürzen oder verlängern durch ihre Variabilität das Ansatzrohr, was sich auf den Klang und die Resonanz auswirkt. Die Rundung der Lippen wird vom Unterkiefer mitbestimmt. Die Unterlippe ist von den Kieferbewegungen abhängig, sie folgt ihnen im artikulatorischen Prozess.

▸ **Die Zunge (Lingua).** Sie ist ein grandioser Bewegungsakrobat: Sie schiebt sich nach vorn, zieht sich zurück, wölbt die Zungenspitze, hebt den Zungenrücken, senkt ihn wieder, stellt die Ränder hoch oder rollt sie ein. Die nahezu unbegrenzten Möglichkeiten der Zunge bestimmen wesentlich Lautbildung und Resonanz.

▸ **Der Unterkiefer (Mandibulum).** Er ist an der Artikulation wesentlich beteiligt. Verändert sich der Kieferwinkel, trifft dies die Rundung der Lippen. Senkt sich der Unterkiefer, wird die Lippenrundung größer. Hebt sich der Unterkiefer, verkleinert sich die Lippenrundung.

▸ **Der weiche Gaumen (Velum).** Zusammen mit dem Zäpfchen (Uvula) schließt er sich an den harten Gaumen an. Seine primäre physiologische Aufgabe besteht darin, den Nasen-Rachen-Raum zum

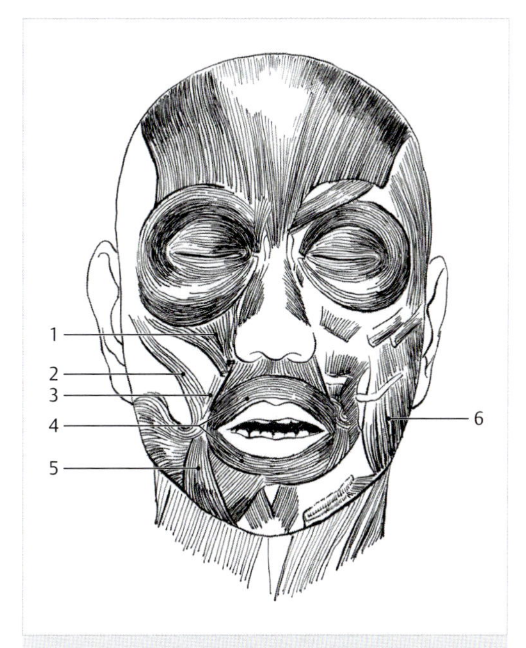

Abb. 21.3 Gesichtsmuskeln (1: M. levator labii superioris; 2: M. zygomaticus major; 3: M. lavator anguli oris; 4: M. orbicularis oris; 5: M. depressor anguli oris; 6: M. masseter). (Grafik: Sieghild Pieper)

Mund-Rachen-Raum zu schließen oder zu öffnen. Hebt sich der weiche Gaumen, schließt sich die Verbindung zum Nasenraum, senkt er sich, öffnet sich die Passage, die Luft aus dem Nasenraum kann strömen. Durch diesen Mechanismus wird der Nasenraum zum Resonanzraum für die Nasallaute [m], [n], [ŋ]. Das Zäpfchen am hinteren Ende des weichen Gaumens ist als Artikulationsorgan für die Bildung des [ʀ] zuständig.

▸ **Stimmbeteiligung.** Sie unterscheidet zwischen stimmhaften und stimmlosen Lauten. Bei stimmhaften Lauten sind die Stimmlippen beteiligt, bei den stimmlosen sind sie es nicht.

Koartikulation: Verzahnung von Sprechbewegungsabläufen

Innerhalb einer Silbe bzw. eines Wortes wird ein Laut wesentlich anders artikuliert, als wenn er für sich allein steht. Er wird von vorausgehenden und folgenden Lauten beeinflusst, ohne jedoch seine charakteristische Eigenschaft zu verlieren.

Die vorwegnehmende (antizipierende) Bewegung geschieht, indem die Sprechorgane während der Bildung eines Lautes bereits die Stellung des folgenden Lautes einnehmen. Diese gefügeartige Verzahnung motorischer und klanglicher Strukturen wird als Koartikulation bezeichnet. Wenn Sie jetzt das Wort „Glut", artikulieren, werden Sie feststellen, dass sich Ihre Lippen zu einem stummen [u:] runden, die Zungenspitze die Stellung des [l]-Lautes hinter den oberen Schneidezähnen vorbereitet, noch bevor die Produktion des Wortes realisiert wird. Der Sprechbewegungsablauf ist ein Ineinandergreifen von Sprechorganen – Lippen, Zunge, Gaumen, Kieferwinkel, Stimmlippen.

▸ **Prinzip der Ökonomie.** Somit befinden sich die Sprechorgane immer in einer fließenden Dauerbewegung, in einem ständigen Prozess der Assimilation. Es sind also nicht aufeinanderfolgende Einstellungen einzelner Laute, sondern das Resultat einer synkinetischen Kette der Sprechorgane. Nicht Laut für Laut wird einzeln geplant und gebildet, sondern eine Sprecheinheit wird als Bewegungsganzes zentral entworfen und gesteuert. Sie werden als Sequenzen gespeichert, als solche abgerufen, die dann automatisch ablaufen.

Die mentale Kontrolle reduziert sich vorwiegend auf markante Bereiche. Diese lassen sich nur über kinästhetisch-taktile Kontakte mit Artikulationsstellen erfassen. Auditiv wird die Klanggestalt der abgerufenen Sequenz als Ganzes wahrgenommen.

Vokale – ungehindert im Fluss

Der Vokal ist ein Öffnungslaut. Er entsteht, wenn das Ansatzrohr eine offene Passage aufweist, sodass der Phonationsstrom ungehindert fließen kann. Nach v. Essen [36] ist der Vokal Träger eines phonologisch oder expressiven relevanten prosodischen Merkmals. Vokale sind immer stimmhafte Laute, die zu ihrer akustischen Gestaltung die Ausnutzung der Resonanzverhältnisse benötigen. Sie sind artikulatorisch durch die Parameter Zungenlage, Lippenstellung oder Kieferöffnung definiert.

Je nach Stellung der Zunge verstärken sich bestimmte Frequenzen, andere werden gedämpft. Der Sprachschall wird dann von der Mundöffnung abgestrahlt.

Die Modulation des Rohschalls aus der Glottis erfolgt primär in Abhängigkeit von der *Zungenbewegung:*

- Die Zunge liegt beim „Schwa"-Laut [ə] und beim [a:] neutral in der Mundhöhle, die Passage im Ansatzrohr ist weit geöffnet.
- Bei der Bildung von Vorderzungenvokalen ([ɛ:], [e:], [i:]) wölbt sich der vordere Teil der Zunge nach vorne und oben gegen den harten Gaumen.
- Bei den Hinterzungenvokalen ([o:], [u:]) wölbt sich der Zungenrücken gegen den weichen Gaumen.

Die Vokale werden als offene kurze oder als geschlossene lange Vokale gebildet. Die Bezeichnung offen und geschlossen bezieht sich auf die beiden Formen des Vokals in ihrem Verhältnis zueinander (▸ Tab. 21.2).

Tab. 21.2 Geschlossene und offene Vokale.

Geschlossene Qualität		Offene Qualität	
[a:]	Bahn	[ɑ]	Bann
[i:]	schief	[ɪ]	Schiff
[e:]	beten	[ɛ]	Betten
[u:]	Ruhm	[ʊ]	Rum
[o:]	None	[ɔ]	Nonne
[y]	Hüte	[Y]	Hütte
[ø]	Höhle	[œ]	Hölle

In der Akzentsilbe sind die geschlossenen Vokale „lang“, die offenen Vokale „kurz“. Bei den a-Vokalen wird die lange Form von der kurzen durch ihre Position unterschieden: das hintere [a:] ist lang, das vordere [a] ist kurz.

Die *Artikulationsstelle* bei der Vokalformung ist immer jene Stelle auf der Zungenoberfläche, die zur Öffnung des Mundkanals den geringsten Abstand hat. Dieser Ort heißt „palatal“ (harter Gaumen) im Falle von Vorderzungenvokalen, „zentral“ bei Mittelzungenvokalen, und „velar“ (weicher Gaumen), wenn Hinterzungenvokale produziert werden.

Die *Lippen* nehmen bei der Vokalformung unterschiedliche Positionen ein, sie können gerundet sein, ungerundet oder gespreizt. Die Mundöffnung verändert sich mit dem Kieferwinkel, der wiederum mit der Weite der Lippenausformung und mit der Passage des Ansatzrohrs korreliert. Das gesamte Ansatzrohr wirkt durch seine Formbarkeit wie ein akustischer Filter. Je exakter ein bestimmter Tonbereich der Eigenschwingung des Resonators entspricht, desto geringer fällt die Filterung aus. Weniger kongruente Teiltonbereiche werden dagegen stärker gedämpft.

Günstige Voraussetzungen zur Verstärkung der Grundfrequenz bestehen vorwiegend in der Vergrößerung des supraglottischen Raumes. Einwirkungen aus den umgebenden Bereichen können unterstützenden Einfluss nehmen: die Haltung der HWS und damit die Haltung des Kopfes, des Unterkiefers sowie die Stellung des Kehlkopfs. Sie können die Form des Ansatzrohrs in seiner Länge, besonders aber in seiner Weite und der Spannung seiner Wände, positiv beeinflussen.

Es können aber auch negative Beeinflussungen gegeben sein, wenn Faktoren aus dem inneren Bereich oder dem sozialen Umfeld des Menschen diese Bereiche durch Überforderung mit Spannungserhöhung stören.

▸ **Systematisierung von Vokalen.** Den Versuch, die Vokale zu systematisieren, entwickelte bereits 1781 Hellwag in Form eines Dreiecks. Diesem legte er die extremen Stellungen der Zunge als Eckpunkte zugrunde. Den Vokal [a:] als tiefste Zungenstellung, den Vokal [i:] als höchste Hebung der Vorderzunge, den Vokal [u:] als höchste Hebung der Hinterzunge. Den Vokal [a:] hielt er für den einfachsten Vokal, für den Laut des Gleichgewichts zwischen heller und dunkler Vokalreihe. Dieses Vokaldreieck hat bis heute eine gewisse Gültigkeit behalten und wurde vielfach modifiziert.

Die zurzeit bevorzugt verwendete Vokalklassifikation basiert auf dem von der API (Association Phonetique Internationale) empfohlenen Vokalviereck. Hier ist der einfachste Vokal nicht mehr das [a:], sondern das unter geringster artikulatorischer Beteiligung produzierte indifferente Schwa [ə]. Tillmann bezeichnet ihn als den „akustisch idealen Neutrallaut“ [[203] S. 256]. Er kommt in unbetonten Silben vor. So wird bspw. die zweite Silbe des Wortes „bitte“ realisiert, wenn die Artikulationsorgane einen weitgehend entspannten Zustand aufweisen: Lösung im Kiefergelenk, Ruheposition von Zunge und Lippen, die Bauchdecken sind in einem entspannten Zustand.

Unter Zugrundlegung der Richtlinien der API hat das Vokalviereck durch mich einige Änderungen erfahren, die sich aus der praktischen Arbeit ergaben (▸ Abb. 21.4).

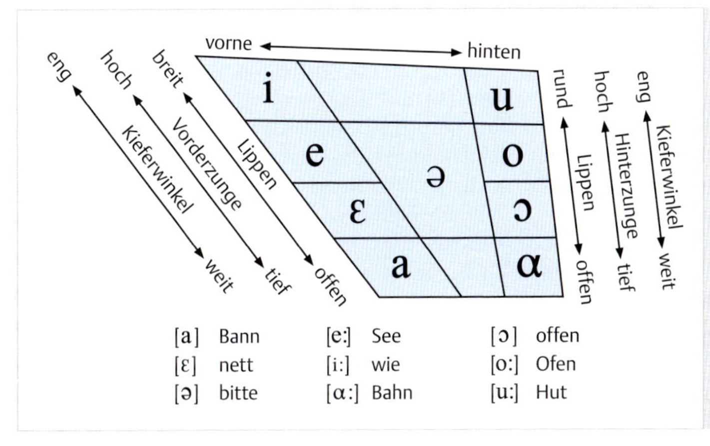

Abb. 21.4 Modifiziertes Vokalviereck der API mit Hinweisen auf artikulatorische Parameter, die den jeweiligen Vokal bestimmen.

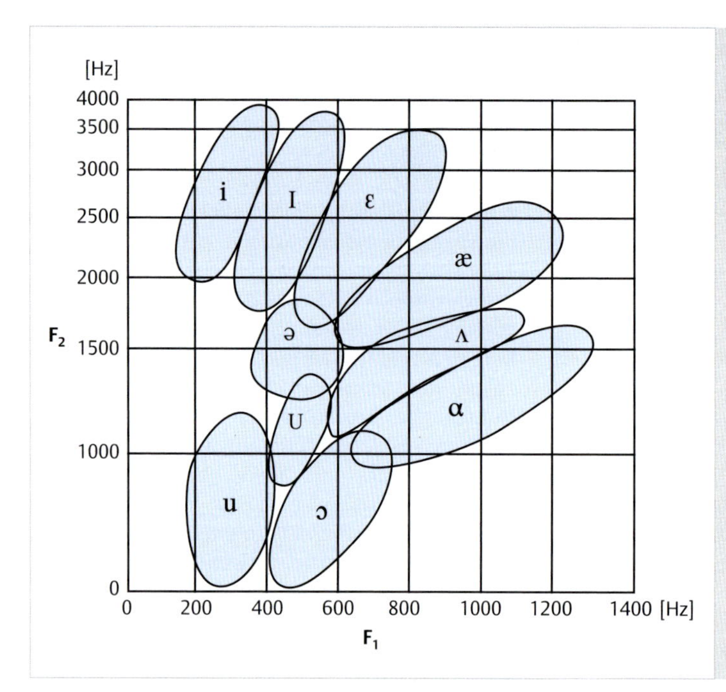

Abb. 21.5 Felder der Realisationsformen für verschiedene Vokale in einem F_1/F_2-Zuordnungsfeld. Verbindet man die Grundvokale [i], [a] und [u], erhält man annähernd ein Dreieck, das dem von Hellwag weitgehend entspricht.

► **Formanten: Konzentrationsstellen akustischer Energie.** Bei der Produktion eines Vokals lassen sich in mehreren umschriebenen Frequenzbereichen Steigerungen der Resonanz, d. h. Energiekonzentrationen nachweisen, die durch artikulatorische Veränderungen im Ansatzrohr verursacht werden. Sie sind jeweils für einen Vokal spezifisch. Unabhängig von der Tonhöhe liegen sie annähend an gleicher Stelle des Frequenzbands.

Man nennt diese charakteristischen Frequenzen „Formanten". Immer tritt hier ein Teiltonbereich als Energiemaximum besonders hervor. Ein Laut wie das [a:] bedarf bspw. einer Formantfrequenz von etwa 1000 Hertz, da er sonst nicht mehr als ein [a:] zu identifizieren ist.

Physikalisch lässt sich die Existenz von Formanten durch die Überlagerung harmonischer Frequenzen erklären. Das Ansatzrohr erzeugt einen Grundton mit zahlreichen Obertönen. Auf dem Weg vom Schallgenerator/Kehlkopf zur Mundöffnung wird aus diesem Spektrum ein Teil der Obertöne gedämpft, manche harmonische Frequenzen aber durch Resonanz verstärkt. Jener Bereich, wo eine maximale relative Verstärkung stattfindet, wird als „Formantzentrum" bezeichnet.

Es werden für jeden Vokal im Wesentlichen 4 Formanten unterschieden. Die beiden untersten Formanten F_1 und F_2 sind für die Vokalerkennung wichtig (▸ Abb. 21.5). An ihnen unterscheiden wir ein [a:] von einem [u:]. Die höher liegenden Formanten F_3 und F_4 haben hingegen keine bedeutungsdifferenzierenden „semantischen" Merkmale. Sie charakterisieren eher die Individualität des Sprechers oder Sängers, wie auch die Qualität der Klangfarbe. Fehlen jene grundlegenden charakteristischen Formanten F_1 und F_2 im Vokalspektrum eines Vokals, verliert dieser seine spezifische sprachliche Erkennbarkeit.

Obwohl das gesamte Ansatzrohr an der Resonanz beteiligt ist, sind für die einzelnen Formanten im Wesentlichen bestimmte Hohlraumgestaltungen von Bedeutung, die primär durch die Zunge geformt werden (▸ Abb. 21.6).

Durch die Zungenstellung der Vorderzungenvokale [i:] und [e:] sowie der Hinterzungenvokale [o:] und [u:] lassen sich näherungsweise 2 Resonanzräume unterscheiden:

- kleinerer vorderer Resonanzraum, dem der zweite höherfrequentere Formant zugeordnet ist
- rückwärtiger größerer Raum, in dem der erste Formant mit seinen tiefen Frequenzen angesiedelt ist

Verlagert sich die Zunge nach vorne, verkleinert sich der vordere Resonanzraum, der zweite Formant verlagert sich nach oben, der erste Formant nach

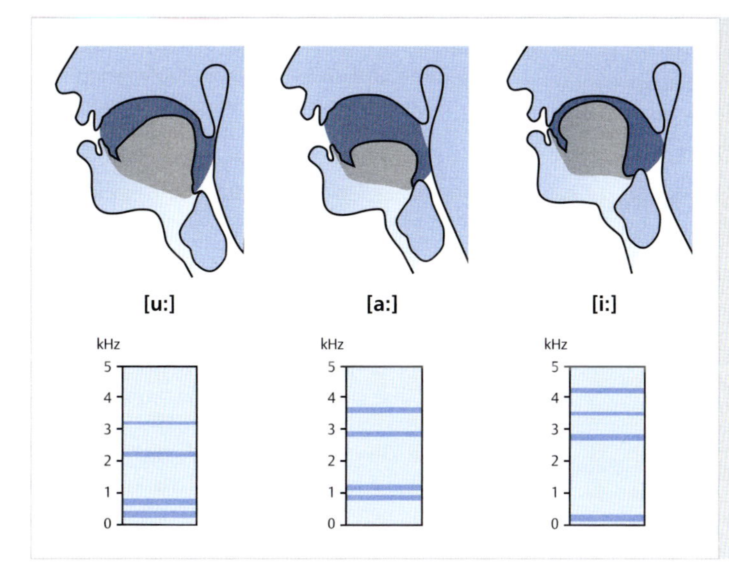

Abb. 21.6 Zungenstellung mit Einstellung der Mundhöhle und des Rachenraums bei den Vokalen [u:], [a:] und [i:]. Darunter die schematischen sonografischen Bilder der zugehörigen Formanten.

unten. Je weiter sich der Zungenkörper nach hinten verlagert, umso tiefer liegt der zweite Formant.

▸ **Formanten geben der Stimme Tragfähigkeit.** Anteile im Frequenzbereich von ca. 3 000 Hertz (auch „Sängerformant" genannt) sind für die Tragfähigkeit der Stimme von entscheidender Bedeutung. Mit den Frequenzanteilen des Sängerformanten kann großer Lärm, auch ein großes Orchester übertönt werden, ohne dass sich die Lautstärke wesentlich erhöhen muss. Die Stimme klingt brillant und metallisch. Dieser Faktor der stimmlichen Tragfähigkeit ist besonders relevant für Personen, die in einem Sprechberuf tätig sind. Die Devise ist daher: Je mehr Durchdringvermögen die Stimme besitzt, umso weniger Lautstärke und Energieaufwand benötigt die zu vermittelnde Information.

▸ **Vibrationsempfindungen – Klangintensität.** Die charakteristischen resonatorischen Verhältnisse werden optimiert, wenn jener formantnahe Ort der Vokalfokussierung eingenommen wird, der bei geringem Energieaufwand eine besonders hohe Klangintensität aufweist. Häufig sind damit Vibrationsempfindungen verbunden an den Stellen, wo ein Vokal lokalisiert ist.

Es gibt einige umschriebene Bezirke, wo das Vibrationsempfinden besonders intensiv sein kann. Bei einem [i:] sind Vibrationen im vorderen harten Gaumen hinter der oberen Zahnreihe spürbar, bei dem Vokal [u:] im Bereich des Übergangs vom harten zum weichen Gaumen.

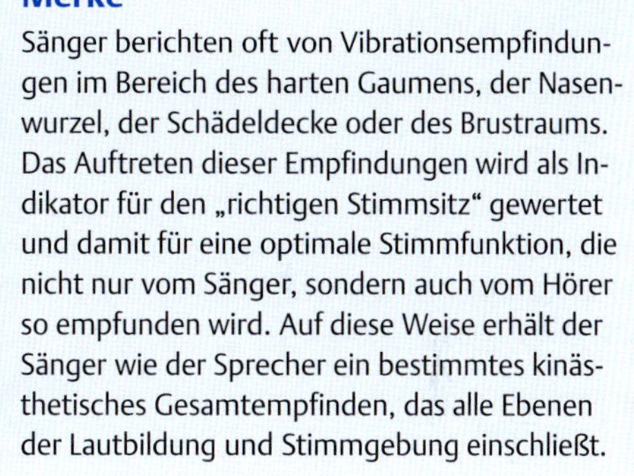
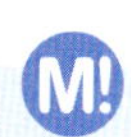

Merke

Sänger berichten oft von Vibrationsempfindungen im Bereich des harten Gaumens, der Nasenwurzel, der Schädeldecke oder des Brustraums. Das Auftreten dieser Empfindungen wird als Indikator für den „richtigen Stimmsitz" gewertet und damit für eine optimale Stimmfunktion, die nicht nur vom Sänger, sondern auch vom Hörer so empfunden wird. Auf diese Weise erhält der Sänger wie der Sprecher ein bestimmtes kinästhetisches Gesamtempfinden, das alle Ebenen der Lautbildung und Stimmgebung einschließt.

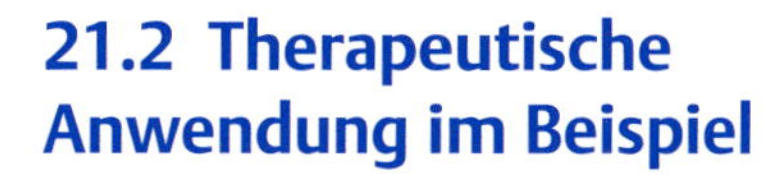

21.2 Therapeutische Anwendung im Beispiel

▸ **Kiefer – Mund – Zunge – Lippen – Nase.** Das Ansatzrohr ist für die Resonanz und Lautbildung als eine Art Saugapparat zu nutzen, ähnlich dem Bernoulli-Effekt (s. Kap. 19.3.3). Es ist das Gefühl, als würden Sie durch einen großen Strohhalm eine dickliche Flüssigkeit saugen. Dabei werden die Wände des Ansatzrohrs etwas nach innen gesaugt, es bildet sich ein gut tonisiertes Rohr. Die Muskeln des Ansatzrohrs müssen während des Tönens eine gewisse Tonisierung aufrechterhalten, um Form und Weite gleichmäßig für den Klang zu gewähren.

► **Was kann die Entfaltung der Resonanz stören?**

- Enge des Rachenraums
- ineffektive Rückkopplung zwischen Einstellung des Ansatzrohrs und der Stimmlippenfunktion
- schlaffe Rachenmuskulatur, schlaffer weicher Gaumen
- verminderte Zungen-Lippen-Kiefer-Aktivität
- phonetisch falsche Zungenposition bei der Artikulation von Vokalen
- in den hinteren Rachenraum verlagerte Artikulation mit nach unten gedrückter Zunge
- Spannungen im Kiefergelenk (s. Kieferverschiebung Kap. 23.2.6)
- nach vorne geschobener Unterkiefer
- in die Breite gezogene Mundöffnung
- mangelnde Koppelung zwischen Brustresonator und Kopfresonator
- verminderte Aufrichtung der HWS und des Kopfes

21.2.1 Therapeutische Hinweise für den Kiefer

Die Kaumuskeln weisen eine hohe Dichte an Dehnungsrezeptoren auf und reagieren daher günstig auf sensomotorische Abläufe. Anzuwenden sind leichte Massagen und sensibel gesteuerte Dehntechniken, um keine unbeabsichtigten muskulären Überreaktionen auszulösen (Grundlage für Kieferübungen s. Kap. 23.1–23.2.6).

Vorsicht

Intensive Mobilisierungen der Kiefergelenke wie ausgiebige Mahlbewegungen (Kieferachter), dreidimensionale Verschiebungen oder isometrische Kräftigungsübungen sind vorsichtig anzuwenden. Es kann zu Blockierungen der Knorpelscheibe (Discus) kommen, die das Gelenkköpfchen schützt und damit zu einer Reduzierung der Gelenkbeweglichkeit (s. (S. 289)–(S. 290)).

Wahrnehmen des Kiefergelenks

► **Wie finde und spüre ich mein Kiefergelenk?** Das Kiefergelenk liegt direkt vor dem äußeren Gehörgang. Sie können dort mit dem Finger eine kleine Grube tasten, wenn Sie den Mund langsam öffnen und schließen. Sie spüren, wie das Kiefergelenkköpfchen den Unterkiefer nach unten und vorn bewegt und wie der Finger dabei in die entstehende Gelenkgrube einsinkt.

► **Lösen Sie Ihr Kiefergelenk mit einem englischen „th".** Setzen Sie sich auf einen Hocker und richten Sie Ihre HWS auf. Lassen Sie Ihren Kopf flexibel auf dem „Luftpolster" der Kopfgelenke balancieren. Ihre Zunge liegt etwas zwischen den Zähnen. Spüren Sie, wie die Zunge bei der Artikulation des „th" in den Mund gleitet, Kiefergelenk und Zungengrund lösen sich, ebenso der Mundboden. Der Unterkiefer gibt der Schwerkraft nach, der Kehlkopf gelangt in eine relative Tiefstellung. Es wird ein „Schwa"-Laut hörbar, mit lösender Wirkung bis in den Kehlkopf und weiter in den Brustkorb. Verharren Sie etwas in dem Schweregefühl des Unterkiefers. Verinnerlichen Sie seine hängende Schwere.

► **Entspannen Sie Ihre Kaumuskeln.** Massieren Sie Ihren Kaumuskel: Legen Sie Ihre Fingerkuppen an den Unterrand des Jochbeins und massieren Sie den Muskel mit leichtem Druck in kreisenden Bewegungen Richtung Ohr (ca. 2–3 Min.) (► Abb. 21.7). Machen Sie dies erspürbar und langsam, bis ein angenehmes Lösungsgefühl entsteht.

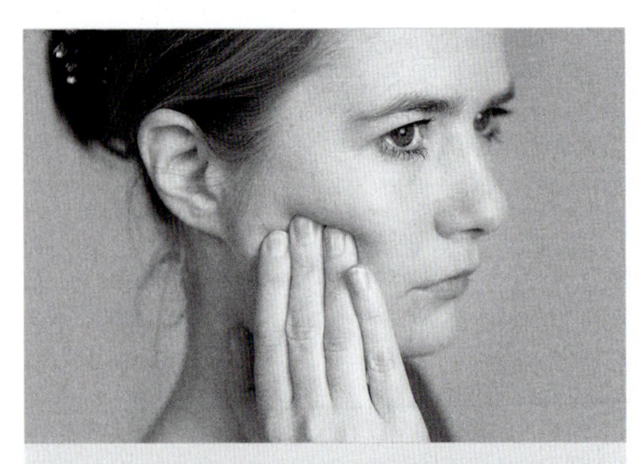

Abb. 21.7 Entspannung der Kaumuskulatur (M. masseter) (Foto: www.iriswolf-fotografie.de).

▸ **Entspannen Sie Ihre Schläfenmuskeln.** Legen Sie Ihre Finger an die Schläfe und massieren Sie kreisend mit unterschiedlichem Druck in den Haaransatz bis hinter das Ohr. Die Lösung dieses Muskels wirkt sich auch günstig bei Kopfschmerzen aus.

▸ **Massieren Sie Ihren Mundboden.** Öffnen Sie leicht Ihren Mund und umfassen Sie mit einer Hand Ihren Unterkieferknochen, so dass der Daumen am Mundboden liegt. Verschieben Sie durch leichten Druck Ihres Daumens die Muskulatur von der Mitte beginnend bis zum Kieferwinkel (▸ Abb. 21.8). Etwa eine Fingerbreite neben der Mittellinie fühlen Sie den kräftigen M. digastricus. Er ist besonders gut zu entspannen, wenn er quer zum Verlauf massiert wird.

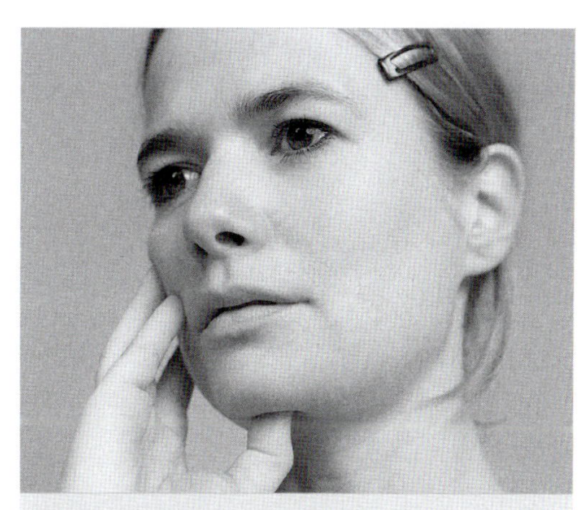

Abb. 21.8 Lösung der Mundbodenmuskulatur (Foto: www.iriswolf-fotografie.de).

▸ **Lösen Sie Ihr Kiefergelenk.** Öffnen Sie leicht Ihren Mund. Umfassen Sie den hinteren Teil des Unterkieferknochens, sodass Ihre Finger mittig auf den Wangen liegen. Dehnen Sie mit mittlerem Zug die Muskulatur nach unten und nach vorne-unten (▸ Abb. 21.9). Die Dehnspannung ca. 15–20 Sekunden halten, dann die Finger nach vorn weggleiten lassen. Entspannt wird die Gelenkkapsel und die Kaumuskulatur, der Raum im Kiefergelenk vergrößert sich.

▸ **Lösen Sie Ihre Wangen- und Mimikmuskeln.** Legen Sie Ihre Hände auf die Jochbeinknochen. Gleiten Sie mit einem luftigen Stöhnlaut und leicht dehnendem Zug über die Wangenmuskulatur bis über den Unterkieferknochen. Nehmen Sie wahr, wie sich Unterkiefer und Muskulatur unter Ihren Händen lösen und die Zunge schwer auf den Mundboden sinkt. Der Kehlkopf bewegt sich nach unten, das Zwerchfell entspannt sich.

Wenn Sie dieses Gefühl verinnerlicht haben, lassen Sie in die Lösung des Kiefergelenks Wörter gleiten, bspw. „Tonne", „Tanne". Die Lösung im Kiefergelenk geschieht einmal bei „To" und dann bei „nne" (Schwa-Laut).

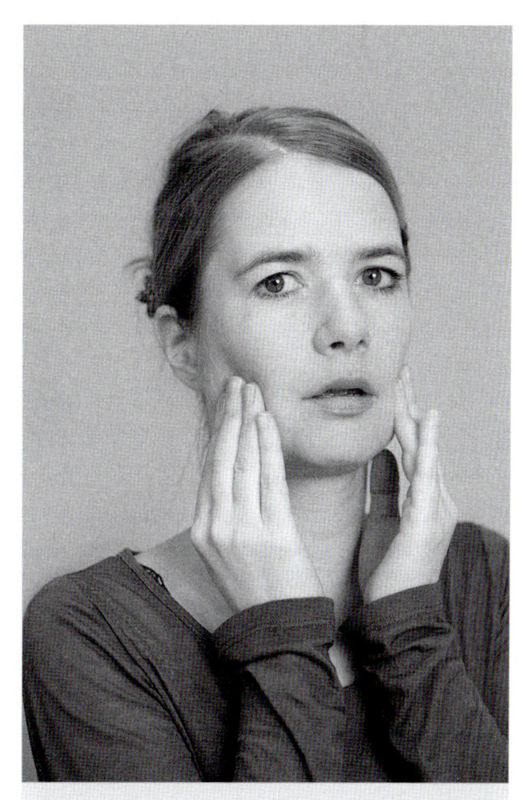

Abb. 21.9 Lösen der Kiefergelenke (Foto: www.iriswolf-fotografie.de).

▸ **Lassen Sie Ihr Kiefergelenk und Ihren Kehlkopf vibrieren.** Bilden Sie einen [l]-Laut. Legen Sie Ihre Zungenspitze leicht hinter die obere Zahnreihe. Der hochgestellte Zungenkörper mit dem nach vorne gezogenem Zungengrund und dem sich lösenden Unterkiefer vergrößert den Mund-Rachen-Schlund-Raum. Tönen Sie in diesen Raum einen entspannten, luftig schwingenden [l]-Laut. Nehmen Sie den dunklen vollen Ton wahr mit seinen Vibrationen bis tief in den Brustraum. Behalten Sie die L-Position, gleiten Sie in ein Gähnen. Mund, Rachen, Schlundraum werden weitend gedehnt.

21.2.2 Therapeutische Hinweise für Mund und Rachen

► **Entkoppeln Sie Unterkiefer vom Oberkiefer.** Sind die Kiefergelenke gelöst, öffnet sich der Mund bei leichter Bewegung des Schädels in den Nacken, bis der Unterkiefer schwebend hängt und der Oberkiefer sich leicht heben konnte. Die Zunge liegt entspannt auf dem Mundboden, der Innenraum gleicht einer Schale. Schauen Sie in den Spiegel. Vergleichen Sie Ihre Eigenwahrnehmung mit dem visuellen Eindruck von der Öffnung des Mundes. Dieser Eindruck sollte wie ein Anker sein für das Gefühl: Mein Kiefer ist entspannt, ich fühle mich wohl dabei. Lassen Sie jetzt Ihre Zunge arbeiten und nicht Ihren Kiefer, wenn Sie Vorderzungen- und Hinterzungenvokale mischen, bspw. [i:] – [a:], [i:] – [o:] mischen.

► **Kugeln auf Ihren Backenzähnen.** Legen Sie Silben oder Wörter mit dunklen, offenen Vokalen wie schwere Kugeln auf Ihre Backenzähne, bspw. das Wort „Post". Nehmen Sie wahr, wie der Unterkiefer passiv nach unten gleitet und der Schlundraum sich gleichzeitig weitet.

Es müssen die Backenzähne auseinandergehen, damit Schlund und Kehle sich öffnen. Primäre Weite im Mund bedeutet im Allgemeinen Enge im Schlund. Oft klinken sich dann Muskeln ein, die beim Schlucken den Schlund verengen und den Kehlkopf nach oben ziehen.

M!

Merke

Wir dürfen also nie außer Acht lassen, dass Fehlfunktionen im stimmgebenden Apparat immer auch im Bereich primär-vitaler Funktionen eine Korrespondenz haben. Es ist daher notwendig, Teilbereiche zu entkoppeln, damit sie ohne gegenseitige Beeinflussung harmonisch im Gesamtgeschehen agieren können.

21.2.3 Therapeutische Hinweise für die Zunge

► **Holen Sie Ihre Zunge aus dem Schlundraum – entspannen Sie Ihre Zungenwurzel.** Legen Sie Ihre Zunge bei leicht geöffnetem Mund zwischen Ihre Zähne und bringen Sie sie mit der Ausatmung in Vibration. Erspüren Sie die lösenden Vibrationen bis in den Schlund hinein und die Schwerkraft im Kiefergelenk. Lassen Sie Töne in verschiedene Frequenzlagen vibrieren und in kleinen Melodiefolgen.

► **Ihre Zunge im vorderen Mundraum.** Bilden Sie den neutralen Vokal [a:]. Er hat die tiefste Zungenlage, flach in der Mundhöhle. Die Zungenspitze berührt die Innenfläche der unteren Schneidezähne. Bilden Sie zum Vergleich den Vokal [ɛ:]. Die Vorderzunge wölbt sich nach vorne, die Zungenränder bekommen Kontakt mit den oberen Backenzähnen, in der Mitte bildet sich eine leichte sagittale Rille für die Phonationsluft. Nehmen Sie bewusst die Hebung des vorderen Zungenkörpers wahr und die Dehnung in die Breite während der Artikulation. Gleiten Sie wieder zurück zum Vokal [a:]. Wiederholen Sie mehrmals die Folge: [a:] – [ɛ:], [a:] – [ɛ:], [a:], zuerst langsam, dann in unterschiedlicher Dynamik. Bilden Sie ebenso Reihen mit den Vorderzungenvokalen [a:] – [e:], [a:] – [i:], wie auch mit den Hinterzungenvokalen [a:] – [ɔ], [a:] – [o:], [a:] – [u:]. Erspüren Sie aufmerksam die muskulären Veränderungen. Von der genauen Position der Zunge hängen Optimierung von Klang und Resonanz ab.

Gleichen Sie Vokale untereinander aus: Behalten Sie eine resonatorische und artikulatorische Grundeinstellung des Ansatzrohrs bei allen Vokalen bei, ohne dass der Vokal seine charakteristischen Eigenschaften verliert. Lassen Sie sich von den kinästhetischen Empfindungen des jeweiligen Vokals während des Übergangs zum nächsten steuern.

21.2.4 Therapeutische Hinweise für die Lippen

Die Ausformung der Lippen hat erheblichen Einfluss auf die Resonanzentwicklung:

- Werden die Lippen breit gezogen, verkürzt sich die Länge des Ansatzrohrs. Die Stimme klingt hell, teilweise schrill.
- Werden die Lippen nach vorne gestülpt, die Mundwinkel ein wenig nach innen eingezogen, entsteht ein „Kussmund", eine ovale Mundöffnung. Das Ansatzrohr wird verlängert, die Stimme klingt rund und voll.

► **Lassen Sie Ihre Lippen flattern.** Energiequelle der Vibration sind die Stimmlippen und Lippen. Damit die Lippen gleichmäßig flattern können, muss ein energetisches Gleichgewicht zwischen den Aktivitäten der Stimmlippenfunktion, den Lippen und dem subglottischen Druck vorhanden sein. Ist der Luftdruck zu stark, können die Lippen nicht gleichmäßig vibrieren. Der Ton ist unregelmäßig und bricht schon bald nach Beginn ab. Es ist daher notwendig, im Glissandospiel die feinen Veränderungen des Luftdrucks in unterschiedlichen Frequenzlagen zu erspüren und auszugleichen.

▶ **Der Schalltrichter unter der Oberlippe.** Bilden Sie einen [p]-Laut mit locker aufeinanderliegenden Lippen, die eine ovale düsenartige Form einnehmen. Blasen Sie dann Luft in die nach vorn gestülpte und etwas angehobene Oberlippe, damit sich ein kleiner Trichter (Mundvorhof) bildet. Spüren Sie beim Blasen den Luftstrahl in dem Schalltrichter der Oberlippe und in der Nase, hören Sie auf den Ton, der kopfig und resonanzreich klingt. Blasen Sie den Ton hinauf und hinunter. Damit er nicht aus der Resonanz rutscht, achten Sie darauf, dass sich Ihre Munddüse nicht ändert. Dies bedeutet, Ihre Mundwinkel müssen tonisiert bleiben, um nicht in die Breite zu gehen, auch wenn Sie jetzt dunkle und helle Vokale benutzen.

21.2.5 Therapeutische Hinweise für die Nase und Lautbildung

„Der Ton soll nie in der Nase sein, aber die Nase immer im Ton", sagt J. Messchaert. Der Ton beginnt bewusst bereits im Augenblick des Einatmens, als wolle man an einer Rose duften. Sind Sie nicht sicher, ob Ihre Stimme nicht doch nasal klingt, drücken Sie während des Tönens leicht Ihre Nasenflügel zusammen. Verändert sich der Ton hörbar, ist der Stimmklang genäselt, in die Nase geschoben. Klingt er unverändert, nutzt er die Nase für seine optimale Klangentwicklung. Die Stimme ist nicht geschoben, sondern kann sich über dem Gaumen brillant entwickeln.

▶ **Silben, die zur Entwicklung von Resonanz und Brillanz beitragen.** Stellen Sie sich vor, Sie beißen in einen duftenden Honigkuchen. Beginnen Sie mit gleitenden kauähnlichen Bewegungen, während Sie gleichzeitig genüsslich den Duft einatmen. Der komprimierte Sog der Nase lässt das „mmm" fein einfädeln. Kauen und duften Sie mit den Silben „mjom-mjom", „mjom-mjam", „mjam-mjam", „mjam-mjim", „mjim-mjim". Nutzen Sie auch die anderen Vokale.

▶ **Bilden Sie den Konsonanten [j].** Die Zungenspitze liegt unten hinter den Schneidezähnen. Der vordere Zungenrücken ist weit nach vorne gewölbt in Richtung des harten Gaumens, die Seitenränder berühren die Backenzähne, der weiche Gaumen ist nach oben gehoben. Es bildet sich eine sagittale Rille, durch die der Phonationsstrom gesteuert wird, die Lippen sind nach vorne gestülpt. Es entstehen 2 scheinbar aneinandergekoppelte Räume, ein vorderer kleiner und ein größerer hinterer Resonanzraum.

Nutzen Sie den vorderen Resonator für die Brillanz, während Sie den hinteren Raum entspannen. Bilden Sie die Silbe **ji** im gleitenden Legato mehrmals hintereinander, dann im Wechsel von **ji – je, – ji – je, ji** ... Wählen Sie Ihren „Wohlfühlton", halten Sie die Silbe **ji** aus mit gleichbleibender Lautstärke in verschiedenen Frequenzbereichen unter Ausnutzung einer flexiblen Einatmungstendenz.

Eine hochfrequente Komponente bei dynamischem Übergang zum Vokal haben die Silben

- – nji – nji – nji – nji – nji
- nje – nje – nje – nje – nje
- mnjim -mnjim -mnjim – mnjim

Günstig sind die schnellen Bewegungen der Zungenspitze, die den Luftstrom stoppen und wieder freigeben.

Ihre Brillanz erhöht sich, wenn die tubenähnliche Region oberhalb der Stimmlippen eng gestellt ist (epilaryngealer Raum zwischen dem laryngealen Ventrikel und den Taschenfalten). Werden Hinterzungenvokale phoniert, verlagert sich ihre Bildung in den vorderen Artikulationsraum, bspw.:

- mnjum – mnjum – mnjum,
- mnjom – mnjom – mnjom,
- mnjöm – mnjöm – mnjöm usw.

22 Prosodie – die emotionale Sprache

22.1 Einleitung

Das Verständlichste an der Sprache ist nicht das Wort selber, sondern Ton, Stärke, Modulation, Tempo, mit denen eine Reihe von Wörtern gesprochen wird, kurz, die Musik hinter den Worten, die Leidenschaft hinter der Musik, die Person hinter dieser Leidenschaft. (Friedrich Nietzsche)

Wer spricht, will handeln. Er will etwas bewirken, sich mitteilen, Dinge erreichen, andere unterhalten, sich emotional anderen zuwenden. Prosodische Elemente spielen auf der sozialen Ebene eine zentrale Rolle. Denn es ist die Art, wie wir sprechen, unsere Sprechmelodie, die Zuhörern Einblick in unsere Persönlichkeit gestattet. Was wir sagen, wird dagegen oft in seiner Bedeutung für die zwischenmenschliche Ebene überschätzt.

Wer der rein informativen Semantik eines Wortes lautlich emotionale Komponenten hinzufügt, der nutzt die Prosodie (griech.: Hinzusingen). Die prosodischen Eigenschaften (Suprasegmentalia) Tonhöhe, Lautheit und zeitlicher Verlauf sind in jeder sprachlichen Äußerung immer gleichzeitig vorhanden. Die suprasegmentale Gestaltung ist ein linguistisches Mittel zur Strukturierung von Sätzen und zum Hervorheben von Bedeutungen. Der Teilbereich Intonation der Prosodie gibt mit ihren nichtsprachlichen (paralinguistischen) Funktionen dem Text die klangliche Spezifik. Diese besteht aus Modifikationen von Tonhöhe, Klangfarbe, Dynamik, Rhythmik, Akzentuierung und Sprechpausen.

Dies bedeutet: Alle situativen Merkmale der Lautproduktion, die eine abstrakte Information vermitteln, werden gleichzeitig mit einem persönlichen Ausdruck aufgeladen und mit zusätzlicher Bedeutung. Diese Elemente sind emotional gesteuert, sie vermitteln eine innere Gestimmtheit über den Wortklang: Freude, Lust, Angst, Wut – alle emotionalen Komponenten, wie sie genetisch in uns verankert sind.

22.2 Steuerung prosodischer Elemente

Es ist nicht nur die kommunikative Absicht, welche die unterschiedliche Art und Intensität der Anwendung prosodischer Mittel steuert, der situative Kontext spielt gleichfalls eine Rolle, die emotionale Verfassung sowie die intentionale Ausrichtung auf den Hörer. All diese Elemente steuern die stimmlichen Parameter außerhalb des schauspielerischen Bereichs weitgehend unbewusst:

- Beschleunigung oder Verzögerung des Sprachablaufs
- Atmung und Pausensetzung
- situative artikulatorische Ausprägung

Gleichzeitig lösen diese Vorgänge korrespondierende muskuläre Aktivitäten im gesamten Körperinstrument aus:

- dynamisierende Zwerchfellimpulse
- situativ angepassten subglottischen Druck
- begleitende gestisch-mimische Ausdrucksformen

Unsere prosodischen Fähigkeiten entwickeln sich im Dialog, in einem lautlich improvisierten Spiel. Bereits in den ersten Lebenswochen des Säuglings werden prosodische Eigenschaften in einer sinnfreien Klangsprache zwischen Mutter und Kind erworben. Zu diesem frühen Zeitpunkt wird bereits die Grundlage für einen prosodischen Sprachgebrauch gelegt (s. Kap. 3).

► **Silbenübergreifend im Sprechakt.** Träger prosodischer Merkmale ist stets das kleinste Gestaltungselement, die Sprechsilbe. Einen Akzent zu setzen, bedeutet auf Wortebene, eine Silbe hervorzuheben. Akzentuierte Silben erkennt der Hörer an einer Tonhöhenveränderung, an einer größeren Lautstärke oder einer längeren Dauer – wie auch an einer Kombination dieser Elemente.

► **Keine Regeln für die Akzentuierung.** Bei Silben werden ein Silbengipfel und eine Silbengrenze unterschieden. Der Silbengipfel ist die intensivste Hervorhebung im Wort. Er fällt stets auf einen Vokal oder Diphthong. Das Ausmaß, mit dem der Sprechende eine Silbe betont, bleibt ihm überlassen. Er ist an keine Regel der dynamischen Gestaltung gebunden.

Je nach situativem Kontext – und der Wichtigkeit der Aussage – kann fast jedes Wort eines Satzes akzentuiert werden, wenn es eine besondere Hervorhebung erfahren soll:

- „Ich gehe in die *Oper* (und nicht ins Schauspiel)."
- „Ich *gehe* in die Oper (und nehme nicht die Straßenbahn)."
- „*Ich* gehe in die Oper (und nicht meine Schwester)."

Mit der Betonung bestimmter Silben ändert sich auch der Sinn des Satzes. Es handelt sich daher nicht um eine starre Regel, sondern um ein flexibles Stilmittel, mit dessen Hilfe der Sprecher dem Verständnis des Hörers auf die Sprünge hilft.

M!

Merke

Die Semantik und die Interpretation eines Satzes sind somit stark von seiner Prosodie abhängig.

▶ **Spannungshöhepunkte – Spannungstiefpunkte.** Akzente betonen entweder den Wortstamm oder sie üben eine zeichendistinktive Funktion aus, indem sie den semantisch wichtigen Wortteil hervorheben. Ein Beispiel:

- „über*setzen*" (einen Text in eine andere Sprache übersetzen)
- „*über*setzen" (mit der Fähre das andere Ufer erreichen)

Es ergibt sich ein Wechsel von betonten schallreicheren und unbetonten schallärmeren Silben, die den Sprechablauf in dynamische Spannungskonzentration von „schwer" erscheinenden Spannungshöhepunkten und „leicht" empfundenen Spannungstiefpunkten gliedern.

Mithilfe der Betonung lenkt ein Redner die Aufmerksamkeit des Hörers auf jene Aspekte, die für ihn die wichtigsten sind. Gleichzeitig erscheint das Nichthervorgehobene und „Hingenuschelte" als eher unwesentlich. Eine prosodische Strukturierung des Inhalts, ein Duktus, erleichtert es den Hörern, das gedankliche Konzept des Sprechenden zu erfassen.

▶ **Die zeitliche Dauer.** Die zeitliche Dauer gehorcht ebenfalls keiner festen Regel. Besonders bei betonten langen Vokalen kann die Gedehntheit der Silben viele Stadien durchlaufen, bis hin zum pathetisch-pastoralen Tonfall mit seinen langgedehnten Vokalen: „In dieser seeehr eeernsten Stunde haaaben wiiir uns hiiier versammelt …"

Auch Kunstpausen sind ein gestaltendes Moment jeder Rede. Sie können innerhalb eines Sprechakts liegen, meistens kennzeichnen sie aber die Grenze von Sprechakten: Der Redner hat einen Gedanken ausgeführt und wendet sich nach einer Pause einem neuen Gegenstand zu.

▶ **Die Melodie.** Die Lautsprache vermittelt nicht nur sachliche Inhalte, sie verfügt über emotionale Ausdruckselemente, die sprechmelodisch gesteuert sind. Hierbei handelt es sich um Variationen der 3 Intonationsparameter Melodiebewegung, Lautstärke und Klangfarbe, die zu einem übergreifenden Gefühlsausdruck gefügt sind. Bewusst oder unbewusst drückt ein Sprecher so seine innere Dynamik aus, seine psychische Befindlichkeit, seine augenblickliche Stimmung, er gestaltet die emotionale Atmosphäre und die Beziehung zum Hörer.

▶ **Frage – Antwort – Improvisationen.** Prosodisch orientierte Maßnahmen der Stimmbildung setzen zumeist an der Sprechsilbe bzw. am Einzelwort an, wobei aber eine intentional-emotionale Ausrichtung vorgegeben wird. Eine Möglichkeit besteht im An- und Abschwellen eines Tonfalls, in der Anwendung von Gleittönen in Fragesätzen, deren Melodie sich über die ganze Äußerung erstreckt. Die erstaunte Frage „Sagten Sie Marion?" beginnt mit einer steigenden Intonation im tiefen Frequenzbereich. Sie gleitet dann, sich dynamisch verstärkend, in höhere Lagen, bis sie in einem Glissando den höchsten Punkt der Fragemelodie erreicht hat. Die finale Tonhöhe entscheidet dann über das Ausmaß des Erstaunens, das in dieser Frage zum Ausdruck kam. Im konträr gerichteten Antwortsatz „Ja, es war Marion!" gleitet die fallende Intonation dann von einer angehobenen Sprechstimmlage nach unten. Je tiefer, desto bestimmter und finaler ist die Aussage. Gleichzeitig markiert der tiefe Ton der letzten betonten Silbe das Satzende.

Mithilfe von Frage- und Antwortimprovisationen aus dem weiten Feld melodischer Alltagssituationen lassen sich Tonverläufe erzeugen, die einerseits unterschiedliche Intentionen zum Ausdruck bringen, andererseits bereits an Gesangsleistungen grenzen.

Die Intonationsspanne liegt bei der Sprechstimme etwa bei 1 Quinte. Sie kann diesen Bereich vorübergehend überschreiten oder vorwiegend monoton sein.

▶ **Akzentuierung im Sinnkern.** Soll eine Steigerung der stimmlichen Lautstärke stimuliert werden, eignen sich dafür vor allem Sätze, die den Sinnkern akzentuieren: „*Gib* mir endlich das *Buch*!" Der Intensität des Tonfalls folgend, verstärkt sich der Appell so sehr, bis am Ende die verbale scheinbar in eine nonverbale Kommunikation überzugehen droht.

Jedes Ereignis folgt dabei ganzheitlich einer Kombination von Sprechakt, Bewegungsakt und Ausdrucksakt. Die Simulation unterschiedlicher solcher kommunikativer Situationen aus dem Alltag sind ein unerschöpfliches Übungsfeld, um prosodische Gestaltungsmittel und melodische Variabilität zu entwickeln und anzuwenden.

Merke

Wer über elaborierte prosodische Fähigkeiten verfügt, der wirkt auch leichter echt und authentisch auf andere. Denn die Prosodie, viel weniger der Redeinhalt, ist verantwortlich dafür, dass wir einem Menschen abnehmen, er sei mit sich selbst identisch, seine Rede sei genau das, was ihn auch innerlich bewegt.

▸ **Intentionale Ausrichtung.** Leitende Funktion in diesem Prozess hat die intentionale Ausrichtung, die als zentraler Aktivator auf alle geistigen und körperlichen Vorgänge wirkt. Die Intention ist die Klammer, die alle Ebenen verbindet und auf das Ziel ausrichtet.

Dieses bewusste Gerichtetsein auf den Zuhörer sowie die emotionale Dynamik, mit der ein Sprecher hinter seinen Worten steht, hat neben den mitzuteilenden Nachrichten und persönlichen Einstellungen eine Wirkung auf das Verhalten des Hörers.

23 Einfluss der Kiefergelenke und der oberen Halswirbelsäule auf die Stimmfunktion

M. Hülse, M. Spiecker-Henke

23.1 Einleitung

Die Fähigkeit zu Sprechen kommt uns so selbstverständlich vor, dass wir nur allzu leicht vergessen, welch ein Wunder sie ist. (Steven Pinker)

Besonders bei funktionellen Stimmerkrankungen mit hyperfunktioneller Symptomatik zeigen sich gehäuft Störungen in der Funktionseinheit Kopfgelenke, obere HWS, Kiefergelenke und Aufhängung des Kehlkopfs. Der Kiefergelenkstörung kommt dabei durch ihre neurologische Verschaltung mit dem stimmbildenden Apparat eine herausragende Bedeutung zu.

Um die Vielschichtigkeit dieser Problematik besser zu verstehen, werden in diesem Kapitel aus phoniatrischer Sicht Einflussfaktoren auf die Stimmfunktion durch die Kiefergelenke und die obere HWS dargestellt.

23.2 Der Kiefer – eine unterschätzte Komponente in der Stimmtherapie

Beißen in einen Apfel, Kauen, Schlucken, Sprechen, Singen oder Ausdrücken von Emotionen mittels unserer Mimik – immer ist das Kiefergelenk mit vielschichtigen, komplexen Bewegungsabläufen aktiv.

23.2.1 Das Kiefergelenk

Oberkiefer (Maxilla) und Unterkiefer (Mandibula) sind in den Kiefergelenken verbunden. Der Oberkiefer ist Teil des Schädels. In seinem seitlichen Teil, dem Schläfenbein (Os temporale), befindet sich die Gelenkpfanne des Kiefergelenks (Fossa mandibularis). Der bewegliche Unterkiefer ist in den Oberkiefer vor den Ohren eingehängt. Er besteht aus einem hufeisenförmig gebogenen Korpus und den 2 aufsteigenden Kieferästen, an deren Ende jeweils die Muskelfortsätze und die Gelenkköpfchen liegen.

Im Kiefergelenk artikuliert das Gelenkköpfchen des Unterkiefers mit der Gelenkpfanne im Schläfenbein. Zwischen beiden befindet sich eine knorpelige Scheibe, der Discus artikularis, sowie im hinteren Bereich die bilaminäre Zone (▶ Abb. 23.1). Auf dem Diskus gleitet das Gelenkköpfchen beim Öffnen des Mundes wie auf einem Schlitten nach vorne, bei der Rückwärtsbewegung rutscht es wieder in die Gelenkpfanne zurück. Der Diskus ist daher maßgeblich an der Dreh-Gleit-Bewegung im Kiefergelenk beteiligt.

Der hintere Teil des Kiefergelenks, die bilaminäre Zone, besteht aus elastischen Fasern, die den Diskus in seiner Position halten. Die bilaminäre Zone ist außerordentlich dicht mit Rezeptoren und Nervenfasern versorgt. Über dieses Rezeptorensystem werden alle reflektorischen Bewegungsabläufe im Kiefergelenk und auch im Kopf-Hals-Bereich gesteuert.

23.2.2 Funktionen des Kiefergelenks

▶ **Primäre Funktionen**

- Öffnen und Schließen des Mundes
- Saugen, Kauen, Beißen und Schlucken
- mimischer Ausdruck des Gesichts je nach elementarem Emotionsausdruck

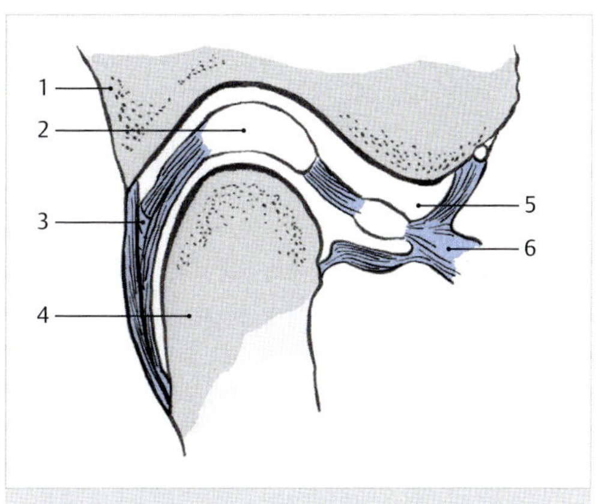

Abb. 23.1 Kiefergelenk (1: Schädel; 2: Diskus; 3: bilaminäre Zone; 4: Kondylus; 5: Knorpelschicht; 6: M. pterigoideus lateralis). (Grafik: Sieghild Pieper)

▶ **Sekundäre Funktionen**
- Lautbildung und Sprechablauf
- Kommunikation
- Bewältigung von Stress und Emotionen bspw. Zähne zusammenbeißen, Tränen verbeißen
- emotionales Ausdrucksverhalten

23.2.3 Die Kaumuskulatur

Um den Unterkiefer zum Schließen des Mundes, zum Zubeißen und Kauen zu bewegen, gehört eine besonders große Kraftentwicklung, die vorwiegend von 3 kräftigen Muskelgruppen geleistet wird. Diese verlaufen beidseitig vom Schädel zum Unterkiefer.

▶ **Schläfenmuskel (M. temporalis).** Er breitet sich fächerförmig über den seitlichen Schädel – Schläfenbein und Scheitelbein – aus und setzt am Processus coronoideus des Unterkiefers an.
- *Funktion:* Seine vertikal verlaufenden Fasern schließen den Mund, seine horizontalen ziehen den Unterkiefer zurück (▶ Abb. 23.2).

▶ **Kaumuskel (M. masseter).** Es handelt sich um ein viereckiges Muskelpaket, das im hinteren Wangenbereich verläuft und am unteren Rand des Unterkiefers endet (▶ Abb. 23.2).
- *Funktion:* Schließen und geringgradiges Vorschieben des Unterkiefers

▶ **Flügelmuskel (M. pterygoideus).** Der Flügelmuskel mit mittlerem und seitlichem Anteil liegt an der Innenkante des horizontalen Unterkieferasts.
- Der mittlere Anteil hebt den Unterkiefer.
- Der seitliche Anteil öffnet bei beiderseitiger Kontraktion den Mund durch Vorschieben des Unterkiefers.
- Bei einseitiger Kontraktion verschiebt sich der Unterkiefer während der Kaubewegung zur Gegenseite.

23.2.4 Normale Bewegungen des Kiefergelenks

▶ **Ausgangsstellung: Ruheposition/geschlossener Mund.** Der Unterkiefer ist schwebend im Kiefergelenk aufgehängt. Die Schließmuskeln befinden sich in einem eutonen Zustand, es besteht kein Kontakt zwischen den Zahnreihen (▶ Abb. 23.3a).

▶ **Mundöffnung bis zu 15°.** Sie erfolgt durch die Schwerkraft und mithilfe der vorderen Halsmuskulatur. Das Kiefergelenkköpfchen verbleibt in der Fossa mandibularis (▶ Abb. 23.3b).

▶ **Mundöffnung mehr als 15°.** Das Kiefergelenkköpfchen gleitet nach vorn aus der Fossa mandibularis heraus und bewirkt so eine große Mundöffnung. Dabei ist auch die Nackenmuskulatur beteiligt, die den Kopf etwas in den Nacken zieht (▶ Abb. 23.3c).

▶ **Mundschluss.** Der Unterkiefer wird beim Schließen des Mundes durch die Kaumuskulatur gegen die Schwerkraft und gegen den Widerstand der mundöffnenden Muskulatur zur oberen Zahnreihe gezogen.

23.2.5 Bewegung des Kiefergelenks beim Singen

▶ **Günstige Kieferbewegungen.** (▶ Abb. 23.4b)
- Der Unterkiefer hängt locker im Gelenk.
- Der Kopf ist leicht angehoben, dadurch hebt sich der Oberkiefer etwas vom Unterkiefer ab.
- Die Kau- und Mundbodenmuskulatur sind in einem ausgeglichenen Spannungszustand.
- Zungenbein und Kehlkopf befinden sich in einer flexiblen mittleren Position.

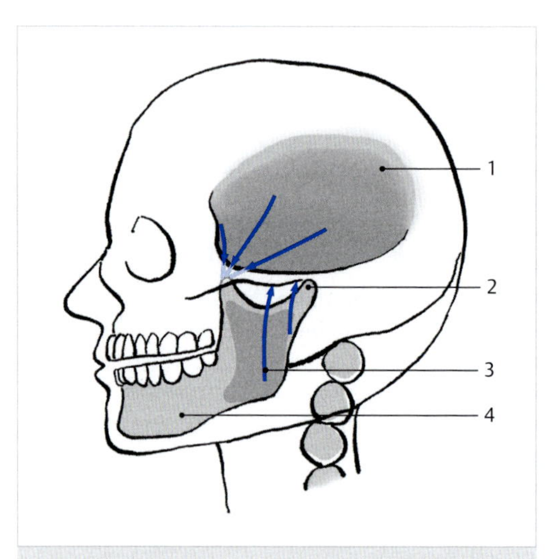

Abb. 23.2 Kaumuskeln – Pfeile zeigen die Zugrichtung der Muskulatur (1: M. temporalis; 2: Kiefergelenk; 3: M. masseter; 4: Unterkiefer) (Grafik: Sieghild Pieper).

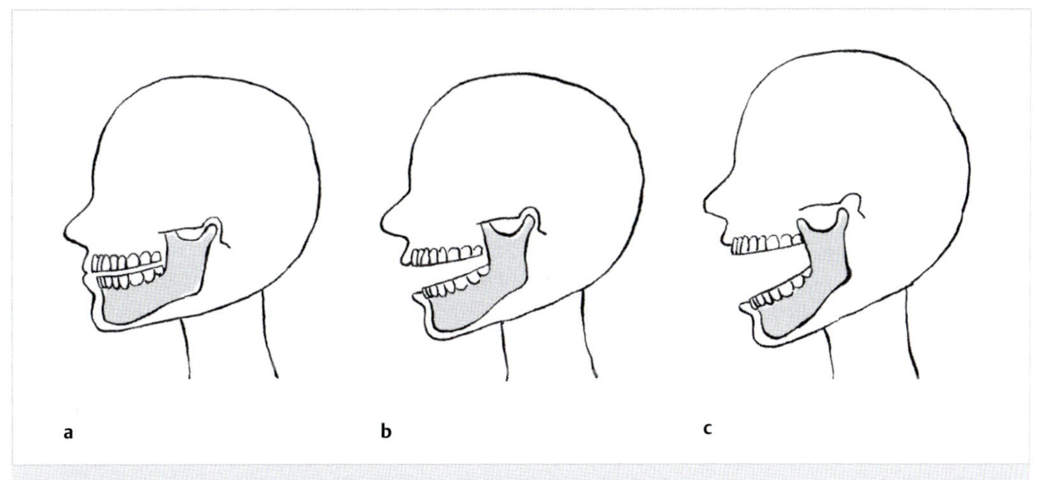

Abb. 23.3 Normale Bewegung des Kiefergelenks. (Grafik: Sieghild Pieper)
a Ruheposition/geschlossener Mund.
b Mundöffnung bis zu 15°.
c Mundöffnung mehr als 15°.

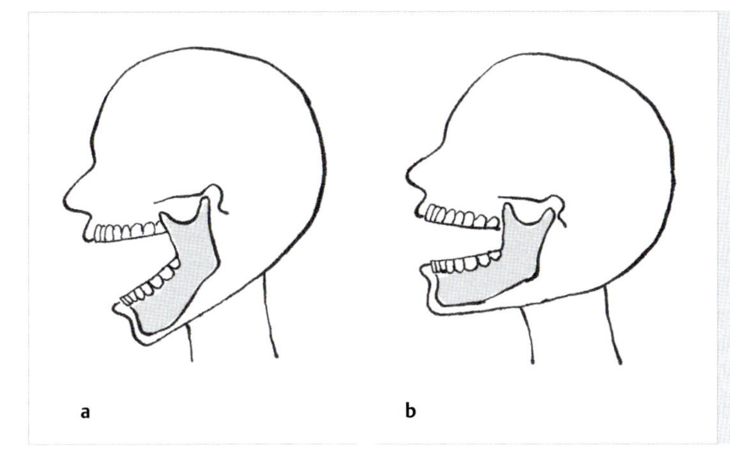

Abb. 23.4 Kieferöffnung beim Singen. (Grafik: Sieghild Pieper)
a Ungünstige Kieferöffnung.
b Günstige Kieferöffnung.

- Der Mundraum ist kleiner, der Rachenraum vergrößert, die Zunge liegt entspannt in der Mundhöhle.
- Die Muskulatur der HWS und des Schultergürtels sind gut tonisiert.

▸ **Ungünstige Kieferbewegungen.** (▸ Abb. 23.4a) „Mach den Mund weiter auf!" Dies ist eine häufige Anweisung von Chorleitern, Gesangspädagogen und Stimmbildnern. Sie meinen, dadurch eine deutlichere Verständlichkeit und eine Verbesserung des Klanges zu erreichen. Doch das Gegenteil ist der Fall, es kommt zu unphysiologischen Funktionen:

- Zu Spannungen im Kiefergelenk, der Kau- und Mundbodenmuskulatur.
- Zungenbein und Kehlkopf befinden sich in gehobener Position.
- Der Mundraum ist weit, der hintere Rachenraum dagegen verengt, die Zunge nach hinten verlagert.
- Die HWS reagiert mit erhöhter antagonistischer Muskelspannung.

▸ **Kieferverschiebung durch Kopfhaltung.** Wir beobachten häufig, dass der Kopf beim Sprechen nach vorne verschoben wird und der Unterkiefer sich dabei nach hinten bewegt (▸ Abb. 17.4b).

Die Folgen sind:
- Die hebenden und senkenden Kehlkopfmuskeln werden überspannt.
- Der Aufhängemechanismus des Kehlkopfs kann nicht optimal justiert werden.
- Die kurze Nackenmuskulatur verkürzt sich.
- Eine überhöhte Arbeitsaktivität der Kaumuskulatur entsteht, weil die überdehnte vordere Halsmuskulatur den Kiefer nach unten zieht.

Auswirkungen auf den Kehlkopf:
- Das Zungenbein wird nach oben gezogen und dadurch entsteht eine Hochstellung des Kehlkopfs.
- Die supraglottischen Resonanzräume sind eingeengt.
- Der Tonhöhenumfang ist im hohen Frequenzbereich eingeschränkt.

23.2.6 Der Kiefer in seiner funktionellen Vernetzung

Nervale Steuerung des Kiefergelenks

Dem Zusammenspiel von Kau- und Halsmuskeln liegt eine zentral-nervöse Steuerung zugrunde: Deszendierende Bahnen aus der motorischen Hirnrinde übermitteln gemeinsame Bewegungsprogramme an den motorischen Trigeminuskern und die Motoneurone der HWS zur Koordination von Kau- und Kopfbewegungen (▶ Abb. 23.5). Auf subkortikaler Ebene projiziert der mesenzephale Trigeminuskern zum motorischen Trigeminuskern und auch zum zervikalen Rückenmark (überwiegend indirekt über die Formatio reticularis, z. T. aber auch direkt). Darüber hinaus bestehen über dieses Kerngebiet, aber auch über direkte neurale,

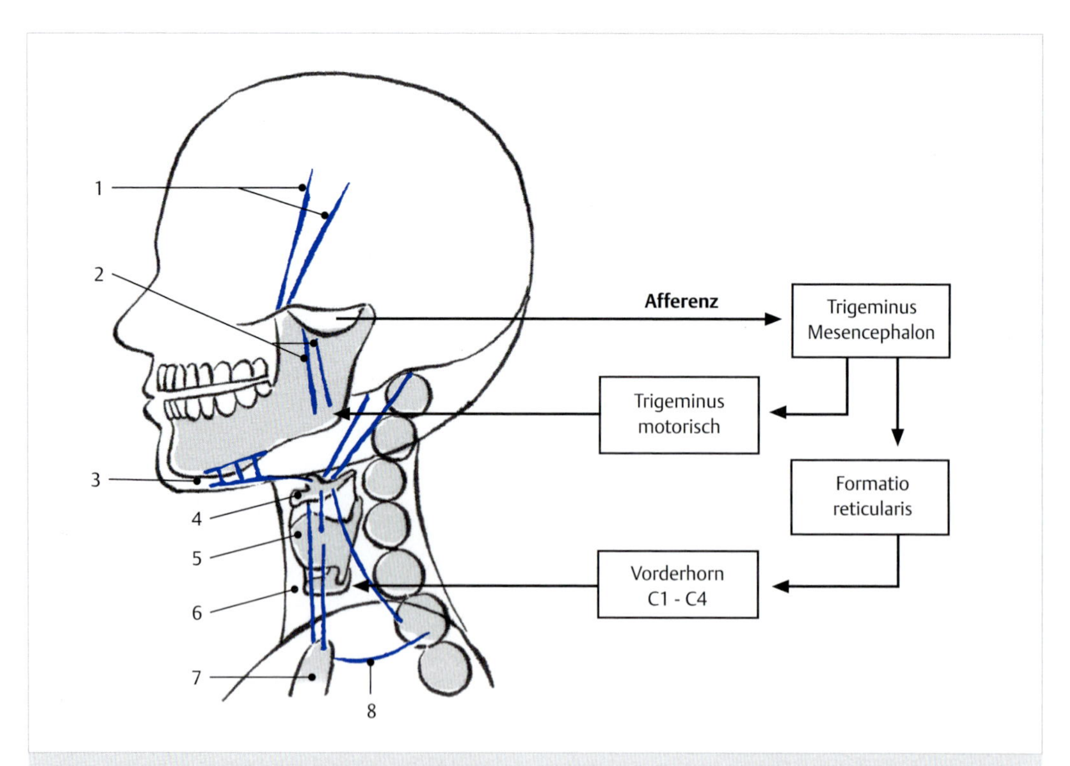

Abb. 23.5 Nervale Steuerung des Kiefergelenks: Eine afferente Meldung aus dem Kiefergelenk und den Kaumuskeln wird im Trigeminuskern und im Mesencephalon (Mittelhirn) verarbeitet und über motorische Trigeminusfasern zum Kiefergelenk beantwortet. Gleichzeitig erfolgt eine Koordination dieser motorischen Antwort über die Formatio reticularis in die Vorderhörner C 1–C 4, die die vordere Halsmuskulatur innerviert (1: M. temporalis; 2: M. masseter; 3: Mundbodenmuskulatur; 4: Zungenbein; 5: Schildknorpel; 6: Ringknorpel; 7: Brustbein; 8: 1. Rippe). (Grafik: Sieghild Pieper)

sympathische und parasympathische Fasern Verbindungen zu weiteren Hirnnerven (Nn. facialis, glossopharyngeus, vagus und hypoglossus).

Der Kiefer im Verbund mit Halswirbelsäule, Zungenbein und Kehlkopf

Das Kiefergelenk darf nie isoliert betrachtet werden. Es muss immer in einem Zusammenhang mit dem orofazialen System und vor allem mit dem Halte- und Bewegungssystem des Kopfes, der HWS und der gesamten Körperstatik gesehen werden. Auf den ersten Blick ist eine Wechselwirkung zwischen Kiefer- und Kopfgelenk kaum zu verstehen, da die Kaumuskulatur von dem motorischen Teil des 5. Hirnnervs, dem N. trigeminus, versorgt wird, die gesamte Nackenmuskulatur und somit auch die Muskulatur im Kopfgelenksbereich von den Spinalnerven innerviert wird.

Die enge reflektorische Verbindung zwischen Kiefer- und Kopfgelenken muss zunächst physiologisch verstanden werden. Der Kopf wird auf der HWS von der Nacken- und der prävertebralen Muskulatur balanciert. Die Beweglichkeit des Unterkiefers stellt in diesem System einen deutlichen Instabilitätsfaktor dar. Soll der Unterkiefer durch die Anspannung der Kaumuskulatur und gleichzeitiger Entspannung der Zungenbeinmuskulatur bei ruhig gehaltenem Kopf geschlossen werden, muss die Nackenmuskulatur tonisch „dagegenhalten".

Der Kiefer in koordinierten Bewegungsabläufen mit Nackenmuskulatur und Mundboden

Kiefer- und Kopfbewegungen laufen also immer koordiniert ab. Kieferbewegungen sind nicht auf eine Bewegung des Unterkiefers im Verhältnis zum Schädel beschränkt, es werden regelmäßig kombinierte Bewegungen im Kiefergelenk, im atlantookzipitalen Gelenk und in den Gelenken der HWS durchgeführt. Bei der Kieferöffnung wird eine Kopfextension und beim Kieferschluss eine Kopfflexion durchgeführt. Diese kombinierten Kiefer- und Kopfbewegungen sind nur durch eine zentral-nervöse Steuerung, wie sie anatomisch beschrieben wurde, möglich.

Die gemeinsame neuromuskuläre Steuerung ist von klinischer Bedeutung: Tritt eine Störung in einem System auf, wird reflektorisch auch die muskuläre Steuerung des anderen Systems „verstellt". So führt eine Verspannung im Bereich der Kaumuskulatur reflektorisch zu einer Verspannung der Nackenmuskulatur, des Mundbodens und umgekehrt.

Der Kiefer im Verbund mit Schädel, Schultergürtel und Halswirbelsäule

Die einzelnen Teilbereiche sind wechselwirksam miteinander verbunden – hat eines von ihnen Probleme, werden alle anderen in Mitleidenschaft gezogen. Daher führen Probleme im Kiefergelenk über Verschaltungen mit der Muskulatur und den Gelenken auch zu Funktionsstörungen im Bereich der HWS und des Schultergürtels. Es entsteht ein Teufelskreis, der auch den Aufhängemechanismus des Kehlkopfs mit einbezieht, seine freie Beweglichkeit behindert sowie die Schwingungsabläufe der Stimmlippen verändert.

Kiefer und Psyche

Besonders unsere Gefühle sind eng mit dem Kiefergelenk und dem Kausystem verbunden. Jeder von uns kennt die Situationen, in denen die Zähne fest aufeinandergebissen wurden, um sich für eine bevorstehende Aufgabe zu stabilisieren oder aufsteigende Emotionen zurückzudrängen, damit sie nicht nach außen gelangen.

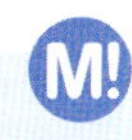

Merke

Oft werden Probleme oder stresshafte Situationen durch malmendes Knirschen mit den Zähnen während der Nacht regelrecht abgearbeitet. Dadurch werden bestimmte Muskelgruppen und der Gelenkkapselapparat erheblich überanstrengt.

Es werden nicht nur die Kaumuskeln, sondern auch die Kiefergelenke überlastet, oft verbunden mit Schmerzen, die bis in die Ohrregion, die Hals- und Nackenmuskulatur ziehen können. Das nächtliche Zähneknirschen ist oft Ausdruck innerer muskulärer Verspannungen aufgrund von Problemen oder Stress im beruflichen oder familiären Bereich. Berücksichtigt werden muss aber auch, dass bei einer vorhandenen Kiefergelenkstörung allein der Schluckvorgang Verspannungen und eine vorhandene Schmerzsymptomatik verstärken kann.

23.2.7 Dysfunktion des Kiefergelenks/kraniomandibuläre Dysfunktion

Eine Störung im Kiefergelenk ist eine Dysfunktion (CMD: kraniomandibuläre Dysfunktion) zwischen dem Oberkiefer, der zum Schädel (Cranium) gehört, und dem beweglichen Unterkiefer (Mandibula).

Das Kiefergelenk ist im Körper das einzige Gelenk, das in der Endphase der Bewegung (beim vollständigen Zubeißen) nicht von der Gelenkführung gesteuert wird, sondern allein durch die aufeinandertreffenden Zahnreihen.

Wenn die Zahnreihen nicht genau aufeinanderpassen, tritt eine Okklusionsstörung ein. Eine solche Störung führt zu einer Irritation der sensiblen Rezeptoren im Kiefergelenk, die umso heftiger ist, je weiter der Unterkiefer nach hinten gepresst wird, d. h., je weiter sich der Unterkiefer nach hinten orientiert, also in eine „Retrallage" gerät. Eine solche Irritation tritt ein, wenn sich bspw. die Schneidezähne zuerst berühren, während die Backenzähne noch keinen Kontakt haben. Werden die Backenzähne zusammengepresst (Schlucken oder Kauen), „rutscht" der Kondylus nach hinten weg und führt so zu einer Kompression der bilaminären Zone (► Abb. 23.1).

> **Vorsicht**
>
> Bei der Kiefergelenkstörung darf nicht nur an eine direkte Schädigung des Kiefergelenks gedacht werden, die durch eine entsprechende kernspintomografische Untersuchung verifiziert werden kann. Zumindest zu Beginn einer CMD finden sich sehr häufig klinisch erhebliche Beschwerdebilder, die nicht durch bildgebende Verfahren „objektiviert" werden können.

Stummer Verlauf der kraniomandibulären Dysfunktion

Hierbei ist zu beachten, dass besonders am Anfang eine HWS-Störung oder eine CMD häufig klinisch „stumm" abläuft. In diesen Fällen ist bei den Patienten schon eine CMD oder eine HWS-Störung nachweisbar, ohne dass entsprechende subjektive Beschwerden empfunden werden. Die Störung wird sich aber regelmäßig bemerkbar machen, wenn bspw. ein Sänger an die Grenzen seiner Leistungsfähigkeit geht. Die Stimme ermüdet schneller und auch der Stimmklang erreicht nicht mehr die gewohnte Resonanzentfaltung.

Häufig gibt der Betroffene erst auf Befragen an, dass er schon vor langer Zeit eine Aufbissschiene („Knirscher-Schiene") erhalten habe. Nicht selten weist ein Patient aber auch jede Frage nach einer Kiefergelenkstörung mit dem Hinweis, dass er regelmäßig zum Zahnarzt gehe, fast entrüstet zurück, obwohl bereits der äußere Aspekt eine seit vielen Jahren bestehende CMD wahrscheinlich macht.

Schmerzsymptome der kraniomandibulären Dysfunktion

Eine Irritation im Bereich der bilaminären Zone führt sehr schnell zu starken Schmerzen und reflektorisch zu einer Verstellung des Tonus der Kaumuskulatur.

Eine CMD führt primär zu Schmerzen im Zahnapparat, im Ober- und Unterkieferbereich und im Kiefergelenk sowie zu massiven Verspannungen der gesamten Kaumuskulatur. Die Betroffenen klagen sehr häufig über Zahnschmerzen, wobei der Zahnarzt nur einen gesunden Zahn feststellen kann.

Knirschen/Bruxismus

Die Verspannung der Kaumuskulatur, vor allem aber auch die nicht selten unterschwellige Schmerzsymptomatik führt zu einem „Bruxismus" (Knirschen, Pressen und Mahlen mit den Zähnen außerhalb des Kauakts, vor allem im Schlaf). Dieser Bruxismus wird sehr häufig rein psychisch als Stressabbau interpretiert. Diese Interpretation ist nicht unproblematisch, da sie wesentliche Fakten nicht berücksichtigt. Auch im Schlaf schluckt ein jeder ca. alle 10 Minuten, pro Tag etwa 2000-mal. Bei jedem Schlucken werden die Kiefer zusammengepresst; liegt eine CMD vor, wird also ein Schmerz ausgelöst.

> **Merke**
>
> Der Bruxismus ist also häufig zunächst mehr der Versuch des Patienten, eine Kieferposition zu finden, in der ein schmerzfreier Kieferschluss möglich ist. Bei einer psychischen Anspannung wird aber sicher jeder Bruxismus verstärkt.

Auswirkung von Dysfunktionen im Kiefergelenk

Solche Dysfunktionen haben wechselwirksame Auswirkungen auf:

- Kaumuskulatur und Kauvorgang
- Kopfgelenke, HWS, Nacken- und Halsmuskulatur
- Position des Zungenbeins und des Kehlkopfs
- darüberliegende (supraglottische) Resonanzräume
- Muskeln zwischen Unterkiefer und Brustbein (supra- und infrahyoidale Muskeln), die vorwiegend an der Mundöffnung und dem Schlucken beteiligt sind
- Biss- und Gelenkfunktion des Kiefers
- mimische Muskulatur und sprechmotorische Abläufe
- Zwerchfell und Atemfunktion
- gesamte Körperstatik

Kiefergelenkstörungen im Verbund mit Kopfgelenkstörungen

Die geschilderte Pathophysiologie der Kiefergelenke und der Kopfgelenke unterstreicht, dass eine isolierte Betrachtung einer Kopfgelenkstörung (kraniozervikale Dysfunktion) und einer Kiefergelenkstörung (CMD) unsinnig ist. In der Praxis können beide Störbilder nicht gegeneinander abgegrenzt werden. In der Konsequenz bedeutet dies, dass eine Kiefergelenkstörung zu einer zervikalen Dysphonie und eine HWS-Störung zu einer „dentogenen" Dysphonie führen kann.

23.2.8 Diagnostik der kraniomandibulären Dysfunktion

Anamnese

Anamnestisch muss bei einer Stimmstörung immer auch nach Symptomen einer Kiefer- und Kopfgelenkstörung gefragt werden. Da diese Zusammenhänge in der Regel nicht bekannt sind, werden diese spontan nicht mitgeteilt.

Hinweise können sein:

- Nackenschmerzen, evtl. Schulter-Arm-Schmerzen
- Schmerzen im Hinterkopf, bis zur Stirn und bis in den Wangenbereich ausstrahlend
- Kiefergelenks- und Zahnschmerzen
- Schwindelbeschwerden, meist Unsicherheit oder Schwankschwindel
- Ohrdruckgefühl, Hörminderung
- verschwommenes Sehen nach längerer visueller Anstrengung, bspw. Arbeit am Computer

Diagnostisches Vorgehen

▸ **Inspektion des Gesichts.** Wesentlich ist es, auf den parallelen Verlauf der Mund- und Augenachse zu achten. Laufen sie nicht parallel, ist es ein Hinweis auf einen verstärkten Muskeltonus der Kaumuskulatur auf einer Seite, der im Laufe der Zeit zu einer Verschiebung der Gesichts- und Schädelknochen führt. Es entwickelt sich eine Gesichtsskoliose (▸ Abb. 23.6).

▸ **Untersuchung mit manuellen Techniken**

- aktive und passive Bewegungsprüfung des Unterkiefers
- variable Beinlängendifferenz
- Priener Abduktionstest (PAT)
- Meersseman-Test

Zur Beschreibung der Testverfahren s. Kap. 23.4.

Objektivierung

Der Einfluss der CMD auf den Phonationsapparat kann objektiviert werden, wenn elektromyografisch der Muskeltonus des M. trapezius und des M. digastricus vor und nach einer elektrotherapeutischen Behandlung durch Transkutane elektrische Nervenstimulation (TENS) untersucht wird.

Bei der TENS-Therapie wird durch einen niederfrequenten Reizstrom auf den M. masseter die

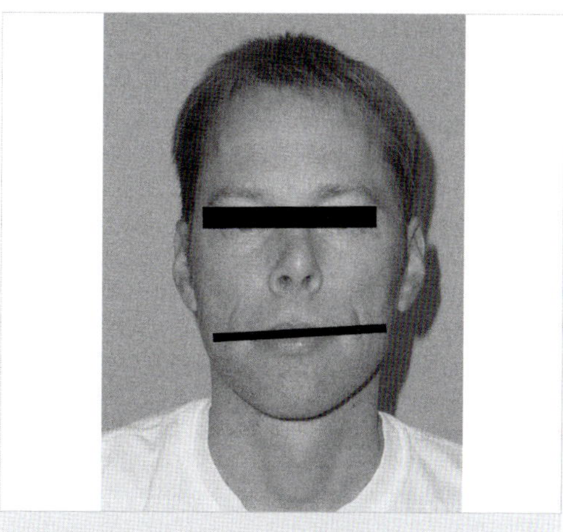

Abb. 23.6 Gesichtsskoliose bei CMD.

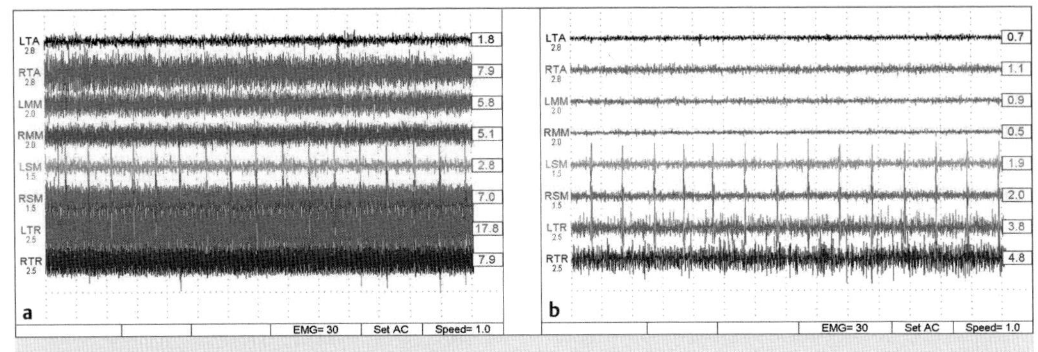

Abb. 23.7 Therapie der Kaumuskulatur mit TENS. Elektromyogramm der linken und rechten anterioren Temporalismuskeln (TA), der Masseter (MM), der hinteren Halsmuskulatur (TP) und der anterioren Digastricusmuskeln (DA) vor und nach niedrigfrequenter TENS-Therapie der Kaumuskulatur.

a Vor der TENS-Therapie.

b Nach der TENS-Therapie.

Kaumuskulatur entspannt. Diese Muskelentspannung ist auch in der prälaryngealen und der Nackenmuskulatur messbar und damit elektromyografisch objektivierbar (▶ Abb. 23.7a, ▶ Abb. 23.7b).

Fallbeispiel

HWS-Störung und CMS

Ausgangslage

Der 32-jährige Opernsänger J. M. (Tenor) gab an, in den letzten Jahren zunehmend gesangliche Schwierigkeiten zu haben. Die Stimme ermüde schnell, die Höhe habe den vollen, gewohnten Klang verloren, der Umfang der Stimme habe sich um ca. 2 Ganztöne verringert. Daneben irritierten ihn Missempfindungen im Halsbereich und ein Verschleimungsgefühl. Sobald er zu singen beginne, wird sein Nacken steif, mit einem dumpfen Gefühl im rechten Auge und der rechten Wange.

Zeitweilig traten asystemische Schwindelbeschwerden und schlechter Schlaf auf. Seit Beginn der Stimmstörung ist ein Kieferknacken bemerkt worden. Zunächst erfolgte eine HNO-Untersuchung und eine Behandlung mit schleimlösenden Medikamenten. Bei einer Kontrolluntersuchung wurde eine Venektasie auf einer Stimmlippe beobachtet, die laserchirurgisch abgetragen wurde.

Die damals behandelnde Stimmtherapeutin vermutete eine HWS-Komponente. Es erfolgt die Vorstellung bei einem Orthopäden. Bei einer kernspintomografischen Untersuchung der HWS konnte kein pathologischer Befund erhoben werden. Eine konservative Behandlung der HWS mit „Spritzen“ wurde vorgenommen, ohne dass ein anhaltender Therapieerfolg erreicht wurde.

Zwei Jahre nach der Erstbehandlung durch den Orthopäden begab sich der Patient in eine stimmtherapeutische und osteopathische Behandlung in Bremen. Auf Vorschlag dieser Therapeuten erfolgte zur Abklärung spezieller Fragestellung die Vorstellung des Patienten in Mannheim.

Phoniatrische Diagnostik

Lupenlaryngoskopisch fand sich eine ödematöse Schleimhautauflockerung am Übergang vom hinteren zum vorderen Stimmlippendrittel. Bei 150 Hertz zeigte sich bei entspannter Phonation ein sanduhrförmiger Restspalt. Stroboskopisch fand sich bis c^2 eine regelrechte, synchronablaufende, ausreichend weite und symmetrische Schwingungsamplitude und Randkantenverschiebung. Ab e^2 verringerte sich die Schwingungsamplitude auffällig und zeigte nun auch eine deutliche Asymmetrie.

Das Gesicht weist eine Asymmetrie auf. Die Untersuchung der HWS zeigte ein deutliches funktionelles Defizit zwischen Os occiput und C 1 (1. Halswirbel) sowie in Höhe C 2/3 (2. und 3. Halswirbel). Es bestand eine funktionelle Beinlängendifferenz von 1 cm rechts kürzer als links.

Der PAT ist ein diagnostisches Mittel zum Feststellen sowohl einer Funktionsstörung im Kiefergelenk als auch in der oberen HWS (s. Kap. Priener Abduktionstest). Er zeigte beim Fallen der gebeugten Knie nach außen (Abduktion) mit 90°-Hüftbeugung ein Defizit rechts gegenüber links.

Um zwischen einer Funktionsstörung im Kiefergelenk und der oberen HWS zu differenzieren, wurde der Meersseman-Test eingesetzt (2 Papierstreifen zwischen die prämolaren Zähne links zur Entspannung des Kiefergelenks) (s. Kap. Meersseman-Test). Unter dieser Entlastung kam es zu anderen Ergebnissen im PAT. Dieser zeigte jetzt eine verbesserte Abduktion rechts. Daraus kann der Rückschluss auf eine CMD gezogen werden, die im Verbund mit der beschriebenen Funktionsstörung C 0/C 1 zu sehen ist.

Manualtherapeutische Therapie

Die Kopfgelenkblockierung konnte sicher gelöst werden. Aufgrund dessen verbesserte sich der PAT beiderseits um 15°.

Bei der Kontrolluntersuchung 1 Woche später berichtete der Patient, bereits am Tag der Manualtherapie beschwerdefrei gewesen zu sein. Er habe weitgehend ohne stimmliche Probleme auf der Bühne seinen Part gesungen. 4 Tage später habe sich der Befund wieder verschlechtert. Manualtherapeutisch zeigt sich der Ausgangsbefund mit einer Blockierung der Kopfgelenke (Os occiput/C 1). Beim PAT fand sich ein Defizit von 45° beiderseits. Es wurde eine Untersuchung der CMD beim Zahnarzt eingeleitet.

Zahnärztliche Diagnostik

Pathologische Öffnungs- und Schließbewegung der Kiefer mit Knirsch- und Knackgeräuschen, Beschwerden im rechten Kiefergelenk. Tiefbiss, Steilstand der Oberkieferfrontzähne, Schmelzfacetten (außergewöhnlicher Abrieb am Schmelz der Zähne), Zungenschwellung (Zahnabdrücke am Zungenrand). Deutliche Retrallage des Unterkiefers, Kaumuskulatur schmerzhaft verspannt. Bereits die Inspektion von Ober- und Unterkiefer lässt den Tiefbiss und die geschwollene Zunge erkennen. Die Palpation zeigte druckdolente Myogelosen im Bereich des M. masseter und des M. pterygoideus medialis (an der Innenkante des horizontalen Unterkieferasts).

Zahnärztliche und manualtherapeutische Therapie

Durch Manualtherapie der oberen HWS konnte eine erhebliche Entspannung der Kopfgelenksmuskulatur wie auch der Kaumuskulatur erzielt werden. Die Okklusion änderte sich massiv, der Unterkiefer wurde nach vorn verlagert. Die Irritation im Bereich der bilaminären Zone im hinteren Kiefergelenk entfiel. Die Beschwerdesymptomatik der CMD konnte sich zurückbilden. In der neuen Position wurde eine spezielle Aufbissschiene angepasst, die konstant zu tragen war. Dadurch wurde die asymmetrische Stellung der Kiefergelenke ausgeglichen, sodass der Aufhängemechanismus des Kehlkopfs in ein flexibles Gleichgewicht kommen konnte.

Resultat

Die anschließende Beschwerdefreiheit des Patienten bestätigt den gewählten diagnostischen und therapeutischen Weg.

In aller Regel kann nicht entschieden werden, welches Störungsbild im Vordergrund steht und damit zunächst behandelt werden muss – entweder die CMD oder die HWS-Störung. Auf alle Fälle muss der Manualtherapeut auf eine CMD untersuchen, wenn eine HWS-Störung nach wiederholter, erfolgreicher Behandlung rezidiviert. Auch der Zahnarzt muss an eine HWS-Störung denken, wenn seine Behandlung der CMD nicht zu einer Beschwerdefreiheit führt.

Es wird deutlich, dass eine Stimmtherapie erst dann erfolgreich durchgeführt werden kann, wenn zuvor die funktionelle Kopfgelenkstörung und die CMD erfolgreich behandelt werden konnten.

Bei einem größeren Patientengut (187 Patienten mit CMD) wurden die Abdrücke des Kiefers vor und nach einer Manualtherapie ausgemessen. Es zeigte sich im Vergleich zur habituellen Kieferstellung eine durchschnittliche Vorverlagerung (Propulsion) des Unterkiefers um 1,4 mm. Dies bedeutet eine Entspannung im Kiefergelenk. Hervorzuheben ist noch, dass bei keinem dieser Patienten mit einer CMD der Unterkiefer in der habituellen Position zu weit vorn angesiedelt war.

23.3 Wirbelsäulenstörungen

23.3.1 Einfluss funktioneller Wirbelsäulenstörungen auf die Phonation

Bei der Entstehung funktioneller Störungen kommt in vielen Fällen den Wirbelsäulenstörungen eine entscheidende Bedeutung zu. Hierbei darf nicht von einer morphologisch veränderten Wirbelsäule ausgegangen werden. Es handelt sich pathophysiologisch vielmehr um eine Funktionsstörung der

Wirbelgelenke und der ihnen segmental zugehörenden Muskeln und Nerven. Ein solches funktionelles Defizit (sog. Blockierung) bedeutet, dass es sich um eine reversible Störung handelt.

Eine „Wirbelgelenkblockierung" hat einen reflektorisch tonischen Einfluss auf die Motoneurone nicht nur der Wirbelsäule, sondern auch der Extremitätenmuskulatur. Eine Reizung der Propriozeptoren bewirkt in dem dazugehörigen Wirbelsegment eine Aktivierung im motorischen Vorderhorn, wodurch eine muskuläre Tonuserhöhung hervorgerufen wird. In diesem Wirbelsegment wird durch eine direkte Verbindung auch das sympathische Kerngebiet im Seitenhorn irritiert, das eine segmentale Durchblutungsstörung und eine Bindegewebsquellung im subkutanen Gewebe verursachen kann.

Die Praxis zeigt, dass vielfältige pathomechanische Einflüsse der Wirbelsäule auf allen Ebenen der Phonation erkennbar sind:

- Atmung
- vordere (praelaryngeale) Halsmuskulatur
- Stimmbandspannung
- Stimmlippenschwingung
- Resonanz

Pathologischer Einfluss auf die Atmung

Für den Phoniater und Logopäden sind aus manualtherapeutischer Sicht vorwiegend 2 Störungsbilder für die Atmung von Bedeutung:

▶ **Irritation des N. phrenicus und Funktionsstörungen der unteren 6 Brustwirbelsegmente.** Das Zwerchfell wird hauptsächlich vom N. phrenicus innerviert, der aus dem 4. Zervikalnerv und zum geringeren Teil aus dem 3. und 5. Zervikalnerv entspringt, aber auch aus den unteren 6 Brustwirbelsegmenten. Funktionsstörungen in Höhe C 3/4/5 können zu einer Irritation des N. phrenicus führen. Es entstehen Tonusstörungen im Bereich des Zwerchfells. Die freie Einatmung wie auch die kontrollierte, gleichmäßige Phonationsatmung wird beeinträchtigt. Besonders bei gleichmäßigem Halten eines Tons muss in diesem Fall der Sänger mehr Kraft aufwenden, um die Störung der Zwerchfellspannung zu kompensieren. Gleichzeitig tritt häufig ein Hypertonus der seitwärts im Hals liegenden Skalenusmuskeln auf, d. h., der obere Brustkorb wird angehoben, es resultiert eine Hochatmung.

▶ **Brustwirbel- und Rippenblockierungen.** Sie treten fast regelmäßig gemeinsam auf. Eine blockierte Rippe kann den benachbarten Rippen in der Atembewegung nicht ausreichend folgen. Dies führt zu einer Hemmung der tiefen Einatmung und evtl. zu Schmerzen im betroffenen Rippenbereich. Vor allem bei der Phonationsatmung sind die fein abgestimmten Rippenbewegungen gestört. Die Bewegungsstörung der Rippen betrifft nicht nur die Gelenke mit der Wirbelsäule, sondern auch die BWS selbst, deren Gelenke reaktiv eine Blockierung entwickeln können.

Des Weiteren sind dadurch oft die knorpeligen Verbindungen der oberen 6 Rippen zum Brustbein in ihrer Beweglichkeit eingeschränkt. Dies führt dazu, dass die Brustbeinbeweglichkeit selbst eingeschränkt wird, mit der Folge, dass die flexible Anpassung während der Phonationsatmung vermindert wird.

Pathologischer Einfluss auf die vordere Kehlkopfmuskulatur

Die vordere Kehlkopfmuskulatur (praelaryngeale Muskulatur) spannt sich zwischen dem Unterkiefer und dem Brustbein. Sie besteht aus dem Mundboden (▶ Abb. 23.8) und der Muskulatur unterhalb des Zungenbeins und bildet den muskulären Aufhängeapparat des Zungenbeins und des Kehlkopfs.

Jede Verspannung der Mundbodenmuskeln zieht den Schildknorpel nach oben und führt zu einem Kehlkopfhochstand. Der äußere Mundboden wird von der Muskelplatte des M. mylohyoideus gebil-

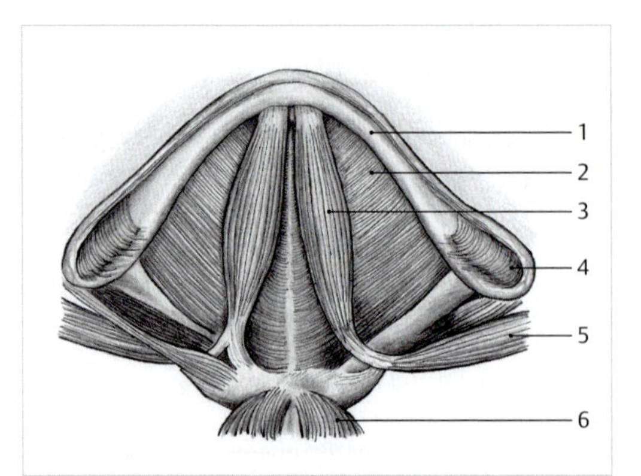

Abb. 23.8 Mundboden (1: Unterkiefer; 2: M. mylohyoideus; 3: M. digastricus, vorderer Bauch; 4: M. masseter; 5: M. digastricus, hinterer Bauch; 6: M. sternohyoideus). (Grafik: Sieghild Pieper)

det. Zur Mundhöhle hin wird er überlagert vom M. geniohyoideus. Von außen wird er vom vorderen Bauch des M. digastricus gestützt. Diese Muskeln werden vom N. trigeminus motorisch versorgt, der ebenfalls die Kaumuskulatur motorisch innerviert. Den hinteren Bauch des M. digastricus und den M. stylohoideus versorgt der N. facialis.

Eine verspannte untere Zungenbeinmuskulatur zieht den Kehlkopf nach unten. Sie wird vor allem vom 1. und 2., aber auch 3. und 4. Zervikalnerv über die Ansa cervicalis motorisch versorgt.

Pathologischer Einfluss auf die Stimmbandspannung

Die Stimmbandspannung wird durch eine Verkippung des Schildknorpels gegenüber dem Ringknorpel verändert. Dies bedeutet, dass jeder Zug am Ringknorpel, bspw. über die Luftröhre, zu einer Anspannung der Stimmlippen führt und so die Stimme höher werden lässt. Auf der anderen Seite wird jeder Zug im vorderen Bereich des Schildknorpels zu einer Entspannung der Stimmlippen führen, sodass die Stimme tiefer wird (▸ Abb. 20.5a, ▸ Abb. 20.5b, ▸ Abb. 20.5c).

Diese Zusammenhänge müssen bekannt sein, um zu verstehen, dass die Stimmbandspannung nicht nur von dem M. cricothyreoideus abhängt, der vom N. laryngeus superior aus dem N. vagus innerviert wird, sondern auch von Muskeln, die von den Nn. trigeminus, facialis, hypoglossus und den Zervikalnerven 1–4 innerviert werden. Jede funktionelle Störung im Bereich der oberen HWS oder im Bereich der Kiefergelenke und des Kausystems führt zu Verspannungen der Muskulatur, die direkt oder indirekt dem Phonationsapparat zuzuordnen ist.

Diese Muskelverspannungen können eindrucksvoll mithilfe eines Elektromyogramms (EMG) objektiviert werden. Der vertebragene Einfluss wird deutlich, wenn sich das EMG allein nach einer Manualtherapie der Kopfgelenke wieder normalisiert. Besonders hervorzuheben ist beim EMG, dass sich nach der Behandlung der Kopfgelenke nicht nur der Muskeltonus im Bereich der Kopfgelenke (Nackenmuskulatur und auch der kaudalen Zungenbeinmuskulatur), sondern auch die Kaumuskulatur und der M. digastricus (hinterer Bauch vom N. fazialis innerviert) normalisieren.

Werden die Aufhängung des Kehlkopfs und der Mechanismus der Stimmbandspannung betrachtet, ist es offenkundig, dass es „die zervikale Dysphonie" nicht geben kann. Das Bild der zervikalen Dysphonie ist abhängig von der Muskelgruppe, die im Rahmen des Zervikalsyndroms den stärksten und auf der anderen Seite den schwächsten Tonus aufweist.

Pathologischer Einfluss auf die Stimmbandschwingung

Die Dehnung der Stimmbänder erfolgt passiv durch eine Kippbewegung des Schildknorpels gegenüber dem Ringknorpel in der Articulatio cricothyroidea. Es handelt sich hierbei um ein Dreh-Gleit-Gelenk, sodass durch einen Zug vorn-unten am Schildknorpel dieser nicht nur nach vorn kippt, sondern auch nach ventral gleitet (▸ Abb. 20.5a, ▸ Abb. 20.5b, ▸ Abb. 20.5c).

Dieser Mechanismus der passiven Stimmbanddehnung lässt erkennen, dass jeder Zug am Ringknorpel, der die Stellung der beiden Knorpel zueinander verändert, zu einer Änderung der Stimmbandspannung führt. Unter diesem Gesichtspunkt muss bei der Phonation der Muskulatur zwischen Unterkiefer (Mandibula), der oberen Brustkorböffnung (Thoraxapertur) und der praelaryngealen Muskulatur, Beachtung geschenkt werden. Während früher bei der hyperfunktionellen Dysphonie diese Muskelverspannungen nur als ein Begleitsymptom gewertet wurden, kann nach dem heutigen Kenntnisstand ein Hypertonus dieser Muskulatur durchaus allein die hyperfunktionelle Dysphonie auslösen.

Viel häufiger aber muss davon ausgegangen werden, dass bei sehr vielen hyperfunktionellen Dysphonien die Muskelverspannungen im Kopf- und Halsbereich diese massiv verstärken und oft erst klinisch zum Ausbruch bringen.

Jede erhöhte Stimmlippenspannung führt zu einer verminderten Stimmlippenschwingung und stark verminderten Randkantenverschiebungen. Eine solche ist in der Regel seitengleich zu beobachten. Die erhöhte Stimmlippenspannung allein kann jedoch nicht ein für die zervikale Stimmstörung nahezu pathognomonisches Phänomen erklären, die einseitige Verminderung der Schwingungsamplitude und der Randkantenverschiebung.

Die Praxis zeigt, dass eine hochzervikale Blockierung oder eine Störung in den Kiefergelenken oft eine einseitige Spannungs- und Schwingungsveränderung der Stimmlippe nach sich zieht. Es wird vermutet, dass der Pathomechanismus einer solchen Störung in der neuromuskulären Steuerung der Stimmbandschwingung gesehen werden muss. Recht sichere Hinweise auf eine Kiefergelenkstörung und eine Kopfgelenkstörung erhält man, wenn der PAT und die variable Beinlängendifferenz mit und ohne Kiefergelenkbelastung (ohne Kontakt der Zähne bzw. mit festem Biss) untersucht werden (s. Kap. 23.4).

Pathologischer Einfluss auf den Resonanzraum

Der Resonanzraum, die „Ansatzräume", umfasst den gesamten supraglottischen Bereich. In den Ansatzräumen werden die Obertöne (Formanten) gebildet, die erst die Unterscheidung der Vokale ermöglichen. Die ersten 3 Formanten sind für die Identifikation des Vokals unerlässlich, besonders die ausgebildete Stimme hat aber weitere Obertöne, die den Klang und die Tragfähigkeit der Sängerstimme bestimmen. Vor allem der Sänger, der den Nasen-Rachen-Raum als zusätzlichen Resonanzraum einsetzt, ist auf ein feines Spiel mit dem weichen Gaumen und dem velopharyngealen Abschluss angewiesen.

Verspannungen der Muskulatur im supraglottischen Bereich, bspw. im Hypopharynx, beeinflussen deutlich das gesamte Frequenzspektrum. Nachdem ein Einfluss von Kopfgelenk- und Kiefergelenkstörungen auf die Mundbodenmuskulatur und die Kaumuskulatur nachgewiesen werden kann, wird deutlich, wie stark der Resonanzraum bei einer Störung in Kiefergelenks- und Kopfgelenksbereich verändert wird.

Eine Verspannung der Mundbodenmuskulatur führt zu einer Hochverlagerung des Kehlkopfs, wodurch auch die Obertöne und die Resonanz beeinflusst werden. Erhöht sich so die Spannung des Rachenraums, entsteht eine Rückverlagerung der Artikulation, die Stimme klingt resonanzarm, eng, bisweilen geknödelt. Wenn bei einem professionellen Sänger eine funktionelle Störung der Wirbelsäule besteht, bemerkt er nicht nur, dass der Stimmklang weniger voll ist, sondern es wird auch der Stimmumfang um 1–2 Töne vermindert.

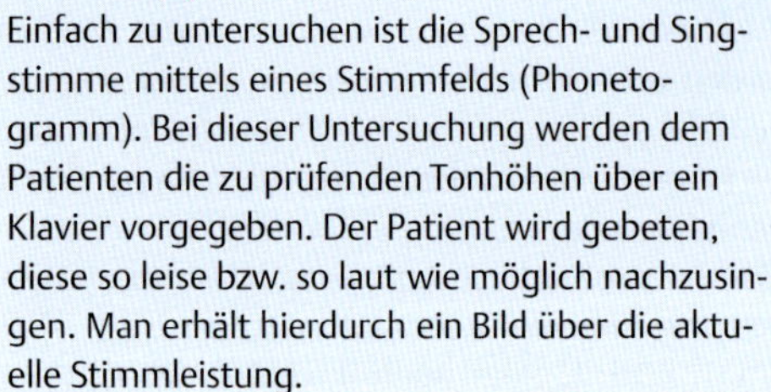
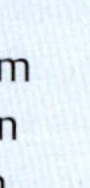

Praxistipp

Einfach zu untersuchen ist die Sprech- und Singstimme mittels eines Stimmfelds (Phonetogramm). Bei dieser Untersuchung werden dem Patienten die zu prüfenden Tonhöhen über ein Klavier vorgegeben. Der Patient wird gebeten, diese so leise bzw. so laut wie möglich nachzusingen. Man erhält hierdurch ein Bild über die aktuelle Stimmleistung.

Der ausgebildete Sänger kann über kurze Zeit die Auswirkungen einer Kopf- und Kiefergelenkstörung kompensieren. Aber schon nach recht kurzer stimmlicher Anforderung wird sich die Dysphonie zunehmend bemerkbar machen.

23.4 Gezielte Diagnostik bei Verdacht auf eine kraniomandibuläre Dysfunktion

Mit einfachen manuellen Techniken kann leicht und reproduzierbar eine Störung der Kopfgelenke und/oder der Kiefergelenke festgestellt werden. Eine solche Störung kann Auswirkungen haben auf die Faszien und die posturale Muskulatur bis in die unteren Extremitäten.

23.4.1 Test der Kaumuskulatur

Nach der Inspektion des Gesichts auf Asymmetrien wird durch vorsichtige Palpation nach schmerzhaften Muskelverhärtungen im Bereich des M. masseter und des M. pterygoideus medialis gefahndet.

- Den M. masseter findet man vor dem Kiefergelenk (▸ Abb. 23.2). Der Therapeut fährt mit einer Fingerkuppe unter dem Jochbein nach hinten zum Kiefergelenk und trifft so auf den Vorderrand des Muskels.
- Zum Auffinden des M. pterygoideus medialis fährt man mit dem Zeigefinger innen an der Unterkieferzahnreihe nach hinten. Dort trifft man auf den aufsteigenden Ast des Unterkiefers. Der Muskel verläuft an dessen Innenseite.

23.4.2 Bewegungsprüfung des Kiefergelenks

Bei der Bewegungsprüfung des Kiefergelenks erfolgt die Bewegung des Unterkiefers aktiv durch den Patienten und passiv durch den Therapeuten. Getestet werden:

- Öffnen und Schließen des Mundes
- Seitwärtsbewegung
- Vor- und Zurückschieben des Unterkiefers

Der Kiefer muss sich gerade öffnen und darf keine S-förmige Bewegung erkennen lassen. In diesen Fällen öffnen die Kiefergelenke nicht gleichzeitig. Erfolgt bspw. im rechten Kiefergelenk die Öffnungsbewegung früher als links, resultiert daraus ein S-förmiger Ablauf der Bewegung. Ein hörbares Knacken im Gelenk ist immer pathologisch. Wird vom Untersucher der kleine Finger beiderseits in den Gehörgang des Patienten geschoben, kann die Bewegung des Unterkiefers getastet werden.

Mit vorgestülpten Lippen öffnet und schließt der Patient die Zahnreihen. Die Inspektion von Ober- und Unterkiefer lässt den Tiefbiss, die Schmelzfacetten (außergewöhnlicher Abrieb am Schmelz der Zähne) und die geschwollene Zunge erkennen.

23.4.3 Ergänzende Tests

Eine CMD und/oder Kopfgelenkstörung hat Auswirkungen auf entfernte Körperregionen wie BWS, Becken und Beine. Dadurch ist es möglich, über Bewegungstests in diesen Regionen entsprechende Hinweise zu finden:

- in einer „Ruhe-Schwebe-Lage" der Zahnreihen, die dabei keinen Bisskontakt haben
- mit festem Bisskontakt

Ändern sich die Untersuchungsbefunde deutlich durch den Bisskontakt, muss eine CMD und/oder eine Problematik der oberen HWS angenommen werden.

Untersuchung der Beinlängen

Der Patient liegt in entspannter Rückenlage. Die Beine des Patienten werden vom Untersucher in Knien und Hüften passiv maximal gebeugt, um eine beim Hinlegen aufgetretene Beckenverwringung auszugleichen. Der Therapeut hebt die gestreckten Beine um 20° an und legt sie zurück. Der Patient wird aufgefordert, sich gerade aufsetzen und nach vorn zu beugen (▶ Abb. 23.9a).

Der Untersucher legt die Daumen zum Messen der Beinlänge unter die inneren Knöchel. Tritt eine Differenz von mindestens 1 cm auf, wird von einer variablen Beinlängendifferenz gesprochen.

Thorakolumbale Rotation

Im aufgerichteten Sitzen kreuzt der Patient die Arme vor der Brust und dreht seinen Oberkörper so weit wie möglich nach rechts und links. Zeigt eine Seite eine deutliche Einschränkung in der Rotation, kann auf der Seite eine Kopfgelenkstörung und/oder Kiefergelenkstörung vermutet werden (▶ Abb. 23.9b).

Priener Abduktionstest

Voraussetzung für den PAT ist eine frei bewegliche Hüfte. Der Patient liegt in bequemer Rückenlage. Der Untersucher steht auf der Seite der Hüfte, die diagnostiziert werden soll. Er fixiert mit einer Hand den gegenüberliegenden vorderen, oberen Beckenkamm. Dann beugt der Untersucher das Bein in der Hüfte um 90° und lässt es passiv nach außen (Abduktion) absinken. Gemessen wird der Winkel zwischen Oberschenkel und Untersuchungsliege. Danach wird zum Vergleich die andere Seite untersucht (▶ Abb. 23.9c).

Bei einer deutlichen Seitendifferenz liegt auf der Seite der eingeschränkten Abduktion vermutlich eine Kopfgelenkstörung und/oder Kiefergelenkstörung vor.

Der PAT entspricht dem bekannten Hüft-Abduktionstest nach Patrick-Kubis. Durch die gleichzeitige Beugung in der Hüfte um 90° wird die Gelenkkapsel angespannt und dadurch bei einer Kopfgelenk- und/oder Kiefergelenkstörung eine präzisere Aussage ermöglicht. Diese Modifikation wurde von Marx entwickelt.

Meersseman-Test

Der Test differenziert zwischen einer Kopfgelenk- oder Kiefergelenkstörung. Er wird ausgeführt, nachdem die Tests „variable Beinlängendifferenz", „thorakolumbale Rotation" und der PAT in der Ruhe-Schwebe-Lage und bei festem Bisskontakt der Kiefer durchgeführt wurden.

Im Meersseman-Test werden 1–4 Papierstreifen zwischen die 2. Prämolaren und die 1. Molaren auf der Seite des funktionell kürzeren Beines gelegt (▶ Abb. 23.9d). Dann werden die o.g. Tests mit Bisskontakt wiederholt. Durch den Höhenaus-

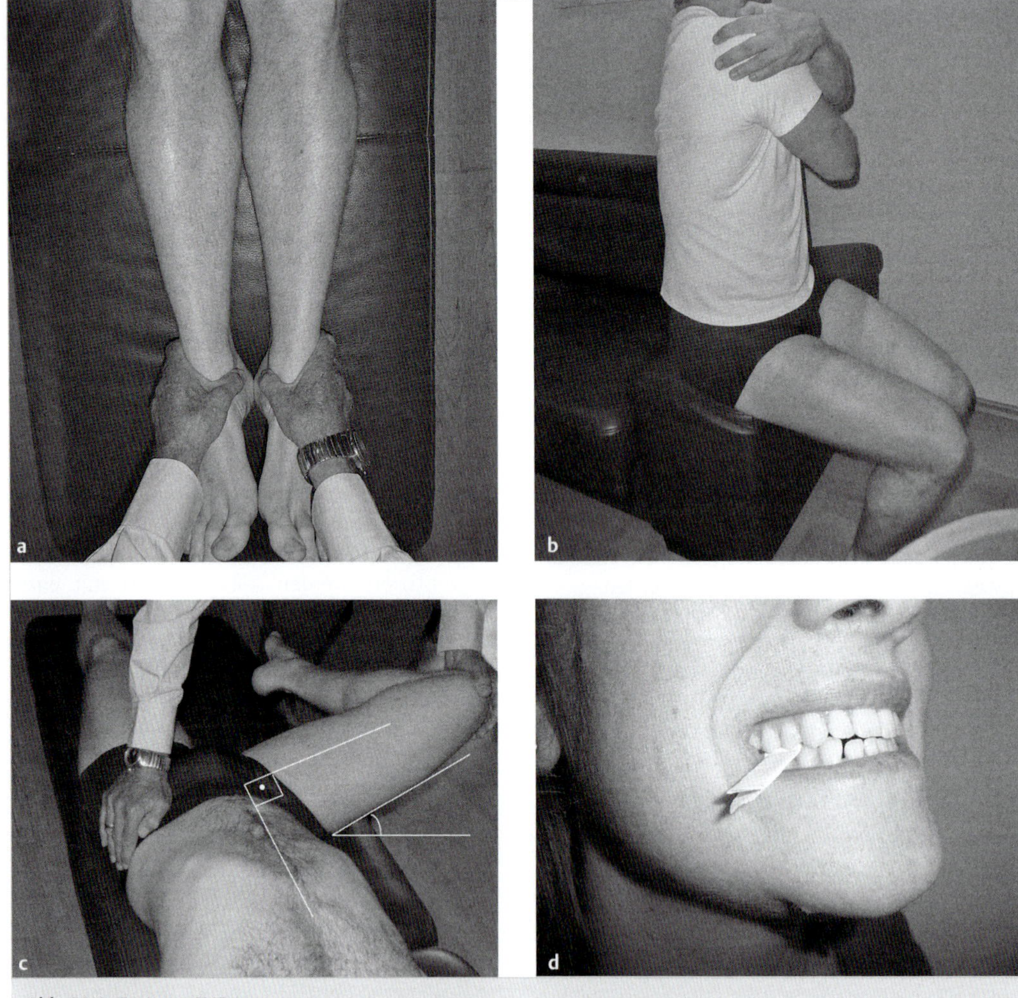

Abb. 23.9 Tests zu CMD.
a Variable Beinlängendifferenz.
b Thorakolumbale Rotation.
c PAT.
d Meersseman-Test.

gleich mit Papierstreifen wird die funktionelle Beinlängendifferenz meist vollkommen verschwinden. Auch die thorakolumbale Rotation verbessert sich spürbar für den Patienten. Im PAT wird sich die eingeschränkte Hüftabduktion um mindestens 15°, in vielen Fällen um 30° und mehr verbessern.

23.4.4 Zusammenfassung

Die deutliche Verschlechterung der o. g. Tests bei maximalem Zahnkontakt im Vergleich zur Ruhe-Schwebe-Lage dokumentiert den Einfluss einer Kiefergelenkstörung auf die gesamte Statomotorik.

Der Meersseman-Test entspannt die Kiefergelenkkapsel durch den leichten Höhenausgleich zwischen den Kiefern auf der betroffenen Seite. Es werden die Zusammenhänge zwischen gestörtem Kiefergelenk und Statomotorik durch Normalisierung der o. g. Tests auch für den Patienten deutlich.

Anhang

Die folgenden Formulare stehen Ihnen unter www.thieme.de/spiecker-henke zum Download zur Verfügung. Den erforderlichen Rubbelcode finden Sie am Ende des Werks.

- Anamnese Stimmstörungen (▶ Abb. 24.1)
- Funktionsüberprüfung der Stimme (▶ Abb. 24.2)
- Anamnese und Diagnostik zum Funktionskreis Körper (▶ Abb. 24.3)
- Hinweise zur Funktionsüberprüfung des Körpers (▶ Abb. 24.4)

Anamnese Stimmstörungen

Name, Vorname ....
Anschrift ....
....
Telefon / Mobil ....
Überweisender Arzt ....
Datum der Untersuchung ....

Vorstellungsgrund ....

....
Was glauben Sie, hat Ihre Stimmerkrankung ausgelöst? Gibt es besondere Ereignisse? Zusammenhänge?
....
....

Beginn und Verlauf der Stimmerkrankung

Seit wann haben Sie die Probleme?
- seit Kurzem
- Monaten
- Wochen
- länger

Wie begannen sie?
- langsam
- wechselhaft
- plötzlich
- zunehmend

Verändert sich Ihre Stimme im Tagesverlauf?
- nein
- ja
- morgens schlechter als abends?
- morgens besser als abends?

Ist die Stimme an einem Tag schlechter oder besser?
- nein
- ja

Verändert sie sich in besonderen Situationen?
- nein
- ja, in welchen?

....

Verändert sie sich bei bestimmten Personen?
- nein
- ja, bei welchen?

....

Bisherige Behandlungen

Bei welchem Arzt waren Sie wegen Ihrer Stimmerkrankung in Behandlung?
- HNO-Arzt
- Internist
- Neurologe
- Orthopäde

und / oder ....

Hatten Sie bereits vorher eine Stimmerkrankung?
- erstmals
- zum 2. Mal
- schon mehrmals

Wurde die Erkrankung stimmtherapeutisch behandelt?
- nein
- ja

wenn ja, wann, wie lange, mit welchem Erfolg?
....

Geburtsdatum ....
Beruf ....
derzeitige Tätigkeit ....
E-Mail ....
ärztliche Diagnose ....
....
....

Welche Behandlungen hatten Sie außerdem?
- Physiotherapie
- Psychotherapie
- Körpertherapie, welche? ....

Symptome

Wie empfinden Sie den Klang Ihrer Stimme?
- heiser
- rau
- überlüftet
- kratzig

oder: ....

Strengt Sie das Sprechen an?
- nein
- bisweilen
- dauernd

Ermüdet Ihre Stimme schnell?
- nein
- ja, nach wie viel Stunden? ....

Verspüren Sie Missempfindungen im Halsbereich?
- nein
- bisweilen
- ja
- Brennen und Stechen
- diffus
- Kratzen- und Wundgefühl
- lokalisiert
- Kloß- und Engegefühl
- wechselnd
- Trockenheitsgefühl
- Räusperzwang
- Verschleimungsgefühl

Medikamente

Lutschen Sie Halspastillen?
- nein
- ständig
- nach Bedarf

welche? ....

Inhalieren Sie?
- nein
- ja

womit? ....

Benutzen Sie Nasenspray?
- nein
- bei Bedarf
- dauernd

welches? ....

Nehmen Sie Aspirin (ASS)?
- nein
- gelegentlich
- dauernd

Nehmen Sie Psychopharmaka?
- nein
- ja

warum? ....

Nehmen Sie Schmerzmittel?
- nein
- ja

welche, wie oft? ....

Nehmen Sie orale Kontrazeptiva?
- nein
- ja

seit wann, welche? ....

Abb. 24.1 Anamnese Stimmstörungen

Nehmen Sie Hormonpräparate?
- nein
- ja

seit wann, welche? ....

Welche Medikamente nehmen Sie außerdem?
(z. B. Mittel gegen Asthma, Allergie, Reflux)

....

Somatische Anamnese

Gab es Stimmstörungen in Ihrer Familie, chronische Bronchitiden, Schwerhörigkeit, Allergien usw.?
Hatten Sie Vorerkrankungen, die einen Bezug zur jetzigen Stimm-Symptomatik zeigen?

....

Haben Sie häufig Infekte (z. B. Bronchitis, Sinusitis)?
- nein
- bisweilen
- recht häufig

Haben Sie trotz eines Infektes Ihre Stimme weiter belastet?
- nein
- ja

Husten Sie häufig?
- nein
- bisweilen
- intervallweise

Haben Sie Asthma?
- nein
- ja, welche Stärke? ....

Wie ist Ihre Schleimhautbeschaffenheit?
- trocken
- zäh
- dünnflüssig

Haben Sie Allergien?
- nein
- ja

welche Art? ....
wie ausgeprägt? ....

Haben Sie eine Funktionsstörung der Schilddrüse ?
- nein
- Unterfunktion
- Überfunktion

Wurden Sie im HNO-Bereich operiert?
- nein
- ja

wann ungefähr? ....

Wo genau?
- an den Stimmlippen
- an der Schilddrüse
- am Ohr
- Entfernung der Mandeln
- an der Nasenscheidewand

Hören Sie schlecht?
- nein
- geringgradig schlecht
- mittelgradig schlecht

Tragen Sie ein Hörgerät?
- nein
- ja

Leiden Sie unter Ohrgeräuschen?
- nein
- ja

Haben Sie Magen-Darmbeschwerden?
- nein
- wechselnd
- vermehrt

Haben Sie häufiges Sodbrennen?
- nein
- bisweilen
- häufig

Haben Sie Kreislaufprobleme?
- nein
- ja

welcher Art? ....

Leiden Sie unter Schlafstörungen?
- nein
- bisweilen
- häufig

Haben Sie Probleme mit den Kiefergelenken?
- nein
- wechselnd
- zunehmend

Sind Sie schnell erschöpft?
- nein
- wechselnd
- ja

Leiden Sie unter Kopfschmerzen?
- nein
- bisweilen
- häufig

Hatten Sie einen Auffahrunfall mit Schleudertrauma?
- nein
- ja, welche Folgen? ....

....
....
....

Welche Behandlung? ....
....
....
....

Wie ist Ihre körperliche Leistungsfähigkeit?
- gut
- mittelmäßig
- wechselnd

Gewohnheiten

Rauchen Sie?
- nein
- selten
- täglich

wie viele Zigaretten am Tag? ....

Inhalieren Sie den Rauch in die Lungen?
- nein
- ja

Trinken Sie Alkohol?
- nein
- selten
- mäßig, aber regelmäßig
- wie viel? ....

Wie viel Flüssigkeit z.B. Mineralwasser trinken Sie täglich?
ca. .... Liter

Haben Sie stimmintensive Hobbys?
- nein
- ja

welche? ....
....

Wie hoch ist Ihre wöchentliche Stimmbelastung?
z.B. ca. 5 – 6 Std. Unterricht / Grundschule,
3 Std. Chorsingen

....
....
....
....

Bisherige Stimmbildung

Hatten Sie stimmbildenden Unterricht?
☐ nein ☐ ja
seit wann und wie lange? ....

Singen Sie in einem Chor?
☐ nein ☐ ja
seit wann, welche Musikrichtung? ....

Haben Sie Probleme beim Chorsingen?
☐ nein ☐ ja, welche? ....

Welcher Sänger sind Sie?
☐ Profi ☐ Amateursänger
seit wann? ....
In welcher Stimmgattung? ....

„Wärmen Sie Ihre Stimme auf" vor einer Stimmbelastung, z. B. vor dem Schulunterricht?
☐ nein ☐ ja, wie? ....
....
....

Verwenden Sie stimmhygienische Massnahmen?
☐ nein ☐ ja, welche? ....
....
....

Haben Sie technische Probleme beim Singen
☐ nein .... ☐ ja, beschreiben Sie diese
....
....

Psychische Anamnese

Wie klang Ihre Stimme vor Ihrer Stimmerkrankung?
Wie nehmen Sie Ihre Stimme jetzt wahr?
Beschreiben Sie, wie Sie jetzt Ihre Stimme erleben und welchen Zugang Sie zu ihr finden.
....
....

Gefühlslage

Fühlen Sie sich niedergeschlagen, antriebslos?
☐ nein ☐ bisweilen ☐ vermehrt

Empfinden Sie Nervosität in sich, Ängstlichkeit, Anspannung? Beschreiben Sie Ihre Empfindungen
....
....

Fühlen Sie sich überfordert und gestresst durch Familie und Beruf?
☐ nein ☐ erheblich
☐ teilweise ☐ stark

Verfügen Sie über Strategien zur Selbsthilfe (Coping)?
☐ nein ☐ zum Teil ☐ meistens

Fühlen Sie sich unbeschwert und kontaktfreudig?
☐ nein ☐ meistens ☐ ja

Erleben Sie eine Diskrepanz zwischen Ihrem Leistungsvermögen und der Anforderung?
☐ nein ☐ bisweilen ☐ häufiger
☐ sehr stark

Fühlen Sie sich unzufrieden und unsicher?
☐ nein ☐ bisweilen ☐ häufig

Vermeiden Sie es, in bestimmten Situationen zu sprechen?
☐ nein ☐ bisweilen ☐ häufig

Fühlen Sie sich gegenüber höher stehenden Personen stimmlich blockiert?
☐ nein ☐ häufig ☐ fast immer

Fühlen Sie sich sozial gut eingebunden?
☐ ja ☐ mittel ☐ schlecht

Sozial-Anamnese

Beschreiben Sie Ihre Lebenssituation zum jetzigen Zeitpunkt der Stimmerkrankung, z.B. Krise in der Partnerschaft, Erkrankung, Angst vor Verlust des Arbeitsplatzes, wirtschaftliche Sorgen, Berufswechsel
....
....

Können Sie Auswirkungen Ihrer Lebenssituation auf Ihre Stimme erkennen?
....
....
....
....

Berufliche Situation

Welchen Beruf haben Sie erlernt? ....
Welchen Beruf üben Sie zur Zeit aus? ....
Seit wann? ....
Genaue Beschreibung (z. B. Lehrer in den Fächern Musik, Sport oder Deutsch an einer Realschule)
....
....
....
....
....

Fühlen Sie sich beruflich wohl? ☐ ja ☐ mittel ☐ nicht besonders ....

Fühlen Sie sich gestresst? ☐ nein ☐ bisweilen ☐ mittelgradig ☐ hochgradig

Wie ist das Arbeitsklima? ☐ gut ☐ mittelmäßig ☐ nicht besonders

Berufliche Stimmbelastung

Müssen Sie täglich viel und laut sprechen?
☐ nein ☐ ab und zu ☐ häufiger
☐ oft / anhaltend ☐ permanent im erhöhten Störlärm

Nach wie viel Stunden ermüdet Ihre Stimme?
Nach .... Stunden

Haben Sie Angst, vor Versagen Ihrer Stimme?
☐ nein ☐ manchmal ☐ oft

Glauben Sie, Sie müssten Ihre Sprechtechnik verbessern?
☐ nein ☐ ja

Fühlen Sie sich durch Ihre Stimmerkrankung belastet und in Ihrer Lebensqualität behindert?
☐ nein ☐ selten ☐ manchmal
☐ fast immer/oft ☐ immer
Wert des VHI-12 ....

Schildern Sie die Belastung Ihrer Stimme an einem typischen Berufstag ....
....
....

Klima- und Luftverhältnisse am Arbeitsplatz

Wie ist die Luftfeuchtigkeit an Ihrem Arbeitsplatz?
☐ normal ☐ trocken ☐ sehr trocken
☐ eher feucht ☐ sehr feucht

Wie ist die Luftbeschaffenheit an Ihrem Arbeitsplatz?
☐ staubig ☐ sehr staubig
☐ chemische, ätzende Dämpfe,
welche Dämpfe? ....

Ist eine Klimaanlage in Ihrem Arbeitsraum?
☐ nein ☐ ja

Ist Ihre Tätigkeit mit wechselnden Luft- und Temperaturverhältnissen verbunden?
☐ nein ☐ ja
mit welchen? ....

Beurteilung der Daten

Einbindung in übergeordnete Zusammenhänge
....
....
....

Vorläufige diagnostische Einschätzung
....
....

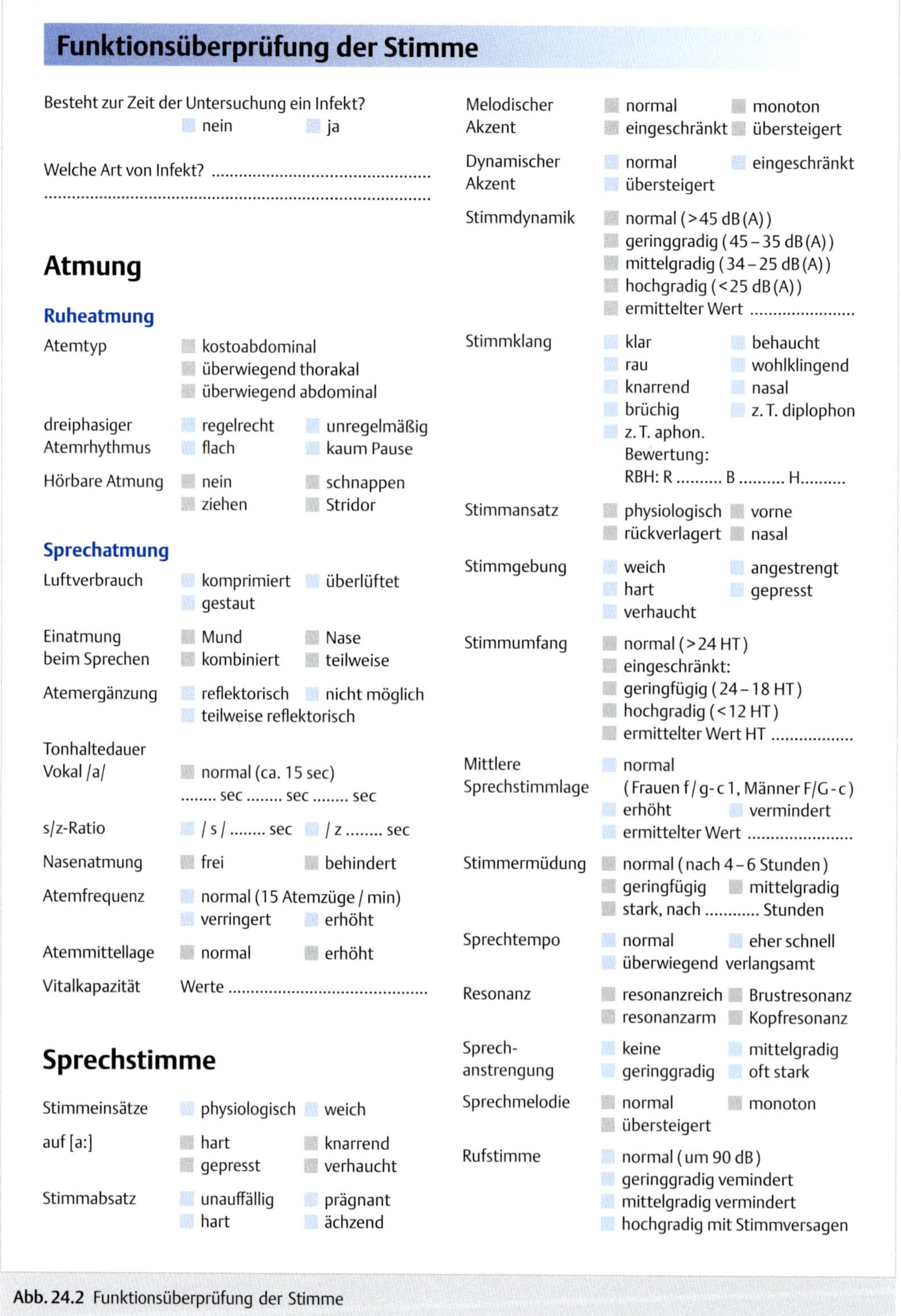

Funktionsüberprüfung der Stimme

Besteht zur Zeit der Untersuchung ein Infekt?
☐ nein ☐ ja

Welche Art von Infekt? ....
....

Atmung

Ruheatmung

Atemtyp	☐ kostoabdominal ☐ überwiegend thorakal ☐ überwiegend abdominal	
dreiphasiger Atemrhythmus	☐ regelrecht ☐ flach	☐ unregelmäßig ☐ kaum Pause
Hörbare Atmung	☐ nein ☐ ziehen	☐ schnappen ☐ Stridor

Sprechatmung

Luftverbrauch	☐ komprimiert ☐ gestaut	☐ überlüftet
Einatmung beim Sprechen	☐ Mund ☐ kombiniert	☐ Nase ☐ teilweise
Atemergänzung	☐ reflektorisch ☐ teilweise reflektorisch	☐ nicht möglich
Tonhaltedauer Vokal /a/	☐ normal (ca. 15 sec) .... sec .... sec .... sec	
s/z-Ratio	☐ / s / .... sec	☐ / z .... sec
Nasenatmung	☐ frei	☐ behindert
Atemfrequenz	☐ normal (15 Atemzüge / min) ☐ verringert	☐ erhöht
Atemmittellage	☐ normal	☐ erhöht
Vitalkapazität	Werte	

Sprechstimme

Stimmeinsätze auf [a:]	☐ physiologisch ☐ hart ☐ gepresst	☐ weich ☐ knarrend ☐ verhaucht
Stimmabsatz	☐ unauffällig ☐ hart	☐ prägnant ☐ ächzend
Melodischer Akzent	☐ normal ☐ eingeschränkt	☐ monoton ☐ übersteigert
Dynamischer Akzent	☐ normal ☐ übersteigert	☐ eingeschränkt
Stimmdynamik	☐ normal (>45 dB (A)) ☐ geringgradig (45 – 35 dB (A)) ☐ mittelgradig (34 – 25 dB (A)) ☐ hochgradig (<25 dB (A)) ☐ ermittelter Wert	
Stimmklang	☐ klar ☐ rau ☐ knarrend ☐ brüchig ☐ z. T. aphon. Bewertung: RBH: R .... B .... H..........	☐ behaucht ☐ wohlklingend ☐ nasal ☐ z. T. diplophon
Stimmansatz	☐ physiologisch ☐ rückverlagert	☐ vorne ☐ nasal
Stimmgebung	☐ weich ☐ hart ☐ verhaucht	☐ angestrengt ☐ gepresst
Stimmumfang	☐ normal (>24 HT) ☐ eingeschränkt: ☐ geringfügig (24 – 18 HT) ☐ hochgradig (<12 HT) ☐ ermittelter Wert HT	
Mittlere Sprechstimmlage	☐ normal (Frauen f / g - c 1, Männer F/G - c) ☐ erhöht ☐ ermittelter Wert	☐ vermindert
Stimmermüdung	☐ normal (nach 4 – 6 Stunden) ☐ geringfügig ☐ stark, nach .... Stunden	☐ mittelgradig
Sprechtempo	☐ normal ☐ überwiegend verlangsamt	☐ eher schnell
Resonanz	☐ resonanzreich ☐ resonanzarm	☐ Brustresonanz ☐ Kopfresonanz
Sprech-anstrengung	☐ keine ☐ geringgradig	☐ mittelgradig ☐ oft stark
Sprechmelodie	☐ normal ☐ übersteigert	☐ monoton
Rufstimme	☐ normal (um 90 dB) ☐ geringgradig vemindert ☐ mittelgradig vermindert ☐ hochgradig mit Stimmversagen	

Abb. 24.2 Funktionsüberprüfung der Stimme

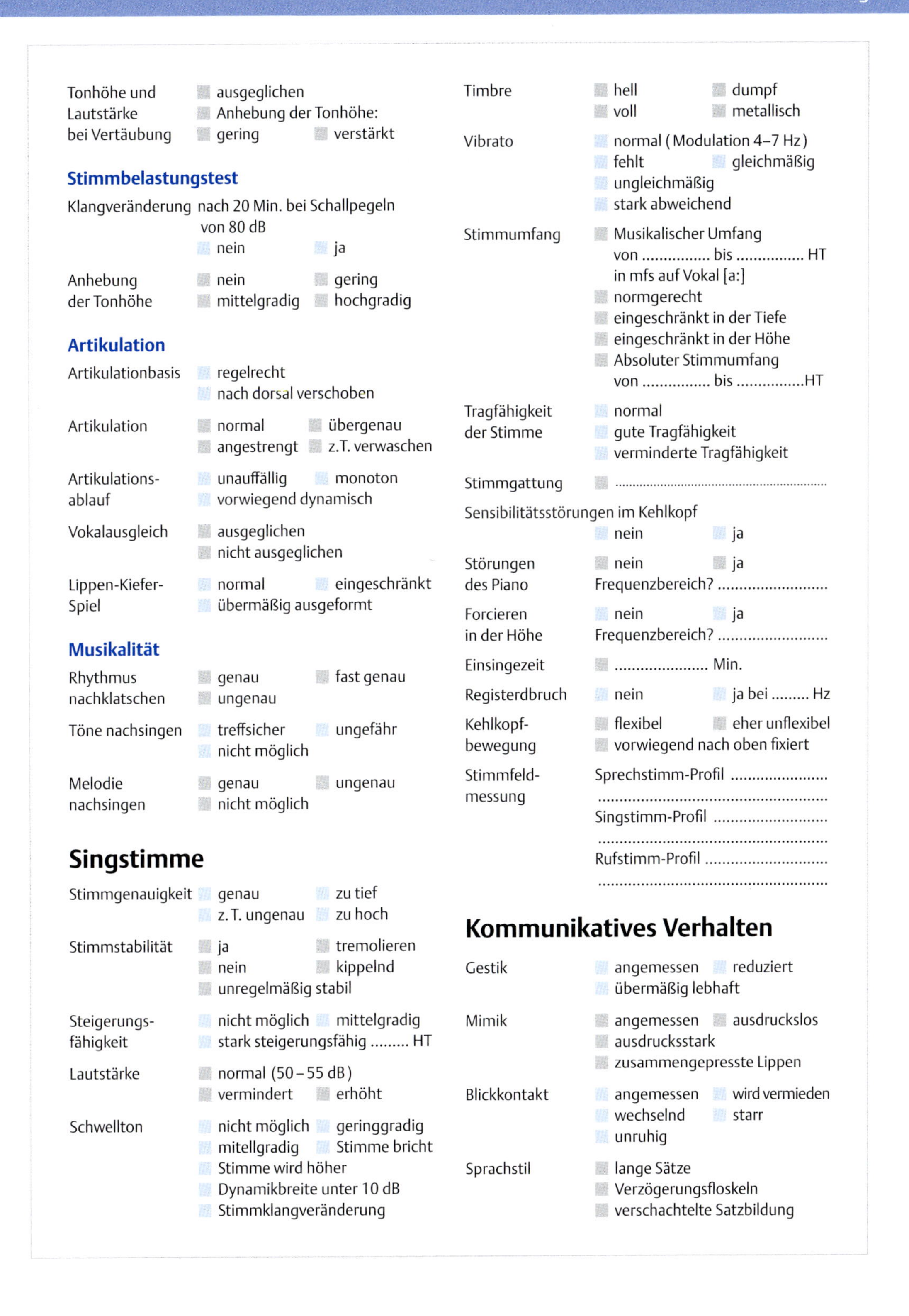

Tonhöhe und Lautstärke bei Vertäubung	☐ ausgeglichen ☐ Anhebung der Tonhöhe: ☐ gering ☐ verstärkt

Stimmbelastungstest

Klangveränderung	nach 20 Min. bei Schallpegeln von 80 dB ☐ nein ☐ ja
Anhebung der Tonhöhe	☐ nein ☐ gering ☐ mittelgradig ☐ hochgradig

Artikulation

Artikulationbasis	☐ regelrecht ☐ nach dorsal verschoben
Artikulation	☐ normal ☐ übergenau ☐ angestrengt ☐ z.T. verwaschen
Artikulations-ablauf	☐ unauffällig ☐ monoton ☐ vorwiegend dynamisch
Vokalausgleich	☐ ausgeglichen ☐ nicht ausgeglichen
Lippen-Kiefer-Spiel	☐ normal ☐ eingeschränkt ☐ übermäßig ausgeformt

Musikalität

Rhythmus nachklatschen	☐ genau ☐ fast genau ☐ ungenau
Töne nachsingen	☐ treffsicher ☐ ungefähr ☐ nicht möglich
Melodie nachsingen	☐ genau ☐ ungenau ☐ nicht möglich

Singstimme

Stimmgenauigkeit	☐ genau ☐ zu tief ☐ z.T. ungenau ☐ zu hoch
Stimmstabilität	☐ ja ☐ tremolieren ☐ nein ☐ kippelnd ☐ unregelmäßig stabil
Steigerungs-fähigkeit	☐ nicht möglich ☐ mittelgradig ☐ stark steigerungsfähig .... HT
Lautstärke	☐ normal (50 – 55 dB) ☐ vermindert ☐ erhöht
Schwellton	☐ nicht möglich ☐ geringgradig ☐ mitellgradig ☐ Stimme bricht ☐ Stimme wird höher ☐ Dynamikbreite unter 10 dB ☐ Stimmklangveränderung
Timbre	☐ hell ☐ dumpf ☐ voll ☐ metallisch
Vibrato	☐ normal (Modulation 4–7 Hz) ☐ fehlt ☐ gleichmäßig ☐ ungleichmäßig ☐ stark abweichend
Stimmumfang	☐ Musikalischer Umfang von .... bis .... HT in mfs auf Vokal [a:] ☐ normgerecht ☐ eingeschränkt in der Tiefe ☐ eingeschränkt in der Höhe ☐ Absoluter Stimmumfang von .... bis ....HT
Tragfähigkeit der Stimme	☐ normal ☐ gute Tragfähigkeit ☐ verminderte Tragfähigkeit
Stimmgattung	☐ ....
Sensibilitätsstörungen im Kehlkopf	☐ nein ☐ ja
Störungen des Piano	☐ nein ☐ ja Frequenzbereich? ....
Forcieren in der Höhe	☐ nein ☐ ja Frequenzbereich? ....
Einsingezeit	☐ .... Min.
Registerdbruch	☐ nein ☐ ja bei .... Hz
Kehlkopf-bewegung	☐ flexibel ☐ eher unflexibel ☐ vorwiegend nach oben fixiert
Stimmfeld-messung	Sprechstimm-Profil .... Singstimm-Profil .... Rufstimm-Profil ....

Kommunikatives Verhalten

Gestik	☐ angemessen ☐ reduziert ☐ übermäßig lebhaft
Mimik	☐ angemessen ☐ ausdruckslos ☐ ausdrucksstark ☐ zusammengepresste Lippen
Blickkontakt	☐ angemessen ☐ wird vermieden ☐ wechselnd ☐ starr ☐ unruhig
Sprachstil	☐ lange Sätze ☐ Verzögerungsfloskeln ☐ verschachtelte Satzbildung

Körperhaltung
- angemessen
- steif
- schlaff
- Brustkorb eingesunken
- Schultern hochgezogen

Somatische Veränderungen
- feuchte Hände
- Schweißausbruch
- rote Flecken am Hals

Kommunikative Beeinträchtigung
- keine
- keine Einschränkung im sozialen Alltag
- geringe bei erhöhter Stimmanforderung
- geringe Beeinträchtigung im sozialen Alltag
- starke bei erhöhter Anforderung
- starke Einschränkung in der sozialen Kommunikation

Stimmliche Rollenflexibilität, Anpassung
- gut
- mittelgradig
- schlecht

Selbsteinschätzung der stimmlichen Situation
- nicht gestört
- manchmal gestört
- fast nie gestört
- fast immer gestört

Vorläufige diagnostische Einschätzung

....

RBH ....

VHI-12 ....

Anamnese und Diagnostik zum Funktionskreis Körper

Haltung

Anamnese

Verrichten Sie schwere körperliche Tätigkeiten?
- viel Heben
- viel Bücken
- Tätigkeit über Kopf

Haben Sie ständig sich wiederholende Arbeitsabläufe?
- nein
- ja, welche? ....

Hohe Belastung des Schulter-Nackenbereichs?
- nein
- ja, welche? ....

Stehen oder sitzen Sie viel?
- nein
- ja, Dauer ....

Was ist zu sehen?

Haltungstyp	normal überspannt	Hohlkreuz schlaff
Körpertyp	groß klein dick	schlank schlaff muskulär
Brustkorb	aufgerichtet überspannt aufgerichtet	eingesunken
Kniestellung	physiologisch durchgedrückt	gebeugt
Stand auf den Füßen	mittig Hacken betont	Zehen betont
Körperspannung	euton überspannt	schlaff
Wirbelsäule	normal ausgeprägtes Hohlkreuz ausgeprägter Rundrücken	
Kopfhaltung	balanciert seitwärts verschoben Kinn herangezogen Kinn nach vorn geschoben	
Schultergürtel	normal Schulterhochstand Schultern eingerollt	
Beckenstellung	normal nach vorn gekippt nach hinten gekippt seitwärts verschoben	

Hals

Es folgt eine Differenzierung in Halswirbelsäule und vorderer Hals, da jeweils spezifische Beeinflussungen auf den stimmgebenden Apparat gegeben sind.

Anamnese der Halswirbelsäule

Ist die Beweglichkeit Ihres Halses eingeschränkt?
- nein
- manchmal
- mittelgradig
- welcher Art? ....

Ist Ihre Schulter-Arm-Beweglichkeit vermindert?
- nein
- manchmal
- häufig
- welcher Art? ....

Haben Sie schmerzhafte Ausstrahlungen in den Kiefer und / oder Schultergürtel?
- nein
- manchmal
- häufig
- welcher Art? ....

Haben Sie Kopfschmerzen?
- nein
- manchmal
- häufig

Reagieren Sie auf psychische Überforderung oder erhöhte Arbeitsbelastung mit Bewegungseinschränkungen im Nacken und / oder Schmerz?
- nein
- manchmal
- häufig

Welche Behandlungen hatten Sie bisher?
- Arzt
- Physiotherapie
- Medikamente
- andere Therapien ....

....

....

Sehen Sie einen Zusammenhang zwischen Ihren Beschwerden und Ihren Tätigkeiten in Beruf, Umfeld und Hobbies?
- nein
- ja

welchen? ....

....

....

Was ist zu tasten und zu sehen?

Einschränkung bei der Seitneigung des Kopfes
- keine
- vermindert
- eingeschränkt

Einschränkung oder Schmerzen bei Drehung des Kopfes
- nein
- gering
- mittel

Beweglichkeit der Kopfgelenke (Test S. 15)

... bei leichter Nickbewegung
- uneingeschränkt
- eingeschränkt

... bei leichter Nickbewegung und Phonation
- uneingeschränkt
- eingeschränkt

Abb. 24.3 Anamnese und Diagnostik zum Funktionskreis Körper

Anamnese des vorderen Halses

Haben Sie bisweilen ein Druck- oder Engegefühl im Hals?
- nein
- manchmal
- häufig

Sind dann Klangveränderungen hörbar?
- nein
- manchmal
- meistens

Haben Sie Spannungen / Schmerzen nach längerer Stimmbelastung (Sprechen/Singen)
- nein
- manchmal
- häufig

Haben Sie Probleme beim Schlucken?
- nein
- manchmal

Tritt bei Arbeitsstress oder emotionaler Belastung ein Druck- oder Engegefühl im Hals auf?
- nein
- manchmal
- häufig

Was ist zu tasten und zu sehen?

Verhärtungen der Muskelstränge im vorderen Hals?
- nein
- geringgradig
- mittelgradig

Lässt sich der Kehlkopf seitlich verschieben? (Test S. 15)
- ja
- nein

Sind oberflächliche Halsvenen bei der Phonation gestaut?
- nein
- mittelgradig
- geringgradig
- hochgradig

Kiefergelenk

Anamnese

Haben Sie Spannungen im Bereich der Kiefergelenke?
- nein
- manchmal
- häufig

welcher Art? ....

Macht Ihr Kiefer bisweilen ruckartige Bewegungen?
- nein
- manchmal
- häufiger

Knirschen Sie nachts?
- nein
- manchmal
- häufig

Verursachen Ihre Kiefergelenke Geräusche?
- nein
- manchmal
- häufiger

Haben Sie deshalb schon einen Zahnarzt aufgesucht?
- nein
- ja

Tragen Sie eine Aufbiss-Schiene?
- nein
- ja, seit wann? ....

Beißen Sie die Zähne zusammen bei psychischer Überforderung, Arbeitsbelastung, körperlicher Anstrengungen?
- nein
- manchmal
- häufig

Was ist zu tasten und zu sehen?

Wie groß ist Ihre Mundöffnung?
- normal (3 Finger breit)
- weniger
- mehr

Ist der Unterkiefer nach vorn oder hinten verschoben (Über- / Unterbiss)?
- nein
- Überbiss
- Unterbiss

Seitliche Verschiebung des Unterkiefers
- links
- rechts

Gelenkfunktion bei Mundöffnung und Mundschluss
- normal
- vermindert
- erschwert
- seitliche Verschiebung des Unterkiefers
- Gelenk-Knacken / -Reiben
- Verspannungen der Kaumuskulatur

Lippen-Kieferspiel
- normal
- vermindert
- vermehrt

Spannung in der Mundbodenmuskulatur? (Test S. 15)
- normal
- gering
- verspannt

Brustkorb

Anamnese

Haben Sie Verspannungen im oberen Rücken?
- nein
- manchmal
- häufig

Haben Sie ein Druck- oder Klammergefühl im Brustkorb, eine Last auf der Brust?
- nein
- häufig
- manchmal
- fast immer

Spüren Sie bei der Ein- oder Ausatmung eine Behinderung im Brustkorb?
- nein
- manchmal
- häufig
- welcher Art? ....

Was ist zu tasten und zu sehen?

Ist der Brustkorb aufgebläht?
- nein
- gering
- vermehrt

Ist der Brustkorb eingesunken?
- nein
- gering
- vermehrt

Weitet sich der Brustkorb bei Einatmung?
- gering
- mittel
- angemesssen

Zwerchfellfunktion? (Test S. 15)
- normal
- vermindert
- seitenungleich

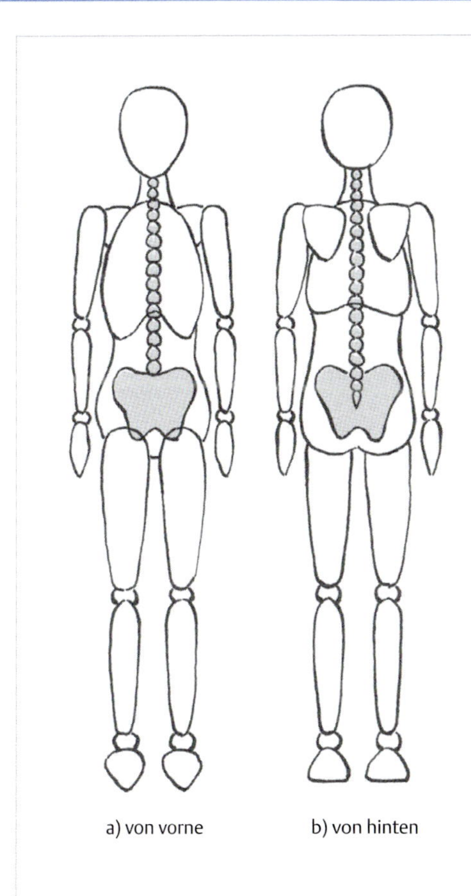

a) von vorne b) von hinten

Ergebnisse der Diagnostik

Befunde rot einkreisen

....

Haltungstyp

- normal
- Hohlkreuz
- schlaff

Therapieergebnisse grün einkreisen

....

Hinweise zu Funktionsüberprüfungen des Körpers

Test Kehlkopfbeweglichkeit

Aufgerichtete Sitzhaltung oder liegend. Der Kehlkopf wird zwischen Daumen und Zeigefinger genommen und vorsichtig zu beiden Seiten bewegt.

Befund
- Lässt sich der Kehlkopf schwer bewegen, ist er faszial verklebt.
- Hört man Knackgeräusche, ist das ein Hinweis auf Verklebungen des Kehlkopfes mit der vorderen Halswirbelsäule.
- Lässt sich der Kehlkopf zu einer Seite hin schlechter bewegen, sind die Muskeln zwischen Zungenbein und Brustbein auf der Seite verspannt.

Bewertung
Der Kehlkopf ist in seiner vertikalen Beweglichkeit eingeschränkt. Ist eine Seite muskulär verspannt, kippt der Kehlkopf zu dieser Seite. Die Stimmlippen werden ungleich gespannt.

Test Mundboden

Der Therapeut sitzt am Kopfende des liegenden Patienten. Er umfasst mit Zeigefinger / Mittelfinger und Daumen mittig den Kinnknochen. Ausgehend von der Mitte des Mundbodens wird mit dem Daumen unter mittlerem Druck die Muskulatur bis zum Kieferwinkel verschoben. Nach 4-maligem Ablauf: Vergleich mit beiden Seiten.

Bewertung
Ist der Mundboden als Mundöffner ein- oder beidseitig verhärtet, reagieren die den Mund schließenden Kaumuskeln mit Überspannung. Diese überträgt sich auch auf die Nackenmuskulatur. Es entsteht ein Zungenbein-Kehlkopfhochstand auf der Seite der Überspannung. Die supraglottischen Resonanzräume sind verkleinert.

Verklebungstest des Zwerchfells

Aufgerichtete Sitzhaltung. Der Therapeut fasst auf beiden Seiten unter den vorderen Rippenbogen und lässt den Patienten einatmen. Vorsicht bei Osteoporose!

Befund
Kann der Patient nicht gleichmäßig gegen den unteren Rippenbogen atmen, ist das Zwerchfell in seiner Kraft und Ausdauer eingeschränkt. Ist der Griff unter den Rippenbogen nicht oder kaum möglich, liegt eine hohe Gewebsspannung vor. Sie wird ausgelöst entweder durch eine Verklebung zwischen Zwerchfell und Oberbauch oder eine zu hohe Bauchdeckenspannung.

Bewertung
Das Zwerchfell kann durch die Verklebung den vorderen unteren Rippenbogen nicht ausreichend anheben. Die Atemtiefe ist verringert, die Atemfrequenz gesteigert, die Atempause fast aufgehoben.

Test Nickbewegung

Sitzhaltung. Der Therapeut steht seitlich. Er legt zwei Fingerkuppen mitten auf die Stirn, zwei der anderen Hand unter das Hinterhaupt in die dort befindliche Vertiefung und bewegt den Kopf leicht schaukelnd zwischen den Händen.

Befund
Ist die Nickbewegung steif oder ruckartig, liegt eine Bewegungseinschränkung der Kopfgelenke und / oder eine Verkürzung der kurzen Nackenmuskeln vor.

Bewertung
Eine Einschränkung der Beweglichkeit der Kopfgelenke verbunden mit einer erhöhten Spannung der kurzen Nackenmuskeln, zieht reaktive Störungen in den Kiefergelenken, im Mundboden und dadurch in der Aufhängung des Kehlkopfes nach sich.

Nickbewegung mit Phonation

Ausgangslage: Fließende Nickbewegung. Mit Einsetzen der Phonation kommt es oft zu einer erheblichen Bewegungseinschränkung der Kopfgelenke und zu einer Spannungserhöhung der kurzen Nackenmuskeln. Hörbar in dem sich verändernden Klang.

Bewertung
Eine Einschränkung der Beweglichkeit bei Phonation ist ein Hinweis auf eine übermäßige Aktivierung von Zwerchfell und Bauchmuskeln beim Einsetzen der Stimme.

Test Kiefer

Der Therapeut steht hinter dem sitzenden Patienten und legt die Fingerkuppen auf die Kiefergelenke (ca. eine Fingerbreite vor dem Ohrläppchen).
- Der Patient wird aufgefordert den Mund weit zu öffnen und zu schließen
- Bei normaler Bewegung bewegen sich beide Gelenkköpfe des Unterkiefers nach vorn und außen

Abweichung
- Bewegt sich ein Gelenkkopf nach außen, ist dieses Gelenk verfestigt.
- Knacken- und / oder Reiben ist beim Mundöffnen und -schließen zu spüren / hören

Befund
Ist ein Kiefergelenk verfestigt, ist reflektorisch die Nackenmuskulatur und der Mundboden derselben Seite überspannt. Bei Knack- oder Reibegeräuschen empfiehlt sich eine weitere Diagnostik durch einen Zahnarzt.

Bewertung
Eine Störung in den Kiefergelenken hat negative Auswirkungen auf die Artikulation, die Resonanzentfaltung, die Stimmgebung, die Kehlkopfposition und reflektorisch auf die Funktion des Zwerchfells.

Abb. 24.4 Hinweise zu Funktionsüberprüfungen des Körpers.

Literatur

[1] **Adamek** K. Singen als Lebenshilfe. Münster: Waxmann; 1996: 210

[2] **Alexander** G. Eutonie. Ein Weg der körperlichen Selbsterfahrung. Kösel: München; 1978: 1, 26

[3] **Altenmüller** E. Musik im Kopf: Gehirn und Geist (1). Heidelberg: Spektrum der Wissenschaft; 2002: 18–25

[4] **Argelander** H. Das Erstinterview. Darmstadt: Wissenschaftliche Buchgesellschaft; 1970

[5] **Arndt** HJ. Stimmstörungen. In: Biesalski P, Frank F, Hrsg. Phoniatrie-Pädaudiologie. Stuttgart: Thieme; 1982: 292, 299

[6] **Arnold** A. Unterbewußtes und Unbewußtes im Denken und Handeln. Köln: Pahl-Rugenstein; 1985: 72 f.

[7] **Aronson** AE. Clinical voice disorders. An interdisciplinary approach. New York: Thieme-Stratton; 1980

[8] **Balint** M. Der Arzt, sein Patient und die Krankheit. Stuttgart: Klett-Cotta; 1974: 133

[9] **Benedikter** R. Der Mensch, ein Automat des Kosmos? Das Rätsel der Speigelneurone. In: Neider A, Hrsg. Wer strukturiert das menschliche Gehirn? Stuttgart: Freies Geistesleben; 2006: 77

[10] **Benninghof** A. Anatomie, Bd. 1. München: Urban und Schwarzenberg; 1985

[11] **Bergauer** UG, Jahnknecht S. Praxis der Stimmtherapie. Heidelberg: Springer; 2011

[12] **Bernard** A, Stricker U, Steinmüller W. Ideokinese, ein kreativer Weg zu Bewegung und Körperhaltung. Kassel: Bosse; 2004

[13] **Birbaumer** N, Schmidt RF. Biologische Psychologie. Heidelberg: Springer; 1999: 4, 151

[14] **Böhme** G, Hrsg. Sprach-, Sprecher-, Stimm- und Schluckstörungen, Bd. 2: Therapie. Jena: Fischer; 1998

[15] **Briggs** J, Peat FD. Die Entdeckung des Chaos. München: DTV; 1993: 274

[16] **Brockert** H, Brockert S. Stress. München: Schönberger; 1985: 105

[17] **Brunsing** A. Vokale Tongebung in avantgardistischer Musik. Augsburg: Bernd Wißner; 1994: 125

[18] **Buber** M. Das dialogische Prinzip. Heidelberg: Lambert Schneider; 1962, 1994

[19] **Bühler** K. Sprachtheorie: Die Darstellungsfunktion der Sprache. Stuttgart: Fischer; 1965

[20] **Büttner** M, Spiecker-Henke M. Zum Einfluss des Singens auf die menschlichen Emotionen. Sprache – Stimme – Gehör 1999; 23: 78–82

[21] **Buytendijk** F. Prolegomena einer anthropologischen Physiologie. Salzburg: Müller; 1967: 162, 256

[22] **Carlsson** G, Sundberg J. Formant frequency tuning in singing. J Voice 1992; 6: 256–260

[23] **Carrington** W. Vorwort. In: Gelb M. Körperdynamik. Eine Einführung in die Alexandertechnik. Frankfurt: Ullstein; 1986

[24] **Coblenzer** H, Muhar F. Atem und Stimme. Anleitung zum guten Sprechen. Wien: Österreichischer Bundesverlag; 1976: 106

[25] **Coblenzer** H. Stimm- und Sprecherziehung. Atemrhythmisch angepasste Phonation. In: Böhme G. Hrsg. Therapie der Sprach- und Sprech- und Stimmstörungen. Stuttgart: Fischer; 1980

[26] **Cooper** M. Modern techniques of vocal rehabilitation. Springfield: Thomas; 1977

[27] **Damasio** AR. Ich fühle, also bin ich. München: List; 2002

[28] **Dejonckere** PH, Hirano M, Sundberg J. Vibrato. San Diego: Singular; 1995

[29] **De Jong** F. An introduction to the teacher's voice in a biopsychosocial perspective. Folia Phoniatr 2010; 62: 5–8

[30] **Dunker** E. Neue Ergebnisse der Kehlkopfphysiologie. Folia Phoniat 1969; 21: 161–178

[31] **Echternach** M. Was sind Stimmregister? Sprache – Stimme – Gehör 2011; 35: 03

[32] **Egger** JW. Theorie der Körper-Seele-Einheit: Das erweiterte biopsychosoziale Krankheitsmodell zu einem wissenschaftlich begründeten ganzheitlichen Verständnis von Krankheit. Integrative Therapie. Wien: Zeitschrift für vergleichende Psychotherapie und Methodenintegration; 2008

[33] **Eibl-Eibesfeldt** I. Die Biologie des Menschlichen. Weyarn: Seehamer; 1997: 3

[34] **Eibl-Eibesfeld** I. Die Biologie des menschlichen Verhaltens. Seehammer: Weyarn; 1997: 596

[35] **Engel** GL. Physisches Verhalten in Gesundheit und Krankheit. Bern: Huber; 1976

[36] **v.** Essen O. Allgemeine und angewandte Phonetik. Berlin: Akademie; 1962: 72

[37] **Feldenkrais** M. Bewußtheit durch Bewegung. Frankfurt: Suhrkamp; 1978

[38] **Feldenkrais** M. Bewegungserziehung zur Verbindung von Körper und Geist. In: Petzold H. Hrsg. Psychotherapie und Körperdynamik. Paderborn: Junfermann; 1981

[39] **Feldenkrais** M. Die Entdeckung des Selbstverständlichen. Frankfurt: Suhrkamp; 1987: 131, 194

[40] **Fernau-Horn** H. Zur Übungsbehandlung funktioneller Stimmstörungen. Folia Phoniatrie 1954; 6: 239–245

[41] **Feuerstein** U. Stimmig sein. Paderborn: Junfermann: 2000

[42] **Fitch** WT. The Evolution of Speech. A Comparative Review. Trends Cogn Sci. 2000; 4: 258–267

[43] **Fitch** WT, Reby D. The descended larynx is not uniquely human. Laryngeal descent in deer. Proc R Soc Lond B 2001: 2.0. 1.5. 1.0.

[44] **Fitz** O. Die Bedeutung der Körperhaltung und des Körperbaus für das richtige Singen. Folia Phoniat 1956; 8: 98–107

[45] **v. Foerster** H. Wissen und Gewissen, Versuch einer Brücke. Frankfurt: Suhrkamp; 8. Aufl. 1993

[46] **Forchhammer** J; Forchhammer V. Theorie und Technik des Singens und Sprechens. Leipzig: Breitkopf und Härtel; 1921

[47] **Frank** F. Sprech- und Sing-Stimmbeurteilung über stimmliche Parameter. Sprache – Stimme – Gehör 1993; 17: 43–47

[48] **Friedmann** M. Begegnung auf schmalem Grat: Martin Buber. In: Hampden-Turner C. Hrsg. Modelle des Menschen. Weinheim: Beltz; 1982

[49] **Friedrich** G, Bigenzahn W. Phoniatrie. Einführung in die medizinischen, psychologischen und linguistischen Grundlagen von Stimme und Sprache. Bern: Huber; 1995: 68

[50] **Friedrich** G. Hrsg. Phoniatrie und Pädaudiologie. Bern: Huber; 2000: 53

[51] **Friedrich** G, Dejonckere PH. Das Stimmdiagnostik-Protokoll der European Laryngologial Society (ELS). Laryngo-Rhino-Otol 2005; 84: 744–752

[52] **Friedrich** G. Basisprotokoll für die Stimmdiagnostik – Richtlinien der European Laryngological Society (ELS). Forum Logopädie 2006; 4(20): 6–12

[53] **Froeschels** E. Die Wesenseinheit der Kau- und der Artikulationsbewegung. Klin Wochenschr (Wien) 1940; 64: 633–635

[54] **Fuchs** M. Funktionelle Entspannung. Stuttgart: Hippokrates; 1974

[55] **Fuchs** M. Beziehung und Deutung in der funktionellen Entspannung. In: Reinelt T, Dattler W. Hrsg. Beziehung und Deutung im psychotherapeutischen Prozeß. Berlin: Springer 1989

[56] **Fuchs** M, Behrendt W, Keller E et al. Methoden zur Vorhersage des Eintrittspunktes der Mutation bei Knabenstimmen: Untersuchungen bei Sängern des Thomanerchores Leipzig. Folia Phoniatr Logop 1999; 51: 261–271

[57] **Fuchs** M. Stimmbildung in der Mutation. 2003; 16: 56

[58] **Fuchs** M. Die Mutationsfistelstimme - ein Identifikationsproblem? In: Kopfermann T, Hrsg. Das Phänomen Stimme - Imitation und Identifikation. St. Ingbert: Röhrig Universitätsverlag; 2005

[59] **Gall** V. Persönliche Aufzeichnungen/Arbeitsbuch. (S. 6, 8)

[60] **Gall** V. Resonanz - ein Abbild physischer und psychischer Balance. Dokumentation des Bundesverbandes Deutscher Gesangspädagogen. Hamburg: Dr. Kovak Verlag 1999: 160

[61] **Geißner** H. Therapeutische Kommunikation. In: Lotzmann G. Hrsg. Das Selbstverständnis des Therapeuten im Kommunikationsprozess. Stuttgart: Fischer; 1988: 19

[62] **Geißner** H. Sprechwissenschaft. Frankfurt: Scriptor; 1989

[63] **Geißner** H. Kommunikationspädagogik. Röhrig Universitätsverlag; 2000; Bd. 17: 98

[64] **Giles** H. Interpersonale Akkomodation in der vokalen Kommunikation. In: Scherer KR, Hrsg. Vokale Kommunikation. Weinheim: Beltz; 1982: 254

[65] **Graumann** CF. Wahrnehmung und Beurteilung der Anderen und der eigenen Person. In: Heigl-Evers A. Hrsg. Kindlers Psychologie des 20. Jahrhunderts. Sozialpsychologie, Weinheim Beltz; 1984; Bd. 1

[66] **Guggenbühl-Craig** A. Macht als Gefahr beim Helfer. Basel: Karger; 1987

[67] **Gundermann** H. Die Berufsdysphonie. Leipzig: Thieme; 1970

[68] **Gundermann** H. Die Behandlung der gestörten Sprechstimme. Stuttgart: G. Fischer; 1977: 44

[69] **Gundermann** H. Phänomen Stimme. München: Ernst Reinhardt Verlag; 1994

[70] **Habermann** G. Stimme und Sprache. Eine Einführung in Physiologie und Hygiene. Stuttgart: Thieme 1978

[71] **Habermann** G. Funktionelle Stimmstörungen und ihre Behandlung. Arch Ohren- Nasen- Kehlkopfheilkd 1980; 227: 171–345

[72] **Habermann** G. Stimme und Mensch – Beobachtungen und Betrachtungen. Heidelberg: Median; 1996

[73] **Hammer** SS, Thiel MM, Hrsg. Stimmtherapie mit Erwachsenen. Heidelberg: Springer; 2005: 2

[74] **Hampden-Turner** Ch. Modelle des Menschen. Ein Handbuch des menschlichen Bewusstseins. Weinheim: Beltz 1982

[75] **Haupt** E. Stimmt's ? Stimmtherapie in Theorie und Praxis. Idstein: Schulz-Kirchner; 2000

[76] **Hellbrück** J. Hören – Physiologie, Psychologie und Pathologie. Göttingen: Hogrefe; 1993: 14 ff.

[77] **Hermann-Röttgen** M, Miethe E. Stimmtherapeutisches Programm. Basisübungen für die belastete oder geschädigte Stimme. Stuttgart: Thieme; 1990

[78] **Hermann-Röttgen** M. Das integrative Prinzip der tonalen Stimmtherapie. In: Die Sprechstimme. Fischer: Jena, Lübeck 1995

[79] **Hiebsch** H. Interpersonelle Wahrnehmung und Urteilsbildung. Psycholohische Grundlagen der Beurteilung. Berlin: VEB Deutscher Verlag der Wissenschaften 1986

[80] **Hirano** M. Clinic examination of voice. Berlin: Springer; 1981

[81] **Hixon** TJ. Respiratory function in speech and song. Boston: College-Hill; 1987: 1–54

[82] **Hülse** M. Die vertebragene Komponente bei der hyperfunktionellen Dysphonie. In: Gundermann H, Hrsg. Die Krankheit der Stimme – Die Stimme der Krankheit. Stuttgart: G. Fischer; 1991: 179 ff.

[83] **Hülse** M. Der Einfluss der extralaryngealen Muskulatur auf funktionelle Stimmstörungen. Osteopathische Medizin 2003; 2: 4–9

[84] **Jäckel** M. Funktionelle cervicogene Dysphonien. Folia Phoniat 1992; 44: 33

[85] **Jürgens** U, Ploog D. Zur Evolution der Stimme. Archiv für Psychiatrische Nervenkrankheiten. Berlin: Springer; 1976: 222, 117–137

[86] **Jürgens** U, Ploog D. Zur Evolution der Stimme. In: Scherer KR, Hrsg. Vokale Kommunikation. Weinheim: Beltz; 1982

[87] **Jürgens** U. Affenlaute als Modell für nicht-verbale emotionale Lautäußerungen des Menschen. In: Gundermann H, Hrsg. Die Ausdruckswelt der Stimme. Heidelberg: Hüthig; 1998: 31

[88] **Kainz** F. Psychologie der Sprache. Bd. 1: Grundlagen der allgemeinen Sprachpsychologie. Enke, Stuttgart 1967

[89] **Kaléko** M. Der Mann im Mond. In: In meinen Träumen läutet es Sturm. München: dtv; 1997: 157

[90] **Kaléko** M. Was man braucht. In: Mein Lied geht weiter. München: dtv; 1997: 157

[91] **Keilmann** A. Entwicklung der rhythmischen Fähigkeiten. In: Fuchs M, Hrsg. Singen und Lernen, Kinder- und Jugendstimme. Bd.1. Berlin: Logos; 2007: 45–51

[92] **Kendell** RE. Die Diagnose in der Psychiatrie. Stuttgart: Enke; 1978: 56

[93] **Kittel** G. Globusgefühl und laryngo-pharyngeale Äquivalenzen. Sprache – Stimme – Gehör 1993; 17: 17–23

[94] **Kitzing** P, Löfqvist A. 1975. zitiert in: Schultz-Coulon H-J. Die Diagnostik der gestörten Stimmfunktion. Archiv für Ohren-, Nasen- und Kehlkopfheilkunde. Berlin: Springer; 1980; 227: 17

[95] **Kjellrup** M. Bewußt mit dem Körper leben. Spannungsausgleich durch Eutonie. München: Ehrenwirth; 1980

[96] **Klingholz** F. Die Akustik der gestörten Stimme. Stuttgart: Thieme; 1986: 19, 102, 103

[97] **Klusen** E. Singen. Regensburg: Gustav Bosse; 1989: 31, 67

[98] **Krech** H. Die kombiniert-psychologische Übungsbehandlung. HNO-Heilkunde, Heft 14, Phoniatrie. Leipzig: Barth; 1963: 93

[99] **Kreiman** J, Sidtis D. Foundations of Voice Studies. An Interdisciplinary Approach to Voice Production and Perception. Berlin: Wiley-Blackwell; 2011

[100] **Kruse** E. Systematik der konservativen Stimmtherapie aus phoniatrischer Sicht. In: Gerhard Böhme. Hrsg. Sprach-, Sprech-, Stimm- und Schluckstörungen. Stuttgart: Fischer 1998

[101] **Kugler** J. Stress, salivary immunoglobulin A and susceptibility to upper respiratory tract infection: Evidence for adaptive immunomodulation. Psychologische Beiträge 1994; 36: 175–182

[102] **Kugler** J, Reintjes F, Tewes U et al. Competition stress in soccer coaches. Journal of Sports Medicine and Physical Fitness 1996; 36(2): 117–20, 468

[103] **Lang** A, Saatweber M. Stimme und Atmung. Idstein: Schulz-Kirchner; 2010

[104] **Le** Doux J. Das Netz der Gefühle. München: dtv; 2001

[105] **Lenneberg** EH. Biologische Grundlagen der Sprache. Frankfurt: Suhrkamp; 1967: 52, 53f, 122, 123, 151

[106] **Lenneberg** EH. Biologische Grundlagen der Sprache. Frankfurt: Suhrkamp; 1972: 123, 151

[107] **Leventhal** H. A perceptual-motor theory of emotion. Adv Exp Social Psychol 1984; 17: 117–182

[108] **Lotzmann** G, Hrsg. Das Selbstverständnis des Therapeuten im Kommunikationsprozess. Stuttgart: G. Fischer; 1988

[109] **Lowen** A. Bioenergetik. Therapie der Seele durch Arbeit mit dem Körper. Rowolt: Reinbek; 1984

[110] **Lullies** H. Physiologie der Stimme und Sprache. In: Ranke OF, Lullies H. Gehör, Stimme, Sprache. Berlin: Springer 1953

[111] **Lusseyran** J. Das wiedergefundene Licht. Stuttgart: Klett-Cotta; 1983: 74

[112] **Marschall** BP. Einführung in die Phonetik. Berlin: Gruyter; 1995: 58

[113] **Martens** C, Martens P. Phonetik der Deutschen Sprache. München: Max Huber; 1965

[114] **Martienßen-Lohmann** F. Der wissende Sänger. Zürich: Atlantis; 1963: 120

[115] **Middendorf** I. Der Erfahrbare Atem. Paderborn: Junfermann; 1984: 18, 27

[116] **Miller** DG, Schutte HK. Feedback from spectrum analysis applied to the singing Voice. J Voice 1990; 4: 329–339

[117] **Moses** P. Die Stimme der Neurose. Stuttgart: Thieme; 1956

[118] **Müller** E. Du spürst unter deinen Füßen das Gras. Autogenes Training mit Märchen zum Entspannen und Träumen. Frankfurt: Fischer; 1989: 14

[119] **Nawka** T, Anders LC, Wendler J. Die Beurteilung heiserer Stimmen nach dem RBH-System. Sprache – Stimme – Gehör 1994; 18: 130–133

[120] **Nawka** T, Anders LC. Die auditive Bewertung heiserer Stimmen nach dem BRH-System. Doppel-Audio-CD mit Stimmbeispielen. Stuttgart: Thieme; 1996

[121] **Nawka** T, Wiesmann U, Gonnermann U. Validierung des Voice Handicap Index (VHI) in der deutschen Fassung. HNO 2003; 51: 921–929

[122] **Nawka** T, Wirth G. Stimmstörungen. Köln: Deutscher Ärzteverlag; 2008: 17, 51, 95, 97, 124

[123] **Nelson** SH, Blades-Zeller E. Feldenkrais für Sänger. Bern, Göttingen: Huber; 2003

[124] **Oller** D, Eilers R, Neal R et al. Precursors to speech in infancy. The prediction of speech an language disorders. Journal of Communication Disorders 1999; 32: 223–245

[125] **Orthmann** W. Sprechkundliche Behandlung funktioneller Stimmstörungen. Halle: Marhold 1956

[126] **Pahn** E. Pahn J. Die Nasalierungsmethode. In: Grohnfeldt M, Hrsg. Handbuch der Sprachtherapie. Berlin: Marhold 1994; Bd. 7

[127] **Pahn** J, Pahn E. Die Nasalierungsmethode. Roggentin: M. Oehmke; 2000: 18, 23, 24

[128] **Papousek** M. Vom Schrei zum ersten Wort. Anfänge der Sprachentwicklung in der vorsprachlichen Kommunikation. Bern: Huber; 3. Aufl. 1995

[129] **Papousek** H, Papousek M. Vorsprachliche Kommunikation: Anfänge, Formen, Störungen und psychotherapeutische Ansätze. In: Petzold HG, Hrsg. Die Kraft liebevoller Blicke. Psychotherapie und Babyforschung. Bd II. Paderborn: Junfermann; 1995: 123–142, 323

[130] **Papousek** M. Vom Schrei zum ersten Wort. Anfänge der Sprachentwicklung in der vorsprachlichen Kommunikation. 2. Nachdr. Göttingen, Toronto, Seattle: Hans Huber; 1998

[131] **Parow** J. Funktionelle Atmungstherapie. Stuttgart: Thieme; 1963

[132] **Penner** Z, Fischer A. Early vocalization and the emergence of the trochaic foot. Berlin; 2003

[133] **Penner** Z, Fischer A, Krügel C. Von der Silbe zum Wort. Troisdorf: Bildungsverlag EINS; 2006: 67

[134] **Pert** CB. Molecules of Emotion. New York: Scribner; 1997

[135] **Peter** B, Gerl W. Entspannung. Das umfassende Training für Körper, Geist und Seele. München: Mosaik; 1988: 26

[136] **Pétursson** M, Neppert J. Elementarbuch der Phonetik. Hamburg: Buske; 1996

[137] **Petzold** H. Integrative Bewegungstherapie. In: Petzold H, Hrsg. Psychotherapie und Körperdynamik. Paderborn: Junfermann; 1981

[138] **Pezenburg** M. Stimmbildung, Forum Musikpädagogik Bd. 75. Augsburg: Wißner; 2007

[139] **Ploog** D. Biological foundations of the vocal expressions of emotions. In: Plutchik R, Kellerman H, eds. Emotion. Theory, Research and Experience, Vol. 3. New York: Academic Press; 1986: 173–197

[140] **Ptok** M. Klassische Stimmübungstherapie versus „home-based" Elektrostimulationstherapie bei einseitiger Rekurrensparese. Deutsche Gesellschaft für Phoniatrie und Pädaudiologie e. V. 16. bis 18.09.2005. Berlin; 2005

[141] **Rahm** D. Gestaltberatung. Grundlagen und Praxis einer integrativen Beratungsarbeit. Paderborn: Junfermann; 1983

[142] **Reich** W. Charakteranalyse. Frankfurt: S. Fischer; 1973

[143] **Reimann** B. Im Dialog von Anfang an. Die Entwicklung der Kommunikations- und Sprachfähigkeit in den ersten drei Lebensjahren. München: Luchterhand; 1993

[144] **Reinelt** T, Dattler W. Hrsg. Beziehung und Deutung im psychotherapeutischen Prozeß. Berlin: Springer; 1989

[145] **Reinhardt** B. Die stündliche Bewegungspause. Stuttgart: Hippokrates; 1983

[146] **Riemann** F. Grundformen helfender Partnerschaften. München: Pfeiffer; 1974

[147] **Rizzolatti** G, Sinigalia S. Empathie und Spiegelneurone: Die biologische Basis des Mitgefühls. Frankfurt am Main: Suhrkamp; 2008

[148] **Rogers** CR. Die klientbezogene Gesprächstherapie. München: Kindler; 1973: 47

[149] **Rogers** CR. Die nicht-direktive Beratung. München: Kindler; 1975

[150] **Rohmert** W, Hrsg. Grundzüge des funktionalen Stimmtrainings. Köln: Schmidt; 1991: 6

[151] **Roland** PE, Zilles K. Structural divisions and functional fields in the human cerebral cortex. Brain Res Brain Res Rev. 1998; 26: 87–105

[152] **Rolf** IP. Rolfing, strukturelle Integration. München: Hugendubel; 1989: 247

[153] **Rosemann** B. Kerres M. Interpersonales Wahrnehmen und Verstehen. Bern: Huber; 1986

[154] **Rost** W. Emotionen. Heidelberg: Springer; 2001: 13

[155] **Roth** G. Fühlen, Denken, Handeln. Wie das Gehirn unser Verhalten steuert. Frankfurt am Main: Suhrkamp; 1994

[156] **Roth** G. Aus der Sicht des Gehirns. Frankfurt: Suhrkamp; 2003: 261

[157] **Rubinstein** SL. Grundlagen der allgemeinen Psychologie. Berlin: Volk & Wissen; 1984: 514

[158] **Rudolf** G. Psychosomatische Perspektiven. In: Rudolf G, Hennigen P, Hrsg. Psychotherapeutische Medizin und Psychosomatik. Stuttgart: Thieme; 1996: 1, 3, 5

[159] **Saint-Exupéry** A. Der Kleine Prinz. Düsseldorf: Karl Rauch; 1956: 52

[160] **Schedlowski** M, Tewes U, Hrsg. Psychoneuroimmunologie. Heidelberg: Spektrum Akademischer Verlag; 1996

[161] **Scheid** P. Atmung. In: Klinke R, Silbernagl S, Hrsg. Lehrbuch der Physiologie. Stuttgart: Thieme; 1994, 1996

[162] **Schmidt** LR, Kessler BH. Anamnese. Weinheim: Beltz; 1976: 27

[163] **Schmidt** U. Zur Selbst-und Fremdbeurteilung pathologischer Stimmen. In: Krech EM, Suttner J, Stock E. Hrsg. Ergebnisse der Sprechwirkungsforschung. Halle: Martin-Luther-Universität; 1987: 213–116

[164] **Schneider** M. Singende Steine. Kassel: Bärenreiter; 1955: 15

[165] **Schneider** B, Bigenzahn W. Stimmdiagnostik – ein Leitfaden für die Praxis. Wien: Springer; 2007: 11

[166] **Schönhärl** E. Die Stroboskopie in der praktischen Laryngologie. Stuttgart: Thieme; 1960: 28, 31

[167] **Schümann** G. Atemschriftzeichen. In: Saatweber M, Hrsg. Einführung in die Arbeitsweise Schlaffhorst-Andersens. Bad Nenndorf: CJD Schule Schlaffhorst-Andersen; 1990

[168] **Schümann** G. Atemschriftzeichen. Wilhelmshaven: Florian Noetzel; 1991

[169] **Schünke** M, Voll M, Wesker K, Schulte E. Prometheus, Lern-Atlas der Anatomie – Hals und innere Organe. Stuttgart: Thieme; 2005

[170] **Schünke** M, Schulte E, Schumacher U. Prometheus, Lern-Atlas der Anatomie – Kopf und Neuroanatomie. Stuttgart: Thieme; 2006

[171] **Schürmann** U. Mit Sprechen bewegen: Stimme und Ausstrahlung verbessern mit atemrhythmisch angepasster Phonation. München, Basel: Reinhardt; 2007

[172] **Schultz-Coulon** HJ, Fues CP. Der Lombard-Reflex als Stimmfunktionsprüfung. HNO 1976; 24: 200

[173] **Schultz-Coulon** HJ. Die Diagnostik der gestörten Stimmfunktion. Arch Ohren- Nasen- Kehlkopfheilkd 1980; 227: 1–170

[174] **Schultz-Coulon** HJ. Physiologie und Untersuchungsmethoden des Kehlkopfs. In: Berendes J, Hrsg. Hals-Nasen-Ohrenheilkunde in Praxis und Klinik. Bd. 4, Kehlkopf 1. Stuttgart: Thieme; 1982

[175] **Schultz-Coulon** HJ. Ventilatorische und phonatorische Atmungsfunktion. Sprache – Stimme – Gehör 2000; 24: 1–17, 24

[176] **Schultz** v. Thun F. Miteinander reden: Störungen und Klärungen. Psychologie der zwischenmenschlichen Kommunikation. Reinbek: Rowohlt; 1981: 26, 27

[177] **Schulz** v. Thun F. Miteinander reden: Störungen und Klärungen. Psychologie der zwischenmenschlichen Kommunikation. Reinbek: Rowohlt; 1989: 45

[178] **Schutte** HK, Miller DG. Resonanzspiele der Gesangsstimme in ihrer Beziehung zu supra- und subglottalen Druckverläufen. Folia Phoniat 1988; 40: 65

[179] **Schwanfeld** C, Eysholdt U, Rosanowski F et al. Stimmbezogene Lebensqualität, Struktur, Gültigkeit und Bedingungsfaktoren des deutschen Fragebogens: Folia Phoniatr Logop 2008; 60: 241–248

[180] **Seidner** W, Wendler J. Die Sängerstimme. Berlin: Henschel; 1982, 1996

[181] **Senf** W. Anthropologische Gesichtspunkte der Stimme. Sprache – Stimme – Gehör 1989; 13: 19–25

[182] **Seyd** W. Schwingen und Atemmassage nach Schlaffhorst-Andersen. Villingen-Schwenningen: Neckar; 1993

[183] **Smith** S, Thyme K. Die Akzentmethode und ihre theoretischen Voraussetzungen. Flensburg: Spezial-Pädagogischer Verlag; 1980

[184] **Sopko** J. Klinische Laryngologie. Cadempino/Switzerland: Inpharzam; 1986

[185] **Sopko** J. Morphologische Kehlkopfveränderungen bei funktioneller Dysphonie. In: Gundermann H. Hrsg. Aktuelle Probleme der Stimmtherapie. Stuttgart: Fischer; 1987: 266

[186] **Spiecker-Henke** M. Leitlinien der Stimmtherapie. Stuttgart: Thieme; 1997: 77, 119

[187] **Spiecker-Henke** M. Funktionelle und organische Stimmstörungen. In: Lehrbuch der Sprachpädagogik und Logopädie. Band 2. Manfred Grohnfeldt. Hrsg. Stuttgart: Kohlhammer; 2001: 273

[188] **Spiecker-Henke** M. Funktionelle und organische Stimmstörungen. In: Grohndeldt M, Hrsg. Lehrbuch der Sprachheilpädagogik und Logopädie, Bd. 2. Stuttgart: Kohlhammer; 2003: 2

[189] **Spiecker-Henke** M, Neuschaefer-Rube C. Therapie funktioneller und organischer Stimmstörungen. In: Grohnfeldt M, Hrsg. Lehrbuch der Sprachheilpädagogik, Bd. 4. Stuttgart: Kohlhammer; 2003

[190] **Spiecker-Henke** M, Wolkenhauer A. Funktionelle Stimmstörungen: osteopathische und stimmtherapeutische Aspekte. Osteopathische Medizin 2003; 2: 10–16

[191] **Spiecker-Henke** M. Intersubjektivität: Fundament im Therapie-Prozess. In: Lüdtke U, Hrsg. Fokus Mensch. Rimpar: Edition von Freisleben; 2004

[192] **Stampa** A. Atem, Sprache und Gesang. Kassel: Bärenreiter 1956

[193] **Stengel** I, Strauch T. Stimme und Person. Stuttgart: Klett-Cotta; 1996

[194] **Stock** E. Probleme und Ergebnisse der Wirkungsuntersuchungen zu Intonation und Artikulation. In: Krech EM, Suttner J, Stock E, Hrsg. Ergebnisse der Sprechwirkungsforschung. Halle: Martin Luther Universität; 1987: 74

[195] **Stolze** H. Die Resonanz der Stimme verstehen, erfahren, anwenden, Workshopbericht zu einem Workshop auf der Jahrestagung des Bundes der deutschen Gesangspädagogen (BDG) und der European Voice Teachers Assoziation (EVTA) 2012 in München

[196] **Sundberg** J. The science of the singing voice. Illinois: Northern Illinois University Press; 1987

[197] **Tausch** R, Tausch A. Gesprächspsychotherapie. Göttingen: Hogrefe; 1993: 42

[198] **Tecumseh** Fitch W. The phonetic potential of nonhuman vocal Tracts: comparative cineradiographic observations of vocalzing animals. Phonetica 2000; 57(2–4): 205–18

[199] **Tembrock** G. Akustische Kommunikation bei Säugetieren. Darmstadt: Wissenschaftliche Buchgesellschaft; 1996: 11

[200] **Thiel** S. Die mittlere Sprechstimmlage als Wirkungsfaktor. In: Krech EM, Suttner J, Stock E, Hrsg. Ergebnisse der Sprechwirkungsforschung. Halle: Martin-Luther Universität; 1987

[201] **Thomä** H, Kächle H. Lehrbuch der psychoanalytischen Therapie. Berlin: Springer 1985

[202] **Tigges** M, Wittenberg T, Pröschel U et al. Hochgeschwindigkeitsglottographie des Einschwingvorganges bei verschiedenen Stimmeinsatzmoden. Sprache – Stimme – Gehör 1996; 20: 128–133

[203] **Tillmann** HG, Mansell P. Phonetik. Lautsprachliche Zeichen, Sprachsignale und lautsprachlicher Kommunikationsprozeß. Stuttgart: Klett-Cotta; 1980: 256

[204] **Tillmann** B, Wustrow F. Kehlkopf. In: Berendes J, Link R, Zöllner E, Hrsg. Hals-Nasen-Ohren-Heilkunde in Praxis und Klinik, Bd. 4/1. Stuttgart: Thieme; 1982: 1.45, 1.56, 1.4.1

[205] **Titze** IR, Sundberg J. Vocal intensity in speakers and singers. J Acoust Soc Am 1991; 91: 2936–2946

[206] **Titze** IR. Principles of voice production. Englewood Cliffs, New Jersey: Prentice Hall; 1994

[207] **Trojan** F. Biolinguistik. In: Biesalski P, Frank F, Hrsg. Phoniatrie und Pädaudiologie. Stuttgart: Thieme; 1973: 53

[208] **v. Uexküll** T, Wesiack W. Wissenschaftstheorie und Psychosomatische Medizin, ein bio-psychosoziales Modell. In: v. Uexküll T. Hrsg. Psychosomatische Medizin. München: Urban Schwarzenberg; 1986

[209] **v. Uexküll** T, Wesiak W. Integrierte Medizin als Gesamtkonzept der Heilkunde: ein biopsychosoziales Modell. In: v. Uexküll T, Hrsg. Psychosomatische Medizin. München: Urban & Fischer; 2003

[210] **Ungeheur** G. Elemente einer akustischen Theorie der Vokalartikulation. Berlin: Springer; 1962

[211] **Waldenfels** B. Der Spielraum des Verhaltens. Frankfurt: Suhrkamp; 1980

[212] **v. Waldersee** N. Ach ich fühl's – Gewalt und hohe Stimme. Berlin: Kadmos; 2008

[213] **Wanetschka-Schwarz** V. Vom Ton zur Interaktion. In: Interdisziplinär 2004; 12 (4): 278–284

[214] **Watzlawick** P, Beavin JH, Jackson DD. Menschliche Kommunikation. Formen, Störungen, Paradoxien. Bern: Huber; 1993

[215] **Weihs** H. Beiträge zur Kenntnis und Behandlung von Stimmstörungen. Folia Phoniat 1961; 13: 13–55

[216] **Weiner** H. Auf dem Weg zu einem integrierten biomedizinischen Modell: Folgerungen für die Theorie der psychosomatischen Medizin. Psychoth Psychosomatik Med Psychol 1991; 40: 18, 81–10

[217] **Weiner** U. Warum kommt Eure Sprache bei uns nicht mehr an? Hör-Zu, Heft 50, 04.12.1992

[218] **Weinert** FE. Vorwort. In: Csikszentmihalyi M, Csikszentmihalyi IS. Die Außergewöhliche Erfahrung. Stuttgart: Klett-Cotta; 1991

[219] **Wendler** J, Rauhut A, Krüger H. Classification of voice qualities. J Phonet 1986; 14: 483–488

[220] **Wendler** J, Seidner W, Kittel G, Eyshold U. Lehrbuch der Phoniatrie und Pädaudiologie. 3. Aufl. Stuttgart: Thieme; 2005: 4, 140, 141, 152, 177

[221] **Wermke** K. Von einfachen zu komplexen Melodien: Über die frühesten Entwicklungsschritte auf dem Weg zur Sprache. In: Fuchs M, Hrsg. Singen und Lernen, Kinder- und Jugendstimme, Bd. 1. Berlin: Logos; 2007: 9–20

[222] **Winkel** F. Elektroakustische Untersuchungen einer menschlichen Stimme. Folia Phoniat IV. 1952: 105

[223] **Winkler** C. Deutsche Sprechkunde und Sprecherziehung. Düsseldorf: Schwann; 1954: 115

[224] **Winkler** F. Psychogene Stimmstörungen. HNO 1987; 35: 242–245

[225] **Winkler** F, Winkler P. Funktionelle Dysphonien. In: Henze KH, Kiese CU, Schulze H, Hrsg. Grundlagen und Klinik ausgewählter Kommunikationsstörungen. Ulm: Phoniatrische Ambulanz der Universität Ulm; 1990: 202

[226] **Wyke** BD. Laryngeal neuromuscular control system in singing. Folia Phoniat 1974; 26: 295–306

[227] **Wyke** BD. Laryngeal reflex mechanism in phonation. In: Proc XV Intern Congr of Logopedica and Phoniatrics. Folia Phoniat; 1976: 528–537

Sachverzeichnis

A

B

L

M

N

O

P

R

S

T

U

V

W

Y

Z